新入职护士规范化培训
临床护理基本技能培训教程

主　编　万盈璐　彭方彧　罗　健
副主编　李　凌　张　艳　杨　丹
编　委　（按姓氏笔画排序）

丁　颖　万盈璐　王　芳　王　琳　向　莉
孙　新　李　凌　杨　丹　吴荷玉　张　艳
陈　锐　罗　健　赵悦贤　祝鑫瑜　夏　漫
钱　英　高　娟　黄　艳　黄海燕　曹癸兰
梁　薇　彭方彧　彭轩峦　熊丽娟

人民卫生出版社

图书在版编目（CIP）数据

新入职护士规范化培训临床护理基本技能培训教程 /
万盈璐,彭方彧,罗健主编.—北京:人民卫生出版社,
2020

ISBN 978－7－117－29471－3

Ⅰ.①新… Ⅱ.①万…②彭…③罗… Ⅲ.①护理学
—技术培训—教材 Ⅳ.①R47

中国版本图书馆 CIP 数据核字（2019）第 298712 号

人卫智网	www.ipmph.com	医学教育、学术、考试、健康,
		购书智慧智能综合服务平台
人卫官网	www.pmph.com	人卫官方资讯发布平台

新入职护士规范化培训
临床护理基本技能培训教程

主　　编：万盈璐　彭方彧　罗　健
出版发行：人民卫生出版社 （中继线 010-59780011）
地　　址：北京市朝阳区潘家园南里 19 号
邮　　编：100021
E - mail：pmph @ pmph.com
购书热线：010-59787592　010-59787584　010-65264830
印　　刷：廊坊一二〇六印刷厂
经　　销：新华书店
开　　本：889×1194　1/16　　印张：32
字　　数：1014 千字
版　　次：2020 年 12 月第 1 版　2020 年 12 月第 1 版第 1 次印刷
标准书号：ISBN 978-7-117-29471-3
定　　价：230.00 元
打击盗版举报电话：010-59787491　E-mail：WQ @ pmph.com
质量问题联系电话：010-59787234　E-mail：zhiliang @ pmph.com

新入职护士规范化培训
临床护理基本技能培训教程

主　编　万盈璐　彭方彧　罗　健
副主编　李　凌　张　艳　杨　丹
编　委　（按姓氏笔画排序）

丁　颖　华中科技大学同济医学院附属协和医院
万盈璐　华中科技大学同济医学院附属协和医院
王　芳　华中科技大学同济医学院附属协和医院
王　琳　华中科技大学同济医学院附属协和医院
向　莉　华中科技大学同济医学院附属协和医院
孙　新　华中科技大学同济医学院附属协和医院
李　凌　华中科技大学同济医学院附属协和医院
杨　丹　华中科技大学同济医学院附属协和医院
吴荷玉　华中科技大学同济医学院附属协和医院
张　艳　华中科技大学同济医学院附属协和医院
陈　锐　华中科技大学同济医学院附属武汉市中心医院
罗　健　华中科技大学同济医学院附属协和医院
赵悦贤　华中科技大学同济医学院附属协和医院
祝鑫瑜　中国人民武装警察部队北京市总队医院
夏　漫　华中科技大学同济医学院附属协和医院
钱　英　华中科技大学同济医学院附属协和医院
高　娟　华中科技大学同济医学院附属协和医院
黄　艳　华中科技大学同济医学院附属武汉市中心医院
黄海燕　华中科技大学同济医学院附属协和医院
曹癸兰　华中科技大学同济医学院附属协和医院
梁　薇　华中科技大学同济医学院附属协和医院
彭方彧　华中科技大学同济医学院护理学院
彭轩峦　华中科技大学同济医学院附属协和医院
熊丽娟　华中科技大学同济医学院附属协和医院

人民卫生出版社

前　言

国家对新入职护士的培训及其服务能力的提升是极重视的。因此,"建立以需求为导向,以岗位胜任力为核心、渗透职业精神与素养"的新入职护士规范化培训方案、内容并实施,切实提高其专业素质和服务能力是临床护理管理者、教育者所面临的现实问题。临床护理操作技能是临床护理实践活动中必须具备的最基本能力,护士只有正确掌握临床操作技能,才能更好地服务于临床。

新入职护士规范化培训工作已普遍受到全国各医院护理管理者的重视,2017 年人民卫生出版社和我们团队共同完成一本工具书《新入职护士规范化培训指导教师培训指南》,主要针对新护士规范化培训的教学师资队伍而量身撰写的,旨在提高医院护理师资水平。同样"授人以鱼,不如授人以渔",临床护理基本操作技能是新入职护士岗位胜任力的一项基本能力,本书立足于临床,以 2016 年 1 月 22 日原国家卫生和计划生育委员会办公厅印发的《新入职护士培训大纲(试行)》的通知(国卫办医发〔2016〕2 号)为指导原则,结合编者们的临床经验,编写了新入职护士临床护理基本技能训练教程。

全书共分四篇。第一篇介绍了临床护理基本技能训练与评估,主要讲病史采集、护理病历的书写规范;第二篇详细讲解了基本护理技术、内科、外科、妇产科、儿科、手术室等科室常用的护理操作技术与评估;第三篇介绍了急危重护理技术及评估;第四篇介绍了操作技能直接观察法(direct observation of procedural skills,简称 DOPS)在护士考核中的应用。本书中,大部分操作都从适应证、禁忌证、物品准备、患者准备、操作流程、临床应用小贴士、案例与沟通、临床操作考点评分等八个部分进行描述。本书的亮点重点体现在临床应用小贴士、案例与沟通、临床操作考点评分这三个部分。临床应用小贴士——该部分不仅仅是原有的操作注意事项,而是在此基础上,结合临床经验的延伸,将不同特点患者、操作中特殊状况的处理,以及临床上此项操作常出现的安全不良事件的地方都一一归纳说明,方便新入职护士护理操作中及时纠错改正;案例与沟通——原有的护理操作技能图书中没有此项,本书中编者通过将临床案例与操作过程融入一体,中间穿插规范核对(医嘱核对、操作核对),字里行间中体现护理人文关怀,让新入职护士在本书的指导下,快速提升与患者沟通的水平,解决了新护士在临床真实情境下如何与患者沟通、讲什么、怎么讲以及如何让患者满意等问题;临床操作考点评分——简明扼要地讲述了临床护理操作的考点(扣分关键点)以及扣分依据,方便新入职护士以及临床培训老师在操作考试中,扣分有据可依。

本书适合于各医院新入职护士、各层级护士、从事新入职护士规范化培训的教师及各护理院校从事护生临床护理教育的教师参考及应用。其贴近临床,可借鉴性及操作性强。

衷心感谢人民卫生出版社的编辑及所有工作人员为本书的出版给予的诸多支持、指导与帮助。也特别要感谢参与本书编辑的各位副主编、编委、作者及为本书默默无闻作出贡献的同事们,在此,深深感谢大家为本书倾注的心血、关心与帮助!

由于各编者认知角度不同、水平局限,本书可能会存在某些问题或不足,恳请各位专家、同行、读者们进行批评、指正,我们将真诚欢迎并感谢大家提出的宝贵意见。

万盈璐　彭方彧　罗　健

2020 年 12 月于武汉

目　录

第一篇　临床护理基本技能训练与评估

第二篇　护理常用技术操作与评估

第四篇　DOPS 在新护士考核中的应用

第一篇

临床护理基本技能训练与评估

　　作为一名新护士,除了学校所学的护理理论知识外,必须掌握基本的护理技能,才能胜任临床护理工作。当然,新入职护士需要掌握的护理技能很多,其中,最基本也最常用的护理技能就是护理病史采集和护理病历书写。病史采集是实施整体护理的基础和保证,护士如果不能准确地收集患者的病史资料,就不可能为患者制订个性化的护理计划,其护理干预措施也随之失去了科学依据,因此病史采集是护士必备的核心技能之一。而病历作为医疗法律文书,它是处理医疗纠纷非常重要的证据,同时也是保证医疗质量和医疗安全的重要前提,因此,护理病历书写也是临床护士必备的基本功之一。在临床实践中,病史采集与病历书写是医务人员的基本工作内容,其水平高低不仅是医务人员业务水平、工作态度和工作责任心的重要体现,也是医院医疗质量、技术水平及管理水平的真实写照。由于新护士刚进入临床,不能很好地将医学、护理学基础知识过渡到临床护理中,因此,在新护士规范化培训期间,对新护士进行病史采集和病历书写培训尤为重要。本章主要介绍病史采集及病历书写的基本原则及技巧、注意事项等。

第一章

病史采集技能训练与评估

护理病史采集是护士通过对患者或知情者进行有目的、有计划的系统询问，从而收集患者目前及既往的健康状况以及由此产生的生理、心理、社会等方面的反应，以便为护理诊断的确定和护理计划的制订提供依据。在患者入院后护士应对患者进行一次全面的病史评估，这不是重复医生为了明确诊断所采集的医疗病史，护理病史采集则更关注患者对其健康状况以及生活方式改变所作的反应、各种风险的评估及预防处理等。虽然采集的许多内容是患者的主观资料，但是病史采集是一项主动的技能，而非被动的倾听，新护士应努力掌握病史采集的知识和技能。

第一节 病史采集技能训练

一、病史采集的基本原则

为使病史采集能有效进行，达到预期的目标，新护士在采集过程中必须遵循以下基本原则：

1. 平等原则 对待患者一视同仁，尊重、平等、公正的给予理解和关怀，不因其经济状况、社会地位、文化程度及家庭背景等采取不同态度和言行。

2. 以人为本 严守职业操守，接待热心，诊查细心，询问耐心，重视对患者的关怀，使患者能信任医护人员，建立合作心态，消除患者紧张不安的情绪。

3. 整体原则 导致患者疾病的不仅有生物因素，而且还有心理因素和社会因素，因而应注重生物-心理-社会各方面对患者的影响，除了询问疾病方面的问题，还要注重患者的心理状态和所处的环境，全面地对患者进行诊疗、治疗、预防、康复和护理。

4. 实事求是 了解患者的实际情况，客观、真实、完整的反映患者情况，如为急诊、危重患者，需进行重点评估，同时进行抢救。

5. 保密原则 注意保护患者的隐私，不向他人泄露可能造成医疗不良后果的患者的相关隐私。

二、病史采集的基本内容

根据整体护理的理念，对患者进行病史采集的内容应包含生理、心理、社会各个层面，其基本内容包括：

（一）一般资料

1. 基本资料 包括姓名、性别、年龄、民族、籍贯、职业、婚姻状况、文化程度、宗教信仰、家庭住址及电话号码、联系人及电话、医疗费用负担方式、入院时间、入院类型、入院诊断、入院方式、记录时间，病史资料陈述者及可靠程度等。病史陈述者若非患者本人，应说明与患者的关系。

2. 主诉 即患者本次就诊最主要的原因和持续时间的概括。主诉力求高度概括、用词简明扼要，记录应尽可能使用患者自己的语言，对于症状复杂多样的主诉，应根据症状的演变过程进行全面分析，再归纳主诉，按序排列。如"活动后胸闷2年，再发加重伴双下肢水肿3天"。

3. 现病史 现病史是病史的主要组成部分，是对主诉的扩展和细化，反映患者从患病初始到本次就诊时健康问题的发生、发展及其变化、诊疗和护理的全过程。主要内容如下：

（1）起病情况：包括起病时间、地点、环境、轻重缓急、可能因素。时间应询问至某年、某月、某日,急骤起病者必须询问具体时刻至某时甚至某分,难以确定者应仔细询问后再作分析和判断。

（2）主要症状的特点：按发生的先后顺序描述主要症状出现的部位、性质、持续时间和发作频率、程度,加重与缓解因素。

（3）病因与诱因：尽可能详细了解,分析与本次发病有关的病因(感染、外伤等)和诱因(气候、环境改变,情绪、饮食、睡眠改变等)。

（4）病情的发展与演变：是指患病过程中主要症状的变化或新症状的出现,主要症状呈进行性或间歇性,反复发作或持续存在,逐渐好转或加重恶化,症状的规律性有无变化,变化原因和时间。如稳定型心绞痛的患者本次发病程度较重、时间较长、服药无法缓解,应考虑是否有急性心肌梗死的可能。

（5）伴随症状：常常是疾病鉴别诊断的主要依据。在主要症状的基础上展开对伴随症状的询问,不应放过任何一个主要症状之外的细微伴随迹象,应详细询问其特点。如胸痛伴咳嗽,干咳有可能为部分血管紧张素转化酶抑制药(ACEI)类药物副作用所致;伴有咳痰,则有可能为肺部感染所致。

（6）诊疗和护理经过：简明扼要询问患者患病后至本次就诊前的诊疗和护理经过,包括接受检查、诊断、治疗详细经过及效果,接受的护理措施及效果,这不仅是诊断治疗的参考,也为选择护理措施提供了依据。

4. 既往史　收集既往史的主要目的是了解患者过去存在的健康问题、就医经验及其对自身健康的态度,为制订护理计划提供依据。应按时间顺序自幼年起详细询问：既往健康状况及疾病、传染病史及传染病接触史、预防接种史、手术史及外伤史、输血史、中毒、过敏史。

5. 系统回顾　系统回顾是为了避免在病史采集过程中所忽略或遗漏的其他各系统疾病与本次疾病可能存在的因果关系,包括呼吸系统、循环系统、消化系统、泌尿系统、造血系统、内分泌代谢系统、神经精神系统、肌肉骨骼系统等。

6. 个人史主要包括以下内容：

（1）出生和成长：出生地及居留地,传染病接触史及预防接种史等。儿童应仔细询问出生、喂养、生长发育等情况。

（2）月经与婚育史：对女性患者询问月经史,记录格式如下：

$$初潮年龄 \frac{行经期（天）}{月经周期（天）} 末次月经时间（LMP）或绝经年龄$$

相关疾病询问患者经血量、颜色,有无痛经,是否规律,白带情况;有否停经或闭经;具体的孕产情况;避孕措施等。对男性患者询问有无影响生育的疾病及避孕措施。

7. 家族史　主要了解其直系亲属,包括父母、兄弟、姐妹、子女的健康状况,有无相关疾病发生,死亡者需询问死亡原因及年龄。家族中有无传染病、先天性疾病、遗传性疾病或与遗传有关的疾病,必要时应询问非直系亲属的健康状况。

8. 心理社会状况　心理社会方面的资料多数是主观资料,涉及较广,包括认知能力、情绪与情感、自我概念、健康行为、应激与应对、价值观与信念、职业、生活与居住状况、家庭关系等,以发现患者现存和潜在的心理健康问题,为制订相应的护理措施提供依据。心理社会方面资料的收集、分析和判断比较困难,不能简单定义为"正常"和"异常",而且在我国大多数患者并不愿意提及社会心理方面的问题,甚至会有抵触的情绪,所以要了解患者的心理社会状况,首先要多与患者沟通,建立良好的护患关系,并向患者作好必要的解释工作,更好地收集患者相关的真实资料。收集心理社会方面的资料主要是运用心理学的技术、方法和工具获取资料,常用的方法是观察法、交谈法、心理测量学,必要时可以采用作品分析法、医学检测法、实地考察和抽样调查等来进行评估和分析。

（二）日常生活状况

了解患者患病以来的饮食、营养、大小便、体重、体力、睡眠与休息情况、生活自理能力、依从性等,有助于发现患者可能存在的不良生活行为,为改善和促进患者的健康提供依据。

1. 营养与代谢　评估患者的基本饮食(普食、半流质、流质、禁食、鼻饲、是否有治疗饮食：高热量饮食、高蛋白饮食、低蛋白饮食、低脂肪饮食、低盐饮食、无盐低钠饮食、少渣饮食、高膳食纤维饮食、低胆固醇饮食、要素饮食)、膳食搭配、进餐次数、进餐量、近期体重是否改变,是否有咀嚼、吞咽困难等。

2. 排泄 包括患者排便的次数、量、形状和颜色、排便习惯,是否使用辅助排便的措施,是否服用缓泻剂,是否有大便失禁、造瘘(能否自理)等;包括患者小便次数、尿量、颜色、性状是否正常,是否有尿失禁、尿潴留、排尿困难、留置尿管等。

3. 睡眠与休息 指患者睡眠、休息及放松的方式和习惯。包括患者入睡及晨起的时间、是否午睡及时间,有无规律,是否服用安眠药辅助睡眠,休息后体力能否恢复等,此次患病是否对以上有影响。

4. 日常生活活动与自理能力 评估患者的活动和生活自理能力,临床常用 Barthel 量表对患者日常生活自理能力进行评定,评估项目包括进食、洗澡、修饰、穿衣、如厕、床椅之间的移动、平地走 45 米、上下楼梯等项目,分值等级为是否能完全独立、需部分帮助、需极大帮助或完全依赖帮助。Barthel 指数记分为 0~100 分。分数越低,生活自理能力越差。具体内容详见表 1-1。

表 1-1 Barthel 指数评定量表

项目	完全独立	需部分帮助	需极大帮助	完全依赖
1. 进食	10	5	0	0
2. 洗澡	5	0	0	0
3. 修饰	5	0	0	0
4. 穿衣	10	5	0	0
5. 控制大便	10	5	0	0
6. 控制小便	10	5	0	0
7. 如厕	10	5	0	0
8. 床椅移动	15	10	5	0
9. 平地行走	15	10	5	0
10. 上下楼梯	10	5	0	0
得分				

(100 分表示患者基本的日常生活活动功能良好,不需依赖;99~61 分为轻度依赖;60~41 分为中度依赖;≤40 分为重度依赖;0 分为完全依赖)

5. 个人嗜好 询问患者有无烟、酒、麻醉品或其他特殊嗜好,如有应询问量、时间、戒断情况。

6. 健康感知与管理 询问患者的健康行为及遵医依从性,评估患者是否主动寻求促进健康的信息等。

(三)护理体检

护理体检是护士运用自己的感官或者借助体温表、听诊器、血压计、电筒、压舌板等检查工具,客观的了解患者身体状况的最基本的检查方法。护理体检虽与医疗体检有部分雷同,但是护理体检的主要目的是发现和解决患者现存和潜在的健康问题,为确定护理诊断和制订护理计划提供客观的依据。护理体检内容主要包括一般护理检查(包括全身状态、皮肤、浅表淋巴结)头颈部、胸廓与肺脏、乳房、心脏、血管、腹部、肛门与直肠、男性生殖器、脊柱、四肢与关节、神经系统检查,这里详细介绍临床中常用的全身状态和皮肤检查。

1. 全身状态

全身状态是对患者一般状况的概括性观察。检查内容主要包括性别、年龄、生命体征、意识状态、发育和体型、营养、面容与表情、体位与步态等,一般以视诊为主,有时会配合触诊。检查工具为体温表、血压计、听诊器、皮尺、电筒等。

(1)性别 采用视诊判断。某些疾病的发病率与性别有关,而有些疾病可以引起性征的改变。

(2)年龄 一般采用问诊,特殊情况可通过观察估计。某些疾病的发病率与年龄密切相关,如冠心病、高血压多见于老年人。

(3)生命体征 包括体温、脉搏、呼吸、血压,它是评估生命活动存在与否及质量的重要征象,护士应重点关注,尤其是生命体征不稳定的患者,应及时报告医生并处理。

（4）意识状态 是人对周围环境与自身的认识与观察能力，为大脑功能活动的综合表现,包括:①清醒状态。②以觉醒状态改变为主的意识障碍:嗜睡、昏睡、昏迷。③以意识内容改变为主的意识障碍:意识模糊、谵妄。④镇静状态。

（5）发育和体型 发育是否正常,应综合年龄、智力和体格成长状态(包括身高、体重等及第二性征)及其之间的关系来进行判断。如年龄、智力和体格成长变化是相称的、彼此协调和相互适应的,则说明发育正常。发育通常受年龄、性别、地区、种族遗传、内分泌、营养代谢、环境状况、生活条件及体育锻炼等多种因素影响。

体型是身体各部发育的外观表现,包括骨骼肌肉的成长和脂肪分布状态等。临床上通常将成人体型分为三种:无力型(即瘦长型)、超力型(即矮胖型)、正力型(即匀称型,正常人多为此型)。临床上常见的异常体型包括矮小体型(常见于遗传因素、青春期延迟、营养不良、内分泌疾病、代谢紊乱、全身性疾病等),高大体型(包括体质性高身材、青春期提前和疾病所致的高大体型)。

（6）营养状态 与食物的摄入、消化、吸收和代谢密切相关,且受心理、社会、文化等因素的影响,其好坏是评估健康和疾病程度的标准之一。通常用肥胖和消瘦来对营养状态进行描述。临床常用的营养评估方法主要有以下几种:

①综合评价:主要依据皮肤、毛发、皮下脂肪、肌肉的状况,结合身高、年龄、体重等进行综合的评价,通常用良好、中等、不良三个等级来进行描述。

②测量体重:是最常用的营养评估方法。患者应于清晨、空腹、排空大小便后,穿单衣裤站立状态测量体重。由于体重受身高的影响较大,临床上常用体质指数(BMI)作为评估体重是否正常的指标之一,其计算公式为体质指数(BMI)= 体重(kg)/身高²(m²)。

根据世界卫生组织的标准,亚洲人的 BMI 如高于 22.9 即属于过重。由于亚洲人和欧美人属于不同人种,WHO 的标准并不完全适合中国人的情况,为此制订了中国参考标准,详见表1-2。

表 1-2 BMI 及相关疾病发病危险性

	WHO 标准	亚洲标准	中国标准	相关疾病发病危险性
偏瘦		<18.5		低(但其他疾病危险性增加)
正常	18.5~24.9	18.5~22.9	18.5~23.9	平均水平
超重	≥25	≥23	≥24	
偏胖	25.0~29.9	23~24.9	24~27.9	增加
肥胖	30.0~34.9	25~29.9	≥28	中度增加
重度肥胖	35.0~39.9	≥30	—	严重增加
极重度肥胖		≥40.0		非常严重增加

③测量皮褶厚度,皮下脂肪是推断人体的脂肪含量的重要指标之一,与营养状态密切相关。测量常用部位有肱三头肌、肩胛下和脐部,成人最常测量肱三头肌处皮褶厚度。正常范围为男性(13.1±6.6)mm,女性为(21.5±6.9)mm。

（7）面容与表情 是评价个体情绪状态及身体状况的重要指标之一。正常人表情自然、神态怡然。某些疾病发展到一定程度时,会出现特征性的面容与表情,临床上最常见的典型面容有:

急性面容:面色潮红、躁动不安、表情痛苦,有时可有鼻翼扇动、口唇疱疹等出现。临床常见于急性发热性疾病,如大叶性肺炎、疟疾、流行性脑脊髓膜炎等患者。

慢性病容:面容憔悴,面色灰暗或苍白,目光暗淡,表情忧虑。临床常见于慢性消耗性疾病如肝硬化、恶性肿瘤、严重结核病患者等。

贫血面容:面色苍白,唇舌色淡,表情疲惫。临床常见于各种贫血患者。

甲状腺功能亢进面容:表情惊愕,眼裂增大,眼球突出,烦躁不安,兴奋、易怒。临床见于甲状腺功能亢进患者。

黏液性水肿面容：面色苍白，颜面水肿，脸厚面宽，目光呆滞，反应迟缓，眉毛、头发稀疏，舌色淡、肥大。临床见于甲状腺功能减退。

二尖瓣面容：面色晦暗，双颊紫红，口唇轻度发绀。临床见于风湿性心脏病二尖瓣狭窄。

肾病面容：面色苍白，睑部水肿。临床见于慢性肾病患者。

肝病面容：面色灰褐，面部可有褐色色素沉着，有时可见蜘蛛痣。临床见于慢性肝病患者。

满月面容：面圆如满月，皮肤发红，常有痤疮，唇周可有小胡须。临床见于库欣综合征（Cushing syndome）及长期应用糖皮质激素患者。

肢端肥大症面容：头大脸长，下颌增大且前突，眉弓及颧部隆起，唇舌肥厚，耳鼻增大。临床见于肢端肥大症患者。

伤寒面容：表情淡漠，反应迟钝，呈无欲状态。临床见于肠伤寒、脑脊髓膜炎、脑炎等高热衰弱患者。

苦笑面容：牙关紧闭，面肌痉挛，呈苦笑状。临床见于破伤风患者。

面具面容：面部呆板，无表情变化，像戴着面具一样。临床见于震颤性麻痹、脑炎、脑萎缩等患者。

病危面容：也称 Hippocrates 面容。面部瘦削，面色铅灰或苍白，眼窝凹陷，目光无神，表情淡漠。临床见于大出血、严重休克、脱水、急性腹膜炎等患者。

（8）体位　是指身体所处的状态。常见体位有：①主动体位：身体活动自如，不受限制。见于正常人、病情较轻或者疾病初期的患者。②被动体位：不能自己随意调整或变换体位。见于极度衰弱或意识丧失的患者。③被迫体位：患者为了减轻痛苦，被迫采取的某种体位，如端坐位、半坐卧位、侧卧位、俯卧位、蹲位、停立位、辗转位、角弓反张位等。

（9）步态　是指走动时所表现的姿态。健康人步态稳健。步态异常可因运动或感觉障碍引起，其特点与病变部位有关。某些疾病会导致特征性的步态，常见的异常步态有：①蹒跚步态：走路时身体左右摇摆（如鸭步）。见于佝偻病、进行性及营养不良、大骨节病等。②醉酒步态：走路时躯干重心不稳、步态紊乱（如醉酒状）。见于酒精或巴比妥中毒等。③共济失调步态：起步时一脚高抬，骤然垂落，并且双目下视，两脚间距非常宽，身体摇晃不稳，闭目时患者不能保持平衡。见于脊髓疾患者。④慌张步态：走路时起步困难，起步后小步急速前进，身体前倾，越走越快而难以止步。见于帕金森患者。⑤跨阈步态：因胫骨前肌、腓肠肌无力而导致垂足，行走时需抬高患肢（如跨门槛样）才能起步。见于腓总神经麻痹、腓骨肌萎缩症等患者。⑥间歇性跛行：步行中因单侧或双侧腰酸腿痛，下肢软弱无力，以至呈跛行状，休息片刻后可继续行走一段，之后上述症状再度出现，其跛行呈间歇性出现。见于脉管炎、腰椎管狭窄患者。⑦剪刀步态：表现为肌张力增加，腱反射亢进，行走时双下肢内收过度，双膝互相摩擦，甚至两腿完全交叉，呈"剪刀式"步态。临床见于脑瘫及截瘫患者。

2. 皮肤

皮肤是身体与外界环境间的屏障，具有重要的生理功能。当外界患者发生改变、皮肤本身发生病变或者全身性疾病的影响，均可使皮肤组织和（或）生理功能发生变化，具体表现为皮肤颜色、温度、湿度和弹性的改变，水肿及各种皮损。常用的检查方法为视诊、触诊。

（1）颜色　皮肤颜色与种族和遗传有关，因毛细血管的分布、血液充盈度、皮下脂肪厚度及色素含量不同而不同。正常人皮肤颜色均匀、有光泽，常见的皮肤颜色异常有苍白、发红、发绀、黄染、色素沉着、色素脱失等。

（2）湿度　皮肤湿度主要和汗腺排泄功能、气温和湿度变化有关。病理情况下，出汗过多见于风湿病、结核病（盗汗）、甲状腺功能亢进、佝偻病等。大汗淋漓伴四肢皮肤湿冷称为冷汗，见于虚脱和休克。皮肤无汗见于维生素 A 缺乏症、硬皮病、尿毒症和脱水等。

（3）温度　正常人皮肤温暖，气温低时可稍冷。全身皮温高见于发热性疾病或甲状腺功能亢进等；局部皮温高见于疖、痈、丹毒等；全身皮温低见于休克和甲状腺功能减退等；肢端发冷见于雷诺病。

（4）弹性　皮肤弹性与年龄、皮下脂肪、营养状态和组织间隙含量有关。病理状况时，皮肤弹性减退见于营养不良、严重脱水、长期消耗性疾病。发热时皮肤弹性可增加。

（5）水肿　指皮肤及皮下组织液体潴留。凹陷性水肿是指水肿局部受压后可出现凹陷；而非凹陷性水肿指局部受压后并无凹陷,如黏液性水肿和象皮肿。根据水肿的严重程度可分为轻、中、重度水肿。轻度水肿仅见于眼睑、眶下软组织,胫骨前、踝部等局部皮下组织,指压后可见组织轻度凹陷,回复较快。中度:全身疏松组织均可见水肿,指压后可出现明显的或较深的组织凹陷,回复较慢。重度:全身组织严重水肿,身体下垂部皮肤紧张发亮,严重时有液体渗出,可伴有胸腔、腹腔、鞘膜腔积液。

(6)皮肤损害　可分为原发性、继发性和血管皮肤性损害。可为皮肤本身病变或全身性疾病在局部皮肤的反应。如皮疹、压力性损伤、皮下出血、蜘蛛痣和肝掌等。这里主要介绍压力性损伤。

美国国家压疮咨询委员会(NPUAP)于2016年4月13日公布将"压疮"(Pressure ulcer)更改为"压力性损伤"(Pressure injury),并更新了压力性损伤的分期系统。压力性损伤是位于骨隆突处、医疗或其他器械下的皮肤和(或)软组织的局部损伤。可表现为完整皮肤或开放性溃疡,可伴有疼痛感。损伤是由于强烈和(或)长期存在的压力或压力联合剪切力导致。

a. 压力性损伤的分期:可分为六期:

1期:指压不变白的红斑,皮肤完整　局部皮肤完好,出现压之不变白的红斑,深色皮肤表现可能不同;指压变白红斑或者感觉、皮温、硬度的改变可能比观察到皮肤改变更先出现。此期的颜色改变不包括紫色或栗色变化,因为这些颜色变化提示可能存在深部组织损伤。

2期:部分皮质缺失伴真皮质暴露　此期部分皮质缺失伴随真皮质暴露。伤口创面,呈粉色或红色、湿润,也可表现为完整或破损的浆液性水疱,未暴露脂肪及深部组织,不见肉芽组织、腐肉、焦痂。此期不用于描述潮湿相关性皮肤损伤,如失禁性皮炎、皱褶处皮炎以及创伤伤口(皮肤撕脱伤、烧伤、擦伤)或医疗黏胶相关性皮肤损伤等。

3期:全层皮肤缺失　此期常常可见脂肪、肉芽组织和边缘内卷,可见腐肉和(或)焦痂。不同部位组织损伤的深度有差异;脂肪丰富的区域可发展成深部伤口,出现潜行或窦道。未暴露肌肉、筋膜、韧带、肌腱、骨和(或)软骨。如果腐肉或焦痂掩盖组织缺损的深度,则为不可分期压力性损伤。

4期:全层皮肤和组织缺失　此期可见或直接触及到肌肉、肌腱、筋膜、韧带、骨头或软骨,也可见腐肉和(或)焦痂,常常出现边缘内卷、窦道和(或)潜行。不同部位组织损伤的深度存在一定差异。如果腐肉或焦痂掩盖组织缺损的深度,则为不可分期压力性损伤。

不可分期:全层皮肤和组织缺失,损伤程度被掩盖　此期全层皮肤和组织缺失,由于被腐肉和/焦痂掩盖,不能确认组织缺失的程度。通常只有去除腐肉和焦痂,才能判断是3期或4期损伤。

深部组织损伤:持续指压不变白,颜色为深红色、栗色或紫色　完整或破损的局部皮肤可出现持续的指压不变白深红色、栗色或紫色,或表皮分离呈现黑色的伤口创面或充血水疱。疼痛和温度变化通常比颜色改变出现早。该期伤口可迅速发展而暴露出组织缺失的实际程度,也可能溶解而不出现组织缺失。如果肉眼能见皮下组织、坏死组织、肉芽组织、肌肉、筋膜或其他深层结构,说明是全皮质的压力性损伤(不可分期、3期或4期)。该分期不可用于描述血管、创伤、神经性伤口或皮肤病。

b. 压力性损伤好发部位:多发生于身体易受压部位,如骶尾部、髋部、脚跟、内外踝、枕部、耳郭、肩胛、膝关节内外侧等部位。

c. 压力性损伤常见的原因有:①压力因素:主要包括垂直压力、摩擦力和剪切力。局部组织遭受持续性垂直压力是引起压疮最主要的原因,易发生于身体骨头粗隆凸出处,如长期卧床或坐轮椅、石膏内不平整或有渣屑、夹板内衬垫放置不当等。摩擦力易损害皮肤的角质层。如患者在床上活动时,皮肤可受到床单、床垫表面的逆行阻力摩擦。剪切力是一个作用力施于物体上后导致产生一平行反方向的平面滑动,由摩擦力和垂直压力相加而成,与体位密切相关。如半卧位时,皮肤与床铺出现平行的摩擦力,加上皮肤垂直方向的重力,导致了剪切力的产生,从而引起局部皮肤血液循环障碍而发生压疮。②营养障碍:当全身营养缺乏时,肌肉萎缩,骨隆突处受压却缺乏肌肉和脂肪组织的保护,引起血液循环障碍出现压疮。见于长期发热及恶病质患者等。③皮肤抵抗力降低:皮肤经常受潮湿、摩擦等物理性刺激(如大小便失禁、床上有碎屑、床单皱褶不平、石膏绷带和夹板使用不当等),使皮肤抵抗力降低。

d. 临床常用的评估量表:①Norton评分量表:该量表是由Norton及其同事于1962年制订,包含5个参数,每项1~4分,共20分。由于Norton量表是在研究如何预防老年患者发生压疮时提出的,未涉及其他病因,因此具有一定的局限性,对高危人群有一定的鉴别能力。该量表具体内容见表1-3。②Braden评分量表:该评估量表包含6个被认为是压疮发生的最主要危险因素,即感觉、潮湿、活动力、移动力、营养、摩擦力和剪切力。每个因素分为4个分值等级,分别赋分1~4分,摩擦和剪切力为3个分值,总分23分,分值越少,压疮发生的危险性越高。Braden评估量表特异性和灵敏性较高,适用性较广。该量表具体内容见表1-4。

表1-3　Norton评分量表

参数	身体状况				精神状况				活动能力				灵活程度				失禁情况			
结果	好	一般	不好	极差	思维敏捷	无动于衷	不合逻辑	昏迷	可以走动	帮助下可以走动	坐轮椅	卧床	行动自如	轻微受限	非常受限	不能活动	无失禁	偶尔失禁	经常失禁	完全大小便失禁
分数																				
得分																				

总分为20分,表明没有压力性损伤发生的可能;15~19分表明有可能发生压力性损伤;≤14分表明有发生压力性损伤的高风险,建议采取防护措施

表1-4　Braden评分量表

项目	1分	2分	3分	4分
感觉	完全受限	非常受限	轻度受限	未受限
潮湿	持续潮湿	潮湿	有时潮湿	很少潮湿
活动力	限制卧床	可以坐椅子	偶尔行走	经常行走
移动力	完全无法移动	严重受限	轻度受限	未受限
营养	非常差	可能不足够	足够	非常好
摩擦力和剪切力	有问题	有潜在问题	无明显问题	
得分				

评分≤18分,提示患者有发生压疮的高风险,建议采取防护措施

3. 病史采集的基本方法和技巧

病史采集的方法包括问诊、护理体检和病史资料查看,护理体检的方法在前面体检内容的介绍中已经说明,病史资料的查看要求新护士细致、完整查看,以下主要介绍问诊中常用的方法和技巧。

(1)合理组织安排　指整个病史采集的结构与组织。分为以下3个部分:①引言:恰当的称呼患者,自我介绍姓名、身份、职责等,说明问诊的目的,简单的交谈后开始问诊。②病史采集主体:主诉、现病史、既往史、个人史、系统回顾、家族史等。③结束语:在结束前应该有所暗示,比如总结问诊内容或者看手表,不要突然结束话题,简明交代下一步的护理计划或患者要做的准备等,感谢患者的合作。

(2)营造环境　营造一种宽松、和谐、平等、尊重、私密的医疗环境,以解除患者不安的心情,取得患者的信任和合作。①行为举止:仪表端庄、穿着整洁、态度和蔼有助于发展与患者的和谐关系。②自我介绍:佩戴胸牌,态度和蔼可亲,说明自己的身份和职责,可以使用恰当的语言表明自己会尽己所能帮助患者解决问题,以建立良好的护患关系。③以礼节性语言开始交谈:采用尊称。对于职业特征比较明确的患者,可以采用职业称呼如师傅、老师等,以表对对方职业和劳动技能的尊重;对于国家干部或有明确职衔的患者,可以采用职衔称,如书记、主任、科长、教授、法官、军官、警官等;如对方是比自己年纪大的男性,且德高望重者,则称"姓后加个老",如王老、李老等。④非语言性沟通技巧:微小的非语言行为变化,会对患者产

生微妙的心理和情绪影响。如与患者保持合适的距离、微笑、点头、目光的接触、必要的手势、安慰性的触摸、沉默等,用心倾听患者的诉述,让患者充分陈述和强调他认为重要的情况和感受,并有所回应。在问诊中恰当的运用非语言沟通技巧,能使患者感到轻松自如,易于交流。⑤掌握语言的艺术性:"良言一句三冬暖,恶语伤人六月寒",患者的情绪在很大程度上受到护士语言的影响。礼貌用语可使患者感到温暖、亲切;保护性用语使患者易于接受;安慰性用语使患者感到满足和对生活充满希望,护士应让自己处于愉快的状态,给患者以开朗、豁达、亲切感,使病史采集能在轻松的环境中顺利进行。⑥尊重患者隐私:在问诊中要注意保护患者的隐私,护士应避免询问病情隐私被其他患者或他人"旁听";不应有非法触摸、窥视患者隐私部位;不应有以口头形式宣扬患者隐私;对其本人或家人的任何隐私决不能嘲弄、讥笑等。对患者提供的任何资料都只能作为解决患者疾苦的科学依据,绝不作他用。

（3）采用适当的提问形式　应根据具体情况采用不同类型的提问,以便系统有效地获得准确的资料。①一般提问:一般用于病史采集之初和询问现病史、既往史、个人史等每一部分的开始。如"您是哪里不舒服?"如果患者一来就显示胸痛状,可以说"谈谈您的胸痛情况吧"。当获得一些信息后,再侧重地追问一些具体问题。进行一般问话时注意运用关怀的语气,以便获得某一方面的大量资料,让患者以讲故事的形式叙述他的病情。②直接提问:常用于收集一些特定的细节,如"您胸痛有多久了"?"什么时候开始胸痛的呢?""您哪一年行的心脏支架手术?",提出特定的问题时获得的信息更有针对性。③直接选择问题:要求患者给予肯定或否定的答案,或者对提供的选择作出回答,如"你胸痛与活动有关吗?","您腹痛是饥饿时痛还是进餐后痛?"

提问形式应遵循从一般提问到直接提问的原则,初始提问时应尽量避免用直接或选择性问题,以免限制患者交流信息的范围,难以获得必要的资料,并使获取资料的过程生硬、耗时过长。另外不正确的提问可能会得到错误的信息。

④避免以下提问方式

1)诱导性提问:是指询问者为了获得某一回答而在所提问题中添加有暗示被询问者如何回答的内容。由于患者易于默认医护人员的诱问,不会轻易否定。如:"您口含碘剂之后嘴巴、舌头发麻吗?"(而应采用:"你口含碘剂后感觉如何?"),"你的胸痛在活动后容易发生吗?"(而应采用:"你的胸痛在什么情况下会发生呢?"),"你的大便发黑吗?"(而应采用:"你的大便是什么颜色?")。

2)逼问:可见于逼迫患者同意医护人员的看法或观点。当患者的回答与医护人员的看法有差距时,应耐心启发患者思考、回忆,以便得到可靠的答案,切不可通过逼问迫使患者同意自己的想法。

3)审问:连珠炮式的提问方式,且只允许回答"是"或"否",或者在两三个答案中选择一个。这样的提问容易将患者置于"受审"的境地,限制了患者的主动精神,同时会使患者感到不自在,一般情况下尽量少用。但可以用于弄清楚某个症状的确切部位和性质等,如"是不是这里疼?","这样按得疼不疼?"

4)诘难性提问:常使患者产生防御心理,如"那不可能","你能证明给我看吗?"等,带有很强的攻击性,容易让患者感觉医护人员不仅对这一问题或事实有看法,而且对他本人也有意见,而造成不愉快。如需要了解相关情况,医护人员可以用征询的语气与患者就某一点进行友好的探讨,或说明具体的原因,以便患者易于接受,愿意听医务人员表达自己的观念。

5)连续提问:连续提出过多的问题要求患者回答,可能会造成患者对要回答的问题混淆不清。如"胸痛什么时候发作? 每天发几次? 是刀割样痛,还是烧灼样痛? 有没有头晕、出汗等?","你家族中谁有冠心病、高血压、糖尿病或肿瘤吗?"

6)重复提问:有时为了核实资料的真实性,需要就同样的问题重申要点。例如:"你刚才说大便是黑色,这很重要,请再给我详细讲一下你解大便的情况"。但无计划的重复提问会降低患者对医护人员的信任,认为医护人员并没有认真倾听。如在病史采集中患者已经提到其父亲和哥哥有冠心病,后又问家中有无冠心病患者。

（4）时间顺序　在病史的采集中应按症状和体征出现的先后顺序询问,问清首发症状的确切时间及起始情况,病情演变的过程直至目前的情况。如有几个症状同时出现,必须将清症状出现的先后顺序及主、次和伴随症状,准确反映疾病的发生发展过程,以减少遗漏重要的资料。护士在问诊中可以用

"嗯……,然后呢?……""接着往后说……"。例如,患者在使用 ACEI 药物时可以使病情得到缓解,而有时也会导致患者出现咳嗽的症状,仔细按时间线索询问可获得有效的资料,找到问题的症结。

(5)使用过渡性语言　病史采集时需要转换到另一个项目时,需向患者说明将要讨论的新话题及其理由,使患者易于合作。例如:过渡到既往史:"现在我们已经了解了您目前的状况,现在我还想知道您过去的病情,可能会与这次病情有关,您以前的身体情况如何?"过渡到家族史:"现在我想了解您家族中的患病情况,您也知道,冠心病有遗传倾向。那先从您的父母开始吧,他们都还健在吗? 身体怎么样?"

(6)掌握问诊进度　掌握问诊的时间和进度。询问者应多听少问,不要轻易打断患者讲话,让患者有足够的时间回答问题,如果患者偏离主题,可以委婉的把患者的思路引导到病史线索上来,如"您刚才讲的我了解了,现在谈谈您当时的胸痛情况吧。"

(7)引证核实　引证核实患者提供的信息,收集到尽可能准确可靠的病史。如患者回答对青霉素过敏,应问明过敏这个结论是如何得知的,是做皮试的时候还是曾经输液时发生过过敏反应,是何种具体表现,如过敏性休克? 发热、皮肤瘙痒、荨麻疹? 腹痛? 哮喘等? 如患者诉三个月内有跌倒史,应询问患者跌倒时的具体情形,包括时间、地点、跌倒时身体有无不适,有无受伤、意识丧失等。这些都直接影响到对病情真实情况及对护理计划抉择的判断。需要护士核实的资料还有体重、出入量等情况。

(8)讨论问题　应鼓励患者提问和讨论问题。让患者有机会提问,用适宜的目光,言语帮助患者更深刻的理解并表达其内心感受,提供良好的互动环节,从而进行更有效的交流。

(9)避免医学术语　护士应尽量使用通俗易懂的语言代替难懂的医学术语,或者作适当的解释,以免患者不懂装懂,引起误解或使交谈中断。例如:"有没有里急后重的感觉?"应改成"有没有总想大便或者总有拉不完的感觉?"。例如"你有没有夜间阵发性呼吸困难呢?"应改为:"你有没有晚上睡觉的时候突然憋醒的情况发生?"例如医护人员经常向患者解释心脏病:"心脏就像一栋有 4 个房间的房子,冠状动脉像房子的水管一样给心脏供血供氧,心脏的传导系统像房子的电路系统一样给心脏供电……"。

(10)采取接受和尊重的态度　护士问诊时要做到态度和蔼、举止端庄,对患者始终关切,富有同理心,在患者谈话时给予鼓励、肯定和同情,如点头或简单地以"嗯"、"哦"、"我明白"、"接着讲"、"作为一个母亲我理解你的感受"、"那你一定很不容易"、"你已经戒烟了? 太好了,有毅力"等作为回应和鼓励,避免使用"你怎么还在抽烟?"这种反问、责备的语气,这可以让患者感受到你的关心和理解,达到心理学上的"共鸣",促进患者与护士的合作。对于患者不能肯定的问题,要给予患者适当的时间考虑和回答;对于患者不愿意提及的话题,不可逼迫患者,应给予理解,如为特别重要的信息,可以向患者说明原因,取得患者的配合。

(11)诚实的态度　当患者提出的问题超出自己的知识范围时,可以建议患者去何处咨询能解决这一问题,或请教他人后再回答,不要简单回答"不知道"3 个字。

(12)患者的看法　护士应了解患者对这些知识的理解程度或误区,以便进行有针对性的教育。如患者认为心绞痛发作时,担心对药物产生耐药性而不愿服用药物,应告知患者心绞痛发作时的正确处理方法,解释用药的作用,解除患者的后顾之忧。护士在询问时应敏锐的发觉、分析并问明情况。

(13)关切疾病的影响　疾病对患者家庭成员和家庭生活方式有巨大影响。例如,心力衰竭患者由于长期治疗、需人看护,必然给家庭带来经济压力,影响家庭成员和家庭生活方式。乳腺切除术的患者,自我形象会大不相同,同时伴侣也会有相应的心理和行为变化,应与患者、家属深入探讨这些问题,以消除患者的顾虑。

(14)关心患者的经济状况　了解患者的经济状况,支持的来源,医疗保险的类型。针对不同情况作恰当的解释可增加患者对护士的信任。对于经济困难的患者,鼓励其设法寻找资助,包括家庭其他成员、朋友、工作单位等。

(15)归纳小结　在问诊结束之前,可以向患者复述一遍病史的重要内容,以便唤起患者的记忆,理顺思路;让患者知道问询者如何理解他的病史,纠正错误。对症状较多较复杂的患者,尤其应注意及时总结,以便核实获得资料的正确性。

(16)结束语　病史采集结束前应给予暗示,如看表或总结问诊内容,不可直接生硬的结束问诊,同时应感谢患者的合作,并说明下一步患者需做的准备和护理计划等。

4. 病史采集的基本流程

(1)准备工作

①病室环境:安静、温湿度适当、光线适宜、床单位整洁舒适、无异味、布局合理。②工具准备:护理病历夹、笔、电子病历 PDA 等用物。③着装仪表服装、鞋帽整洁,仪表大方,举止端庄。④行为举止:自信、大方、调整姿势,通过行为来改变心境。⑤精神心态:心情舒畅、态度亲切、努力构造良好的氛围。⑥评估思维:从医学、心理学、语言和社会学的角度、患者定位等方面入手。

(2)接待工作

①自我介绍　礼貌、自信的向患者介绍自己责任护士的身份,将患者带入病室。②入院宣教　请患者坐下,向患者行入院宣教,住院须知请患者签字;双人核对患者腕带信息,为患者佩戴并讲解其作用及使用注意事项。③解释交谈目的　向患者说明此次交谈的目的,取得患者的配合。

(3)病史采集

对于患者病史采集的内容,前面已有详细的介绍。基本流程参见图 1-1。

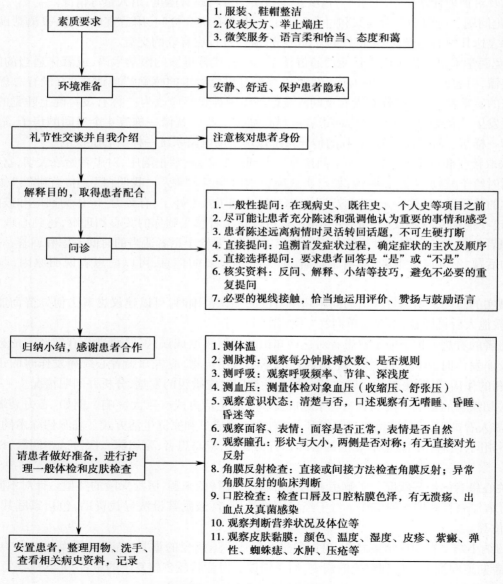

图 1-1　病史采集流程图

（4）书写护理病历　入院患者首次评估单、护理记录单、护理计划单、风险评估单等。

5. 特殊情况的病史采集

（1）危重和晚期患者　如患者病情危重，需将评估的重点放在目前主要的问题上，并与抢救同时进行，若患者因疼痛、不适等导致表达受限时，可以让患者用点头、摇头来表达，或者询问患者的家属。病情危重者反应变慢，甚至迟钝，不应催促患者，应理解患者。经初步处理，待病情稳定后，再详细询问病史。重症晚期患者可能因治疗无望有拒绝、孤独、抑郁等情绪，新护士应首先评估患者对于疾病和预后的了解程度，对其回答应恰当和力求中肯，避免造成伤害。亲切的语言、真诚的关心、多与患者沟通，都可以给予患者极大的情感支持。

（2）老年患者　老年人因体力、视力、听力的减退，部分患者还存在思维障碍或反应缓慢，可能对病史采集有一定的影响。应注意以下技巧：①先用简单清楚、通俗易懂的一般性问题提问。②减慢病史采集进度，提高音量，使之有足够时间思索、回忆，必要时作适当的重复。③注意患者的反应，判断其是否听懂，有无语言障碍、思维障碍、精神失常，必要时请翻译或向家属和朋友收集补充病史。④对于思维迟缓尤其是伴有脑血管疾病者，应注意甄别其叙述内容的可靠性，取得其家属或共同生活者的配合，帮助纠正错误信息，提供更多的资料。⑤注意精神状态、外貌言行、与家庭及子女的关系等。

（3）儿童患者　了解儿童生长发育、心理及行为的特点，注意问诊时的面容、语调。小儿大多不能自述病史，须由家长或保育人员代述，所提供病史材料的可靠性与其观察小儿的能力、接触小儿的密切程度有关，对此应予注意并在病历记录中说明。病史采集时应注意态度和蔼，体谅家长焦急的心情，重视家长所提供的每个症状，因为家长最能早期发现小儿病情的变化。5~6岁以上的小儿，可让他补充叙述一些有关病情的细节，但应注意小儿记忆及表达的准确性。

（4）残疾患者　残疾患者在接触、提供病史上较为困难，需要更多的同情、关心和耐心，需要花更多时间收集病史。采集时注意以下技巧：①对听力损害或聋哑人，可用简单明了的手势或其他肢体语言；可请患者亲属、朋友解释或代述，同时注意患者表情；必要时作书面交流。②对盲人，给予更多安慰，先向患者自我介绍，尽量保证患者舒适，这有利于减轻患者的恐惧，获得患者信任。聆听病史叙述时及时作出语言的应答，可使患者放心与配合。

（5）不合作患者

①依从性差：对于依从性差的患者，应了解其具体原因，并耐心解释疾病、诊疗和护理的相关知识，强调疾病控制或治愈，减少并发症的发生，减少精神上和经济上的负担，以进一步增强患者对护士的信任度。②焦虑与抑郁：对于焦虑患者，应鼓励患者讲出其感受，注意其语言和非语言的各种异常线索，以确定问题性质，给予宽慰和保证时应注意分寸，以免适得其反，使患者觉得护士不可信，产生抵触情绪。对于抑郁的患者，应多与患者沟通，建立友好的护患关系，以便了解其抑郁的具体原因，对因处理，同时注意患者有无自杀倾向，必要时请精神科会诊。③多话与唠叨：应注意以下技巧：(a)提问应限定在主要问题上。(b)当患者提供与病情不相关内容时，巧妙地打断。(c)让患者稍作休息，同时仔细观察患者有无思维奔逸或混乱，如有则按精神科要求采集病史和作精神检查。(d)分次进行病史采集，告知患者病史采集内容及时间限制等，但应有礼貌、诚恳表述，切勿无耐心而使患者失去信任。④忧伤与缄默：对这类患者，护士在病史采集前应注意情感上的交流，最大限度地取得信任，在询问过程中，适当的安抚、理解患者，允许有必要的停顿或沉默，待患者平复情绪后再继续询问，同时尽量避免过多、过快的提问，以免造成患者缄默加重甚至产生反抗情绪而拒绝进行任何陈述。⑤愤怒与敌意：患病和缺乏安全感，导致患者可能表现出愤怒和不满，其愤怒的具体原因可能会是经济压力、病情恶化、家庭关系等问题，也有可能连患者自己也说不清。患者一般可通过口头、自虐行为、不合作等形式来表达愤怒，也可能会迁怒于护士，不管是哪种情况，护士应采取坦然、理解、不卑不亢的态度，尽量发现患者发怒的原因予以说明，注意切勿使其迁怒他人或医院其他部门。提问应缓慢而清晰，采集内容主要限于现病史较好，对个人史及家族史或其他可能比较敏感的问题，询问要十分谨慎，或分次进行，以免触怒患者。同时，护士应注意保护自己，注意自身的安全。⑥理解能力低下患者：患者理解能力及医学知识贫乏可

能影响回答问题及遵从医嘱。护士问诊语言应通俗易懂,减慢提问速度,注意必要的重复及核实。由于对医护人员的尊重及环境生疏,使患者通常表现得过分顺从,有时对问题回答"是"仅仅是一种礼貌和理解的表示,实际上可能并不理解或同意,对此应特别注意。⑦精神异常患者:自知力是人们对自我心理、生理状态的认识能力,在医学上表示患者对自身疾病的认识能力。对于有自知力的精神异常者,病史采集对象是其本人。对缺乏自知力的患者,护士可以通过患者家属或相关人员进行病史采集,但应注意其对患者的了解程度综合分析,确保资料的可靠性。

第二节　病史采集技能评估

病史采集是新入职护士胜任护理岗位必备的基本技能,在规范化培训期间,不仅要对他们进行护理病史采集的技能训练,还要对其进行病史采集技能的评估,根据评估结果决定他们能否独立上岗。

一、病史采集的评估项目

1. 交流和收集信息的能力　①提问的清晰度。②提问的技巧性。③对患者信息的验证和总结。④医学语言应用是否得当。⑤在整个过程不同阶段之间过渡的连贯性。

2. 提供和传送信息的能力　①提供信息的清晰度。②建议的有效性和可信度。③对所收集信息的总结和融汇能力。④用词的准确性和恰当性。⑤结束会面的技巧。

3. 护理体检的观察能力与专业性　①体检的全面性。②体检的专业性。③对患者是否注意保护隐私。④注意保暖,防止受凉。

4. 护患关系的融洽性　①自信心和态度。②对患者的礼貌。③举止是否得体。④与患者的融洽度以及获得患者的配合度。

5. 个人特点　①向患者介绍自己的方式。②对患者感受的敏感度。③情绪是否恰当。

二、病史采集的评估方法

1. 病史采集内容的评估　针对具体的疾病有相对具体的内容,但其所体现出的基本要点应是一致的,病史采集时应尽量采集到这些基本要点。

(1)询问者介绍自己的姓名、身份及职责;

(2)询问患者的姓名、年龄、职业、住址,或其他相关资料;

(3)主诉;

(4)起病情况与患病的时间;

(5)主要症状的特点;

(6)病因与诱因;

(7)病情的发展与演变;

(8)伴随症状;

(9)诊治和护理经过;

(10)病程中的一般情况;

(11)既往史的主要内容;

(12)个人史的主要内容;

(13)婚姻史、月经史、生育史;

(14)系统回顾的主要内容;

(15)家族史的主要内容;

(16)日常生活状况:营养与代谢、排泄、睡眠与休息、日常生活活动与自理能力、健康感知与管理;

(17)心理社会状况及心理状况:认知能力、情绪与情感、自我概念、健康行为、应激与应对;社会评估:角色、家庭、文化、环境、精神信仰;

（18）护理一般体检；

（19）皮肤检查；

（20）与患者讨论下一步的护理计划。

2. 病史采集方法的评估　病史采集方法对获取病史资料的质量和建立良好的护患关系非常重要。前面讲述的各条技巧都应进行评估。针对具体的患者每条技巧的应用不尽相同，而这些方法都会在资料收集的过程中综合体现。

（1）从一般提问到特殊的提问；

（2）无诱导性提问、逼问、审问、诘难性提问、连续提问等不恰当提问；

（3）按病史采集的顺序系统提问，注意让患者按时间顺序讲述自己的病情；

（4）引证核实患者提供的信息；

（5）使用过渡性语言，不出现难堪的停顿；

（6）询问者注意聆听，不轻易打断患者讲话，但应注意掌握问诊进度；

（7）病史采集过程中有小结；

（8）友好的眼神，给予赞扬、肯定或鼓励；

（9）采取接受和尊重的态度；

（10）不用医学名词或术语提问，如有使用，必须立即向患者解释；

（11）衣冠整洁，举止端庄，发展与患者的和谐关系；

（12）谦虚礼貌，尊重患者，获得患者的信任；

（13）有同情心，使患者感到温暖，但鼓励不可无分寸；

（14）注重患者的看法，关切疾病对患者的影响；

（15）关注患者的经济状况；

（16）病史采集应有结束语；

（17）护理体检应全面且专业，注意保护患者隐私、注意保暖；

（18）查看病史资料应全面、仔细。

三、病史采集示范

> 时间：某天 10：00am。
>
> **场景——心内科病房。**
>
> 情景：新入院患者王某，女性，77 岁，正在护士站，主班护士安排好床位后向患者介绍责任护士吴某，双人核对患者腕带信息无误后为患者戴上腕带并讲解作用及注意事项。衣着整洁的责任护士对新入院患者进行入院宣教和病史采集，佩戴有护士全名、职称和医院名称的胸牌。
>
> 护士与患者的交流和病史采集的内容如下：
>
> 护士：（微笑）您好，是王阿姨吧。我是吴护士，是您的责任护士，现在我先带您到您的病房。
>
> 患者：好的。
>
> 护士：（将患者带入 6 号病房）王阿姨，这是 6 号房间，您的床位号是 62 床，病床的用品我们已经为您更换了新的，您可以坐下来先休息一下，我来跟您进行入院介绍。（包括住院须知、环境设施、经管医护人员、饮食、安全管理制度、预防跌倒知识、优质护理服务、告知疾病相关知识，此处省略。）
>
> 患者：好的，你这样介绍了，我就清楚多了。
>
> 护士：您现在多大年龄？
>
> 患者：我已经 77 岁了。
>
> 护士：您的文化程度是什么？

患者:中专。

护士:做什么工作?

患者:以前在妇幼保健院做过管理工作,现在已退休。

护士:那您是职工医保吧,报销怎么样?

患者:在我们当地可以报销80%左右,在你们医院也能报销一大半。

护士:那挺好的。您这次主要是觉得哪儿不舒服?

患者:主要是胸闷、喘不上气。

护士:(胸闷、气短)有多长时间了?

患者:有三年了,两年以前我在这里做过一次造影说是血管有堵塞,但是不用做支架,一直在吃药,效果还可以。最近一个月发的多些。两个星期之前在我们当地医院看了,说要做造影,我就过来了。

护士:当地医院的病历有吗?

患者:带过来了,还有检查结果,你看看。

护士:好的。……最近(病情)加重了,您能想到是什么原因吗?

患者:1个月前气温突变,受凉了。

护士:除了胸闷、气短,还有其他症状吗?

患者:有点咳嗽,不厉害。

护士:有痰吗?

患者:少,白色痰,一个星期差不多就不咳嗽了。但是胸闷基本每天都发。

护士:胸闷、气短一般什么时候发呢?

患者:早上、下午,一般活动的时候明显。

护士:一般持续多长时间?

患者:有时候十几分钟,有时候半个小时,时间不等。

护士:发作的时候有没有其他症状?

患者:有时候手有点抖,体温也还好。

护士:有没有帕金森病?

患者:没有。

护士:活动时胸闷、气短加重,那怎样能减轻呢?

患者:休息能好转,有时候吃点速效救心丸、吸点氧气会好点,但总觉得不能完全消失,有时候一天发几次。

护士:让我看看脚肿吗?

患者:不肿。

护士:夜间睡眠能平卧吗?

患者:能平卧。

护士:起病来,精神、食欲、大小便习惯有无变化?

患者:精神、食欲稍差,其他没有明显变化,就是每天要吃安眠药才能睡5个小时左右。

护士:安眠药吃了多久?

患者:5、6年了。

护士:最近体重有无变化?

患者:没称过体重,但最近没听家人说我胖了或瘦了。

护士:哦。我现在归纳您说的病情,您看对不对。3年前开始胸闷、气短,一般受凉或活动时病情加重,每次持续10~30分钟,有时伴有手抖。曾做过冠状动脉造影检查,"冠状动脉有50%~

60%堵塞,使用"降脂、扩管药"有效。1个月前受凉后病情加重,有咳嗽,少量白痰,伴胸闷气短,活动时明显,休息或服药后好转,夜间能平卧睡眠。是这样吗?

患者:没错! 是这样。

护士:下面我还想了解您过去的身体健康状况,您过去的身体情况好吗?

患者:一直都可以。

护士:您曾患过传染病吗? 例如"百日咳"、"结核病"?

患者:没有。

护士:为了弄清楚您患病的原因和考虑今后如何控制病情的进一步发展,有必要了解您的一些工作和生活的情况,可以吗?

患者:好的。我已经从保健院退休很久了,家住闹市区,车多,空气不好,噪声大。

护士:平素您有什么嗜好?

患者:我不吸烟,以前偶尔喝点酒,已经有十几年没喝了,吃的也比较清淡。

护士:这确实是良好生活习惯,应该坚持。那您有没有对什么药物或其他东西过敏?

患者:没有。

护士:还有必要了解您家人的一些情况。

患者:好的。家里儿子、女儿都很健康。老伴"卒中"有4年多了,有糖尿病,高血压。

护士:老伴现在情况怎么样?

患者:他现在能够慢慢地走,可以自己上厕所、吃饭、其余的像洗澡什么的就要人帮忙。

护士:那您年龄也有点大了,身体也不太好,家里谁照顾老伴呢?

患者:家里请了个亲戚帮忙做下饭、做下家务活,再就是儿子每天下班回来照顾老伴洗睡。子孙们都还好,工作都很稳定,身体也好,没什么需要操心的,就是有点担心老伴。

护士:如果是亲戚就还比较放心,您的子孙也很孝顺啊,轮流来陪您。您家里还有其他人,如祖父、外祖父、母亲等家里人患病吗?

患者:祖父、祖母、外祖父、外祖母已去世多年,他们的情况我不太清楚。父亲身体还好,去世时89岁。兄弟姐妹身体都还好,就是年纪大了,都70~85岁了。

护士:您再想想还有什么需用补充的、需要我帮助您解决的吗?

患者:没有。你问得很仔细。我只是希望你们能尽快帮我安排冠脉造影手术,看看我到底要不要装支架?

护士:您放心,我们会尽快安排的。我再确认一下您的情况:您除了胸闷、气短外,未患过任何其他疾病,现也无烟酒嗜好,兄弟姐妹及父亲身体状况良好。您三年前开始胸闷、气短,两年前做过冠脉造影,报告结果我已经看过了,您一直服用降脂、抗心肌缺血、护胃药物治疗,1个月前病情加重,发作次数增多,活动时明显,来我院进一步检查和治疗。对吗?

患者:对。

护士:谢谢您的合作。接下来,我将给您做一下简单的护理体检、比如量血压等等,然后可能还要血液检查、放射检查等等。等医生开完检验单我会帮您尽快预约的。现在请您躺下。

四、系统病史采集的评估

系统病史采集的方法和技巧对获取患者信息的数量与质量非常重要,直接影响护理计划的制订及患者的依从性。对新护士而言,将病史采集方法和技巧归纳为以下操作考试技能标准作为评估参考,可以客观地反映病史采集基本技能的掌握程度。新护士可通过询问标准化患者(standardized patient,SP)逐条熟悉,融会贯通,在临床实际护理工作中就能自然应对,顺利完成。

✈ 临床操作考点评分

操作内容		分值	测评			
			漏项	错误	颠倒	得分
准备评价（20分）	1. 患者及环境准备	5				
	2. 物品及人员准备	5				
	3. 患者身份确认	5				
	4. 操作前准备	5				
操作评价（50分）	1. 协助患者取舒适体位	7				
	2. 一般项目采集	7				
	3. 简要病史采集	7				
	4. 生活状况及自理程度评估	7				
	5. 心理、社会评估	7				
	6. 护理体检	7				
	7. 操作完用物处理及记录结果	8				
沟通、提问技巧及服务态度评价（15分）	1. 操作前对患者的解释	5				
	2. 操作过程中与患者的沟通配合、提问技巧的使用	5				
	3. 操作完毕结束语、患者安置	5				
操作速度（5分）		5				
理论知识评价（10分）：病史采集要点提问		10				
总分（合计）		100				

小　结

　　本章节主要介绍了护理病史采集的基本原则、基本内容、基本方法与技巧、基本流程及病史采集技能评估。从临床护理工作实际出发，结合病史采集具体案例示范，为新护士学习护理病史采集技能提供详细的参考。

第二章

护理病历书写规范

护理病历是医疗病历的重要组成部分,是护理人员在医疗活动过程中通过对患者的问诊、查体、化验、特殊的检查及临床护理中形成的文字、符号、图标等资料的总和。护理病历是护理人员对患者的病情观察和实施护理措施的记录,为临床医生的诊断、治疗提供有力依据,也是护理服务质量评价的直接依据。发生护理纠纷时,护理病历能提供实际客观的重要依据,帮助判定法律责任。护理病历还为护理科研及教学提供重要学习资料。在新入职护士的规范化培训中,护理病历书写规范作为护理工作入门基本功必须要求熟练掌握。现在随着电子护理病历的普及,各个医院所使用的电子护理系统不尽相同,最好结合医院实际情况进行针对性培训。

第一节　护理病历书写的基本原则与要求

一、护理病历书写基本原则

1. 护理病历按照国务院颁布的《医疗事故处理条例》及卫生部颁布的《病历书写基本规范》的要求书写。
2. 有利于保护医患双方合法权益,减少医疗纠纷。
3. 按照临床基本的护理诊疗常规和规范具体实施。
4. 记录内容必须客观、真实、正确、及时、完整。
5. 重点记录患者病情发展变化及医疗护理全过程。
6. 体现护理行为的科学性、规范性,体现护理专业内涵及发展水平。

二、护理病历书写的要求

1. 护理病历书写应当客观、真实、准确及时、完整、规范,使用蓝黑墨水或碳素墨水书写。电子病历应符合病历保存的要求,按照规定的内容录入并手写签名。
2. 护理病历书写应规范使用中文和医学术语,通用的外文缩写和无正式中文译名的症状、体征、疾病名称可以使用外文。
3. 护理病历中使用的计量单位一律使用中华人民共和国法定的计量单位:米(m)、厘米(cm)、毫米(mm)、升(L)、毫升(ml)、千克(kg)、克(g)等。
4. 护理病历书写应文字工整,字迹清楚,语句通顺,表达准确,标点符号正确。不得采用刮、涂擦等方法掩盖或去除原来的字迹,上级护士有审查修改下级护士书写记录的责任。
5. 在书写过程中出现错别字时,应用同色笔在错别字上划上双横线,在划线错别字的上方更正,并签名及时间。每页划线错别字不超过 2 处,每处不超过 3 个字。
6. 因抢救急危重症患者未及时书写护理病历时,应由相关护士在抢救结束后 6 小时内据实补记,并注明抢救时间及补记时间。
7. 护理病历一律使用阿拉伯数字书写日期和时间,采取 24 小时制记录。
8. 护理病历书写应由在本医疗机构注册的执业护士书写并签名。未在本医疗机构执业的护士,实习学生不能单独签名,应当经过本医疗机构执业的护士审阅修改后签名。

9. 确保护理记录与医疗病程记录的一致性。

10. 患者出院、转科时及时打印全部相关护理病历。

第二节　护理病历书写的种类与组成

临床护理病历的种类繁多,且不同省市或不同医院所使用的护理病历也各有差异。尤其是随着电子护理系统的普及,每个医疗机构所开发使用的电子护理病历更是不尽相同,各具特色。在新护士培训时,一定要结合自身医疗机构实际使用的护理病历种类与组成,对她们进行相关培训,以便其能尽快适应临床护理工作。常用的护理病历主要包括以下几种:

一、体温单

体温单为表格式,以护士填写为主。内容包括患者姓名、科室、床号、入院日期、住院号、日期、手术后天数、体温、脉搏、呼吸、血压、大便次数、出入液量、体重等。住院期间体温单排在病历首页的前面,为医疗护理提供患者最基本的信息。如今 PDA 移动护理系统电子体温单的使用,大大提高了护士绘制体温单的工作效率和准确率,使绘制体温单变得简单易学。

二、医嘱单

医嘱单是医生根据患者病情的需要,为达到诊疗目的而拟定的书面嘱咐,由医护人员共同完成。医嘱单的内容包括:床号、姓名、住院号、科室、时间、护理常规、护理级别、饮食、药物、各种治疗和检查,医生及护士签名。一般由医生开出医嘱,护士执行并签字。医嘱单是护士执行治疗护理工作的重要依据,也是护士完成医嘱前后检查的依据。

电子医嘱由医生通过医生工作站电脑录入,保存后上传到护士站,护士接收医嘱后,打印医嘱执行单、核对、执行后在电脑上签字即可。

三、首次护理评估单

主要是对所有新入院患者进行的初次护理评估,主要内容包括患者的一般状况、现在健康状况、既往健康状况及跌倒、管道风险、疼痛评估等。要求护士在患者入院后 4 小时内完成。

四、护理记录单

护理记录单是护士遵照医嘱和患者的病情,客观记录患者在住院期间的病情变化、用药、治疗、护理措施和效果、护士签名等,是护理人员向患者实施护理过程中最原始有效的证据,也是护理病历非常重要的组成部分。护理记录应当根据医嘱、疾病护理常规和病情变化动态地记录,病情变化时随时记录,记录时间具体到分钟。因抢救患者未能及时书写护理记录,护士应在抢救结束后 6 小时内据实补记,并注明补记时间,补记时间具体到分钟。护理记录单应当根据相应的专科护理特点来书写,语句通顺,逻辑顺序合理,同一时间点避免多个护理操作记录,尤其要提醒新护士严禁提前记录。

五、生活自理能力评估单

生活自理能力是指人们在生活中自己照料自己的行为能力。对于住院的患者,了解其自理能力、生活能力,能为患者制订护理措施提供可靠的依据,促进患者康复。评分的项目包括:进食、洗澡、修饰、穿衣、大便控制、小便控制、如厕、床椅转移、平地行走 45 米、上下楼梯;判断患者生活自理能力是独立、需部分帮助、需极大帮助、完全依赖的,大便、小便有无失禁,选择相应分值,所有项目分值的总和即为目前患者的自理能力评分。

六、压疮风险评分表

所有患者入院或转入当天必须完成压疮风险评估,尤其对于瘫痪、痴呆、意识不清、大小便失禁、水肿、营养不良、病情危重、高龄患者或有强迫体位、大手术当天患者,更应重点评估压疮风险。一旦患者评分值在界限值,则要采取相应的干预措施。无论院外带入压疮或院内发生的压疮均应填写压疮报告单,上报护理部。

七、跌倒/坠床危险因素评估记录单

所有患者入院时均应行跌倒/坠床风险评估,筛查高危患者,以防范与减少患者跌倒、坠床及其他意外事件的发生,保障患者在诊疗过程中的安全。

八、导管滑脱风险评估记录单

临床治疗过程中,很多患者需要进行置管,加强导管安全管理,防止出现导管滑脱,是临床护理工作的重点之一。临床常用管道可分为三类:低风险管道,处理不当不会直接危及生命;中风险管道,处理不当可危及生命;高风险管道,稍有处理不当即可危及生命。

九、血栓风险因素评估表

静脉血栓栓塞症(venous thromboembolism,简称 VTE)主要包括深静脉血栓(deep vein thrombosis,简称 DVT)和肺栓塞(pulmonary embolism,简称 PE)。一旦发生,不仅对患者生命安全形成威胁,还对患者的生活和医疗资源造成极大的负担。因此,如何早期有效识别 VTE 的危险因素,及时准确进行风险评估,并针对不同危险等级采取相应预防措施非常必要。VTE 评估表是根据一系列先天性和(或)获得性危险因素对患者进行评估,根据评分将患者分为低危、中危、高危、极高危并采取相应的干预措施。常用的评估表有 Padua 评估量表和 Caprini 评估量表。Padua 评估量表包含 11 个危险因素,主要用于评估内科住院患者的 VTE 风险;Caprini 评估量表包含 39 个危险因素,主要适用于外科住院患者。

十、疼痛评分量表

疼痛是临床常见的症状之一,而解除或减轻患者疼痛,促进患者舒适是护理人员的基本职责。疼痛的评估方法有很多种,具体的操作和适用人群也不尽相同。提高护士对疼痛评分的正确率,可以确保患者得到有效的评估和治疗。临床常用的疼痛评估量表主要有数字评分量表、面部表情量表法和视觉模拟评分法等。

十一、住院患者营养风险评估表

住院患者有营养不良发生的风险,通过营养风险评估表,描写患者现存的或潜在的营养和代谢状况,可以准确判断患者有无营养不良风险,为是否需要给予营养支持提供依据。

十二、危重患者病情变化风险评估及安全防范措施表

危重症患者病情变化快,护理风险高,这就要求护士要注重细节,及时对患者病情进行预测评估,及早发现危及生命的生理异常现象,并采取适当的防范措施,保障护理安全。

十三、护理计划

危重症患者病情复杂多变,护理难度较大,为了帮助患者达到预期的护理目标,加强环节管理,必须根据患者的具体病情,制订个性化的护理计划,并采取所需的护理措施。护理措施内容应明确、具体、全面,体现个性化,并保证患者的安全,让患者乐于参与。

十四、危重患者转科交接记录单

危重患者常因病情需要转至院内其他科室继续治疗,尤其是急诊、病房、ICU 各科之间危重患者的转运交接。为保证危重患者的交接安全,提高护理质量,避免护理纠纷,危重患者转科交接记录单的使用是此环节的重要措施。

第三节 护理病历书写的格式与内容

一、体温单

1. 眉栏 用蓝黑笔填写病区、床号、姓名、住院号、入院日期。电子体温单有电脑自动生成眉栏。

2. 住院日期 用阿拉伯数字填写。每页第一日填写"年月日""例如第一天写 2018-3-12,其余六天只填"日",如果遇到新的年份、月份分别填写"年月日","月日"。使用电子护理病历系统自动填写。

3. 住院天数 以阿拉伯数字"1、2、3⋯⋯"表示,自住院日起连续写到出院止。使用电子护理病历系统自动填写。

4. 术后/产后天数 以阿拉伯数字"1、2、3⋯⋯"表示,自手术次日为第 1 日连续写至第 14 日止,若在 14 日内进行第二次手术,停写手术当日,在第二次手术次日记录"1、2、3⋯⋯"。使用电子护理病历则系统自动填写。

5. 在体温单 40~42℃之间的相应栏目中,用蓝黑笔填写入院、手术、转入、死亡、出院的时间。时间具体到分钟,用汉字书写,采取 12 小时制。电子病历直接选择时间,勾选所录项目保存后会自动生成在体温单上相应的位置。

6. 如遇患者外出或不在,超过 24 小时未归,每日在体温单 35℃以下的时间段竖向标注"外出"或"不在",直到返回。返回时要测量当时的体温、脉搏、呼吸,并画在体温单上,外出前与返回时的体温、脉搏不连线。对于当班未测体温的患者在电子体温录入栏相应时间段中选择"外出"、"不在"勾选所录项目保存后会自动生成在体温单上相应的位置,不可随意编造。

7. 体温、脉搏、呼吸的填写

(1)体温 体温用蓝笔绘制,符号为:口温"●",腋温"×"肛温"○"。相邻两个体温用蓝线连接,因某种原因体温未查而出现体温符号中断时,相邻两点之间可不连线。体温<35℃时,在 34~35℃之间用蓝笔写"不升",新入院患者每日测 4 次体温,连续测量 3 天,如正常改为每日 1 次,直到出院。体温在 37.2~38.7℃每日测 4 次体温,体温>38.7℃每日测 6 次体温,行物理降温 30 分钟后复测体温用"○"表示,与降温之前体温用红虚线连接。

(2)脉搏/心率 符号为:脉搏"●",心率"○",相邻两个脉搏心率用红线连接。当脉搏与体温重叠时先画体温符号,再用红笔在体温符号外面化一红圈。

(3)呼吸 每日记录 2 次以上的呼吸时,在相应的栏目中上下错开记录,每页第 1 次写在下方。

(4)大便 每 24 小时记录一次,统计时间为前一日 14:00~次日 14:00。腹泻、大便失禁、肠造瘘用※表示,灌肠用"E"表示,"1/E"表示灌肠后大便一次,"0/E"表示灌肠后未解大便,"1 1/E"表示自行排便一次,灌肠后又排便一次。

(5)血压 每日记录 1 次,记录方式:收缩压/舒张压,单位是 mmHg(mmHg)。

(6)体重 患者入院时测得,或需要时每日晨起排空膀胱测得。

(7)出入量 每 24 小时统计 1 次,时间为前一日 7:00~次日 7:00,包括总入量、输液量、总出量、尿量,分别填写。不足 24 小时按实际时间记录。

(8)电子体温单 体温的录入电脑默认为腋温,首先选择患者,再选时间段,在电脑项目中选择"入院、出院、手术、转入、死亡"等,填写体温、脉搏、呼吸、血压,保存后自动生成到电子体温单中。需要修改时,只有护士长和记录者本人有权限修改。

8. 体温单样例 见图 2-1、图 2-2。

体 温 单

姓名 ×××　性别 女　年龄 55岁　科别 普外科　床号 51　入院时期 2018-03-12　住院号 1567432

日期	2018-3-12	13	14	15	16	17	18
住院天数	1	2	3	4	5	6	7
手术后/产后天数						1	2
时间	2 6 10 14 18 22	2 6 10 14 18 22	2 6 10 14 18 22	2 6 10 14 18 22	2 6 10 14 18 22	2 6 10 14 18 22	2 6 10 14 18 22

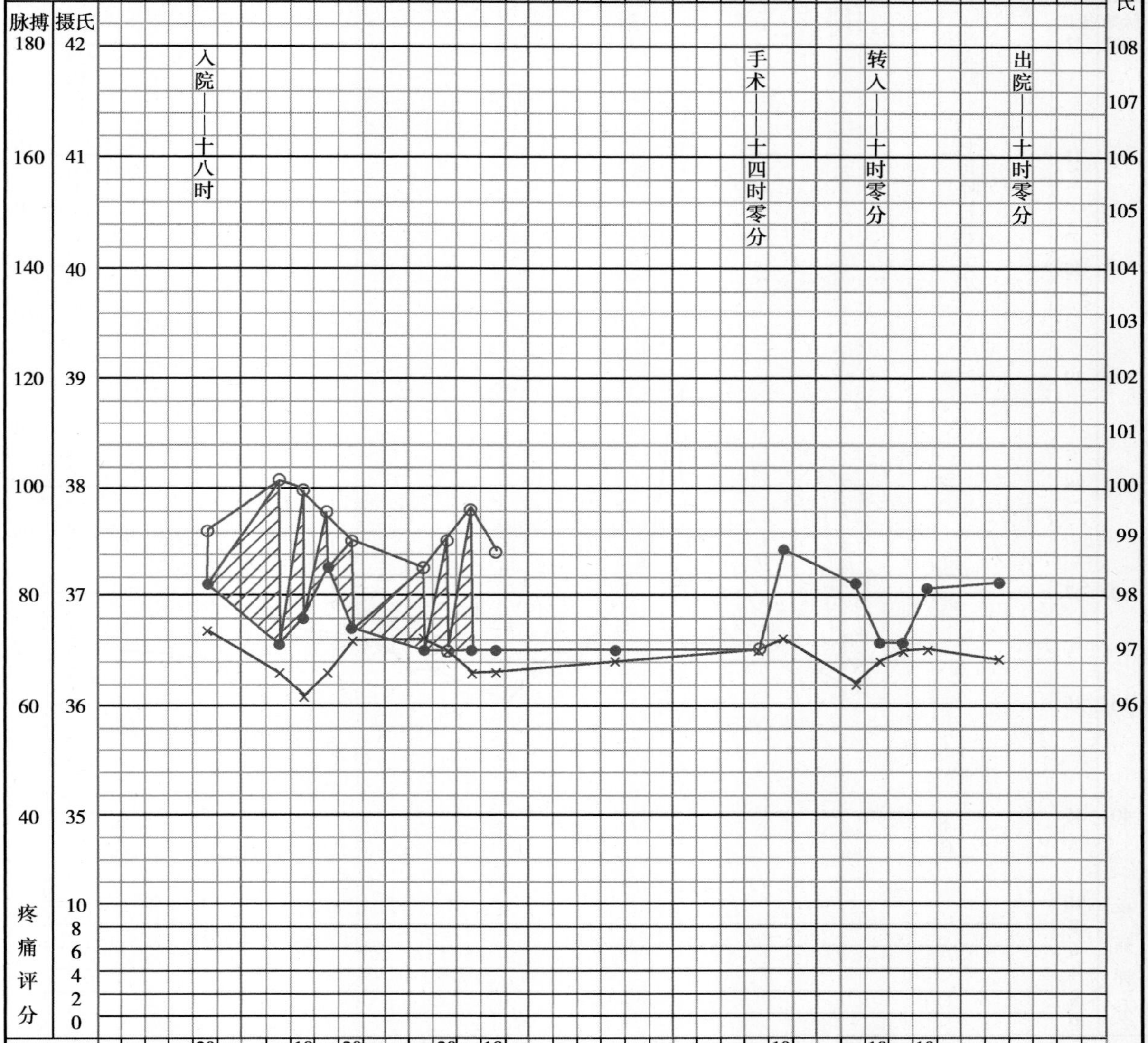

脉搏
摄氏
华氏
180 42 108
107
160 41 106
105
140 40 104
103
120 39 102
101
100 38 100
99
80 37 98
97
60 36 96
40 35
疼痛评分
10
8
6
4
2
0
入院——十八时
手术——十四时零分
转入——十时零分
出院——十时零分

呼吸次/分	20	20 18 18 20	20 20 20 18	20	20 19	18 18 20 19	19
血压mmHg	139/75	125/72	110/65	106/85	126/69	116/75	
体重kg	68						
大便次数		1	1	1/E	※	1	
入量ml		2 220	2 800	2 300	1 700	1 600	
输液量ml		200	200	200	100	100	
出量ml		1 700	1 600	2 400	2 000	1 800	
尿量ml		1 650	1 500	1 300	1 800	1 750	

第1页

图 2-1　体温单(样例)

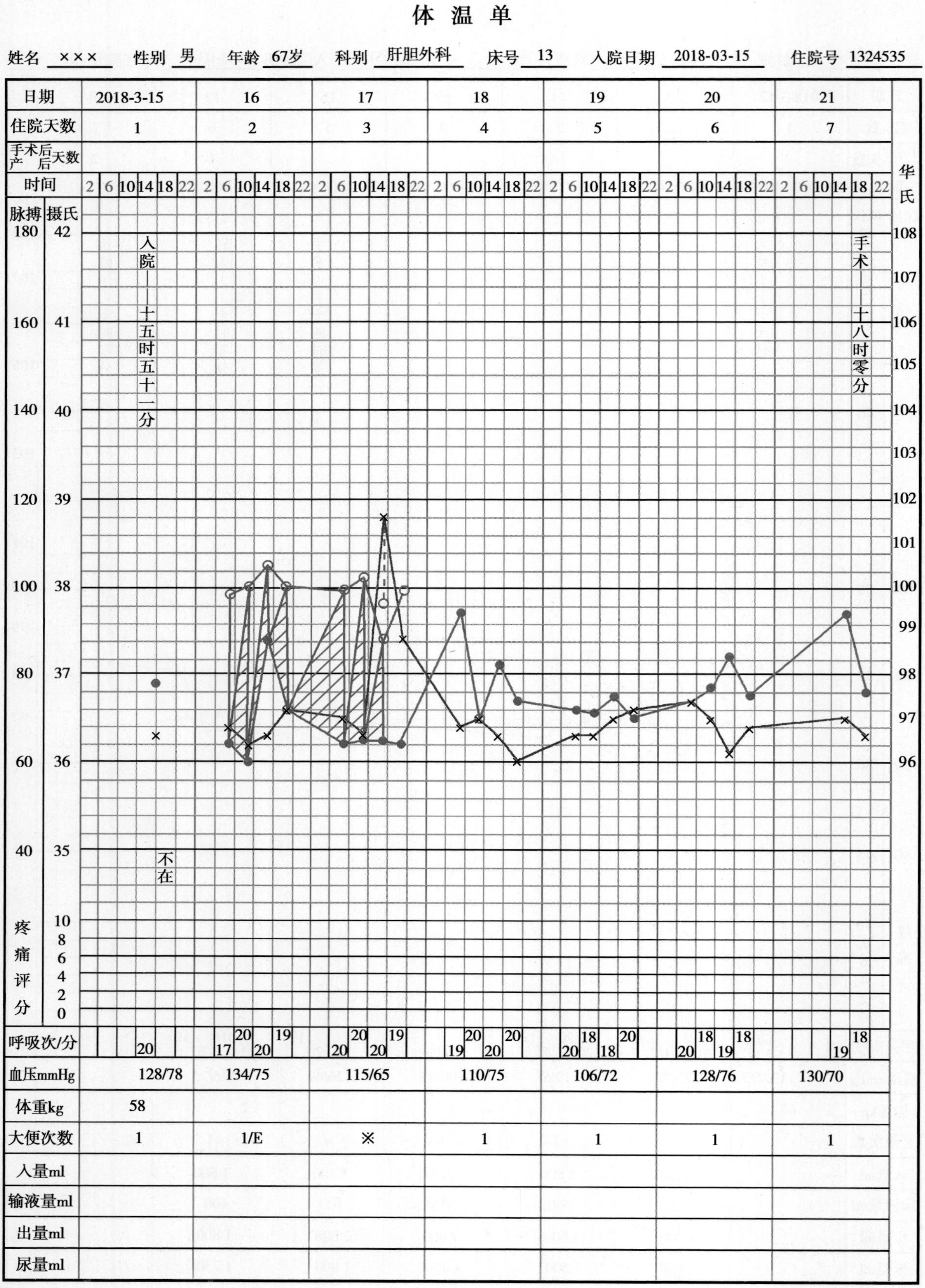

体 温 单

姓名 ×××　　性别 男　　年龄 67岁　　科别 肝胆外科　　床号 13　　入院日期 2018-03-15　　住院号 1324535

日期	2018-3-15	16	17	18	19	20	21
住院天数	1	2	3	4	5	6	7
手术后产后天数							

第 1 页

图 2-2　体温单（样例）

二、医嘱单

1. 长期医嘱单 是有效时间在 24 小时以上,按照医嘱反复执行的书面医嘱,如果医生未停止,则一直有效。其内容包括医嘱时间、内容,停止日期、时间,医生,护士签名。当医生停医嘱后即为医嘱失效。长期医嘱单样例见图 2-3。

2. 临时医嘱单 有效时间 24 小时之内,仅执行 1 次;需要立即执行的临时医嘱,应在 15 分钟内完成。例如:甲氧氯普胺 10mg 肌内注射,立即执行。临时医嘱单样例见图 2-4。

长期医嘱单

姓名:×××　　性别:男　　年龄:65 岁　　科别:心内科　　病区:Ⅱ病区　　床号:161　　住院号:1435636

开始						停止			
日期	时间	医嘱	医生签名	护士签名	日期	时间	医生签名	护士签名
2018-03-16	17:42	心血管内科护理常规	×××	×××				
2018-03-16	17:42	二级护理 qd	×××	×××				
2018-03-16	17:42	低盐低脂饮食	×××	×××				
2018-03-16	17:42	血压监测	×××	×××				
2018-03-16	17:42	留陪一人	×××	×××				
2018-03-16	17:49	阿司匹林肠溶片(拜阿司匹林)　100mg 口服　bid	×××	×××	03-18	09:43	×××	×××
2018-03-16	17:49	阿托伐他丁钙片(立普妥)　20mg　口服　bid	×××	×××	03-18	09:43	×××	×××
2018-03-16	17:49	丹参川芎嗪注射液(威澳)　10ml　静滴　qd	×××	×××	03-17	10:35	×××	×××
2018-03-16	17:49	0.9%氯化钠注射液(百特)　100ml　静滴　qd	×××	×××	03-17	10:35	×××	×××
2018-03-16	17:49	前列地尔注射液(凯彤)　10μg　静推　bid	×××	×××	03-18	09:46	×××	×××
2018-03-16	17:49	0.9%氯化钠针　10ml　静推　bid	×××	×××	03-18	09:46	×××	×××
2018-03-16	17:49	甲钴胺片(弥可保)　500μg　口服　tid	×××	×××				
2018-03-17	10:36	0.9%氯化钠注射液(百特)　100ml　静滴　qd	×××	×××	03-18	09:47	×××	×××
2018-03-17	10:36	血栓通冻干粉针(小)　0.3g　静滴　qd	×××	×××	03-18	09:47	×××	×××
2018-03-18	09:50	阿司匹林肠溶片(拜阿司匹林)　100mg 口服　qd	×××	×××				
2018-03-18	09:50	琥珀酸美托洛尔缓释片(倍他乐克)　47.5mg　口服　qd	×××	×××				
2018-03-18	09:50	培哚普利片(雅施达)　8mg　口服　qd	×××	×××				
2018-03-18	09:50	辅酶 Q10 片(能气朗)　20mg　口服　tid	×××	×××				
2018-03-18	09:50	泮托拉唑钠肠溶胶囊(泮立苏)　40mg　口服 qd	×××	×××				
2018-03-18	09:50	0.9%氯化钠注射液(百特)　20ml　静推　qd	×××	×××				
2018-03-18	09:50	前列地尔注射液(凯彤)　10μg　静推　qd	×××	×××				

审核医生:×××＿＿＿＿＿＿＿＿＿＿＿＿＿＿＿＿

审核护士:×××＿＿＿＿＿＿＿＿＿＿＿＿＿＿＿＿

图 2-3　长期医嘱单(样例)

临时医嘱单

姓名:×××　　　性别:男　　　年龄:68 岁　　　科别:心内科　　　病区:Ⅱ病区　　　床号:181　　　住院号:1456322

日期	时间	医嘱	医生签名	执行者签名	时间
2018-03-16	18:50	泮托拉唑钠肠溶胶囊(泮立苏)(带药)　40mg 1 盒　口服	×××	×××	18:51
2018-03-16	18:50	十二通道常规心电图检查:床边	×××		
2018-03-16	18:50	随机血糖	×××		
2018-03-16	18:50	胸部(心脏)正位	×××		
2018-03-16	18:50	心脏检查(5 项)[超声影像]	×××		
2018-03-16	18:50	动态血压监测	×××		
2018-03-16	18:50	B 型尿钠肽(急诊)-1	×××	×××	18:56
2018-03-16	18:50	凝血四项(急诊)-1	×××	×××	18:56
2018-03-16	18:50	D-二聚体(急)-1	×××	×××	18:56
2018-03-16	18:50	血液分析(五分类)-1	×××	×××	18:56
2018-03-16	18:50	心肌酶质量+TNI(急诊)-1	×××	×××	18:56
2018-03-16	18:50	肾电(急诊)-1	×××	×××	18:56
2018-03-16	18:51	乙丙艾梅(发光法)-1	×××	×××	06:55
2018-03-16	18:51	尿液分析　沉渣定量-1	×××		
2018-03-16	18:51	大便常规　隐血-1	×××		
2018-03-16	18:51	甲功三项(急诊)-1	×××	×××	06:55
2018-03-16	18:51	糖化血红蛋白-1	×××	×××	06:55
2018-03-16	18:51	肝功 12 项-1	×××	×××	06:55
2018-03-16	18:51	血糖血脂 8 项-1	×××	×××	06:55
2018-03-16	18:51	hsCRP+PCT-1	×××	×××	06:55
2018-03-17	17:39	静脉留置针组套	×××	×××	17:44
2018-03-18	09:49	动态心电图	×××		

审核医生:×××＿＿＿＿＿＿＿＿＿＿＿＿＿＿＿＿＿

审核护士:×××＿＿＿＿＿＿＿＿＿＿＿＿＿＿＿＿＿

第 1 页

图 2-4　临时医嘱单(样例)

3. 备用医嘱　分为长期备用医嘱和临时备用医嘱,长期备用医嘱有效时间在 24 小时以上,必要时执行,两次执行有间隔时间,医生停医嘱后即为医嘱失效。如:吸氧 prn。临时备用医嘱有效时间在 12 小时以内,病情需要时执行,只执行一次,过期未执行即为失效。如:阿普唑仑 0.4mg

口服 SOS。

4. 各种药物过敏试验,将结果记录在医嘱的末尾,用(＋)表示阳性,(－)表示阴性,执行结束签名。

5. 电子医嘱单　医嘱内容的开始和停止均在电脑上下达,除了抢救患者外,不执行口头医嘱,每日下午处理长期医嘱,签字后打印出来,核对。执行电子医嘱后要进行电子签名。

三、首次护理评估单

1. 患者入院后由责任护士或值班护士书写,应在患者入院后 4 小时内完成。

2. 项目栏目有"□",应当根据评估结果,在相应的"□"内打"√","√"不能写出"□";有横线的地方,根据评估结果填写具体的内容。

3. 年龄为实足年龄。

4. 门急诊诊断:指患者在住院前,由门急诊医生在住院证上填写的诊断。

5. 基本情况评估:

(1)意识状态　可分为:①嗜睡:指呼之能应答,醒后能正确回答问题但很快又入睡。②模糊:意识障碍程度较嗜睡深,表现为思维和语言不连贯,对周围时间、地点、人物的定向能力完全或部分障碍,能回答问题,但不一定正确。③谵妄:是指定向力丧失伴有错觉和幻觉,烦躁不安,言语紊乱。④昏睡:须强烈刺激才能唤醒,但很快又入睡,醒时回答问题含糊不清或答非所问。⑤昏迷:是最严重的意识障碍,意识大部分或全消失。⑥镇静状态:使用镇静剂药物下的状态。

(2)体位　凡是评估为被迫体位的,需要描述具体的被迫体位,如端坐位、半坐卧位、侧卧位、俯卧位等,列举项目以外的被迫体位填写在其他栏内。

(3)皮肤黏膜　评估皮肤黏膜是否异常,除选择正确的项目外,还应该在后面的横线上描述具体的部位、程度、范围等,"其他"栏目可填写手术伤口、瘢痕、疖痈等。

(4)饮食　凡选择治疗饮食的,需要具体描述,如低盐低脂饮食、糖尿病饮食,高蛋白饮食、低蛋白饮食、高纤维素饮食,少渣饮食、无盐低钠饮食等。

(5)排便　勾选腹泻的应具体记录每日大便次数,便秘应记录几日排便一次,有无辅助排便等。有肛门造瘘者评估能否自理,其他异常者根据具体情况选择,必要时在横线上具体描述。

(6)排尿　有异常者根据具体情况选择,必要时在横线上具体描述,有膀胱造瘘者评估能否自理。

(7)吸烟、饮酒　根据具体情况勾选。

(8)过敏史　有过敏史者,应在横线上描写具体的药名或食物名称,如青霉素、磺胺、头孢,鱼虾等,如对油漆、花粉过敏可填写在"其他"栏目。

(9)慢性病　有慢性病者根据患者具体情况勾选,如冠心病、脑卒中、糖尿病等。

(10)生活自理能力　根据患者基本情况评估,按照评估表选项进行勾选,根据依赖程度制订相应的护理措施。电子病历由电脑根据选项自动生成分数。

(11)各种风险评估　包括压疮风险评估、跌倒风险评估、导管滑脱风险评估、VTE 评估、疼痛评估、营养评估等,根据患者基本情况进行评估,按照评估表选项进行勾选,如为电子病历系统可自动生成分值,按照风险程度制订或勾选护理措施。

(12)入院介绍　根据具体告知内容选择勾选。

(13)其他　除以上内容外的其他项目,如新入院患者测量随机血糖,可填写数值于横线上。

首次护理评估单样例见图 2-5。

住院患者首次护理评估单

科室 <u>心内科</u>　　　　床号 <u>51</u>　　　　姓名 <u>×××</u>　　　　年龄 <u>74</u> 岁　　　　病例号 <u>1453364</u>

文化程度：□文盲　□小学　☑初中　□中专/高中　　□大专及以上

入院方式：□步行　□扶行　□轮椅　☑平车　□担架　□其他_____

门急诊诊断：<u>冠心病　心力衰竭</u>　　　　　　　　　联系电话：13543556455

基本情况评估

意识状态：☑清楚　□模糊　□昏迷　□镇静状态　□谵妄　　□嗜睡

体　　位：☑主动体位　□被动体位　□被迫体位(□端坐位　□半坐卧位　□侧卧位　□俯卧位)

　　　　　□其他

皮肤黏膜：☑正常　□压疮　□烫伤　□外伤　□其他_____

饮　　食：□普食　□半流　□流质　□禁食　□鼻饲　☑治疗饮食　<u>低盐低脂饮食</u>_____

排　　便：☑正常　□便秘（1 次/____日：辅助排便：□无　□有_____）□腹泻（__次/日）

　　　　　□失禁　□造瘘（能否自理：□能　□否）□其他

排　　尿：☑正常　□尿失禁　□尿潴留　□排尿困难　□留置尿管　□其他_____

过 敏 史：药物：☑无　□不详　□有_____

　　　　　食物：☑无　□不详　□有_____其他_____

吸　　烟：☑无　□有　饮酒：☑无　□偶尔　□经常　□每天

慢 性 病：<u>心脏病,糖尿病,脑卒中</u>_____

生活自理能力：□无需依赖　☑轻度依赖　□中度依赖　□重度依赖

　　　　　　　Barthel 指数：__95__ 分

压疮风险评估：Norton 评分：__19__ 分　　风险等级：__低度风险__

　　　　　　☑无压疮　□有压疮　压疮部位_____分期____

　　　　　　护理措施：□气垫床　□预防性减压帖　□赛肤润　□翻身 Q____h

　　　　　　其他_____

跌倒风险评估：跌倒评分：__2__ 分　　　　风险等级：低度风险

　　　　　　护理措施：☑加强宣教　□挂警示牌　☑起床三步法　□使用便器　☑正确使用床栏　□用药指导

　　　　　　　　　　　□保持照明　□绝对卧床

　　　　　　其他_____

导管滑脱风险评估：☑无　□有　□低风险管道　□中风险管道　□高风险管道

　　　　　导管滑脱风险评分：__0__ 分　护理措施：□加强宣教　□挂警示牌　□贴管道标识　□适当约束

　　　　　其他_____

深静脉血栓评分：Padua 评分：__1__ 分　　　　风险等级：<u>低度风险</u>

　　　　　　　护理措施：<u>一般预防</u>

疼痛评估：☑无　□有

疼痛部位：_____　　　　疼痛性质：_____

疼痛程度：☑0 分 无痛　□1-3 分 轻微痛　□4-6 分 比较痛　□7-9 分 非常痛　□10 分 剧痛

护理措施：□心理护理　□物理止痛　□药物止痛

　　　　　其他_____

营养评估：营养风险筛查评估：__0__ 分　　护理措施：□肠内营养　□肠外营养　　风险等级：<u>无风险</u>

　　　　　其他_____

喜欢的称谓：×××

其他：<u>随机血糖：10.4mmol/L</u>

入院介绍：☑住院须知　☑环境设施　☑经管医护人员　☑饮食　☑安全管理制度　☑预防跌倒知识

　　　　　☑告知疾病相关知识_____　　☑优质护理服务

　　　　　其他_____　　　　　　　　　　患者/家属签字：×××

护士签名：×××　　　　　　　　　　　　　　　　　　日期：2018-02-28　17：16

图 2-5　住院患者首次护理评估单（样例）

四、护理记录单

（一）眉栏　眉栏部分包括：科室、床号、住院号、姓名。电子病历可由系统自动生成。

（二）填写内容

1. 日期　记录方式为"年-月-日时间"，时间具体到分钟。

2. 意识　根据患者实际意识状态选择填写，如清楚、谵妄、嗜睡、模糊、昏睡、昏迷状态等。

3. 生命体征　包括体温、脉搏、呼吸、血压及血氧饱和度，直接在相应栏中填写数值，不需要填写单位。

4. 吸氧　单位为 L/min，根据实际吸氧流量将数值填写在相应栏内。

5. 血糖　单位为 mmol/L，根据实际测得的数值填写在相应栏内。

6. 各种评分　包括生活自理能力、跌倒/坠床、导管滑脱、营养评估等，根据复评时间进行记录。

7. 疼痛　患者无疼痛时每日评估记录一次；有疼痛时每班进行评估并记录。

8. 伤口敷料　评估患者手术伤口有无渗血，无异常情况用"N"表示，如发生异常情况时应在相应栏内简明描述，如"渗血"，然后在"其他"栏中具体描述。

9. 各种导管及引流管　患者置管后及时填写，描述导管类型、部位、状态等。

10. 出入量　单位为 ml，入量包括输液量、输血量、饮水量和食物中含水量及鼻胃管输注的营养液量等。出量包括小便、大便、汗液、呕吐物、引流液等，并注明颜色、性状。

11. 卧位　根据患者更换卧位的时间情况填写，如左侧卧位、右侧卧位、平卧、半卧位等。

12. 其他　记录护士观察患者病情，根据医嘱用药治疗及采取的措施，记录的频率根据护理级别及患者病情而定，病危者每小时记录一次，病情有变化随时记录。病重者每 4 小时记录一次，其他患者每天记录一次。所有记录，护士均应在当班内完成。

13. 输血患者由两名护士床边进行核对，核对内容包括：床号、姓名、住院号、患者血型、献血者血型、血袋号、交叉配血结果、RH 因子、血液有效期、血液有无凝集、血袋有无破损、输血器是否完好等。记录输血开始时间、过程、结束时间，有无输血反应，同时登入电子输血系统完成电子记录。

完整的护理记录单样例见图 2-6~图 2-8。

五、生活自理能力评估单

临床常用 Barthel 指数评估表对患者进行生活自理能力的评估，评分的项目包括：进食、洗澡、修饰、穿衣、大便控制、小便控制、入厕、床椅转移、平地行走 45 米、上下楼梯。首次评估：新入院患者；复评时机：转科时、护理级别调整时、出院时。所有项目分值的总和即为目前患者的自理能力评分。评分 100 分无需依赖，61~99 分轻度依赖，41~60 分中度依赖，≤40 分重度依赖。根据评估结果，结合住院患者的病情，护理人员实施分级护理。

具体内容如下：

1. 进餐：自行进餐；需要协助，如搅拌食物，切碎；使用餐具将饭菜送入口、咀嚼、吞咽等不能自理。

2. 洗澡：完全独立；需要人协助患者完成；完全依赖于其他人。

3. 修饰：完全独立；需要人协助患者完成梳头、洗脸、刷牙、剃胡须等；完全依赖于其他人。

4. 穿衣：完全独立；需要协助完成穿衣裤、袜子、鞋子等活动；完全依赖于其他人。

5. 控制大便：完全独立；每周失控<1 次；失控。

6. 控制小便：完全独立；每 24 小时失控<1 次；失控。

7. 如厕：能自行如厕；需要在协助下如厕或使用便器；完全依赖帮助。

8. 床椅转移：独立完成；需要借助辅助用具站立；卧床不起。

9. 平地走 45 米：独立完成；需要借助辅助用具站立行走；卧床不起。

10. 上下楼梯：独立完成；需要借助辅助用具上下楼；卧床不起。

生活自理能力评估表样例见图 2-9。

护理记录单

科别:心内科　床号:151　姓名:×××　住院号:1346237

日期	意识	T℃	P次/分	R次/分	BP mmHg	SPO₂(%)	吸氧(L/min)	血糖(mmol/L)	末梢循环	Barthe指数	疼痛	跌倒/坠床评分	导管滑脱评分	Norton	营养评估	留置针	伤口敷料	导管及引流管	入量 项目	入量 量ml	出量 项目	出量 量ml	出量 颜色	出量 性状	卧位	其他	签名
2018 03-05 18:25	清楚	36.5	78	20	124/70			7.4		95				18												向患者介绍管床医护人员，探视陪护制度以及病区环境，患者表示理解	××
03-05 18:30																										病区活动	××
2018 03-06 07:46			75	19	125/66						0																××
03-06 10:07	清楚		70	20							0															患者院内行心脏彩超检查向患者讲解检查相关注意事项	××
03-06 21:00			72	20							0					左手臂穿刺											××
2018 03-07 09:00	清楚		72	20							0															患者今日行冠脉造影术，已行术前宣教	××
03-07 20:00	清楚	36.4	56	20	100/56				N		0					N	N									患者今日在局麻下经右侧桡动脉行冠	

第1页

图2-6　护理记录单(样例)

护理记录单

科别：心内科　　　床号：151　　　姓名：×××　　　住院号：1346237

日期	意识	生命体征 T℃	生命体征 P次/分	生命体征 R次/分	生命体征 BP mmHg	SPO₂ (%)	吸氧 (L/min)	血糖 (mmol/L)	末梢循环	评分 Barthel指数	评分 跌倒/坠床评分	评分 导管滑脱评分	评分 Norton	营养评估	静/动脉置管 留置针	伤口敷料	导管及引流管	入量 项目	入量 量 ml	出量 项目	出量 量 ml	出量 颜色	出量 性状	卧位	其他	签名
2018 03-07 23:30																									冠状动脉造影术+支架术，于术前降支近中段植入支架2枚。现返病房，术后加压包扎，指导患者多饮水，以促进造影剂排出，其表示清淡饮食的重要性，持续喜欣维宁泵入，向患者讲解其作用，患者表示理解	××
			65	20	91/59		3		N		2														患者诉胸前区疼痛，遵医嘱给予氧气吸入，诺可静滴可用，向患者讲解注意事项	××
03-07 23:45			60	20	95/61						1														患者诉胸痛较前减轻	××
2018 03-08 01:00			51	20	97/57		3		N		0					N									患者小便已解，诉症状缓解	××

第 2 页

图 2-7　护理记录单（样例）

护理记录单

科别:心内科　　床号:151　　姓名:×××　　住院号:1346237

日期	意识	生命体征 T℃	P 次/分	R 次/分	BP mmHg	SPO₂(%)	吸氧(L/min)	血糖(mmol/L)	末梢循环	评分 Barthe指数	疼痛	跌倒/坠床评分	导管滑脱评分	Norton	营养评估	留置针	静/动脉置管	伤口敷料	导管及引流管	入量 项目	入量 量ml	出量 项目	出量 量ml	出量 颜色	出量 性状	卧位	其他	签名
2018 03-08 02:45			65	20					N									N										××
03-08 05:00			59	20	92/60		3		N		0					N		N										××
03-08 09:00	清楚		68	20			停																				向患者讲解保持情绪稳定的重要性,并表示理解	××
03-08 09:19																N											右手伤口已换药	××
03-08 13:20																											持续瑞科喜,欣维宁泵入	××
03-08 17:18																											瑞科喜泵完	××
03-08 21:00			60	20							0					N											持续欣维宁泵入中	××
2018 03-09 02:00																											欣维宁泵入完毕	××
03-09 08:44	清楚		67	20							0					拔管											患者于今日出院,行出院指导及宣教,其表示理解	××

第 3 页

图 2-8　护理记录单(样例)

生活自理能力评估表

科室<u>心内科</u>　　　　床号<u>173</u>　　　　姓名<u>×××</u>　　　　病例号<u>1456377</u>

项目	完全独立	需部分帮助	需极大帮助	完全依赖	评定结果			
					03/21			
进食	10	5	0	–	10			
洗澡	5	0	–	–	5			
修饰	5	0	–	–	5			
穿衣	10	5	0	–	10			
控制大便	10	5 每周<1次 失控	0 失控	–	10			
控制小便	10	5 每24h<1次 失控	0 失控	–	10			
如厕	10	5	0	–	10			
床椅转移	15	10	5	0	15			
平地走45米	15	10	5	0	10			
上下楼梯	10	5	0	–	5			
总分					90			
自理能力等级	重度依赖(≤40)							
	中度依赖(41-60)							
	轻度依赖(61-99)				√			
	无需依赖(100)							
护理级别	特级护理							
	一级护理							
	二级护理							
	三级护理							
评定人					×××			

第 1 页

图 2-9　生活自理能力评估表(样例)

六、压疮风险评估表

临床常用的压疮风险评估表主要有 Braden 评分表和 Norton 评分表两种,需根据患者的实际情况选择使用。以 Braden 评分表为例,评估项目包括感知能力、潮湿程度、活动能力、移动能力、营养摄取能力、摩擦力和剪切力。所有项目分值的总和即为目前患者的压疮风险评分。总分 23 分,分数越低风险越大。具体评估内容如下:

(1)感知能力　未受损害;轻微受限;非常受限;完全受限

(2)潮湿程度　罕见潮湿;偶尔潮湿;非常潮湿;持续潮湿

(3)活动能力　经常行走;偶尔行走;局限于椅;卧床不起

(4)移动能力 不受限;轻微受限;非常受限;完全无法移动

(5)营养 非常好;充足;可能不足;非常差

1. 评估时机 ①首次评估:新入院患者2小时内完成压疮风险评估,抢救患者等病情稳定后尽快完成评估。②再次评估:根据 Braden 或 Norton 评分情况决定评估频率。若13分≤Braden 评分≤18分至少每周评估一次,若 Braden 评分≤12分至少每3天评估一次;Norton 评分≤14分至少每周评估一次,若 Norton 评分≤12分至少每3天评估一次。③病情变化时应随时评估。

2. 护理措施 对于有压疮低风险人群,应采取一般预防措施,如定时翻身等;压疮高风险人群,必须采取针对性干预措施,如赛肤润、减压贴、气垫床等。压疮风险评估 Norton 评分表样例见图2-10;压疮风险评估 Braden 评分表样例见图2-11。

NORTON 诺顿评分

科室 消化内科　　姓名 ×××　　性别 男　　年龄 84岁　　床号 111　　住院号 1755942

项目	危险因素	分值	日期 2018/03/28 16:39							
身体状况	好	4								
	一般	3	√							
	不好	2								
	极差	1								
精神状况	思维敏捷	4	√							
	无动于衷	3								
	不合逻辑	2								
	反应迟钝	1								
活动能力	可以走动	4								
	在别人的帮忙下可以走动	3	√							
	坐轮椅	2								
	卧床	1								
灵活程度	行动自如	4								
	轻微受限	3	√							
	非常受限	2								
	不能活动	1								
失禁情况	无失禁	4	√							
	偶有失禁	3								
	一般情况下尿失禁	2								
	大小便失禁	1								
总分			17							
风险等级	低度风险		√							
	中度风险									
	高度风险									
评定人			×××							

第1页

图 2-10　Norton 评估表(样例)

Braden 评分

科室　心内科　　　　床号　102　　　　姓名　×××　　　　年龄　76 岁　　　　住院号　1456363

项目	危险因素	分值	2018/03/13 17:00	2018/03/16 09:48	2018/03/19 19:49					
感知	完全受限	1	√							
	非常受限	2		√	√					
	轻微受限	3								
	无损害	4								
潮湿	持续潮湿	1								
	非常潮湿	2								
	偶尔潮湿	3	√	√	√					
	罕见潮湿	4								
活动能力	卧床不起	1	√	√	√					
	局限于椅	2								
	偶尔行走	3								
	经常行走	4								
移动能力	完全无法移动	1	√	√	√					
	非常受限	2								
	轻微受限	3								
	不受限	4								
营养	非常差	1	√	√						
	可能不足	2			√					
	充足	3								
	非常好	4								
摩擦力和剪切力	存在问题	1	√	√						
	潜在问题	2			√					
	不存在问题	3								
总分			8	9	11					
评定人			×××	×××	×××					

图 2-11　Braden 评分表（样例）

七、预防跌倒/坠床危险因素评估记录表

　　跌倒/坠床风险评估目前没有统一的评估量表,各个医院使用的量表不尽相同。我院的跌倒/坠床危险因素评估表在使用过程中结合实际情况及信效度检测,已经进行了几次修订,评估内容主要包括患者的年龄、跌倒史、平衡能力、视力状况、头晕/眩晕情况、排泄、使用特殊药物、认知能力等。总分 15 分,分值越高,跌倒/坠床风险越大。1~2 分为低风险;3~4 分为中度风险;≥5 分为高度风险。

　　1. 评估时机　①首次评估:患者入院首次评估如有跌倒风险即启用预防跌倒/坠床危险因素评估记录表。向患者及家属进行防跌倒知识宣教。②复评时间:跌倒高风险患者至少每周评估一次,手术后第一天、病情发生变化时、转科时、增加两种以上特殊药物时需再次评估。

　　2. 护理措施　<5 分者采取普通预防措施,≥5 分根据患者病情和危险因素采取针对性预防措施,建立管理档案。可采取的预防措施有:①悬挂警示牌,告知患者及家属跌倒风险。②指导使用保护具(床栏、

辅助用具)的使用。③24 小时有专人陪护。④起床三步法。⑤及时提供帮助。⑥特殊药物使用指导。⑦保持环境安全。⑧评估患者及家属预防跌倒知识掌握情况及依从性。⑨跌倒预防"十知道"。

预防跌倒/坠床危险因素评估表样例见图 2-12。

预防跌倒/坠床危险因素评估记录表

科室　心内科　　　　床号　13　　　　姓名　×××　　　　年龄　76 岁　　　　住院号　1453256
诊断　冠心病　高血压
入院日期　2018-02-27　　　　转入日期　2018-3-1　　　　曾跌倒日期

项目	危险因素	日期/分值	2018/02/27 16:11	2018/03/01 10:37	2018/03/05 08:00	
年龄	65 岁及以上	1	√	√	√	
跌倒史	近三个月发生过跌倒	2				
平衡能力	行走时步态缓慢	1				
	步态不平衡/需辅助或扶助行走	2	√	√	√	
视力状况	单眼视物模糊/单眼失明	1				
	双眼视物模糊/双眼失明	2				
头晕/眩晕情况	短暂头晕或眩晕/体位性低血压	1				
	持续性头晕/眩晕	2				
排泄	尿频/便秘/腹泻	1				
	夜间尿频(3 次以上)	2				
使用特殊药物	一种或使用过量	1				
	两种及以上	2	√	√	√	
认知能力	高估自己的活动能力或/和忘记自己活动受限制	2				
总分		15	5	5	5	
护理措施	1. 悬挂警示牌,告知患者/家属跌倒风险		√	√	√	
	2. 指导保护具(床栏、助行工具)的使用		√	√	√	
	3. 24 小时有专人陪护		√	√	√	
	4. 起床三步法					
	5. 及时提供帮助		√	√	√	
	6. 特殊药物使用指导		√	√	√	
	7. 保持环境安全		√	√	√	
	8. 评估患者及家属预防跌倒知识掌握情况及依从性		√	√	√	
	9. 其他:					
风险等级	低度风险					
	中度风险					
	高度风险		√	√	√	
签名			×××	×××	×××	
备注						

注:入院首次评估有跌倒风险病人启用此表

图 2-12　预防跌倒/坠床危险因素评估表(样例)

八、导管滑脱风险评估记录表

根据患者的年龄、意识状态、情绪状态、理解合作程度、耐受程度、导管本身的风险等级、导管数量、导管的固定、患者活动情况等进行评估。各种管道应根据评估风险在第一时间贴上相应的管道标志。

1. 评估时机　①首次评估:所有新入院或转入患者填写导管滑脱风险评估记录表。②复评时机:在置管前、病情变化时、拔管前进行评估,根据评估结果,采取相应的护理措施。≥8 分为高风险人群,须每班进行评估,并采取相应的护理措施,作好记录;5~7 分为中度风险人群,需每天进行评估,并采取管道护理措施;3~4 分为低风险人群,采取一般护理措施。

2. 管道风险划分 临床常用管道风险划分如下:

(1)高风险管道:气管插管、气管切开、T 管、胸管、PICC、CVC、漂浮导管、动脉置管。

(2)中风险管道:胃肠减压管、脑室引流管、腹腔引流管、皮下引流管、各种造瘘管等。

(3)低风险管道:氧管、尿管、胃管、静脉留置针等。

导管滑脱风险评估表见样例图 2-13。

导管滑脱风险评估记录表

科室 消化内科　　　床号 163　　　姓名 ××　　　年龄 58 岁　　　住院号 1236432

项目	危险因素	分值	日期 2018/03/10 09:00				
年龄	大于 10 岁,或者小于 65 岁	0	√				
	≤10 岁,或者≥65 岁	1					
意识状态	清醒	0	√				
	偶尔或者持续模糊	1					
	昏迷	2					
情绪状态	情绪稳定	0	√				
	焦虑/抑郁	1					
	躁动/狂躁	2					
理解合作程度	理解并能配合	0	√				
	偶尔配合	1					
	不配合	2					
耐受程度	舒适	0	√				
	疼痛或不适,但能耐受	1					
	疼痛或不适,不能耐受	2					
导管本身的风险等级	高危导管:胸腔引流管、T 管、气管插管、脑室引流管、动脉或深静脉插管、气管切开管早期(7 天内),其他	7					
	中危导管:腹腔引流管、造瘘管、三腔引流/营养管、气管切开管后期(7 天后)、腰大池引流管、其他	5					
	低危导管:导管、胃管、氧气管、静脉留置针、其他	3	√				
导管数量	0、1、2、3、4、5、6、7	0-7	1				
导管的一次固定	缝线固定	0					
	尿管的气囊或水囊固定	0					
	应该缝线固定而没有固定的导管	1					
导管的二次固定	特殊胶布固定	0					
	纸胶布固定	1					
活动情况	术后 3 天内,活动受限	2					
	没有手术或者手术超过 3 天,活动受限	1					
	能自由活动	0	√				
总分			4				
措施内容	1. 管道相关知识的健康教育		√				
	2. 妥善固定						
	3. 贴管道标识						
	4. 现理清管道再行护理操作						
	5. 使用约束带或镇静镇痛						
	6. 动态观察及评估						
	7. 高危人群贴床边警示标识						
评定人			××				

图 2-13 导管滑脱风险评估表(样例)

九、血栓风险因素评估表

临床 VTE 的危险因素轻重决定于引起血栓事件的可能性,如大手术持续 2~3 小时评分为 3 分,有大手术史评分则是 1 分,说明前者比后者更容易引起血栓。临床常用的评估表有 Padua 评估量表和 Caprini 评估量表。Padua 评估量表包含 11 个危险因素,主要用于评估内科住院患者的 VTE 风险;Caprini 评估量表包含 39 个危险因素,主要适用于外科住院患者,也可用于内科患者。

根据评分将患者分为低危、中危、高危、极高危。低危 0~1 分,尽早活动,物理预防;中危 2 分,药物或物理预防;高危 3~4 分,药物和物理预防;极高危 ≥5 分,药物和物理预防。

VTE-Padua 评分表样例见图 2-14;VTE-Caprini 评分样例表见图 2-15。

导管滑脱风险评估记录表
VTE-Padua 评分

科室　心内科　　　　　　床号　112　　　　　　姓名　××　　　　　　性别　男　　　　　　住院号　1924546

危险因素	分值	日期 03-24 15:48	03-30 13:20	04-04 09:58		
癌症活动期(有局部或远端转移和/或 6 个月内接受过化疗和放疗)	3					
既往 VTE 病史(排除浅表静脉血栓)	3		√			
行动不便(卧床休息至少 3 天)	3		√			
已知的血栓形成倾向的情况(抗凝血酶缺陷症,蛋白 C 或 S 缺乏,Leiden V 因子及凝血酶原、G20210A 突变,抗磷脂抗体综合征)	3					
近期(≤1 个月)发生创伤和/或手术	2			√		
老年人(≥70 岁)	1					
心脏和/或呼吸衰竭	1			√		
急性心肌梗死或缺血性卒中	1					
急性感染和/或风湿性疾病	1					
肥胖(BMI)≥30	1					
正在进行激素治疗	1					
总分	20	0	3	6		
医院内 VTE 预防措施	1. 一般措施		√	√		
	2. 物理预防		√			
	3. 药物预防			√		
危险等级	高危风险			√		
签名		×××	×××	×××		

图 2-14　VTE-Padua 评分表(样例)

十、疼痛评估

首次评估对所有新入院患者进行评估,有疼痛者需描述疼痛的部位、性质。我院使用数字疼痛分级法进行评估,适用于意识清楚、有良好表达能力的患者,数字越大表示越痛。①0 分:无痛。②1~3 分:轻微痛,可忍受,能正常生活、睡眠。③4~6 分:比较痛,轻度影响睡眠,需要用止痛剂。④7~9 分:非常痛,影响睡眠,需要用麻醉止痛剂。⑤10 分:剧痛影响睡眠较重,伴有其他症状或被动体位。护理人员必须重视患者主诉,遇到疼痛患者,除了及时评估疼痛程度外,还要给予及时的处理以缓解患者疼痛。疼痛≤3 分,及时通知医生;疼痛≥5 分,医生必须做出处理,用药后观察疗效,口服给药 1 小时后再次评估,静脉、肌注用药后半小时再次评估。评估分值,疼痛处理和再次评估情况需及时记录在护理记录单上。疼痛护理记录单样例见图 2-16。

Caprini 血栓风险因素评估表

科室:普外科　　　　住院号:1453636　　　　床号:132　　　　姓名:×××　　　　性别:男　　　　诊断:急性腹膜炎

A1 每个危险因素 1 分	B 每个危险因素 2 分	C 每个危险因素 3 分	D 每个危险因素 5 分
☑年龄 40-59 岁	□年龄 60-74 岁	□年龄≥75 岁	□大手术(超过 3 小时)*
□肥胖(BMI>30kg/m²)	□肥胖(BMI>40kg/m²)	□肥胖(BMI>50kg/m²)	□选择性下肢关节置换术
□计划小手术	□大手术(>60min)*	☑大手术持续 2-3 小时*	□髋、骨盆或下肢骨折(1 个月内)
□大手术史	□关节镜手术(>60min)*	□浅静脉、深静脉血栓或肺栓塞病史	□中风(1 个月内)
□静脉曲张	□腹腔镜手术(>60min)*	□深静脉血栓或肺栓塞家族史	□多发性创伤(1 个月内)
□炎症性肠病史	□既往恶性肿瘤	□现患恶性肿瘤或进行化疗	□急性脊髓损伤(瘫痪)(1 个月内)
□目前有下肢水肿		□因子 Vleiden 阳性	
□急性心肌梗死(1 个月内)	A2 仅针对女性(每项1分)	□凝血酶原 20210A 阳性	
□充血性心力衰竭(1 个月内)	□口服避孕药或激素替代治疗	□血清同型半胱氨酸酶升高	
□败血症(1 个月内)	□妊娠期或产后 1 个月内	□狼疮抗凝物阳性	
□输血(1 个月内)	□原因不明的死胎史,复发性自然流产(≥3 次),由于毒血症或发育受限原因早产	□抗心磷脂抗体阳性	
□严重肺部疾病,含肺炎(1 个月内)			
□COPD		□肝素引起的血小板减少	
□目前卧床的内科患者		□其他类型血栓形成	
□下肢石膏或支具固定			
□中心静脉置管			
□其他风险			
危险因素总分	4		

注:①每个危险因素的权重取决于引起血栓事件的可能性。如癌症的评分是 3 分,卧床的评分是 1 分,前者比后者更易引起血栓。②* 只能选择 1 个手术因素

护士签名:＿＿＿×××＿＿＿　　　　　　　　　　　　　　　　　　　　　2018 年 3 月 7 日

图 2-15　Caprini 血栓风险因素评估表(样例)

疼痛护理记录单

科室　　　　　　　　床号　　　　　　　　姓名　　　　　　　　住院号

日期	疼痛部位	疼痛性质	评分	护理措施	签名

图 2-16　疼痛护理记录单(样例)

十一、营养评估表

对所有新入院患者进行首次评估,根据体质指数、最近 3 个月患者的体重有无丢失、最近 1 个月内患者的膳食有无减少,病情是否严重,以上任意问题为"是"进行第二步筛查。复评时机主要根据疾病、患者的营养状况、年龄再次进行评估。总分<3 分,每周重新评估;总分≥3 分,患者有营养不良风险,需要给予营养支持,需选择相应护理措施,如肠内营养、肠外营养等。

住院患者营养风险评估表样例见图 2-17。

住院患者营养风险评估表

姓名　×××　　性别　男　科室　心外科　　住院号　1901854　　床号　172
身高　170cm　　体重　55kg　　BMI　19.03　疾病诊断　风湿性心脏病　二尖瓣重度关闭不全
手术日期　　　　　　　住院日期　2018-1-6 10:34
测评日期　2018-1-6 11:24
一、体质指数 BMI<20.5?　　　　　　　　■是　　□否
二、最近三个月内患者的体重有下降吗?　　□是　　■否
三、最近的一个星期内患者的膳食有减少吗?　□是　　■否
四、患者的病情严重吗?(如在重症监护中)　□是　　■否
注:以上任意问题答案为"是",则进行第二部筛查
当需要复评是:　　■复评
筛查项目
疾病评分
□髋关节(1 分)　　■慢性疾病急性发作或有并发症(1 分)　　□COPD(1 分)
□血液透析(1 分)　　□肝硬化(1 分)　　□一般恶性肿瘤者(1 分)　　□糖尿病（2 分）
□腹部大手术(2 分)　　□脑卒中(2 分)　　□重度肺炎(2 分)　　□血液恶性肿瘤(2 分)
□颅脑损伤(3 分)　　□骨髓移植(3 分)　　□大于 APACHE10 分的 ICU 患者(3 分)
营养状态　　　　　　　□BMI<18.5(3 分)
体重下降是在　　　　　□三个月内(1 分)　　□两个月内(2 分)　　□一个月内(3 分)
一周内进食量较从前减少　□25%～50%(1 分)　　□51%～75%(2 分)　　□76%～100%(3 分)
年龄评分　　　　　　　□>70 岁(1 分)　　■<70 岁(0 分)
总分　1 分
营养风险评估结果:总分<3 分:若患者接受重大手术,则每周重新评估其营养状况。
危险等级:　□无风险　　■低度危险　　□高度危险
护理措施:　□1. 肠内营养　□2. 肠外营养　■3. 其他

图 2-17　住院患者营养风险评估表(样例)

十二、危重患者病情变化风险评估及安全防范措施表

病危患者必须建立危重患者病情变化风险评估及安全防范措施表,每日进行评估。病情观察是临床护理工作的一项重要内容,及时准确的观察病情变化,为诊断、治疗、护理和预防并发症提供依据,也为危重患者的抢救赢得宝贵时间。患者病情评估内容,按照专科护理常规进行危重患者评估,如评估患者的呼吸状况,气道通畅性,警惕呼衰和窒息;有无循环衰竭或心搏骤停的表现;出血迹象及程度;有无意识障碍及进行性加重表现;警惕猝死发生;水电解质紊乱的风险;现存的或潜在的并发症,有无深静脉血栓、肺部感染、泌尿系感染、肢体失用的风险。使用药物特殊反应、不良反应的风险,使用仪器、设备、护理用具的风险;心理失调导致的不良行为的风险等等。

危重患者病情变化风险评估及安全防范措施表样例见图 2-18。

协和医院危重病人病情变化风险评估及安全防范措施表

科室心内科　　　　　　床号182　　　　　　姓名×× 　　　　　病例号1325643

评估指标	项目	风险 有	无	风险 有	无	风险 有	无	风险 有	无	风险 有	无	防范措施
病情变化	误吸或气道阻塞的风险		√	√		√		√	√		√	□进食饮水时观察有无咳呛:进食时取半卧位或端坐位,进食后继续维持床头抬高位30-60分钟,防止误吸; □及时清除呼吸道分泌物,必要时吸痰; ☑密切观察病情变化:监测心率、心律、血压情况,观察意识,有无血压迅速下降、四肢湿冷等末梢循环衰竭症状及血氧饱和度的变化,每一小时巡视一次;如病情变化者,随时评估; □密切观察皮肤、牙龈、尿液、大便有无出血倾向; □观察伤口有无渗血、引流液的颜色、性质、量及引流速度; ☑动态观察患者意识、瞳孔大小及对光反射、肢体活动、有无疼痛、呕吐、视神经乳头水肿等情况,发现异常时及时通知医生; ☑观察有无腹胀、四肢末梢麻木等表现,必要时监测电解质; ☑遵医嘱准确记录24小时出入量及尿量; ☑其他:
	循环衰竭或心脏骤停风险	√		√		√		√		√		
	大出血风险	√		√		√		√		√		
	昏迷或意识丧失的风险	√		√		√		√		√		
	脑疝的风险			√		√		√		√		
	水电解质紊乱的风险	√				√		√		√		
	其他:											
并发症	深静脉静脉栓塞的风险	√		√		√		√		√		☑定时指导患者活动双下肢,经常更换体位; ☑观察有无肢体疼痛、肿胀、皮肤颜色及温度变化,如怀疑静栓塞者,患者应抬高制动,禁止按摩、挤压或热敷患肢; ☑长期卧床患者按时更换体位及翻身拍背,鼓励患者咳嗽排痰及行呼吸功能锻炼; ☑留置导尿者尿道口碘伏消毒两次/日,间断排尿以训练膀胱舒缩功能; ☑保持肢体良好的功能位,尽早进行被动的功能锻炼,防止垂足及肢体废用性萎缩; ☑其他:
	肺部感染的风险	√		√		√		√		√		
	泌尿系感染的风险	√		√		√		√		√		
	肢体废用萎缩的风险	√		√		√		√		√		
	其他:											
患者安全	使用药物特殊反应、不良反应的风险	√		√		√		√		√		☑特殊药物使用时需挂标识牌,遵医嘱使用输液泵或注射泵控制滴速,密切观察药物不良反应; ☑保证仪器、设备、护理用具规范正确使用,使用中出现意外情况按照仪器设备意外情况预案处理; ☑保持仪器呈报警状态,定时检查仪器是否正常; □使用红外烤灯等热源设备需按仪器规范操作并保持安全距离,勤巡视; □特殊患者使用热水袋保暖时,不能直接将热水袋与皮肤接触,须有外套保护,水温不超过50℃,每半小时更换一次部位,定时观察皮肤情况; ☑其他:
	仪器、设备、护理用具使用的风险	√		√		√		√		√		
	烫伤的风险		√	√		√		√				
	其他:											
心理健康	心理失调导致不良行为的风险	√		√		√		√		√		☑客观评估患者心理精神状态,必要时用心理评估量表; ☑帮助患者适应住院生活,详细介绍病情及预后; ☑多陪伴、抚慰患者,及时与其沟通,了解心理动态及情绪波动的原因; ☑营造安静、舒适、安全的环境,避免有害刺激因素; ☑有心理失调风险的患者,家属需24小时陪护; ☑其他:
	评估日期时间	03/07		03/08		03/09		03/10		03/11		
	评估人签字	××		××		××		××		××		
	护士长签字	××		××		××		××		××		

第2页

图2-18　危重患者病情变化风险评估及安全防范措施表(样例)

十三、护理计划

护理计划是实施护理措施的依据。对病危患者应建立护理计划单,护士通过对患者病情的细致观察,根据医嘱和疾病专科特点,对危重患者病情变化期间的护理工作制订计划,按护理问题的轻、重、缓、急确定先后顺序,以保证护理工作高效、有序地进行。护理计划的制订应该有个体针对性、可行性、配合性、科学性,并要有具体量化指标。护理计划不是一成不变的,在具体实施过程中,应根据患者病情变化随时调整护理计划,保持与护理记录的一致性。

护理计划单样例见图2-19。

护理计划单

科室:心内科 姓名:××× 床号:153 住院号:1357474

开始 日期时间	护理计划	签名 护士长/护士	停止 日期时间	签名 护士长/护士
2018-03-15 15:49	1. 按心内科常规护理。	×××		
2018-03-15 15:49	2. 1小时巡视一次,密切监测患者生命体征,每小时记录患者生命体征。	×××		
2018-03-15 15:49	3. 关注患者意识情况,有无胸痛情况发生,异常立即通知医生。	×××		
2018-03-15 15:49	4. 嘱其卧床休息,保持情绪稳定平和。	×××		
2018-03-15 15:49	5. 保持大便通畅,床上大小便,避免用力大便,必要时给予辅助通便。	×××		
2018-03-15 15:49	6. 嘱其卧床期间,间断翻身,交替侧卧位,预防压疮的发生。	×××		
2018-03-15 15:49	7. 建立并维持静脉输液的管道。	×××		
2018-03-15 15:49	8. 备好抢救物品及仪器,随时准备抢救。	×××		
2018-03-15 15:49	9. 密切关注患者电解质、心肌酶、尿素氮等检验数据的变化,异常立即告知医生。	×××		
2018-03-15 15:49	10. 遵医嘱及时准时给药。	×××		
2018-03-15 15:49	11. 做好患者心理护理、健康教育。	×××		

图 2-19 护理计划单(样例)

十四、危重患者转科交接记录单

当危重患者需要转至其他科室继续治疗时,由转科护士认真填写转科交接记录单并签字。具体内容包括:

1. 眉栏 患者姓名、性别、年龄、住院号、诊断、手术日期、手术名称、入室时间、留院观察的天数,使用蓝黑墨水笔如实填写。

2. 静脉通路 填写静脉通路的类别、部位、置管日期、护理日期。

3. 留置管道 类别,如胃管、尿管、胸腔引流管、腹腔引流管等等。在相应栏内勾选。

4. 饮食情况 如实填写患者目前饮食情况,如禁食、普食、软食、流质饮食等。在相应栏内勾选。

5. 排泄情况 小便是自解或有尿管;有无排大便,最后一次排便日期。在相应栏内勾选。

6. 激素使用情况 在相应栏内勾选。

7. 皮肤情况 有无压疮,如有压疮需要具体描述。

8. 携带物品 如病历、影像资料、药物、监护仪、氧气瓶、注射泵等。在相应栏内勾选。

9. 转出情况 由转出科室护士填写患者基本情况,如意识、瞳孔、对光反射、体温、脉搏、呼吸、血压、血氧饱和度和其他特殊交班等,填写转出时间,并签名。

10. 转入情况 由转入科室护士接收患者后与转出科室护士进行交接班,如实填写患者基本情况及特殊交班等。填写转入时间并签名。

危重患者转科交接记录单样例见图 2-20。

危(重)患者转科护理交接记录单

姓名 ××× 　　性别 男 　　年龄 62 　　住院号 1656453 　　诊断 急性前壁心肌梗死

手术名称_____ 　　　　　　　　手术日期_____

入室时间 2018.2.3 　　留室天数 5 天

静脉通路	1)类别留置针	部位左手背	置管日期2.3	护理日期_____		其他_____
管道	胃管	尿管	腹腔引流管	胸腔引流管		
留置日期						
饮食情况	禁食	普食	软食	流质饮食	半流质饮食	治疗饮食	鼻饲饮食
						√	
排泄情况	小便:☑自解 　□尿管			大便:□未排 　☑已排 　最后一次排便日期:		
激素使用情况	□有 　☑无					
皮肤情况	☑完好 　□压疮(　　　　　　　)					
携带物品	☑病历 (☑长期医嘱_1_页、☑临时医嘱_4_页) □影像资料 　☑药物 　□血液 □监护仪 　□氧气瓶 　□指脉氧 　☑被服 □简易呼吸器 　☑注射泵_2_个 　□约束带____个 □便携式吸痰器 　□便携式呼吸机 　□其他					

转出情况:1)基本情况:神志清楚 　瞳孔左: mm 光反射 　右: mm 光反射 　脉搏 72 次/分 　体温 36.3℃

　　　　　呼吸 20 次/分 　血压 105/75mmHg 　血氧饱和度 99% 　现输入液体_____

　　　　　本科室入量_____ml 　出量_____ml 　吸氧方式____ 　氧流量____

　　　2)特殊交班:_____

　　　　　转出科室:CCU 　转出时间:2.8 　10:20 　护士签名:×××

转入情况:1)基本情况:神志清楚 　瞳孔左: mm 光反射 　右: mm 光反射 　脉搏 70 次/分 　呼吸 20 次/分

　　　　　血压 100/72mmHg 　血氧饱和度 99%

　　　2)特殊备注:_____

　　　　　转入科室:心内科Ⅱ病区 　转入时间:2.8 　10:40 　护士签名:××

图 2-20 危重患者转科交接记录单(样例)

第四节　护理病历书写中的常见错误

一、护理病历书写不规范

临床护士在书写护理记录时,容易出现的不规范现象主要有:

1. 使用非医学术语,如把"腹泻"写成"拉肚子"。

2. 描述模棱两可,语句不通,或描写过于简单,例如:描写"腹痛,血压偏低,心率偏慢,感觉不适,病情稍好转",没有具体注明疼痛部位、性质、血压、心率多少等。

3. 随意使用缩减字,例如"肌注、静推、硝甘、神清"等。

4. 标点符号错误,整个病历书写过程中只使用逗号,其他符号使用不准确。

5. 病历签名不完整,签名字迹潦草,不易辨认。

二、护理记录重点缺乏动态观察,不具体

患者在整个住院期间,其病情变化、用药、特殊治疗、护理措施等是一个连续的过程,但由于护士工作的繁忙、法律意识的淡漠,往往只记录了某一时刻的病情变化,而缺乏动态观察记录,例如:患者恶心呕吐,护士遵医嘱给予甲氧氯普胺肌内注射,处理后无效果反馈记录或反馈延迟。有时患者使用特殊治疗,如血液制品、甘露醇、胰岛素等,用药未说明原因或者未进行记录,也没有观察记录。

三、护理记录缺乏个体性

临床护理记录经常出现千篇一律,泛化严重,不能体现专科特点,无法反映患者病情的个性化,且记录重点不突出,记录内容无意义,未体现观察要点。例如留置胸腔引流管,未描述引流液的颜色,管道有无外露;描述瞳孔等大等圆,未具体描写瞳孔大小是多少,有无对光反射等等。

四、护理病历涂改或字迹潦草

护理记录单上出现错别字或笔误时,有时护士为了避免重新抄写的麻烦,使用刀片刮除、涂改液或橡皮擦涂改以掩盖原来的字迹,尤其是在一些关键词或数字上,使护理病历丧失真实性及法律效力;另外,有些护士在护理记录单、医嘱单签名时,字迹潦草,无法辨认。

五、医护记录不一致

护理记录和医疗记录不相符是临床最多见、最严重的问题之一。医生、护士各自书写记录内容,造成书写时间、内容等不一致。例如:医疗记录无过敏史,护理记录有"头孢"过敏;医疗病历描述患者神志恍惚而护理记录写的意识清楚;同一天医疗记录患者心悸、乏力,而护理记录写患者未诉不适等。

六、护理记录不准确,缺乏真实性

由于临床工作繁忙,有的护士并没有亲自与患者沟通或亲自测量生命体征、观察患者病情,而是通过医生或想当然地参照上一班的记录进行书写或编造记录;有的甚至提前记录还未执行的操作或护理措施等。

七、出入量计算错误,日期填写错误

夜班护士汇总患者 24 小时出入量后需要填写至体温单上,由于早上工作繁忙,有些护士工作不够细致,将入量填入出量栏内,有的漏记出入液量,或者将 24 小时出入总量错记在当日体温单相应栏内。

八、护士缺乏自我保护意识,法律观念淡薄

部分护士没有认识到护理记录的法律效力,从而对护理记录不重视,存在记录不严谨、不详细、不仔细,应该记录的护理处置及观察内容未记录或简单记录等问题。

九、体温单、医嘱单、首次护理评估单常出现的问题

(1)体温单　易出现漏测、漏画,体温与患者实际情况不符;有心电监测的患者,护士常把心率当脉率画在体温单上。

(2)医嘱单　护士执行医嘱时间未具体到分钟,没有正确记录执行时间,或一位患者多个医嘱执行时间为同一时间。执行医嘱不够规范,非抢救情况下医生向护士下达口头医嘱,护士有执行后签名。

(3)首次护理评估单　选择项目中有漏项,各种风险评估不严谨,评估情况与实际不相符等。

十、电子护理病历存在的问题

1. 滥用电子病历的粘贴复制功能。有的护士过分依赖电子护理病历的模板,导致护理记录千篇一律,每位患者记录极其相似,不能真实反映患者的病情特点,且粘贴以往错误的内容,又没有认真修改导致护理记录出现重复又相同的错误。

2. 个别护士在电脑操作完后未及时退出窗口,另外护士直接用其未退的窗口进行自己的医嘱确认和护理文件的输入,则会出现白班、夜班或者是不同的责护组都是同一护士签名,签名不真实。

3. 护理记录有时出现错字、别字、漏字等,未及时检查发现。

第五节　护理病历书写评分

护理病历作为重要的法律文书,是临床护理工作的直接体现,也是护理质量评价的重要指标之一。各级护理人员尤其是新入职护士必须熟练掌握护理病历书写规范,并熟悉护理病历书写评价标准,才能在工作中做到有的放矢,减少书写缺陷。这里主要介绍几种常用的护理病历评价标准。

一、体温单

1. 眉栏项目　日期、页码、住院天数、术后天数、呼吸、血压、大便、体重、出量、入量各项填写完整、准确、无漏项。体温脉搏绘制曲线清楚,无涂改。使用蓝黑墨水书写,记录符合要求。一处不符合要求扣 1 分。

2. 测量体温、脉搏、呼吸次数符合护理常规要求,脉搏短绌者在同一时间段分别记录心率和脉率。一处不符合要求扣 1 分。

3. 在 40~42℃ 之间的相应栏内填写:入院、转入、手术、分娩、出院、死亡时间。如遇体温在 40~42℃ 之间时,入院时间提前一格。一处不符合要求扣 1 分。

4. 电子体温单绘制及时,与原始数据相符。一处不符合要求扣 1 分。

5. 按要求填写正确,无漏项,与护理记录相符。一处不符合要求扣 1 分。

二、医嘱单

1. 建立医嘱核对本,每日核对并有签名,护士长每周参与 2 次。一处不符合要求扣 2 分。

2. 眉栏项目、日期、页码填写齐全、准确。一处不符合要求扣 2 分。

3. 医嘱执行及时无误,医嘱单与各治疗单内容一致,护士执行后及时签名。一处不符合要求扣 2 分。

4. 护士不得擅自开医嘱或者更改医嘱;无执业执照的护士不能独立执行医嘱,必须有上级护士陪同一起执行。一处不符合要求扣 5 分。

5. 皮试结果按要求及时标注在电子病历上,过敏标志在病历和床头标注。一处不符合要求扣 2 分。

6. 每项医嘱只包含一个主题,注明下达医嘱的时间具体到分钟。一处不符合要求扣 2 分。

7. 医嘱单打印清楚整齐,无空行,无重叠打印。一处不符合要求扣 2 分。

三、首次护理评估单

1. 眉栏项目填写齐全,无缺项,一处不符合要求扣 2 分。

2. 患者入院 4 小时内完成,中夜班护士在当班内完成。及时完成各种阶段性评估,各项目填写完整、正确,无漏项,签名正规。一处不符合要求扣 2 分。

3. 各“□”填写正确,资料收集真实、客观,评估正确,记录完整。需要描述的地方必须进行描述,描述内容与患者病情相符。一处不符合要求扣 2 分。

4. 运用医学术语,字迹清楚,无涂改。一处不符合要求扣 2 分。

5. 所有病历均有住院患者首次护理评估单。不符合要求扣 5 分。

6. 按规定要求修改,签全名。一处不符合要求扣 2 分。

7. 电子评估单打印及时。未及时打印扣 2 分。

四、护理记录单

1. 眉栏填写完整,日间、夜间均用蓝黑笔记录。一处不符合要求扣 2 分。

2. 正确选择护理记录单:告病重、病危者;病情发生变化者;有特殊治疗或需要使用特殊药物时;需要观察某项症状、体征或其他特殊情况者。无记录者一处扣 5 分。

3. 按照医嘱、疾病护理常规、病情和规定频率记录。记录内容及时、客观、准确,与病情相符。一处不符合要求扣 2 分。

4. 记录准确规范,无错别字、无涂改,字迹清楚,运用医学术语。一处不符合要求扣 2 分。

5. 护理记录及健康教育体现专科特点,记录有连续性,无主观判断语言。一处不符合要求扣 2 分。

6. 各项病情观察根据专科情况及病情需要正确填写相关内容,按填写要求记录。一处不符合要求扣 2 分。

7. 抢救记录及时,补记时间在 6 小时内,具体到分钟,补记结束,另起一行在“其他”栏内注明补记时间,非抢救记录不得补记。一处不符合要求扣 5 分。

8. 入量的记录,只需写某组第一溶质的名称,记录量为溶质溶液的总和;出入量每 24 小时总结一次,时间为前一日 7 时到次日 7 时;记录于前一日体温单相应栏内。一处不符合要求扣 2 分。

9. 生命体征观察、护理措施、特殊治疗与病情相符。未按照病情需要实施或无描述护理效果者,一处不符合要求扣 2 分。

10. 护理计划:病危患者建立护理计划单,护理计划有针对性,有专科特点,及时修改及制订护理计划。一处不符合要求扣 2 分。

11. 任何情况不得提前记录。提前记录一次扣 10 分。

小　　结

护理病历书写是新入职护士必须掌握的基本技能之一。本章节主要介绍了护理病历书写规范,包括基本原则、要求、护理病历的种类与组成、护理病历书写的格式与内容、书写中的常见错误及护理病历书写评分。从护理工作特点及基本要求入手,结合传统护理病历和电子护理病历书写的共同之处,用具体表格范例展示护理病历书写的细节要求,为新护士学习理解护理病历书写规范提供形象、直观的印象,便于理解和掌握。

第二篇

护理常用技术操作与评估

　　护理技术操作作为护理学中的重要组成部分，是将护理的基本理论和基础知识运用于临床实践的最重要手段之一，也是护理人员必须掌握的技术，具有很强的实用性和实践性。护士不仅要协助医生完成患者的治疗性工作，而且更加注重运用专业技术知识，全面负担起对患者的专业照顾、病情观察、心理支持、健康教育和康复指导等各项护理工作，将这些融入到常用的技术操作中，能够更加高效率地完成护理工作。同时，护士通过日常护理技术操作时与患者进行良好的沟通，可以将护士的关爱传递给患者，提高患者的满意度，营造和谐的护患关系，为患者提供安全、优质、满意的护理服务。

　　在临床护理工作中，护士掌握临床护理评估技能的重要性日益凸显。护理技术操作评估是将护理程序运用于护理技术操作中的一项高层次的知识技能，护士掌握并正确运用护理评估技能是执行护理程序和完成护理技术操作的关键环节。

第三章

基础护理技术操作与评估

　　基础护理操作技能是护士专业能力的重要组成部分,也是护士从事专业工作的必备条件和从事护理工作的基本功,标准熟练的护理技术操作与评估不仅使患者感到安全舒适,使护患关系和谐,而且有利于保证护理安全,从而促进护理质量的提高。

第一节　洗　手　法

（一）适应证

1. 接触患者的血液、体液、分泌物、排泄物、伤口敷料等之后。

2. 直接接触每个患者前后,从同一患者身体的污染部位移动到清洁部位时。

3. 进行无菌操作,接触清洁、无菌物品之前。

4. 接触被传染致病微生物污染的物品后。

5. 直接为传染病患者进行检查、治疗、护理后。

（二）物品准备

流动水洗手设施、清洁剂、干手物品。

（三）患者准备

操作前除去手部饰物、修剪指甲。

（四）操作流程

医务人员洗手方法:

（1）在流动水下,使双手充分淋湿。

（2）取适量肥皂（皂液）,均匀涂抹至整个手掌、手背、手指和指缝。

（3）认真揉搓双手至少 15 秒,应注意清洗双手所有皮肤,包括指背、指尖和指缝,具体揉搓步骤为:

1）双手掌心相对,手指并拢相互揉搓。

2）掌心对手背沿指缝相互揉搓,交换进行。

3）双手掌心相对,双手交叉指缝相互揉搓。

4）弯曲手指使关节在另一手掌心旋转揉搓,交换进行。

5）一只手握住另一只手大拇指旋转揉搓,交换进行。

6）将五个手指尖并拢放在另一手掌心旋转揉搓,交换进行。

7）必要时增加手腕的清洗,要求握住手腕回旋式揉搓手腕部及腕上 10cm,交换进行。

（4）打开水龙头,在流动水下彻底冲净双手。

（5）关闭水龙头,以擦手纸或毛巾擦干双手或在干手机下烘干双手。

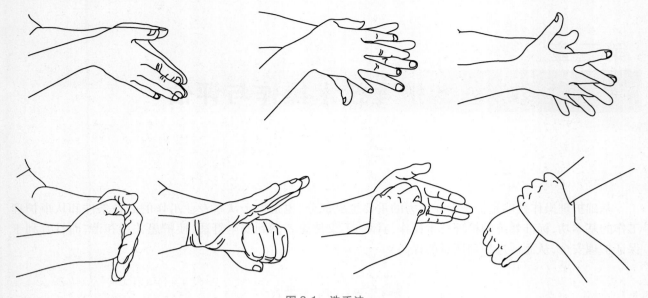

图 3-1　洗手法

临床应用小贴士

在临床工作中,执行手卫生时,遇到以下问题,该如何解决呢?

1. 何为标准预防?

答:标准预防是指认为患者的血液、体液、分泌物、排泄物均具有传染性,需进行隔离,不论是否有明显的血迹污染,是否接触非完整的皮肤与黏膜,接触上述物质者,必须采取预防措施。

2. 手卫生设施有哪些?

答:手卫生设施即用于洗手与手消毒的设施,包括:洗手池、水龙头、流动水、清洁剂、干手用品、速干手消毒剂等。

3. 手消毒应达到什么要求?

答:卫生手消毒,监测的细菌菌落总数应 $\leqslant 10\text{cfu/cm}^2$;外科手消毒,监测的细菌菌落总数应 $\leqslant 5\text{cfu/cm}^2$。

4. 外科手消毒与普通手卫生的区别?

答:外科手术前医务人员用肥皂水(皂液)和流动水洗手,再用手消毒剂清除或者杀灭手部暂居菌和减少常居菌的过程。使用手消毒剂可具有持续抗菌活性。

临床操作考点评分

操作内容		分值	测评			
			漏项	错误	颠倒	得分
准备评价(10分)	1. 环境准备	5				
	2. 物品及人员准备	5				
操作评价(75分)	1. 取下手表、饰品,卷衣袖至肘上 10cm	10				
	2. 打开水龙头,流动水下冲洗双手	5				
	3. 取清洁剂均匀涂抹至整个手掌、手背、手指和指缝	5				

续表

操作内容	分值	测评			
		漏项	错误	颠倒	得分
操作评价(75分) 4. 七步洗手法揉搓双手至少15秒	35				
5. 在流动水下彻底冲净双手	10				
6. 关闭水龙头,以擦手纸或毛巾擦干双手或在干手机下烘干双手	10				
操作速度(5分)	5				
理论知识评价(10分):操作目的、注意事项	10				
总分(合计)	100				

评分依据

准备部分:漏项一次扣0.5分,准备错误不得分。

操作过程部分:颠倒顺序一次扣1分,漏项一次扣1分,操作错误不得分。

所有扣分不超过该部分操作的总分。

第二节 无 菌 技 术

一、倒取无菌溶液

(一)适应证

需倒取用无菌溶液的护理和治疗操作。

(二)物品准备

1. 治疗车上层:无菌溶液、启瓶器、弯盘、盛装无菌溶液的容器、棉签、消毒液、笔、记录纸、医嘱卡、抹布。

2. 治疗车下层:医用垃圾桶。

(三)操作流程

1. 核对医嘱,备齐用物。

2. 环境评估:①清洁治疗台。②擦净无菌溶液密封瓶瓶外灰尘。

3. 查对:①瓶签上的药名、剂量、浓度和有效期。②瓶盖有无松动。③瓶身有无裂痕。④瓶内溶液有无沉淀、浑浊、变色及絮状物等。

4. 洗手,戴口罩。

5. 开瓶,用启瓶器撬开瓶盖。

6. 取出无菌治疗碗,放于治疗台适宜处。

7. 消毒瓶塞和一手的拇指、示指、中指。

8. 再次核对药名、剂量、浓度和有效期,揭开瓶盖。

9. 倒取液体时瓶签朝向掌心,手持溶液瓶,倒出少量溶液,旋转手腕,使瓶口得到冲洗,再由掌心正对的瓶口处倒出溶液至无菌治疗碗中。

10. 溶液倾倒完毕后,立即盖好瓶塞。

11. 取无菌纱布由近至远覆盖于无菌治疗碗上。

12. 消毒瓶塞,用无菌纱布包盖瓶塞。

13. 再次核对药名、浓度、剂量、有效期。

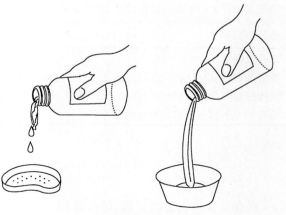

图3-2 倒取无菌溶液法

14. 记录开瓶日期、时间、用途,并签名。

15. 按要求整理用物。

16. 洗手、取口罩。

临床应用小贴士

在临床工作中,取无菌溶液时,遇到以下问题,该如何解决呢?

1. 如果治疗碗上的无菌纱布浸入碗中,如何处理?

答:该无菌溶液已经被污染,应重新倒取无菌溶液。

2. 倒无菌溶液距离无菌容器瓶口多少厘米?

答:大约10cm。

3. 取无菌溶液时,先倒出少许溶液的目的是什么?

答:取无菌溶液时,先倒出少许溶液的目的是冲洗瓶口。

临床操作考点评分

操作内容		分值	测评			
			漏项	错误	颠倒	得分
准备评价(15分)	1. 环境准备	5				
	2. 物品及人员准备	5				
	3. 医嘱核对	5				
操作评价(70分)	1. 环境评估	10				
	2. 查对,洗手、戴口罩	10				
	3. 开瓶塞	5				
	4. 取出无菌治疗碗	10				
	5. 消毒瓶塞和手,再次核对	10				
	6. 倒取液体,盖瓶塞、消毒,再次核对	20				
	7. 整理用物,洗手,取口罩	5				
操作速度(5分)		5				
理论知识评价(10分):操作目的、注意事项		10				
总分(合计)		100				

评分依据

准备部分:漏项一次扣0.5分,准备错误不得分。

操作过程部分:颠倒顺序一次扣1分,漏项一次扣1分,操作错误不得分。

所有扣分不超过该部分操作的总分。

二、铺无菌盘

(一)适应证

需存放无菌物品的护理、治疗操作。

(二)物品准备

1. 治疗车上层　盛有无菌持物钳的无菌罐、外贴化学指示胶带的无菌包(治疗巾若干块,灭菌指示卡）、无菌物品、治疗盘 2 个、笔、记录卡 2 张、清洁抹布。

2. 治疗车下层 锐器盒、医用垃圾桶。

（三）操作流程

1. 评估环境 备清洁干燥的治疗台和治疗盘,放治疗盘于适当处。

2. 洗手、戴口罩。

3. 检查 无菌包灭菌指示胶带有无变色,并核对其名称、灭菌日期、有效期、有无松散、潮湿、破损等。

4. 开无菌包 ①解开无菌包系带,挽活结。②用手依次打开无菌包外层包布的外、左、右角。③取无菌持物钳,用手打开无菌外包布的内角,用无菌持物钳打开内层包布的外、左、右、内角。④检查灭菌指示卡是否变色。

5. 铺盘

（1）一手一钳法

1）用持物钳取无菌治疗巾一块,置于内层包布左侧缘,以一手一钳将无菌治疗巾打开,由远至近铺于治疗盘上。

2）初步还原无菌包:用无菌持物钳依次还原内层包布的内、右、左、外角。用手还原无菌包外层包布的内角。

3）备无菌盘内物品。

4）再次打开无菌包:用手打开无菌包外层包布内角,用无菌持物钳依次打开内层包布的外、左、右、内角。

5）用无菌持物钳取一块无菌治疗巾,再次以一手一钳法由近至远盖于无菌物品上,并于上一块治疗巾四边对齐。

6）再次还原无菌包:用无菌持物钳依次还原无菌包内层包布的内、右、左、外角,将无菌持物钳放回容器内。用手还原外层包布的内、右、左、外角,按“一”字形挽好无菌包系带。

7）由近、左、远、右依次向上折叠无菌盘治疗巾边缘。

（2）半铺半盖法

1）无菌持物钳取无菌治疗巾一块,另一手在下方接无菌巾。

2）用无菌持物钳依次还原内层包布的内、右、左、外角,无菌持物钳放置于容器内。

3）铺无菌治疗巾:双手捏住无菌巾上层边缘外内两角,轻轻抖开,半铺半盖,开口向内。

4）用手还原无菌包外层包布的内、右、左、外角,“一”字形挽好系带。

5）将无菌巾上层扇形折叠置对侧,开口向外。

6）备无菌盘内物品。

7）覆盖无菌物品:双手捏住治疗巾扇形折叠外层,遮盖于物品上,对齐上下层边缘,将开口处向上翻转两次,左右边缘分别向下折一次,露出治疗盘边缘。

6. 记录 备盘日期、时间、内容物、责任人,并记录开启无菌包的日期、时间、剩余物品、责任人。

7. 将无菌包放置于同类物品的最前面,以优先使用,有效期为 24 小时。

8. 处理用物。

9. 洗手、取口罩。

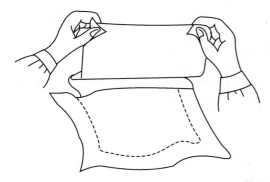
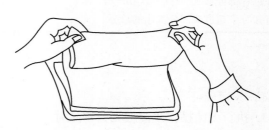

图 3-3 铺无菌盘法

临床应用小贴士

在临床工作中,铺无菌盘时,遇到以下问题,该如何解决呢?

1. 为什么不可用无菌持物钳夹取油纱?

答:因为油纱中的油覆盖于钳端会影响消毒效果。

2. 无菌持物钳消毒的频率是什么样的?

答:无菌持物钳及其浸泡容器每周清洁、消毒 2 次,同时更换消毒液;使用频率较高的部门(如门诊换药室、注射室、手术室等)应每天清洁、消毒 1 次。如干燥法保存,应 4~8 小时清洁、消毒 1 次。

3. 无菌持物钳如何存放?

答:每个容器只放一把无菌持物钳,目前临床主要使用干燥保存法,即将盛有无菌持物钳的无菌干罐保存在无菌包内,使用前开包,4 小时更换一次。

4. 铺无菌盘的有效期是多久?

答:无菌盘有效期为 4 小时。

临床操作考点评分

操作内容		分值	测评			
			漏项	错误	颠倒	得分
准备评价(10 分)	1. 环境准备	5				
	2. 物品及人员准备	5				
操作评价(75 分)	1. 检查无菌包	10				
	2. 打开无菌包	10				
	3. 铺巾	15				
	4. 放入无菌物品	15				
	5. 覆盖无菌物品	15				
	6. 记录	5				
	7. 整理用物,洗手取口罩	5				
操作速度(5 分)		5				
理论知识评价(10 分):操作目的、注意事项		10				
总分(合计)		100				

评分依据

准备部分:漏项一次扣 0.5 分,准备错误不得分。

操作过程部分:颠倒顺序一次扣 1 分,漏项一次扣 1 分,操作错误不得分。

所有扣分不超过该部分操作的总分。

三、戴无菌手套

(一) 适应证

1. 执行无菌操作或接触无菌物品时。

2. 接触患者破溃皮肤或黏膜时。

（二）物品准备

1. 治疗车上层：治疗盘、无菌手套、弯盘。

2. 治疗车下层：医用垃圾桶。

（三）操作流程

1. 评估环境。

2. 备清洁干净的治疗台。

3. 洗手、戴口罩。

4. 检查无菌手套外包装上的号码是否合适,检查无菌手套外包装有无破损、潮湿,是否在有效期内。

5. 沿开口指示方向撕开无菌手套外包装,摊开内层。

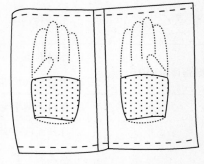

图 3-4　戴无菌手套法

6. 两手同时掀开手套袋开口处,同时取出一双手套,用一手拇指和示指同时捏住两只手套的反折部分,另一手对准五指戴上。

7. 将已戴好手套的手指伸入另一手套的反折内面,对准手套五指戴上。

8. 双手对合交叉调整手套位置,将手套的翻边套在衣袖的外面。

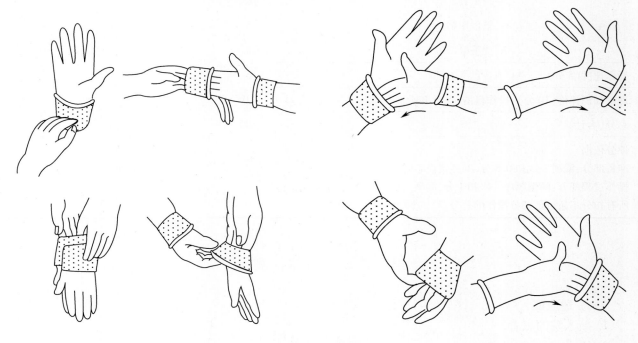

图 3-5　戴无菌手套法

9. 操作完毕,冲洗手套上的污迹。

10. 脱手套。一手捏住另一手套腕部外面,翻转脱下,已脱下手套的手插入另一手套内,将其往下翻转脱下。

11. 将用过的手套放入医疗垃圾桶内,按医疗垃圾处理。

12. 洗手,取口罩。

💡 **临床应用小贴士**

在临床工作中,戴无菌手套时,遇到以下问题,该如何解决呢?

1. 戴无菌手套时,出现何种现象应立即更换?

答:戴无菌手套时,发现有破洞或可疑污染应立即更换。

2. 戴手套后双手应如何放置?

答:戴手套后双手应始终保持在腰部或操作台以上视线范围内的水平。

临床操作考点评分

操作内容		分值	测评			
			漏项	错误	颠倒	得分
准备评价(10分)	1. 环境准备	5				
	2. 物品及人员准备	5				
操作评价(75分)	1. 查对无菌手套	10				
	2. 打开无菌手套	10				
	3. 戴无菌手套	20				
	4. 操作完毕,冲洗手套	10				
	5. 脱手套	15				
	6. 整理用物	5				
	7. 洗手取口罩	5				
操作速度(5分)		5				
理论知识评价(10分):操作目的、注意事项		10				
总分(合计)		100				

评分依据

准备部分:漏项一次扣0.5分,准备错误不得分。

操作过程部分:颠倒顺序一次扣1分,漏项一次扣1分,操作错误不得分。

所有扣分不超过该部分操作的总分。

第三节　生命体征测量

(一)适应证

1. 新入院的患者。

2. 手术前、后的患者。

3. 特殊检查、治疗的患者。

4. 病情危重或者病情发生变化的患者。

(二)禁忌证

1. 紧张、剧烈运动、哭闹的患者,不宜立即进行测量。

2. 腋下有创伤、手术、炎症、极度消瘦的患者,不宜测量腋温。

3. 婴幼儿、精神异常、昏迷、口鼻手术或呼吸困难的患者,不宜测量口温。

4. 直肠肛门手术后、心肌梗死、腹泻的患者,不宜用直肠测温。

(三)物品准备

1. 治疗车上层　治疗盘内备容器2个(一个容器为清洁容器用于盛放已消毒的体温计,另一个容器用于盛放测量后的体温计)、含消毒液纱布、血压计、听诊器、表(有秒针)、记录本、笔。

2. 治疗车下层　医用垃圾桶。

（四）患者准备

1. 患者着宽松的病员服,袖口不能过紧。

2. 体位舒适、情绪稳定。

3. 测量前 30 分钟应避免运动、进食、冷热饮、洗澡、坐浴、灌肠等,以免影响测量结果。

（五）操作流程

1. 患者及环境准备 责任护士向患者讲解生命体征测量的目的、方法、注意事项,取得患者配合。病房清洁安静,温湿度适宜,光线充足或配备照明,关闭门窗,必要时备屏风遮挡,保护患者隐私。

2. 物品及人员准备 备齐用物,护士衣帽整洁,洗手戴口罩。

3. 核对床号、姓名、评估患者。

4. 协助患者移向对侧。

5. 检查体温计是否完好,将水银甩降至 35℃ 以下。

6. 测量体温

（1）测腋温

1）酌情协助患者解开衣扣,用毛巾或纱布擦干对侧腋下汗液。

2）将体温计放于患者腋窝处,协助患者屈臂过胸夹紧,计时 10 分钟。

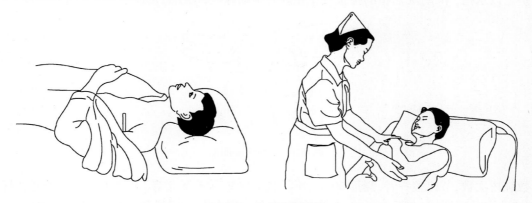

图 3-6 生命体征测量

（2）测口温

1）将体温计水银端斜放入舌下热窝。

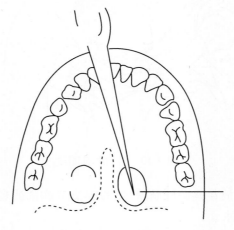

图 3-7 生命体征测量

2）指导患者闭唇,用鼻呼吸,勿用牙咬体温计,计时 3 分钟。

（3）测肛温

1）协助患者取侧卧位、俯卧或屈膝仰卧位,露出臀部。

2）润滑肛表水银端,将体温计水银端轻轻插入肛门 3 ~ 4cm（婴儿 1.25cm,幼儿 2.5cm）,计时 3 分钟。

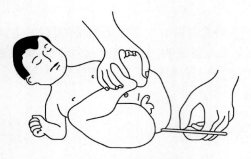

图 3-8　生命体征测量

7. 测量脉搏

（1）护士以示指、中指、无名指的指腹按压在患者桡动脉处,按压力量适中。

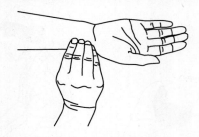

图 3-9　生命体征测量

（2）数脉搏次数,节律整齐者,测量 30 秒,所得数乘以 2;脉搏异常者,测量 1 分钟。若遇脉搏短绌者,则由两名护士同时测量,一人听心率,一人测脉率,由听心率者发出"起"和"停",计时 1 分钟。

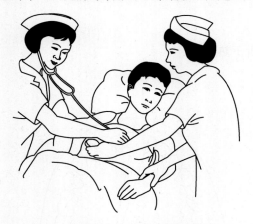

图 3-10　生命体征测量

8. 测量呼吸　护士将手继续放在桡动脉脉搏处,观察患者胸部或者腹部的起伏,计数呼吸次数。正常呼吸测 30 秒,异常呼吸测 1 分钟。

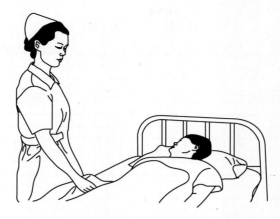

图 3-11　生命体征测量

9. 告知患者脉搏、呼吸次数,并同时作好记录。

10. 测量血压

(1)取血压计,检查血压计汞柱是否在储槽。置血压计与肱动脉、心脏在同一水平。打开血压计,开启水银槽开关。

(2)卷袖露臂手掌向上,肘部伸直、外展。

(3)驱尽袖带内空气,平整地缠绕上臂中部,下缘距肘窝 2~3cm,松紧以能插入一指为宜。

(4)将听诊器置肱动脉搏动最明显处,一手固定,另一手握加压气球,关气门,打气至肱动脉搏动声音消失再升高 20~30mmHg。

(5)缓慢放气,速度以每秒下降 4mmHg/s 为宜,注意水银柱刻度和肱动脉搏动声音的变化。

(6)在听诊器中听到第一声搏动,此时汞柱刻度即为收缩压;当搏动突然变弱或者消失,此时汞柱所指刻度即为舒张压。

(7)撤开袖带,驱尽袖带内空气,水银柱回归到水银槽内,休息片刻,再测量。

(8)同法测量完毕,还原听诊器,松袖带,整理患者衣袖。

(9)排尽袖带内余气,整理放回血压计盒内,血压计向右倾斜 45°,确保水银全部回到水银槽,关闭水银开关,扣上血压计,妥善放置。

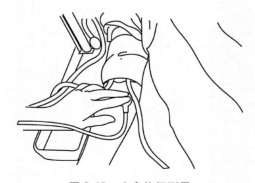

图 3-12　生命体征测量

11. 告知患者血压测量结果,并作好记录。

12. 查看时间,如体温测量时间未到,可适当实施健康教育,若体温测量时间已到,可取出体温计,用消毒液纱布擦拭。

13. 读数,告知体温测量结果,并记录。

14. 整理衣被,询问患者需要。

15. 处理用物。

16. 洗手、记录,并将患者的生命体征记录并绘制在体温单上。

附件1　　　　　　　　　　　体 温 单（范例）

姓名　樊某　　年龄 46　　性别　女　　科别　普外科　　床号 22　　　入院日期 2011-3-26　　　住院病历号 25631

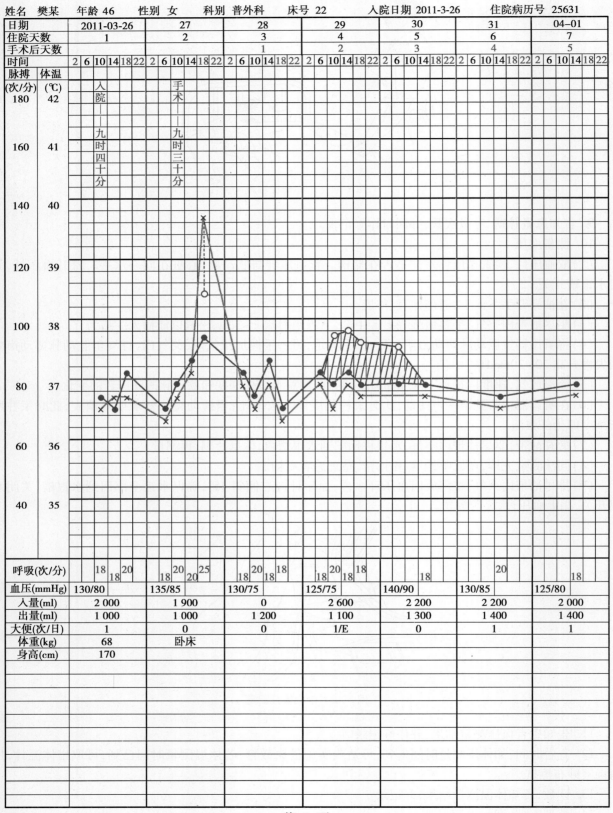

第 1 页

图 3-13　生命体征测量

临床应用小贴士

在临床工作中,测量生命体征时,遇到以下问题,该如何解决呢?

1. 婴幼儿、意识不清或不合作的患者测量体温时,该怎么办?

答:护理人员应守候在患者身旁。

2. 极度消瘦的患者可以测量腋温吗?

答:不能。

3. 发现体温和病情不符时,该如何处理?

答:应当复测体温。

4. 测量前若有运动、进食、冷热饮、洗澡、灌肠等,可以立即测量吗?

答:应当休息 30 分钟后再测量。

5. 如果患者不慎咬破体温计(水银),应该如何处理?

答:立即清理口腔内玻璃碎片,再口服蛋清或牛奶延缓汞的吸收,若病情允许,口服富含纤维食物以促进汞的排泄。

6. 如何准确的测量患者的呼吸? 危重患者呼吸不易觉察时,怎么办?

答:在测量脉搏的同时测量呼吸,不告诉患者,这样患者的呼吸会更自然,结果更准确。对于危重患者可用少许棉絮置于患者鼻孔前,观察棉絮吹动情况,计时 1 分钟来测量呼吸。

7. 长期观察血压的患者,做到哪"四定"?

答:定时间、定部位、定体位、定血压计。

案例与沟通

根据临床实际操作进行操作过程中各项情景的设置,包括如何评估、核对及与患者的沟通交流、注意事项的讲解、健康教育的实施,标注★号的为主要扣分项目及重点项目。(案例由老师提供给学生)

某病房,张某,女性,45 岁,教师,因头晕待查入院,护士为他测量体温、脉搏、呼吸和血压。

场景——病房

护士:张老师,早上好! 我是您的责任护士××,今天是您入院第一天,为了了解您的身体状况,我将为您测量体温、脉搏、呼吸和血压,您可以配合吗?

患者:好的。

护士:谢谢! 请问您在半小时内有没有进行热敷、进食或剧烈运动?

患者:没有,这个有影响吗?

护士:是的,热敷、进食、剧烈运动等都会影响到测量值的准确性,比如进食或者喝热水会使体温升高,运动还会使心跳加快、血压偏高。您有过高血压或心脏病病史吗? ★

患者:哦,是这样。我以前没有高血压和心脏病。

护士:那您平时血压大概是多少呢?

患者:120/70mmHg 左右。

护士:很正常! 您的肢体活动如何? 您有没有腋窝部位外伤史或手术史呢?

患者:活动都是正常的,没有动过手术。

护士:很好! 请让我检查一下您的腋窝皮肤。谢谢您的配合! 您的皮肤是完好的,测量过程需要大约十分钟,您休息一下,我马上就来!

患者:好的。

场景——护士站（两名护士正在核对医嘱信息）

护士乙：患者姓名？

护士甲：张某。

护士乙：住院号？

护士甲：住院号××。

护士乙：临时医嘱：测量生命体征一次。

护士甲：立即执行。

场景——病房

护士甲：您好，我现在要为您测量生命体征了，请问您叫什么名字？

患者：张某。

护士甲：张老师，为了操作的准确性，麻烦您把腕带给我核对一下好吗？

患者：好的。

护士：张老师，您准备好了吗？请您将衣服解开，我给您用纱布擦干腋下汗液，不然会影响到测量效果。

护士：请您将体温表夹紧，将手放于胸前，10 分钟后再看结果。

护士：请您休息片刻，暂不说话，我现在为您测量脉搏、呼吸。

患者：我的脉搏怎么样？

护士：您脉搏很正常，每分钟 72 次。呼吸每分钟 18 次。

护士：现在给您量一下血压，测量时由于袖带充气挤压，您的手臂会酸胀发麻，请坚持一下，这种情况在测量结束后很快会缓解！★

患者：我的血压怎么样？

护士：您的血压值为 130/80mmHg，结果正常，您不用担心！

患者：谢谢！血压正常值是多少呢？

护士：正常血压值，收缩压在 90~140mmHg，舒张压在 60~90mmHg。时间到了，我为您取出体温计。您的体温为 36.5℃，结果正常，我会把测量值记录下来，告诉您的管床医生的！★

患者：好的，谢谢！

护士：您先休息一下，我去处理用物，稍后带您去做其他检查项目。

患者：谢谢，我向你学习了不少知识。

护士：不用客气，这是我应该做的。还有什么我能帮您的吗？

患者：不用了，谢谢！

临床操作考点评分

操作内容		分值	测评			
			漏项	错误	颠倒	得分
准备评价（15分）	1. 患者及环境准备	5				
	2. 物品及人员准备	5				
	3. 患者身份确认	5				
操作评价（55分）	1. 携用物至患者床边，选择合适的测量方法	5				
	2. 协助患者选择、摆放正确体位	5				
	3. 根据患者病情，选择合适的测量体温的方式	5				

操作内容		分值	测评			
			漏项	错误	颠倒	得分
操作评价(55分)	4. 测量体温、呼吸、心率、血压	20				
	5. 告知患者测量结果并记录	10				
	6. 清理用物,洗手取口罩	5				
	7. 护理病历中详细记录	5				
沟通及服务态度 (15分)	1. 操作前对患者的知识讲解	5				
	2. 操作过程中与患者的沟通配合	5				
	3. 操作完毕健康教育指导	5				
操作速度(5分)		5				
理论知识评价(10分):操作目的、注意事项		10				
总分(合计)		100				

评分依据

准备部分:漏项一次扣 0.5 分,准备错误不得分。

操作过程部分:颠倒顺序一次扣 1 分,漏项一次扣 1 分,操作错误不得分。

沟通及服务态度部分:知识讲解及健康教育漏项一次扣 0.5 分,理论错误不得分;与患者无沟通不得分。

所有扣分不超过该部分操作的总分。

第四节　标本采集法

一、痰标本采集法

（一）适应证

需要进行痰病原菌检测、细胞学检查的患者。

（二）物品准备

1. 治疗车上层:治疗盘、痰液收集器、化验单、一次性清洁手套、温开水、纱布、手电筒、治疗巾、弯盘。

2. 治疗车下层:医用垃圾桶。

（三）患者准备

30 分钟前未进餐、饮水。

（四）操作流程

1. 患者及环境准备　责任护士向患者讲解痰液留取的目的、方法、注意事项,取得患者配合。观察患者口腔黏膜及咽部有无异常情况,指导或协助患者漱口,指导患者深呼吸和有效咳嗽的方法。病房清洁安静,温湿度适宜,光线充足或配备照明。

2. 根据化验目的和评估结果选择合适的标本采集容器,将化验单粘贴卡(带条码)贴在无菌痰培养盒上。

3. 经双人核对医嘱、化验单、无菌痰培养盒上编码信息,确认无误。

4. 物品及患者准备　备齐用物,护士衣帽整洁,洗手戴口罩。

5. 再次核对床号、姓名,核对化验单编码与标本盒上粘贴卡(带条码)是否一致,协助患者取坐位。

6. 协助患者漱口,观察有无食物残渣、口腔黏膜是否完整。

7. 嘱患者数次深呼吸后,于深吸气末用力咳出气管深处第一口痰液于容器内,立即盖好盒盖。

8. 若患者无力咳痰或不合作时,帮助患者拍背,戴无菌手套,将痰液收集器连接在负压吸引器上,打开吸引器开关,调节负压,将导管插入咽喉深部,留取痰液标本 5~10ml 后加盖。

9. 再次核对床号、姓名,核对化验单编码与标本盒上粘贴卡(带条码)是否一致,注明留取时间。

10. 协助漱口,擦净口唇。脱下无菌手套,整理床单,询问需要。

11. 洗手、取口罩,记录痰液量、颜色及性状、气味,立即送检,并告知管床医生。

💡 临床应用小贴士

在临床工作中,为患者留取痰标本时,遇到以下问题,该如何解决呢?

1. 如何指导患者正确留置痰标本?

答:告知患者留取痰液前要先漱口,然后深吸气,用力咳出第一口痰,留于容器中。以清晨痰为佳,告知患者不可将唾液、漱口水、鼻涕等混入痰中。

2. 如何指导患者收集 24 小时痰标本?

答:(1)向患者解释留痰的目的、采集方法、采集时间。

(2)告诉患者留痰的具体时间:早晨醒来 7 点未进食前、漱口后第一口痰开始留取,至次晨 7 点未进食前、漱口后第一口痰作为结束,将 24 小时的全部痰液吐入集痰容器中。

(3)标签上注明留痰起止时间,贴于集痰容器上交给患者。

(4)指导并教会患者正确咳痰的方法:每次留取痰液前要先漱口,深呼吸数次后,然后深吸气,用力咳出气管内的痰,留于容器中。

(5)告知患者留痰的注意事项:注意不可将唾液、漱口水、鼻涕混入痰内。集痰容器应置于阴凉处。

(6)收集完后记录痰的量、颜色及性状、气味,及时送检。

📋 案例与沟通

根据临床实际操作进行操作过程中各项情景的设置,包括如何评估、核对及与患者的沟通交流、注意事项的讲解、健康教育的实施,标注★号的为主要扣分项目及重点项目。(案例由老师提供给学生)

某病房,李某,女性,55 岁,教师。"咳嗽、咳痰"一月余收治入院,现遵医嘱收集痰标本做痰培养。

场景——病房

护士甲:李老师,早上好!我是您的责任护士××,昨晚您睡得好吗? 咳嗽的厉害吗?

患者:没有睡好,咳得很厉害。

护士甲:根据医嘱现在要为您留取痰培养标本,为选择抗生素提供依据。其方法很简单,就是漱口后,连续做深呼吸,然后用力咳出气管深处的痰液就可以。留取痰标本最好是清晨,这时的痰量较多,痰内的细菌也较多,能提高阳性率,您看现在操作可以吗? ★

患者:可以。

护士甲:那我准备好用物就过来帮您留取痰培养标本。

场景——护士站

护士乙:患者姓名?

护士甲:李某。

护士乙:住院号?

护士甲:住院号××。

护士乙:临时医嘱:痰标本采集。

护士甲:立即执行。

场景——病房

护士甲:您好,我现在要协助您留取痰标本了,请问您叫什么名字?

患者:李某。

护士甲:李老师,麻烦您把腕带给我核对一下好吗?

患者:好的。

护士甲:我先帮您用漱口溶液漱口,吐出来。再用清水漱口,把漱口水漱干净,再吐出来。您张开嘴,您的口腔黏膜完整光滑。现在您看我,和我一起做,连续做深呼吸,然后用力咳出气管深处的痰液,吐到痰盒中,请不要将唾液、鼻涕等混入痰液中。★

患者:好的。

护士甲:李老师,现在有不舒适的感觉吗?

患者:没有。

护士甲:您配合得很好,痰标本留取得非常顺利,我帮您把嘴角擦拭一下。

患者:谢谢你。

护士甲:我们马上把标本送去检查,检查结果出来以后我会告知您的责任医生。您还有什么需要吗?如果您有什么不适可以按呼叫器找我,我也会经常来巡视看您的,您好好休息吧,一会儿再见。

患者:没有了,谢谢你。

临床操作考点评分

操作内容		分值	测评			
			漏项	错误	颠倒	得分
准备评价(15分)	1. 患者及环境准备	5				
	2. 物品及人员准备	5				
	3. 医嘱核对及患者身份确认	5				
操作评价(55分)	1. 向患者解释留取痰标本的目的和方法	10				
	2. 洗手、戴口罩,携用物至患者床旁,再次核对	10				
	3. 协助患者漱口,观察口腔情况	5				
	4. 协助患者留取标本,再次核对,注明留取时间	15				
	5. 协助漱口,擦嘴	5				
	6. 整理用物,洗手取口罩。	5				
	7. 记录痰液外观和性状,立即送检	5				
沟通及服务态度(15分)	1. 操作前对患者的知识讲解	5				
	2. 操作过程中与患者的沟通配合	5				
	3. 操作完毕健康教育指导	5				
操作速度(5分)		5				
理论知识评价(10分):操作目的、注意事项		10				
总分(合计)		100				

评分依据

准备部分:漏项一次扣0.5分,准备错误不得分。

操作过程部分:颠倒顺序一次扣1分,漏项一次扣1分,操作错误不得分。

沟通及服务态度部分:知识讲解及健康教育漏项一次扣0.5分,理论错误不得分;与患者无沟通不得分。

所有扣分不超过该部分操作的总分。

二、咽拭子标本采集法

（一）适应证

需要分离出咽喉部致病菌,诊断是否患有白喉、化脓性扁桃体炎、急性咽喉炎等的患者。

（二）禁忌证

使用抗生素期间的患者。

（三）物品准备

1. 治疗车上层:治疗盘、咽拭子试管、酒精灯、打火机、化验单、无菌手套1双、温开水、手电筒、治疗巾、弯盘。

2. 治疗车下层:医用垃圾桶。

（四）患者准备

检查前2小时未进食、检查前30分钟未饮水。

（五）操作流程

1. 患者及环境准备　责任护士向患者讲解咽拭子培养的目的、方法、采集时间及注意事项,取得患者配合,评估患者身体状况,观察患者口腔黏膜有无异常和咽部情况。病房清洁安静,温湿度适宜,光线充足或配备照明,关闭门窗,必要时备屏风遮挡,保护患者隐私。

2. 物品及人员准备　备齐用物,在治疗室将化验单粘贴卡(带条码)贴于标本容器上。护士衣帽整洁,洗手、戴口罩。

3. 经双人核对医嘱、化验单、标本盒上编码信息,确认无误。

4. 携用物至患者床旁,核对患者信息与化验单上信息是否一致,并协助患者摆好体位,清水漱口。

5. 点燃酒精灯。戴无菌手套,嘱患者张口发"啊"音,暴露咽喉(必要时用压舌板将患者的舌向下、向外压)。用培养管内的消毒长棉签轻柔、迅速的擦拭两侧腭弓、咽后壁和扁桃体上的分泌物。

6. 取毕,将试管口在酒精灯火焰上消毒,然后将棉签插入试管中,塞紧,放于试管架上。

7. 再次核对　再次核对床号、姓名,核对化验单编码与标本盒上粘贴卡(带条码)是否一致,注明标本留取时间。

8. 脱手套,整理床单,询问患者需要。

9. 清理用物,洗手,取口罩。

10. 及时送检,记录。

💡 临床应用小贴士

在临床工作中,为患者留取咽拭子标本时,遇到以下问题,该如何解决呢?

1. 抗生素治疗期间可以采集标本吗?

答:不能,应在抗生素治疗结束后2周采集标本或抗生素治疗前。

2. 口腔溃疡面做真菌培养时如何采集?

答:真菌培养时,须在口腔溃疡面上采集分泌物,避免接触正常组织。先用一个拭子揩去溃疡或创面浅表分泌物,第二个拭子采集溃疡边缘或底部分泌物。

📋 案例与沟通

根据临床实际操作进行操作过程中各项情景的设置,包括如何评估、核对及与患者的沟通交流、注意事项的讲解、健康教育的实施,标注★号的为主要扣分项目及重点项目。(案例由老师提供给学生)

某病房,葛某,男性,68岁,退休。患者咽喉部疼痛半月余收治入院,遵医嘱取咽拭子培养标本。

场景——病房

护士甲:葛老,您好! 我是您的责任护士××,请问您什么时候进食、饮水的?

患者:2小时前吃的,半小时没有喝水。

护士甲:嗯,是否您咽喉部一直疼痛? 现在我根据医嘱要为您采集咽部及腭扁桃体的分泌物做细菌培养,就是用这个棉签轻轻地在您的咽部及腭扁桃体擦拭一下,送化验,等结果出来后为您选择合适的抗生素。您只要张大嘴发"啊"的音就可以了,不要紧张,我会很轻柔的。现在请您躺下休息,我准备一下用物,就马上过来。★

患者:好的。

场景——护士站

护士乙:患者姓名?

护士甲:葛某。

护士乙:住院号?

护士甲:住院号××。

护士乙:临时医嘱:咽拭子标本采集。

护士甲:立即执行。

场景——病房

护士甲:您好,我现在要为您进行咽拭子标本采集了,请问您叫什么名字?

患者:葛某。

护士甲:麻烦您把腕带再给我核对一下好吗?

患者:好的。

护士甲:葛老,我帮您把床摇高一点,请您先用清水漱一下口。好了,请您张开嘴,我观察一下您的咽喉部。您的咽部有些黄色的分泌物,请您张大嘴说"啊",不要动,以免污染标本,影响检验结果。已经采集好了,您感觉还好吗? ★

患者:挺好的。

护士甲:标本我们会马上送检,谢谢您的配合,检验结果回来后我们会告知您的管床医生。您还有什么需要吗? 如果您有什么不适可以按呼叫器找我,我也会经常来巡视看您的,您好好休息吧,一会儿再见。

患者:没有了,谢谢你。

📝 临床操作考点评分

操作内容		分值	测评			
			漏项	错误	颠倒	得分
准备评价(15分)	1. 患者及环境准备	5				
	2. 物品及人员准备	5				
	3. 医嘱核对及患者身份确认	5				
操作评价(55分)	1. 向患者解释目的和方法	5				
	2. 洗手、戴口罩,携用物到患者床旁,再次核对	10				
	3. 协助患者漱口,点燃酒精灯,显露咽喉	10				
	4. 采集咽拭子标本	10				
	5. 取毕,将咽试管在酒精灯火焰上消毒	5				

操作内容		分值	测评			
			漏项	错误	颠倒	得分
操作评价（55分）	6. 将咽拭子插入试管中,紧闭瓶塞	5				
	7. 注明留取时间,及时送检	5				
	8. 整理用物,洗手,取口罩,记录	5				
沟通及服务态度（15分）	1. 操作前对患者的知识讲解	5				
	2. 操作过程中与患者的沟通配合	5				
	3. 操作完毕健康教育指导	5				
操作速度（5分）		5				
理论知识评价（10分）:操作目的、注意事项		10				
总分（合计）		100				

评分依据

准备部分:漏项一次扣0.5分,准备错误不得分。

操作过程部分:颠倒顺序一次扣1分,漏项一次扣1分,操作错误不得分。

沟通及服务态度部分:知识讲解及健康教育漏项一次扣0.5分,理论错误不得分;与患者无沟通不得分。

所有扣分不超过该部分操作的总分。

三、尿标本采集

（一）适应证

泌尿生殖系统、肝胆疾病、代谢性疾病（如糖尿病）及其他系统疾病的诊断和鉴别诊断、治疗监测及健康普查。

（二）物品准备

1. 检验申请单、标签或条形码、手消毒液以外,根据检验目的的不同,另备:

（1）尿常规标本　一次性尿常规标本容器,必要时备便盆或尿壶。

（2）12小时或24小时尿标本　一次性标本容器、集尿瓶（容量3 000~5 000ml）、防腐剂。

（3）尿培养标本　无菌标本容器、无菌手套、无菌棉球、消毒液、便器或尿壶、肥皂水或1:5 000高锰酸钾水溶液、无菌生理盐水、必要时备导尿包或一次性注射器及无菌棉签。

2. 治疗车下层　生活垃圾桶、医用垃圾桶。

（三）患者准备

能理解采集尿标本的目的和方法,协助配合。

（四）操作流程

1. 患者及环境准备　责任护士向患者讲解尿标本留取的目的、方法、注意事项,取得患者配合。评估患者自理能力,使用抗生素的情况,观察患者是否留置有尿管。病房清洁安静,温湿度适宜,光线充足或配备照明。

2. 根据化验目的和评估结果选择合适的标本采集容器,将化验单粘贴卡（带条码）贴在尿标本采集容器上。

3. 经双人核对医嘱、化验单、尿标本采集容器上编码信息,确认无误。

4. 物品及患者准备　备齐用物,护士衣帽整洁,洗手戴口罩。

5. 再次核对床号、姓名,核对化验单编码与尿标本采集容器粘贴卡（带条码）是否一致,向患者及家属说明标本采集的目的及配合方法。

6. 尿常规标本

（1）能自理的患者,给予标本容器,嘱其将晨起第一次尿留于容器,除测定尿比重需留100ml以外,其余检验留取30~50ml即可。

（2）行动不便的患者,协助患者在床上使用便器,收集尿液于标本容器中。

（3）置导尿的患者,于集尿袋下方引流孔处打开橡胶塞收集尿液。

7. 12 小时或 24 小时尿标本

（1）将检验申请单标签或条形码贴于集尿瓶上，注明留取尿液的起止时间。

（2）留取 12 小时尿标本，嘱患者于 7pm 排空膀胱后开始留取尿液至次晨 7am 留取最后一次尿液；若取 24 小时尿标本，嘱患者于 7am 排空膀胱后，开始留取尿液，至次晨 7am 留取最后一次尿液。

（3）请患者将尿液先排在容器或尿壶内，然后再倒入集尿瓶内。

（4）留取最后一次尿液后，将 12 小时或 24 小时的全部尿液盛于集尿瓶内，测总量，记录于检验单上。

8. 尿培养标本

（1）中段尿留取法

1）屏风遮挡，协助患者取坐位或平卧位，放好便器。

2）护士戴手套，协助（或按要求）对成年男性患者和女性患者分别用肥皂水或 1：5 000 高锰酸钾水溶液清洗尿道口和外阴部，再用消毒液冲洗尿道口，无菌生理盐水冲去消毒液，然后排尿弃去前段尿液，收集中段尿 5～10ml 盛于带盖的无菌容器内送检。

（2）导尿术留取法

按导尿术要求分别清洁、消毒外阴、尿道口，再按照导尿术引流尿液，见尿后弃去前段尿液，接中段尿 5～10ml 于无菌试管中送检。

（3）留置导尿管术留取法

留置导尿时，用无菌消毒法消毒导尿管外部及导尿管口，用无菌注射器通过导尿管抽吸尿液送检。

9. 脱手套

10. 清洁外阴，协助患者整理衣裤，整理床单位，清理用物。

11. 洗手。

12. 再次查对医嘱和标本，标本密封后放于转运容器里送检，作好交接和记录。

13. 处理用物。

临床应用小贴士

在临床工作中，为患者留取尿标本时，遇到以下问题，该如何解决呢？

1. 尿培养中常用的防腐剂有哪些？其作用、用法是什么？临床运用于哪些检查？

答：（1）甲醛，其作用是防腐和固定尿中有机成分。用法是每 100ml 尿液中加 400mg/L 甲醛 0.5ml。用于艾迪计数（12 小时尿细胞计数）等。

（2）浓盐酸，其作用是保持尿液在酸性环境中，防止尿中激素被氧化。用法是 24 小时尿中加 10ml/L 浓盐酸。用于内分泌系统的检查，如 17-酮类固醇、17-羟类固醇等。

（3）甲苯，其作用是保持尿中化学成分不变。用法是第一次尿倒入后，每 100ml 尿液中加甲苯 0.5ml（即甲苯浓度为 5～20ml/L）。用于尿蛋白定量、尿糖定量检查。

2. 留取的尿标本应在多长时间内送检？

答：常规检查的标本采集后应尽快送检，最好不超过 2 小时，如果不能及时送检和分析，必须采取保存措施，如冷藏或加防腐剂等。

案例与沟通

根据临床实际操作进行操作过程中各项情景的设置，包括如何评估、核对及与患者的沟通交流、注意事项的讲解、健康教育的实施，标注★号的为主要扣分项目及重点项目。（案例由老师提供给学生）

某病房，李某，男性，45 岁，教师。以"泌尿系感染"收治入院，现遵医嘱检查尿常规。

场景——病房

护士甲:李老师,您好! 我是您的责任护士××,根据医嘱您需要留取尿标本做尿常规试验。其方法很简单,就是将晨起第一次尿留于容器中,检验需要您留取 30~50ml 即可。留取尿标本最好是清晨,这时的尿液不易受饮食、剧烈运动等因素影响,能使检查结果更加准确,您看现在操作可以吗? ★

患者:可以。

护士甲:那明天早上我准备好用物就过来帮您留取尿标本。

场景——护士站(第二天早晨)

护士乙:患者姓名?

护士甲:李某。

护士乙:住院号?

护士甲:住院号××。

护士乙:临时医嘱:尿常规标本采集。

护士甲:立即执行。

场景——病房

护士甲:李老师,您好! 我现在要协助您留取尿标本了,请问您叫什么名字?

患者:李某。

护士甲:麻烦您把腕带给我核对一下好吗?

患者:好的。

护士甲:您现在还没有小便吧?

患者:没有,你们不是要求留取早晨第一次小便吗?

护士甲:谢谢您的配合,请您将尿液留于容器中,检验需要您留取 30~50ml 即可,留取好后将瓶盖扭紧,避免尿液洒出。★

患者:好的。

护士甲:尿标本已经留取好了,您配合得很好。

患者:谢谢你。

护士甲:我们马上把标本送去检查,检查结果出来以后会告知您的责任医生。您还有什么需要吗? 如果您有什么不适可以按呼叫器找我,我也会经常来巡视看您的,您好好休息吧!

患者:没有了,谢谢你。

📷 临床操作考点评分

操作内容		分值	测评			
			漏项	错误	颠倒	得分
准备评价(15分)	1. 患者及环境准备	5				
	2. 物品及人员准备	5				
	3. 医嘱核对及患者身份确认	5				
操作评价(55分)	1. 向患者解释留取尿标本的目的和方法	10				
	2. 洗手、戴口罩	5				
	3. 根据化验目的和评估结果选择合适的标本采集容器	10				
	4. 携用物至患者床旁,再次核对	5				

操作内容		分值	测评			
			漏项	错误	颠倒	得分
操作评价(55分)	5. 根据不同的标本选择正确的留取方法,协助患者留取标本,再次核对	15				
	6. 整理用物,洗手取口罩	5				
	7. 记录尿液颜色和性状,立即送检	5				
沟通及服务态度(15分)	1. 操作前对患者的知识讲解	5				
	2. 操作过程中与患者的沟通配合	5				
	3. 操作完毕健康教育指导	5				
操作速度(5分)		5				
理论知识评价(10分):操作目的、注意事项		10				
总分(合计)		100				

评分依据

准备部分:漏项一次扣0.5分,准备错误不得分。

操作过程部分:颠倒顺序一次扣1分,漏项一次扣1分,操作错误不得分。

沟通及服务态度部分:知识讲解及健康教育漏项一次扣0.5分,理论错误不得分;与患者无沟通不得分。

所有扣分不超过该部分操作的总分。

四、静脉血标本采集法

(一)适应证

1. 采集全血标本,用于临床血液学检查,如血细胞计数、分型、形态学等。

2. 采集血标本,用于进行血浆相关血液检查,如凝血因子Ⅰ等。

3. 采集血标本,分离血清,用于相关血液检查,如肝肾功能、血清酶等。

4. 检测培养血液中的病原菌。

(二)禁忌证

1. 采血部位避开动静脉瘘、静脉炎、血管畸形、血栓形成、烧伤瘢痕区等异常情况的血管。

2. 在输液、输血部位同侧肢体采血。

(三)物品准备

治疗车、治疗盘、弯盘、检验申请单及标签或条形码、0.5%聚维酮碘、无菌棉签、止血带、一次性治疗巾、胶布、速干手消毒液、一次性采血针及真空采血管(非真空采血选用规格合适的注射器及针头)、一次性橡胶手套、锐器盒、医疗垃圾桶、生活垃圾桶。

(四)患者准备

1. 体位 协助患者取坐位或卧位。

2. 采血部位 主要选用肘部静脉血管如:肘正中静脉、贵要静脉等。

(五)操作流程

1. 患者及环境准备 运用合适的评估工具对患者进行一般状况评估。评估采血部位皮肤、血管情况,选择合适的静脉血管。评估患者是否已完成采血前准备。告知患者采血的目的、方法、注意事项,耐心解答患者疑问。病房环境清洁安静、光线充足。

2. 物品及人员准备 洗手、戴口罩、手套,必要时作好职业防护。

3. 经双人核对确认医嘱信息与检验申请单、条码及标本容器信息无误。

4. 检查所需无菌物品的有效期,物品包装是否完整。

5. 携备好采血用物至患者床旁,核对患者身份信息及检验申请单、条码及标本容器信息无误。向患者解释采血目的及配合方式。

6. 协助患者取舒适体位,将一次性治疗巾置于穿刺部位的肢体下。按照静脉采血原则选择合适的静脉血管进行采血。

7. 在采血部位近心端约 5~6cm 处扎止血带,嘱患者握拳,待静脉充盈。

8. 用 0.5% 聚维酮碘消毒注射皮肤,以采血穿刺点为中心环行由内向外螺旋擦拭,消毒面积直径 5cm 以上,待干。

9. 再次核对信息　一手紧绷皮肤,一手持一次性采血针(注射器),针头与采血部位呈15°~30°刺入静脉,见回血,固定针柄。

10. 将采血针另一端与真空标本容器相连接,多组检验项目同时采血按顺序:血培养→无添加剂试管→凝血试管→枸橼酸钠试管→肝素试管→EDTA 试管→草酸盐试管→氟化钠试管,依次采血。按要求根据所需检验项目充分混合血液与试管内添加剂。(EDTA 试管:如血液分析、各类基因、ACTH)

11. 采血至最后一管血液时,松止血带,嘱患者松拳。

12. 采血完毕,拔出真空试管,拔针并充分按压穿刺部位。

13. 操作后取下一次性治疗巾,核对患者信息及检验申请单、标本无误。

14. 协助患者取舒适体位,处理医疗废物,脱手套,洗手,取口罩。

15. 作好执行医嘱的记录及护理记录。

16. 标本及时送检。

💡 临床应用小贴士

在临床工作中,为患者静脉采血时,遇到以下问题,该如何解决呢?

1. 操作后,采血部位出现瘀斑青紫如何处理?

答:细心向患者解释并安抚,在静脉采血操作后的 24 小时内可以行局部冷敷,24 小时后可以使用湿热毛巾进行热敷,随后注意观察。

2. 患者出现晕针或晕血怎么处理?

答:患者坐位立即改为平卧位,预防意外跌倒的发生。保证周围空气流通或吸氧。适当保暖,给予饮用热开水或糖水。老年患者要注意鉴别心绞痛,脑部疾病发作。

3. 肥胖患者如何保证静脉采血操作成功?

答:体型偏胖的患者,脂肪层较厚血管走向不明显,需要用手按压皮肤才能感觉出血管的充盈度和走向。护理人员尽量选择较粗直较明显的血管适当增加进针角度,穿刺时沉着冷静。

4. 正在输液的患者如何进行静脉采血?

答:输液患者采血应避免在输液通道的同侧上肢或下肢采血;输液患者在不能停止输液的情况下,静脉采血一定要遵循远端原则,即在对侧手静脉采血;如双侧都在输液,可以在下肢静脉进行采血。

📋 案例与沟通

根据临床实际操作进行操作过程中各项情景的设置,包括如何评估、核对及与患者的沟通交流、注意事项的讲解、健康教育的实施,标注★号的为主要扣分项目及重点项目。(案例由老师提供给学生)

某病房,李某,女性,72 岁,因上腹部不适感、疼痛及食欲缺乏一周入院,遵医嘱行静脉采血化验肝肾功能。

场景——病房

护士甲:您好,我是您的责任护士××,医生查房后给您开了静脉采血化验肝肾功能,您可以配合一下吗? 请问您的姓名?

患者:李某。什么是静脉采血?

护士甲:静脉采血是采集肘正中静脉处的标本,我将使用真空采血法进行采集。血液将在负压作用下自动流入试管。这样采血量比较准确、操作也比较安全。★

患者:采血需要多久啊?

护士甲:化验肝肾功能的项目只需要抽取采样一个试管,我们配合好,5分钟左右就能结束操作,不会有太大的痛苦。

患者:好的。

护士甲:肝肾功能项目需要空腹,请问您是否空腹?

患者:是的。

护士甲:我需要评估一下您采血处皮肤及血管情况?

患者:好的。

护士甲:现在房间的温湿度都很适宜,光线也很充足!

患者:谢谢你的关心!

护士甲:您是否对这项静脉采血操作了解?那我准备好用物就过来为您采血。

患者:已经了解!

场景——护士站

护士乙:患者姓名? ★

护士甲:李某。★

护士乙:住院号? ★

护士甲:××。★

护士乙:临时医嘱:静脉采血。★

护士甲:肝肾功能。★

护士乙:立即执行。★

护士甲:选择试管,黄色试管。

护士乙:核对准确。

场景——病房

护士甲:您好,我现在要为您行静脉采血了,请问您的名字? ★

患者:李某。

护士甲:再次核对一下您的腕带好吗? ★

患者:好的。

护士甲:现在准备为您行静脉采血穿刺抽取样本化验肝肾功能,您准备好了吗?

患者:好了。

护士甲:为您选择在此处进行穿刺,请您握紧拳头好吗?

患者:好的。

护士甲:再次核对一下您的名字。 ★

患者:李某。

护士甲:麻烦看一下您的腕带。 ★

患者:好的。

护士甲:现在穿刺成功抽取标本,您感觉还行吗?

患者:可以的。

护士甲:采血完毕,现在按压穿刺点,按压时不要挪动及揉搓局部,直至无出血。★

患者:明白。

护士甲:需要再次核对一下您的名字。 ★

患者:李某

护士甲:再次核对一下您的腕带好吗？★

患者:好的。

护士甲:今天您已经没有其他空腹项目的相关检查安排了,您现在可以进餐了,请您清淡饮食,增加新鲜蔬果的摄入。★

患者:好的,我会注意的!

护士甲:如果有任何疑问或需求,可以随时找我,我也会随时来看您!

临床操作考点评分

操作内容		分值	测评			
			漏项	错误	颠倒	得分
准备评价(20分)	1. 患者及环境准备	5				
	2. 物品及人员准备	5				
	3. 医嘱核对及患者身份确认	10				
操作评价(51分)	1. 协助患者摆放体位	8				
	2. 患者身份核对及扎止血带消毒皮肤	8				
	3. 再次核对及注射采血针	10				
	4. 妥善固定	5				
	5. 按要求实施采血	5				
	6. 拔针按压及操作后核对	10				
	7. 操作完用物处理及记录结果	5				
沟通及服务态度(15分)	1. 操作前对患者的知识讲解	5				
	2. 操作过程中与患者的沟通配合	5				
	3. 操作完毕健康教育指导	5				
操作速度(4分)		4				
理论知识评价(10分):操作目的、注意事项		10				
总分(合计)		100				

评分依据

准备部分:漏项一次扣0.5分,准备错误不得分。

操作过程部分:颠倒顺序一次扣1分,漏项一次扣1分,未核对、操作错误均不得分。

沟通及服务态度部分:知识讲解及健康教育漏项一次扣0.5分,理论错误不得分;与患者无沟通不得分。

所有扣分不超过该部分操作的总分。

第五节　穿脱隔离衣技术

（一）适应证

1. 接触传播感染性疾病患者(如传染病患者、多重耐药菌感染患者等)时。

2. 为大面积烧伤患者、骨髓移植患者实施诊疗、护理时。

3. 可能受到患者血液、体液、分泌物、排泄物喷溅时。

（二）物品准备

隔离衣一件,速干手消毒剂。

（三）操作流程

1. 穿隔离衣

（1）穿隔离衣前要戴好帽子、口罩,取下手表,卷袖过肘,洗手。

（2）手持衣领从衣钩上取下隔离衣,将清洁面朝向自己将衣服向外折,露出肩袖内口,一手持衣领,另一手伸入袖内并向上抖,注意勿触及面部。

（3）一手将衣领向上拉,使另一手露出来。依法穿好另一袖。

（4）两手持衣领顺边缘由前向后扣好领袖,然后扣好袖口或系上袖带。

（5）从腰部向下约5cm处自一侧衣缝将隔离衣逐渐向前拉,见到衣边捏住,依法将另一边捏住,两手在背后将两侧衣边对齐,向一侧按压折叠,以一手按住,另一手将腰带拉至背后压住折叠处,在背后交叉,回到前面打一活结,系好腰带。

（6）如隔离衣的衣袖过长,可将肩部纽扣扣上。

（7）穿好隔离衣,即可进行工作。

2. 脱隔离衣

（1）解开腰带,在前面打一活结;解开袖口,在肘部将部分袖子塞入工作服内,暴露前臂。

（2）消毒双手,从前臂至指尖顺序刷洗两分钟,清水冲洗,擦干。

（3）解开衣领,一手伸入另一侧袖口内,拉下衣袖过手（用清洁手拉袖口内的清洁面）,用遮盖着的手在外面拉下另一衣袖。

（4）两手在袖内使袖子对齐,双臂逐渐退出。

（5）双手持领,将隔离衣两边对齐（如挂在半污染区的隔离衣,清洁面向外;如挂在污染区的隔离衣,污染面向外）,挂在钩上。

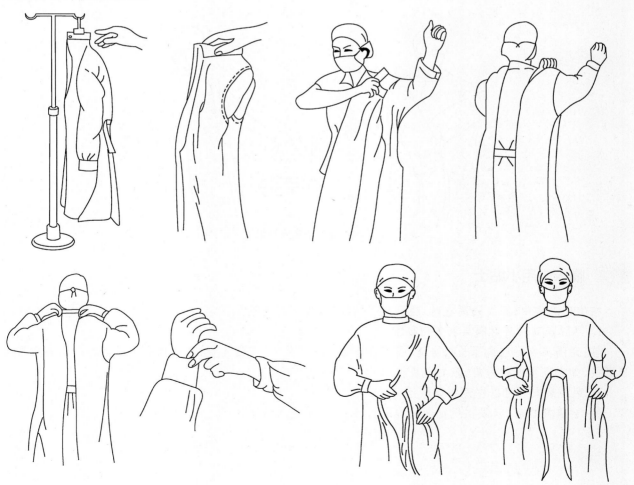

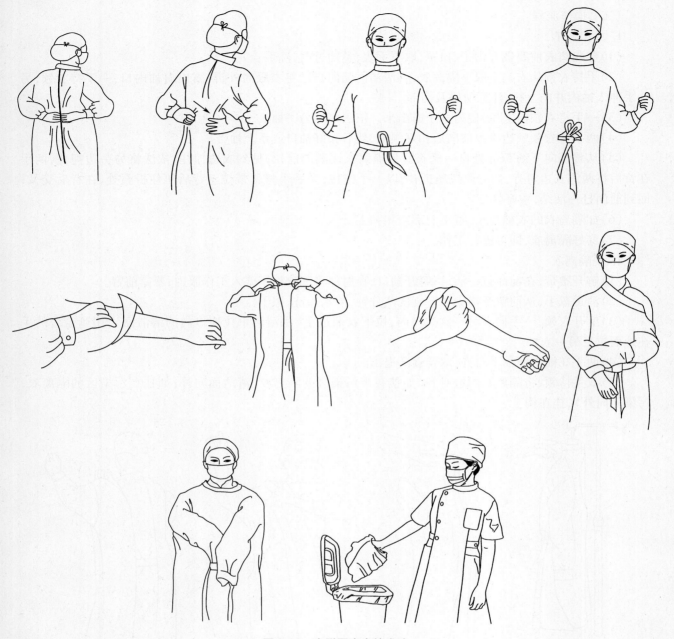

图 3-14 穿脱隔离衣技术法

🔆 临床应用小贴士

在临床工作中,穿脱隔离衣时,遇到以下问题,该如何解决呢?

1. 穿脱隔离衣时对隔离衣有何要求?

答:穿隔离衣时应选择长短合适,需完全遮盖内面工作服,完好无损,有破损应及时修补。隔离衣应每日更换,如有潮湿或被污染,应立即更换。

2. 穿隔离衣后可以在哪些区域活动?

答:穿隔离衣后,只限在规定区域内进行活动,不得进入清洁区。

📝 **临床操作考点评分**

操作内容		分值	测评			
			漏项	错误	颠倒	得分
准备评价（10分）	1. 环境准备	5				
	2. 物品及人员准备	5				
操作评价（75分）	穿隔离衣					
	1. 洗手、戴口罩、摘手表	5				
	2. 手持隔离衣,清洁面朝向自己	5				
	3. 穿无菌衣	15				
	4. 扣好肩扣和袖扣	5				
	5. 系好腰带,进入隔离区进行护理	10				
	脱隔离衣					
	1. 解腰带,解开袖口,在肘部将部分衣袖塞入工作服衣袖下	5				
	2. 消毒双手,待干,解开领扣	5				
	3. 脱隔离衣	15				
	4. 双手持领,将隔离衣两边对齐,挂在钩上	5				
	5. 洗手,取下口罩,拉下工作服衣袖	5				
操作速度（5分）		5				
理论知识评价（10分）:操作目的、注意事项		10				
总分（合计）		100				

评分依据

准备部分:漏项一次扣0.5分,准备错误不得分。

操作过程部分:颠倒顺序一次扣1分,漏项一次扣1分,操作错误不得分。

所有扣分不超过该部分操作的总分。

第六节　物理降温法

一、冷湿敷

（一）适应证

适用于软组织急性损伤初期、扁桃体摘除术后、鼻出血、牙痛、烫伤、高热、中暑及炎症早期患者。

（二）禁忌证

1. 局部血液循环障碍（如血压低、局部皮肤青紫、瘫痪肢体等）。

2. 慢性炎症或深部化脓性病灶。

3. 组织损伤或破裂部位。

4. 对冷过敏及体质虚弱者。

5. 冷敷禁忌部位包括:耳郭、枕后、阴囊、心前区、腹部、足底。

（三）物品准备

1. 治疗车上层　治疗盘内备卵圆钳2把、敷布2块、凡士林、纱布、棉签、一次性治疗巾,治疗盘外备盛放冰水的容器、手消毒剂。

2. 治疗车下层　医疗垃圾桶。

3. 必要时准备屏风、换药用物。

（四）患者准备

1. 了解冷湿敷使用的目的、方法、注意事项及配合要点。

2. 取舒适体位、愿意配合。

（五）操作流程

1. **患者及环境准备**　责任护士向患者讲解冷湿敷的目的、方法、注意事项,取得患者配合,评估患者皮肤情况。病房清洁安静,温湿度适宜,光线充足或配备照明,关闭门窗,必要时备屏风遮挡,保护患者隐私。

2. **物品及人员准备**　备齐用物,护士衣帽整洁,洗手戴口罩。

3. 经双人核对医嘱及患者信息,确认无误。

4. 携用物至患者床旁,再次核对患者床号、姓名、住院号,协助患者取适当卧位,松开衣裤,暴露冷湿敷部位,下垫小橡胶单和治疗巾。受敷部位涂凡士林,上盖一层纱布。

5. 将敷布置于冰水内浸透,再将敷布拧至不滴水,抖开,将敷布按正确方法敷于所需部位,按要求更换敷布,并观察局部皮肤颜色和体温变化。

6. 每 3~5 分钟更换一次敷布,持续冷敷15~20 分钟。

7. 用于降温时,则于冷湿敷 30 分钟后测量体温,降至 38℃ 以下,停用。

8. 冷敷完毕,擦干冷敷部位,擦掉凡士林,根据患者需要更换干净的衣裤。整理床单,清理用物。

9. 核对患者床号、姓名、住院号,询问患者需求。

10. 清理用物,洗手、取口罩。

11. 洗手,记录冷敷的部位、时间、效果、患者反应,降温后的体温记录在体温单上。

💡 临床应用小贴士

在临床工作中,冷湿敷时,遇到以下问题,该如何解决呢?

1. 冷湿敷时间过长会出现什么现象呢?

答:可能出现寒战、面部苍白、脉搏和呼吸异常等。局部用冷时间过长则可引起营养、细胞代谢、生理功能障碍、甚至组织细胞死亡。应停止冷湿敷。

2. 冷湿敷用于高热患者的常用部位有哪些?

答:一般选在头、颈、腋窝、腹股沟等大血管处。

3. 冷湿敷为什么每次持续时间不超过 20 分钟?

答:因为持续冷湿敷 1 小时后,即出现10~15 分钟的小动脉扩张。即产生与生理效应相反作用,这种现象称为继发效应。所以持续时间 20~30 分钟为宜,如需反复使用,中间必须给予 1 小时的休息时间,让皮肤组织有个复原的过程,以免发生继发效应抵消应有的生理效应。

📋 案例与沟通

根据临床实际操作进行操作过程中各项情景的设置,包括如何评估、核对及与患者的沟通交流、注意事项的讲解、健康教育的实施,标注★号的为主要扣分项目及重点项目。（案例由老师提供给学生）

某病房,李某,男性,42 岁,工程师,持续高热 39℃,遵医嘱给予冷湿敷。

场景——病房

护士甲:李工,您好! 我是您的责任护士××,因为您持续高热,我要给您用冷毛巾湿敷来降温,您觉得可以吗?

患者:可以。

护士甲:您现在感觉怎么样? 还有畏寒发冷的感觉吗?

患者:不冷了,现在我感觉浑身发热酸痛。

护士甲:您现在的体温 39℃,我等会用冷毛巾湿敷为您进行物理降温,可以让您感觉舒服一些,您能配合我吗?

患者:可以。

护士甲:现在我去准备物品,马上过来为您进行治疗。

场景——护士站

护士乙:患者姓名?

护士甲:李某。

护士乙:住院号?

护士甲:住院号××。

护士乙:临时医嘱:冷湿敷一次。

护士甲:立即执行。

场景——病房

护士甲:您好,我现在要为您用冷毛巾湿敷了,请问您叫什么名字?

患者:李某。

护士甲:李工,我需要再核对一下您的手腕带信息,可以吗?

患者:可以。

护士甲:我要为您用冷毛巾进行湿敷,分别放置在您的头、颈、腋窝和腹股沟,放置时会有冰凉的感觉,请您不要紧张,冷毛巾放置于您的体表大血管处,这样散热更快。您可以配合我吗? ★

患者:可以。

护士甲:我先看一下您冷敷部位的皮肤,您皮肤完好无破损,现在我要放置冷毛巾了,请您配合我。

患者:好的。

护士甲:您现在感觉怎么样? 有没有很不舒服的感觉?

患者:还可以,我能耐受。

护士甲:我每3~5分钟会更换一次冷毛巾,持续冷敷15~20分钟,这期间我会随时观察您的情况,如果您感觉有什么不适,比如局部皮肤出现麻木疼痛等情况请及时告诉我好吗? ★

(持续20分钟冷敷后)

护士甲:李工,感觉好点了吗? 已经为您冷敷完了,我为您取下冷毛巾。

患者:好的,我感觉好多了。

护士甲:我帮您把衣服穿好,盖好被子保暖,请您喝杯温水,好好休息一下,30分钟后我来为您重新测量体温。

(30分钟后测量体温,显示37.8℃)

护士甲:您现在的体温是37.8℃,您可以不用再冷敷了,请您多饮水,进食易消化的食物,多多漱口,保持口腔清洁。有事请按呼叫器,我也会经常巡视病房过来看您,请您好好休息。 ★

患者:好的,谢谢你。

📲 临床操作考点评分

操作内容		分值	测评			
			漏项	错误	颠倒	得分
准备评价(15分)	1. 患者及环境准备	5				
	2. 物品及人员准备	5				
	3. 医嘱核对及患者身份确认	5				
操作评价(55分)	1. 向患者解释目的和方法	5				
	2. 洗手、戴口罩。携用物至患者旁,再次核对,作好准备	10				

操作内容	分值	测评			
		漏项	错误	颠倒	得分
操作评价(55分) — 3. 协助取舒适卧位,垫小橡胶单和治疗巾,受敷部位涂凡士林,上盖一层纱布	10				
4. 给予冷湿敷,观察皮肤颜色和体温变化	10				
5. 每3~5分钟更换一次敷垫,持续冷敷15~20分钟	5				
6. 30分钟后测量体温,降至38℃以下,停用	5				
7. 冷敷完毕,再次核对,询问需求	5				
8. 清理用物,洗手、取口罩,记录	5				
沟通及服务态度(15分) — 1. 操作前对患者的知识讲解	5				
2. 操作过程中与患者的沟通配合	5				
3. 操作完毕健康教育指导	5				
操作速度(5分)	5				
理论知识评价(10分):操作目的、注意事项	10				
总分(合计)	100				

评分依据

准备部分:漏项一次扣0.5分,准备错误不得分。

操作过程部分:颠倒顺序一次扣1分,漏项一次扣1分,操作错误不得分。

沟通及服务态度部分:知识讲解及健康教育漏项一次扣0.5分,理论错误不得分;与患者无沟通不得分。

所有扣分不超过该部分操作的总分。

二、酒精擦浴法

(一) 适应证

体温超过39.5的高热患者。

(二) 禁忌证

1. 枕后、耳郭、心前区、腹部、阴囊和足底禁忌擦拭。

2. 新生儿、血液病和酒精过敏的患者。

(三) 物品准备

1. 治疗车上层:治疗盘、治疗盘内备浴巾、小毛巾2条、热水袋及套、冰袋及套、治疗盘外备脸盆(内盛放32~34℃温水,约2/3满)、治疗碗(内盛25%~35%酒精200~300ml)手消毒剂。

2. 治疗车下层:医用垃圾桶。

3. 必要时备干净衣裤、屏风、便器。

(四) 患者准备

1. 患者体位舒适、愿意合作。

2. 了解酒精擦浴的目的、方法、注意事项、配合要点。

(五) 操作流程

1. 患者及环境准备:责任护士向患者讲解酒精擦浴的目的、方法、注意事项,取得患者配合,指导或协助患者取舒适卧位。病房清洁安静,温湿度适宜,光线充足或配备照明,关闭门窗,必要时备屏风遮挡,保护患者隐私。

2. 物品及人员准备:备齐用物,护士衣帽整洁,洗手戴口罩。

3. 经双人核对医嘱及患者信息,确认无误。

4. 携用物到患者床旁,松开床尾盖被,置冰袋于患者头部,置热水袋于足部。

5. 为患者脱去上衣(先近侧后对侧,如有骨折或开放性伤口则先脱健侧肢体再脱患侧),解裤带。

6. 擦拭方法:暴露擦拭部位,将大浴巾垫于擦拭部位下,将浸入酒精的小毛巾拧至半干,呈手套式缠在手上,以离心方向边擦拭边按摩,每部位擦拭 2 遍,两块小毛巾交替使用,最后以浴巾擦干。

①先擦拭对侧上肢:对侧颈→肩→前臂外侧→手背;对侧胸→腋窝→上臂内侧→前臂内侧→手心。

②依法擦拭近侧上肢。

7. 协助患者侧卧,背向护士(病情危重者,面向护士),下垫大毛巾,用同样的手法进行擦拭。

8. 擦拭方法:①第七颈椎→骶尾部;②右肩胛→腰部→臀部;③左肩胛→腰部→臀部。

9. 用大毛巾拭干皮肤后将其叠放在床尾,协助患者穿好上衣,取平卧位。

10. 脱去裤子,露出对侧下肢,下垫浴巾,擦拭顺序为:①髂骨(髂前上棘)→大腿外侧→足背;②腹股沟→大腿内侧→内踝;③股下→大腿后侧→腘窝→足跟;④依上法擦拭近侧下肢。

11. 每侧 3 分钟,全过程 20 分钟以内,观察患者有无寒战、面色苍白、脉搏和呼吸异常。

12. 根据需要更换干净裤子,撤去热水袋。

13. 核对床号、姓名、住院号,整理床单。

14. 开窗通风,询问患者需要,协助饮水。

15. 处理用物,洗手,取口罩,记录。

16. 半小时后复测体温,并绘制在体温单上,若体温降至 39℃ 以下,撤去冰袋。

💡 临床应用小贴士

在临床工作中,酒精擦浴时,遇到以下问题,该如何解决呢?

1. 酒精擦浴法的注意事项有哪些?

答:(1)擦浴过程中,注意观察病情。如出现寒战、面色苍白、脉搏、呼吸异常等情况,停止擦拭及时处理。

(2)胸前区、腹部、后颈、足底为拭浴的禁忌部位,新生儿及血液病高热患者禁用酒精拭浴。

(3)擦浴过程中尽量少暴露患者,隔离患者按隔离原则进行。

2. 如何预防酒精擦浴物理降温治疗中的过敏反应? 若遇到,如何处理?

答:预防:

(1)酒精擦浴前先询问患者有无酒精过敏史。

(2)擦浴中要避开面部、腹部、足底以及胸前心脏部位。

(3)注意酒精的浓度,尤其是给婴幼儿行酒精擦浴时。

处理:

(1)一旦出现过敏反应应立即停止擦浴,用干毛巾拭去皮表面残留液体。

(2)评估过敏程度,轻度过敏反应待酒精挥发后可消失。

(3)严重过敏反应应遵医嘱紧急处理。

3. 患者行酒精擦浴过程中,为什么要额头部置冰袋,足部置热水袋?

答:为高热患者行酒精擦浴时,头部置冰袋以助降温,预防擦浴时全身血管收缩,脑部充血引起头痛不适,热水袋置于患者足底可促使局部血管扩张,有利于散热。

4. 使用热水袋的注意事项是什么?

答:(1)对老年人、麻醉未清醒、末梢循环不良、昏迷等患者,热水袋温度应调节在 50℃ 以内,热水袋外包毛巾。不可直接接触皮肤,以免烫伤。

(2)在使用热水袋过程中,应定时检查局部皮肤,如发现皮肤潮红,应立即停止使用,并在局部涂凡士林,以保护皮肤,如需要持续使用热水袋,当水温降低后应及时更换热水。

(3)软组织损伤或扭伤后,48 小时内禁用热敷。

5. 如何配制 30% 的酒精溶液?

答:将 2 瓶 75% 酒精(60ml/每瓶)兑入 180ml 纯净水中混匀。

📋 案例与沟通

根据临床实际操作进行操作过程中各项情景的设置,包括如何评估、核对及与患者的沟通交流、注意事项的讲解、健康教育的实施,标注★号的为主要扣分项目及重点项目。(案例由老师提供给学生)

某病房,张某,男性,35岁,教师,肺部感染收治入院,现出现高热现象,测量体温39.5℃,遵医嘱给予酒精擦浴。

场景——病房

护士甲:张老师,您好!我是您的责任护士××。因为您高热39.5℃,我要为您进行酒精擦浴,为您降低温度,您看可以吗?

患者:可以。

护士甲:您现在感觉怎么样?还有畏寒发冷的感觉吗?

患者:不冷,全身发烫,口干。

护士甲:这是因为您高热引起的,不要紧张,我马上给您相应处理。张老师,请问您对酒精过敏吗?

患者:不过敏。

护士甲:酒精擦浴是一种简单有效的降温方法,主要是通过酒精使皮肤血管扩张而散热,但酒精擦浴偶有过敏、怕冷等现象,一旦发生我会及时为您处理的,请您放心。我现在检查一下您的背部与四肢皮肤情况,如果没有破溃、炎症就可以为您进行酒精擦浴了,请您配合我一下。★

患者:好的。

护士甲:您背部与四肢的皮肤都是完好的,可以进行酒精擦浴,我去准备一下用物,马上过来为您进行治疗。

患者:好的。

场景——护士站

护士乙:患者姓名?

护士甲:张某。

护士乙:住院号?

护士甲:住院号××。

护士乙:临时医嘱:酒精擦浴一次。

护士甲:立即执行。

场景——病房

护士甲:您好,我现在要为您进行酒精擦浴了,为了操作的准确性,请问您叫什么名字?

患者:张某。

护士甲:张老师,我需要再核对一下您的手腕带信息,可以吗?

患者:可以。

护士甲:现在给您进行酒精擦浴了,请您配合一下,好吗?

患者:好的。

护士甲:我先把冰袋放在您头上,热水袋放在您的脚底。这样有助于降温并防止擦浴时皮肤血管收缩,血液集中到头部引起充血。张老师,您有不舒服的感觉吗?★

患者:没有。

护士甲:我来协助您脱去上衣,为您进行酒精擦浴。

(擦拭过程应注意观察患者情况)

护士甲:张老师,会不会哪里不舒服?有不舒服请及时告诉我。

患者:好的。

护士甲:现在给您擦背,背擦完了,现在给您擦下肢,先脱去裤子,请您配合一下。已擦拭完毕,现在给您换上干净裤子。现在感觉更舒服吗?

患者:舒服多了。

护士甲:张老师,30分钟后我会给您复测体温的。您要多喝水,这是呼叫铃,如感觉不舒服,请随时按铃,我们会及时帮您解决的。

(30分钟后测量体温)

护士甲:张老师,现在测试一下您的体温,体温已经降到38.1℃,我帮您把冰袋撤去,你还是需要多饮水,饮食宜清淡,应进食易消化的食物,多漱口,保持口腔清洁。出汗较多的时候,及时更换衣服,注意保暖。有事请按呼叫器,我也会经常巡视病房过来看您,请您好好休息。★

患者:好的,谢谢你。

临床操作考点评分

操作内容		分值	测评			
			漏项	错误	颠倒	得分
准备评价(15分)	1. 患者及环境准备	5				
	2. 物品及人员准备	5				
	3. 医嘱核对及患者身份确认	5				
操作评价(55分)	1. 向患者解释目的和方法	5				
	2. 洗手、戴口罩。携用物至患者旁,再次核对,作好准备	5				
	3. 松开床尾盖被,置冰袋于患者头部,置热水袋于足部	5				
	4. 为患者脱去上衣,解裤带	5				
	5. 进行酒精擦浴,操作要点:帮助患者暴露擦浴部位,按正确方法及顺序擦浴	20				
	6. 擦浴完毕,再次核对,整理床单	5				
	7. 清理用物,洗手、取口罩,记录	5				
	8. 30分钟后测量体温,若体温降至39℃以下,撤去冰袋	5				
沟通及服务态度(15分)	1. 操作前对患者的知识讲解	5				
	2. 操作过程中与患者的沟通配合	5				
	3. 操作完毕健康教育指导	5				
操作速度(5分)		5				
理论知识评价(10分):操作目的、注意事项		10				
总分(合计)		100				

评分依据

准备部分:漏项一次扣0.5分,准备错误不得分。

操作过程部分:颠倒顺序一次扣1分,漏项一次扣1分,操作错误不得分。

沟通及服务态度部分:知识讲解及健康教育漏项一次扣0.5分,理论错误不得分;与患者无沟通不得分。

所有扣分不超过该部分操作的总分。

第七节　血糖监测

（一）适应证

血糖异常需要评价代谢指标的患者。

（二）禁忌证

1. 指尖有严重感染、污染、水肿的患者。

2. 四肢残疾的患者。

（三）物品准备

1. 治疗车上层：治疗盘、血糖仪、采血针、试纸、75%酒精、无菌棉签、弯盘、手消毒剂、血糖登记本。

2. 治疗车下层：利器盒、医用垃圾桶。

（四）患者准备

1. 了解血糖监测的目的、方法、注意事项、配合要点。

2. 确定患者进食时间实施监测。

3. 用温水浸泡双手，揉搓指腹，促进指腹血液循环。

（五）操作流程

1. 患者及环境准备：责任护士向患者讲解血糖监测的目的、方法、注意事项，询问患者进食时间，取得患者配合，评估患者指腹情况，指导患者用温水浸泡双手，揉搓双手，促进指腹血液循环。病房清洁安静，温湿度适宜，光线充足或配备照明，关闭门窗。

2. 物品及人员准备：备齐用物，核对血糖仪上的号码是否与血糖试纸型号相符。护士衣帽整洁，洗手戴口罩。

3. 经双人核对医嘱及患者信息，确认无误。

4. 携至患者床边，再次确认患者符合空腹或餐后2小时血糖测定的要求。

5. 为了促进指尖血液循环，护士从患者手腕向指尖部按摩2~3次。

6. 安装采血笔及血糖试纸，置血糖仪于备用状态。

7. 用75%酒精消毒穿刺部位，待干后采血。

8. 将血滴于血糖仪试纸吸血孔。

9. 无菌棉签按压采血部位1~2分钟。

10. 读数，将血糖检查结果告知患者，异常结果应更换采血部位重复检测一次，通知医生采取不同的干预措施，必要时复检静脉生化血糖。

11. 对需要长期监测血糖的患者，指导患者血糖监测的方法。

12. 再次核对患者，询问患者需要。

13. 处理用物。

14. 洗手，取口罩，并记录血糖值。

💡 临床应用小贴士

在临床工作中，为患者监测血糖时，遇到以下问题，该如何处理？

1. 指尖采血量不足或过多的原因是什么？

答：（1）因长期监测血糖而未注意采血部位的更换，指尖出现瘢痕，造成采血困难。

（2）采血时用力挤压指尖，造成血样过多，污染试纸及便携式血糖仪。

（3）患者指端温度较低，或水肿、血液循环差等，造成采血量不足。

2. 患者出现低血糖反应时的症状有哪些？该如何处理？

答：患者出现心悸、饥饿感、浑身无力、出冷汗、面色苍白，甚至出现精神症状，严重者意识模糊，可致昏迷。处理:①如发生低血糖症状,立即监测血糖,同时口服糖水、糖果等易吸收的碳水化合物。严重者可静脉注射 50% 葡萄糖注射液 40~60ml。②分析发生低血糖的原因,尽可能避免再次发生低血糖的因素。

3. 针刺点出现感染应如何处理?

答:(1)针刺局部感染,可外涂 0.5% 聚维酮碘溶液。必要时局部采取物理疗法,促进感染部位愈合。

(2)感染严重者,控制感染,必要时遵医嘱使用抗生素。

4. 空腹血糖的正常值是多少? 餐后 2 小时血糖的正常值是多少?

答:空腹血糖的正常值是 3.6~6.1mmol/L,餐后 2 小时血糖的正常值小于 7.8mmol/L。

📋 案例与沟通

　　根据临床实际操作进行操作过程中各项情景的设置,包括如何评估、核对及与患者的沟通交流、注意事项的讲解、健康教育的实施,标注★号的为主要扣分项目及重点项目。(案例由老师提供给学生)

　　某病房,陈某,男性,65 岁,退休。糖尿病十年余,近期血糖不稳定,入院检查调节用药,遵医嘱监测血糖。

场景——病房

护士甲:陈老! 您好,我是您的责任护士××,因为您血糖不稳定,我们需要监测您的血糖变化,您可以配合我吗?

患者:可以。

护士甲:一会儿我将为您进行早餐后 2 小时的血糖监测,让我看一下您的左手好吗? 您左手中指指腹血供丰富,适合采血,请您先用温水泡手,揉搓一下指腹,我现在回去准备一下用品,我们一会儿见。★

场景——护士站

护士乙:患者姓名?

护士甲:陈某。

护士乙:住院号?

护士甲:住院号××。

护士乙:临时医嘱:餐后 2 小时血糖监测。

护士甲:立即执行。

场景——病房

护士甲:您好,我现在要为您监测血糖了,为了操作的准确性,请问您叫什么名字?

患者:陈某。

护士甲:陈老,我需要再核对一下您的手腕带信息可以吗?

患者:可以。

护士甲:您已经用温水泡过手了吗?

患者:泡过了。

护士甲:陈老,现在是上午 9 点,正好是您早餐后 2 小时的时间对吗?

患者:对的。

护士甲:我们现在开始采血测量血糖。采好了,我帮您按压 1~2 分钟,至无出血即可。

护士甲:陈老,您早餐后 2 小时血糖值为 9.8mmol/L,高于正常值,餐后两小时血糖正常值应小于 7.8mmol/L,我会将您的结果告诉您的责任医生,医生会根据您的结果为您治疗。您平时在家里也应该经常监测一下血糖,观察一下用药的效果,也可以与饮食一起配合治疗。平时吃完饭半小时后可以适量的活动一下,您外出的时候也可以随身带几颗糖果,如果遇到心慌、颤抖、饥饿感等低血糖症状时,可以口含一颗糖果缓解症状。谢谢您的配合。您还有什么需要吗? ★

患者:谢谢你告诉我了这么多,我会注意的,我没有其他需要了。

护士甲:如果您有事情可以按呼叫器,我也会经常巡视病房过来看您,请您好好休息。

患者:好的,谢谢你。

临床操作考点评分

操作内容		分值	测评			
			漏项	错误	颠倒	得分
准备评价(15分)	1. 患者及环境准备	5				
	2. 物品及人员准备	5				
	3. 医嘱核对及患者身份确认	5				
操作评价(55分)	1. 洗手、戴口罩。携用物至患者旁,再次核对,作好准备	5				
	2. 确认患者符合空腹/餐后2小时血糖测定的要求	10				
	3. 安装采血笔,置血糖仪于备用状态	5				
	4. 核对血糖仪上的号码是否与血糖试纸型号相符	10				
	5. 消毒、采血、按压	15				
	6. 读数,如有异常再次复查,通知医生处理	5				
	7. 处理用物,洗手、取口罩,记录	5				
沟通及服务态度(15分)	1. 操作前对患者的知识讲解	5				
	2. 操作过程中与患者的沟通配合	5				
	3. 操作完毕健康教育指导	5				
操作速度(5分)		5				
理论知识评价(10分):操作目的、注意事项		10				
总分(合计)		100				

评分依据

准备部分:漏项一次扣0.5分,准备错误不得分。

操作过程部分:颠倒顺序一次扣1分,漏项一次扣1分,操作错误不得分。

沟通及服务态度部分:知识讲解及健康教育漏项一次扣0.5分,理论错误不得分;与患者无沟通不得分。

所有扣分不超过该部分操作的总分。

第八节　口腔护理技术

(一) 适应证

1. 高热,昏迷,禁食的患者。

2. 留置胃管的患者。

3. 口腔疾患的患者。

4. 生活不能自理者和血液病的患者。

(二) 禁忌证

1. 口腔灼伤、口腔手术的患者。

2. 癫痫发作的患者。

（三）物品准备

1. 治疗车上层：治疗盘（若干）、治疗碗 2 个（分别内盛漱口溶液和无菌棉球）、镊子、弯止血钳、吸管水杯（水壶）、手电筒、棉签、治疗巾、弯盘 2 个、纱布、必要时备开口器、液体石蜡、外用药、快速手消毒液。

2. 治疗车下层：医用垃圾桶。

（四）患者准备

了解口腔护理的目的、方法、注意事项、配合要点。

（五）操作流程

1. 患者及环境准备：责任护士向患者讲解口腔护理的目的、方法、注意事项，取得患者配合，用手电筒初步观察患者口腔情况，备好温开水。病房清洁安静，温湿度适宜，光线充足或配备照明，关闭门窗，必要时备屏风遮挡，保护患者隐私。

2. 物品及人员准备：备齐用物，选用合适的漱口溶液浸湿无菌棉球，清点棉球，护士衣帽整洁，洗手戴口罩。

3. 经双人核对医嘱及患者信息，确认无误。

4. 携用物至患者床旁桌上。协助患者侧卧，或平卧、半卧位，头偏向一侧，面向护士。

5. 取治疗巾围于患者颌下，置弯盘于口角旁。

6. 口唇干裂者用温水湿润，指导患者正确的漱口方法，协助患者用温开水漱口，必要时用治疗巾擦净口唇周围。

7. 嘱患者张口，一手持手电筒，一手用压舌板轻轻撑开颊部，观察口腔情况，有义齿者先取下，若是昏迷患者或牙关紧闭者可用开口器协助张口。

8. 告知患者在操作过程中的配合事项，一手持压舌板、镊子，一手拿止血钳，嘱患者咬合上、下齿，用压舌板轻轻分开对侧颊部，由内向门齿纵向擦洗。

9. 更换棉球重复擦洗一遍。

10. 同法擦洗近侧，并询问患者的感受。

11. 患者张口，依次擦洗对侧牙齿上内侧面（由内向门齿纵向擦洗）、上咬合面、下内侧面、下咬合面。呈弧形擦洗对侧颊部。同法擦洗近侧。

12. 擦洗硬腭（对侧、近侧）、舌面（对侧、近侧）、舌下两侧（对侧、近侧）。

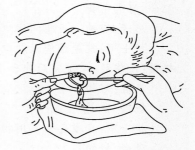

图 3-15　口腔护理技术

13. 擦洗完毕，协助患者漱口，用治疗巾擦净口唇周围。

14. 检查口腔是否清洁，口唇干裂者涂液体石蜡或润唇膏，压舌板放入弯盘。

15. 移去治疗巾和弯盘，清点棉球，协助患者取舒适卧位，整理床单。

16. 再次核对患者，询问患者需要。

17. 处理用物。

18. 洗手，取口罩，记录。

临床应用小贴士

在临床工作中，为患者行口腔护理时，遇到以下问题，该如何解决呢？

1. 为昏迷的患者进行口腔护理应有哪些注意事项？

答：（1）为昏迷的患者进行口腔护理时，应给患者取去枕平卧位，将头偏向一侧，防止漱口液流入呼吸道。

（2）昏迷患者不可漱口，以免引起误吸。

（3）口腔护理的棉球要拧干，不应过湿。

（4）合理使用开口器，应从患者白齿处放入，不可使用暴力强行使其开口，以免造成损伤，引起出血。

（5）昏迷患者，行口腔护理前要仔细检查牙齿有无松动、脱落等。

2. 口腔护理过程中如何预防口腔及牙龈出血？

答：(1)为凝血功能差的患者行口腔护理时，动作要轻柔、细致，擦洗过程中，要防止碰伤黏膜及牙龈；(2)正确使用开口器，应从白齿处放入，牙关紧闭者不可使用暴力强行使其开口，以免造成损伤，引起出血。

3. 口腔卫生及清洁状况的评估内容有哪些？

答：口腔卫生状况的评估包括口唇、口腔黏膜、牙龈、牙齿、舌、腭、唾液及口腔气味等。此外，评估患者日常口腔清洁习惯，如刷牙、漱口或清洁义齿的方法、次数及清洁程度等。

4. 真菌感染的患者用什么口腔护理液？

答：真菌感染患者用碳酸氢钠溶液。

📋 案例与沟通

根据临床实际操作进行操作过程中各项情景的设置，包括如何评估、核对及与患者的沟通交流、注意事项的讲解、健康教育的实施，标注★号的为主要扣分项目及重点项目。(案例由老师提供给学生)

某病房，王某，男性，72岁，退休，因"胃癌术后化疗"入院。目前消化道反应明显，生活不能自理，每日口腔护理两次。

场景——病房

护士甲：您好，我是您的责任护士××，因为您最近治疗消化道反应明显，每日必需的水分和维生素摄入减少，容易出现口腔感染。为了维持口腔正常功能，需要给您做口腔护理。希望您能够配合，好吗？★

患者：好的。我想问问口腔护理是干嘛的？

护士甲：就是帮您漱漱口，洗洗牙。这样可以清除口腔病菌，从而预防口腔炎症。我一定动作轻柔，请您放心，洗完后您会感到舒服很多的。

患者：好的。

场景——护士站

护士甲：我准备一下用物，马上为您治疗。

患者：好的。

护士乙：患者姓名？

护士甲：王某。

护士乙：住院号？

护士甲：住院号××。

护士乙：长期医嘱：口腔护理。

护士甲：每日2次。

场景——病房

护士甲：您好，我现在要为您进行口腔护理了，为了操作的准确性，请问您叫什么名字？

患者：王某。

护士甲：王老，请让我再次核对您的手腕带信息，可以吗？

患者：可以。

护士甲：在操作过程中需要您张开嘴时，我会告诉您的，不需要张开的时候您可以稍微合拢休息一下。如果您感觉我操作的动作有些过重，或者感觉到呛咳、恶心等不适时，请您告诉我，我会及时进行调整的，您能配合我吗？★

患者：好的，知道了！

护士甲：王老，请您把头偏向我这一侧。

　　护士甲：在进行口腔护理前，需要先漱一下口。每次温水不要含的过多，不要咽下，漱洗时速度不要太快，不要说话，避免呛咳或误吸。请您张开嘴，我看一下好吗？请先咬合上下牙齿，好，您配合得真好。感觉累吗？如果不舒服就告诉我，快好了，请您再坚持一下。请您将舌头翘起，我需要再次检查一下口腔，很好，现在您的口腔很清洁。（护士边操作边指导并鼓励患者配合，同时注意观察患者的反应。）

　　护士甲：王老，您感觉舒服一些吗？

　　患者：真的舒服多了。谢谢你了！

　　护士甲：您平时要多饮水，多吃蔬菜水果，补充营养。注意食物的温度和软硬度，不要吃过冷、过烫、过硬的食物，这样容易损伤黏膜，饭后要漱口，保持口腔的清洁。如果您出现口腔黏膜疼痛、牙龈出血等不适时，请不要紧张，立即与我们联系。您现在还有什么需要帮忙的吗？★

　　患者：没有了，你真好！

　　护士甲：这都是我应该做的，谢谢您的配合，那您先休息一下！需要帮忙您就按呼叫铃，我放您枕边了，我待会儿再来看您！

临床操作考点评分

操作内容		分值	测评			
			漏项	错误	颠倒	得分
准备评价（15分）	1. 患者及环境准备	5				
	2. 物品及人员准备	5				
	3. 医嘱核对及患者身份确认	5				
操作评价（55分）	1. 核对评估患者，观察口腔情况，作好解释，备温开水	5				
	2. 洗手、戴口罩。清点棉球，携用物至患者旁，再次核对，作好准备	5				
	3. 协助患者取合适体位，垫治疗巾、置弯盘	5				
	4. 协助患者漱口、润唇，观察口腔，取下义齿	5				
	5. 清洗口腔，按顺序擦洗	15				
	6. 擦毕，协助漱口（昏迷患者除外）	5				
	7. 检查口腔是否清洁，口唇干裂者涂液体石蜡或润唇膏	5				
	8. 撤去用物，清点棉球，协助患者取舒适体位	5				
	9. 清理用物，洗手、取口罩，记录	5				
沟通及服务态度（15分）	1. 操作前对患者的知识讲解	5				
	2. 操作过程中与患者的沟通配合	5				
	3. 操作完毕健康教育指导	5				
操作速度（5分）		5				
理论知识评价（10分）：操作目的、注意事项		10				

操作内容	分值	测评			
		漏项	错误	颠倒	得分
总分（合计）	100				

评分依据

准备部分：漏项一次扣 0.5 分，准备错误不得分。

操作过程部分：颠倒顺序一次扣 1 分，漏项一次扣 1 分，操作错误不得分。

沟通及服务态度部分：知识讲解及健康教育漏项一次扣 0.5 分，理论错误不得分；与患者无沟通不得分。

所有扣分不超过该部分操作的总分。

第九节 经鼻/口腔吸痰法

（一）适应证

1. 呼吸道分泌物滞留引起的窒息。

2. 吸入性肺炎、肺不张。

3. 无力咳嗽排痰所致呼吸困难。

4. 留取深部痰液标本。

5. 机械通气（气管内插管或气管切开术后）。

（二）禁忌证

1. 颅底骨折患者严禁从鼻腔吸痰，避免脑脊液被吸出。

2. 严重缺氧者、严重心律失常者属于相对禁忌。严重缺氧患者在吸痰时应给予血氧监测，并同时给予氧气吸入。严重心律失常患者，必须吸痰时应给予床边心电监测，备齐急救药品和器械，作好急救措施。

（三）物品准备

治疗车、电动吸引器或中心吸引装置、治疗盘、无菌生理盐水 1 瓶、治疗碗 2 个（内盛无菌生理盐水）并分别标注预冲和冲洗、一次性无菌吸痰管数根、治疗巾、无菌手套、纱布、电筒、听诊器、弯盘、医疗垃圾桶、生活垃圾桶、速干手消毒液、治疗执行单、必要时备屏风、压舌板、开口器、舌钳、接线板、痰液收集器。

（四）患者准备

患者取半卧位或平卧位，头偏向一侧，必要时进行保护性约束。

（五）操作流程

1. 患者及环境准备：责任护士向患者讲解吸痰的目的、方法、注意事项，取得患者配合。保持室温适宜，光线充足，环境安静，避免着凉，保护患者隐私，病房内有合适的电源插座。

2. 物品及人员准备：备齐用物，护士衣帽整洁，洗手戴口罩。

3. 经双人核对，确认医嘱信息及治疗执行单信息无误。

4. 责任护士携治疗执行单至患者床旁，核对患者姓名、床号、住院号及腕带信息。向患者及家属解释。（紧急情况下，先抢救后解释）

5. 评估患者呼吸道分泌物的量、黏稠度、口腔及鼻腔情况，评估患者生命体征、意识状态、病情、氧疗情况、咳嗽能力、血氧饱和度、合作程度、听诊肺部呼吸音。

6. 检查吸引器性能，调节负压，检查一次性吸引装置或储液瓶的密闭性、管道有无漏气。

7. 携用物至患者床旁，再次核对患者身份信息无误后，向患者解释，取得患者配合。

8. 协助患者头偏向操作者一侧，略向后仰。将治疗巾铺于患者胸前，昏迷患者可使用压舌板或开口器协助开口，如有活动性义齿请取下。

9. 给予高流量氧气吸入 2 分钟，防止缺氧。

10. 选择合适的吸痰管，检查一次性吸痰管包装是否完好，有无破损、漏气及有效期，打开外包装前端。

11. 戴无菌手套,将吸痰管抽出并盘绕于手中。

12. 连接吸痰管,打开开关,调节负压至成人 300~400mmHg,儿童 <300mmHg。

13. 检查吸引器是否通畅,试吸少量的生理盐水以润滑导管前端。

14. 操作者一手反折吸痰管末端,另一手持吸痰管前端,无负压的插入口咽部,深度约为10~15cm,松开导管末端,旋转上提,吸尽口咽部分泌物,用生理盐水冲洗吸痰管,再吸气管内分泌物。气管内吸痰时,待患者吸气时,迅速将吸痰管无负压的插入至气道内,深度约为 20~25cm,然后松开导管末端,自下而上,从深部起左右旋转导管并向上提管,逐段吸尽患者气道分泌物。

15. 吸痰管退出后,再以生理盐水冲洗导管,避免分泌物堵塞导管。

16. 吸痰过程中应鼓励患者深呼吸,进行有效咳嗽。如患者咳嗽剧烈,应稍等片刻后再吸。

17. 吸痰时动作要轻柔,每次吸痰时间不应超过 15 秒,连续吸痰不超过 3 次,如痰液较多需要反复再次吸引时,应该间隔3~5 分钟,吸痰间隔予以纯氧吸入 2 分钟;对于痰液黏稠者,可加以叩胸背、雾化吸入等方法,促进痰液的排出。

18. 动态评估患者呼吸音、心律、心率、血氧饱和度的变化,观察患者对吸痰的反应;观察吸出液的量、色、气味、黏稠度等。发现异常情况,立即停止操作。

19. 吸痰结束后,继续高流量给氧气吸入 2 分钟,再调至原流量。

20. 冲净吸痰管后,立即关闭吸引器,分离吸痰管,脱手套。

21. 评估吸痰效果,观察吸痰的有效指征。

22. 协助患者取舒适的卧位,整理床单位。询问患者感受及需求,作好健康指导。

23. 处理用物。按要求更换储液瓶及一次性吸痰装置,确保再次吸痰用物齐备。

24. 洗手,取口罩。

25. 作好执行医嘱的记录及护理记录。

💡 临床应用小贴士

在临床工作中,经鼻/口腔给患者吸痰时,遇到以下问题,该如何解决呢?

1. 在使用中心负压吸引装置吸痰的过程中出现机器故障该如何处理?

答:在有电的情况下,采用电动吸引器吸痰。在无电的情况下采用 50ml 注射器连接一次性吸痰管进行抽吸。

2. 对伴有心脏疾病的机械通气患者,在吸痰过程中应注意什么? 如何避免因吸痰操作诱发心律失常?

答:如患者是风湿性心瓣膜病术后患者,在吸痰时可使用简易呼吸器操作,并将氧流量增至 10L/min,储氧呼吸囊能输送的氧浓度为95%~100%,呼吸囊的潮气量为患者平时潮气量的 1.5 倍,能明显提高氧分压,有效的预防低氧血症及心律失常的发生。如发生心律失常,应立即停止吸引,并给予氧气吸入或加大吸氧浓度。

3. 在给昏迷患者吸痰时,如何预防吸痰管误入食管,如何处置?

答:昏迷患者有舌根后坠的现象,尤其是患者处于平卧位时,会阻塞咽部,插管时会遇到阻力,易误入食管,误入食管后吸出物为食物残渣或黄绿色的胃液,呈酸味。在为昏迷患者吸痰前,应将患者床头抬高30°,头偏向一侧,用压舌板从白齿处将口开启,若患者有舌根后坠的情况,可先将其下颌托起或用舌钳将舌拉出。若发现误入食管,应立即更换吸痰管再行吸痰。

4. 如患者口鼻腔、气管插管/气管切开处均需吸痰,抽吸顺序如何安排?

答:为避免上下呼吸道菌群移植,抽吸顺序应先抽吸气道内,更换吸痰管再抽吸口鼻腔。

5. 吸痰过程中如何预防气道黏膜损伤?

答:选择合适的吸痰管,禁止带负压插管,动作宜轻柔;吸痰前用生理盐水润滑吸痰管;严格掌握吸痰时间,避免反复插入;吸痰管插入遇到阻力时,应停止操作,拔除吸痰管,避免盲目插入。

6. 电动吸引器使用过程中储液瓶应注意什么?

答:使用过程中,储液瓶内应放含 1 000mg/L 有效氯消毒液 100ml,对吸出液进行消毒的同时,也可以避免吸出液黏附于瓶底而不利于清洗;同时并对消毒液液量予以标记,以利于观察吸出液量;储液瓶内液量超过 2/3 时,应及时倾倒,以免液体反流,损坏电机。

📋 案例与沟通

根据临床实际操作进行操作过程中各项情景的设置,包括如何评估、核对及与患者的沟通交流、注意事项的讲解、健康教育的实施,标注★号的为主要扣分项目及重点项目。(案例由老师提供给学生)

某病房,李某,男性,68 岁,患者因咳嗽伴喘息 2 天,痰多、黏稠、呼吸费力,不易咳出,近 3 日来加重,门诊以肺部感染收治。目前患者双下肺可闻及湿啰音,痰液难以咳出,遵医嘱行吸痰术。

场景——病房

护士甲:您好,我是您的责任护士××,请告诉我您的姓名?

患者:李某。

护士甲:请让我核对一下您的手腕带信息,好吗?

患者:好的。

护士甲:李老师,您的痰液不易咳出,您的主管医生要求给您吸痰,请您配合一下好吗?

患者:必须要吸痰吗?

护士甲:是的,痰液如不及时吸出会使您呼吸不畅,这个方法可以缓解您呼吸道的不适感,也是目前缓解症状最直接的办法。★

患者:大概需要多长时间呢? 过程难受不难受啊?

护士甲:会有些不适的感觉,我们会用一根很细的硅胶软管连接到吸引器上,利用负压将您呼吸道的痰液吸出,会使您感觉呼吸通畅。★

患者:有其他的治疗可以代替吸痰吗?

护士甲:将药物治疗与吸痰相结合,这样效果更明显。

患者:那好吧,我明白了。

护士甲:我要先看一下您口腔及鼻腔的情况,可以吗? ★

患者:好的。

护士甲:好,您的口鼻腔黏膜无破损。我先用听诊器听一下您肺部的情况,请您配合。您的痰鸣音较重,我先帮您将氧气吸上,这样您吸痰时会感觉舒适一些,不会觉得过于憋气。★

患者:好的。

护士甲:现在房间的温湿度都很适宜,光线也很充足,但为了保护您的隐私,我还是帮您把窗帘拉上吧!

患者:谢谢你的关心!

护士甲:那我准备好用物就过来给您吸痰。

场景——治疗室

护士甲:患者姓名?

护士乙:李某。

护士甲:住院号?

护士乙:××。

护士甲:临时医嘱:吸痰一次。

护士乙:立即执行。

场景——病房

护士甲:您好,我现在要为您吸痰了,请问您叫什么名字?

患者:李某。

护士甲:麻烦您把腕带再给我核对一下好吗? ★

患者:好的。

护士甲:请将头偏向我,现在为您颌下铺治疗巾,以免弄脏您的衣服和床单。 ★

患者:好的。

护士甲:现在为您吸痰的准备已经充分,要给您吸痰了,会有一点不适。

患者:哎呀,好难受啊。

护士甲:请放松,深呼吸,想咳嗽就咳出来,对,好了,痰已经吸出来了。 ★

患者:嗯,一开始有一点不舒服的感觉,痰吸出来就感觉好多了。

护士甲:吸痰是通过刺激咽喉部,从而刺激您咳嗽,将痰液吸出的过程。 ★

患者:好的。

护士甲:为了避免您缺氧,现在再次为您吸入氧气。 ★

患者:好的。

护士甲:我现在给您拍背,这是通过物理的方法,促进分泌物及痰液的排出。您感觉怎么样啊?

患者:我现在感觉轻松多了,太感谢你了。

护士甲:您的痰液为白色黏痰,比较黏稠,您平时可以多饮些温开水,这样可以稀释痰液利于咳出。还可以适当的结合背部的叩击,使痰液易于咳出。 ★

患者:痰吸出来后,感觉整个人舒服多了。

护士甲:是的,痰液及时排出,有利于您早日康复。我现在教您怎样进行有效的咳嗽,您先深吸气,吸气末屏住呼吸3~5秒,身体前倾,腹肌用力,进行2~3次短促而有力的咳嗽,张口咳出痰液。按这个方法,您可以多练习几次。 ★

患者:我会按照这个方法做的! 谢谢你的讲解,我明白了!

护士甲:现在根据您的病情将氧气调至合适的流量。我们会随时来看您,如果有任何疑问或需求,可以随时找我!

临床操作考点评分

	操作内容	分值	测评			
			漏项	错误	颠倒	得分
准备评价(15分)	1. 患者及环境准备	5				
	2. 物品及人员准备	5				
	3. 医嘱核对及患者身份确认	5				
操作评价(55分)	1. 评估患者	5				
	2. 检查吸引器性能	2				
	3. 协助患者取合适的体位	5				
	4. 吸痰前给予高流量氧气吸入	5				
	5. 连接吸痰管,调节负压,吸痰	10				
	6. 观察病情变化及痰液情况	10				
	7. 吸痰毕,给予高流量氧气吸入	5				
	8. 将氧流量调至原流量	3				
	9. 评估吸痰效果	5				
	10. 操作完用物处理及记录结果	5				

操作内容		分值	测评			
			漏项	错误	颠倒	得分
沟通及服务态度（15分）	1. 操作前对患者的知识讲解	5				
	2. 操作过程中与患者的沟通配合	5				
	3. 操作完毕健康教育指导	5				
操作速度（5分）		5				
理论知识评价（10分）：操作目的、注意事项		10				
总分（合计）		100				

评分依据

准备部分：漏项一次扣 0.5 分，准备错误不得分。

操作过程部分：颠倒顺序一次扣 1 分，漏项一次扣 1 分，操作错误不得分。

沟通及服务态度部分：知识讲解及健康教育漏项一次扣 0.5 分，理论错误不得分；与患者无沟通不得分。

所有扣分不超过该部分操作的总分。

第十节　雾化吸入技术

一、氧气雾化吸入法

（一）适应证

1. 痰液黏稠致气道不畅。

2. 肺炎、肺脓肿、支气管扩张等呼吸道炎症。

3. 支气管哮喘急性发作。

4. 某些手术前后预防呼吸道感染。

（二）禁忌证

无绝对禁忌证，自发性气胸及肺大疱疾病为相对禁忌证。

（三）物品准备

治疗车、治疗执行单、治疗巾、治疗盘、弯盘、氧气装置、雾化吸入器一套、药液（按医嘱准备）、锐器盒、医疗垃圾桶、生活垃圾桶。必要时备听诊器，纸巾。

（四）患者准备

1. 根据患者病情，采取合适的体位。

2. 半小时前未进食饮水。

（五）操作流程

1. 患者及环境准备：责任护士向患者讲解氧气雾化吸入的目的、方法、注意事项，取得患者配合，询问患者进食时间，有无过敏史，指导患者雾化吸入前半小时内禁食水。保持室温适宜，光线充足，环境安静，避免着凉，保护患者隐私。

2. 物品及人员准备：备齐用物，护士衣帽整洁，洗手戴口罩。

3. 经双人核对确认医嘱信息及治疗执行单信息无误。

4. 责任护士携治疗执行单至患者床旁，核对患者姓名，床号，住院号及腕带信息。向患者及家属解释。

5. 评估患者情况（呼吸道是否通畅、面部及口腔黏膜情况）及氧气装置是否处于功能状态，了解患者的病情、意识状态及合作程度。

6. 回治疗室，洗手、戴口罩，双人核对无误后按医嘱配制药液，放入无菌治疗巾内。

7. 根据患者病情选择合适的雾化器,检查一次性雾化器的有效期、包装是否完整、有无破损及漏气。

8. 携用物至患者床旁,再次核对患者身份及药物信息无误,协助患者取舒适的卧位,指导患者漱口以清洁口腔。

9. 安装 T 形管、口含嘴、连接氧气输气管与雾化器底部进气口,并与氧气装置连接,检查管道是否通畅,是否漏气。

10. 将雾化药液注入储药瓶内,调节氧气流量 6~8L/min,并检查吸气管口喷雾状药流量是否均匀。

11. 指导患者含住雾化器的口含嘴,紧闭双唇,经口深吸气吸入雾化药液,用鼻慢慢呼气,直至雾化完毕。操作过程中,观察患者反应,如有不适及时处理。

12. 再次核对患者信息和药物信息。

13. 向患者及家属说明用氧的注意事项。

14. 治疗结束后,取下雾化器,关闭氧气,再次核对患者信息和药物信息。

15. 协助患者擦净面部,指导患者漱口以清洁口腔,指导患者进行有效的咳嗽。

16. 评价雾化后的效果。

17. 操作完毕清理用物,整理床单位,作好健康指导,询问患者需求。

18. 洗手,取口罩。

19. 作好执行医嘱的记录及护理记录。

💡 临床应用小贴士

在临床工作中,遇到以下问题,该如何解决呢?

1. 氧气雾化吸入过程中,湿化瓶内应该加蒸馏水吗?

答:做氧气雾化吸入时,湿化瓶内不应加蒸馏水,以免药液的浓度被稀释,影响雾化吸入的治疗效果。

2. 雾化吸入治疗患者怎样防止口腔黏膜感染?

答:雾化器为一次性用物,应专人专用。患者如使用激素类药物雾化后应及时用凉开水漱口,并清洁面部,以防止药液残留。发生真菌感染时,应嘱患者注意口腔卫生,遵医嘱加强局部治疗,用 2%~4% 碳酸氢钠溶液反复漱口,也可用凉开水漱口后,用 2.5% 制霉菌素甘油涂于患处,每日 3~4 次。一般情况下不需要全身使用抗真菌药物进行治疗。

3. 雾化吸入过程中,应如何预防患者哮喘发作和加重?

答:超声气雾温度以 30~60℃ 为宜,防止因吸入低温度气雾而刺激呼吸道。选择合适的雾化器,宜选用氧气面罩吸入器,也可使用定量雾化吸入器。对于哮喘持续状态的患者,湿化雾量不宜过大,雾化时间以 5 分钟为宜,必要时采用间歇式雾化吸入法。

📋 案例与沟通

根据临床实际操作进行操作过程中各项情景的设置,包括如何评估、核对及与患者的沟通交流、注意事项的讲解、健康教育的实施,标注 ★ 号的为主要扣分项目及重点项目。(案例由老师提供给学生)

某病房,刘某,男性,67 岁,患者因"间断咳嗽、咳痰七天,加重四天",门诊以"肺部感染"收治。入院查体:体温 36.7℃,心率:88 次/分,呼吸:24 次/分,血压:130/80mmHg,精神差,无药物过敏史。

场景——病房

护士:您好,我是您的责任护士××,请告诉我您的姓名?

患者:刘某。

护士:刘老师,请让我核对一下您的手腕带信息,好吗?

患者:好的。

护士:您诉这几天痰液较多不易咳出,您的主管医生要求给您进行雾化治疗,雾化可以使痰液稀释,有利于痰液咳出,请您配合一下好吗?

患者:必须要做雾化吗?

护士甲:由于您咳嗽得厉害,且痰液不易咳出,雾化主要是通过利用高速的氧气气流把药液变成雾状,通过正常的呼吸进入咽喉及气管黏膜上,药物可直接被局部组织吸收,因此见效快,特别适合治疗呼吸道感染。★

患者:雾化需要多久啊?

护士甲:一次大概需要15~20分钟,具体做几天,要看您恢复的情况。

患者:可以不做吗?

护士甲:你现在症状比较严重,雾化可配合您的全身治疗,减轻局部炎症,利于疾病的康复。

患者:会有不适吗?

护士甲:由于药物的关系,做完后您的口腔会有轻微的苦涩感,但这种感觉很快就会消失。

患者:那好吧,我明白了,现在我需要做些什么来配合你呢?

护士甲:你从现在开始不能吃东西、喝水,半个小时以后我会来给您进行雾化治疗。★

患者:我知道了。

护士甲:我要先看一下您口腔的情况,您口腔及呼吸道黏膜无溃疡,无呼吸道黏膜水肿及痰液,可以进行雾化治疗。★

患者:好的。

护士甲:现在房间的温湿度都很适宜,光线也很充足,但为了保护隐私,我还是帮您把门窗关上。

患者:好的,谢谢!

护士甲:那您先休息一下,半小时后我会过来给您进行雾化治疗。

场景——治疗室

护士乙:患者姓名?

护士甲:刘某。

护士乙:住院号?

护士甲:住院号××。

护士乙:临时医嘱:0.9%生理盐水。

护士甲:5ml。

护士乙:普米克令舒。

护士甲:2mg。

护士乙:雾化一次。

护士甲:立即执行。

场景——病房

护士甲:您好,我现在要为您进行雾化了,请问您叫什么名字?

患者:刘某。

护士甲:麻烦您把腕带给我核对一下好吗?

患者:好的。

护士甲:现在您可以漱一下口,清洁口腔,以利于药液吸收。★

患者:好的。

护士甲:我现在帮您把床摇起来,您这样半卧着感觉还舒适吗?

患者:挺好的,就这样坐着吧。

护士甲:我现在教您雾化吸入的方法,请您将雾化器的喷出口含在嘴里,紧闭口唇,用嘴巴深吸气,用鼻慢慢呼气,让药液充分的吸收,您跟着我做一遍。★

患者:好的。

护士甲:您学会了吗? 待会做雾化时,您就按照这个方法进行。

患者:我已经学会了。

护士甲:您在做雾化的过程中若有痰液请及时咳出,如有不适也及时告诉我,我现在开始给您做雾化了,您准备好了吗?

患者:我准备好了。

护士甲:现在给您做雾化治疗,由于氧气是易燃易爆气体,请您和家属在雾化吸入的过程中注意"防震、防火、防油、防热",不要使用打火机或抽烟。★

患者:好的,我知道了。

护士甲:这个雾量您觉得怎么样,可以接受吗?

患者:挺好的。

护士甲:请您保持雾化器处于垂直状态,不要将雾化器倒置,以免药液洒出,导致出雾不均匀,并且浪费药液。

患者:我知道了。

(5 分钟后护士巡视病房)

护士甲:您雾化的时间已有 5 分钟了,您现在感觉怎么样,有哪里不舒服吗?

患者:没有。

(20 分钟后护士巡视病房)

护士甲:您的治疗已经做完了,有没有感觉好一点。

患者:感觉好多了,谢谢你!

护士甲:我帮您擦一下脸上的雾滴。

患者:我自己来吧。

护士甲:我现在协助您漱口,这样可以清洁口腔,防止药液残留而引起不适。★

患者:好的,我知道了。

护士甲:您的治疗已经做完了,请问您还有什么需要吗?

患者:没有了。

护士甲:您咳出的痰液为白色黏痰,您平时要多饮温开水,这样有助于痰液的咳出。★

患者:我知道了。

护士甲:您平时也要注意保暖,天气变化时,记得及时增添衣物。

患者:好的,我会注意的!

护士甲:您也可以结合背部叩击或电动排痰的方法,帮助痰液的排出。★

患者:好的。

护士甲:我现在教您怎样进行有效的咳嗽,请您坐起来,屈膝,身体前倾,双手抱膝,先深吸气,吸气末屏住呼吸 3~5 秒,腹肌用力,进行 2~3 次短促而有力的咳嗽,将痰液咳出。按这个方法,您可以多练习几次。★

患者:好的,我会按照这个方法做的。谢谢你的讲解,我明白了!

护士甲:您饮食要注意低盐低脂,多食用富含维生素及营养丰富的食物。

患者:我明白了。

护士甲:如果有任何疑问或需求,可以随时找我!

📝 临床操作考点评分

操作内容		分值	测评			
			漏项	错误	颠倒	得分
准备评价（15分）	1. 患者及环境准备	5				
	2. 物品及人员准备	5				
	3. 医嘱核对及患者身份确认	5				
操作评价（55分）	1. 评估患者及床旁氧气装置	5				
	2. 选择合适的雾化器并检查其质量	10				
	3. 协助患者取舒适体位	5				
	4. 连接装置，检查管道是否通畅	5				
	5. 调节氧流量	3				
	6. 检查吸气管口喷雾状药流量是否均匀	5				
	7. 指导患者使用雾化器	5				
	8. 治疗完毕，取下雾化器，关闭氧气	3				
	9. 评价雾化效果	5				
	10. 协助患者漱口，指导咳嗽	5				
	11. 操作完用物处理及记录结果	4				
沟通及服务态度（15分）	1. 操作前对患者的知识讲解	5				
	2. 操作过程中与患者的沟通配合	5				
	3. 操作完毕健康教育指导	5				
操作速度（5分）		5				
理论知识评价（10分）：操作目的、注意事项		10				
总分（合计）		100				

评分依据

准备部分：漏项一次扣0.5分，准备错误不得分。

操作过程部分：颠倒顺序一次扣1分，漏项一次扣1分，操作错误不得分。

沟通及服务态度部分：知识讲解及健康教育漏项一次扣0.5分，理论错误不得分；与患者无沟通不得分。

所有扣分不超过该部分操作的总分。

二、超声雾化吸入法

（一）适应证

1. 痰液黏稠致气道不畅。

2. 肺炎、肺脓肿、支气管扩张等呼吸道炎症。

3. 支气管哮喘患者减轻支气管痉挛。

4. 某些手术前后预防呼吸道感染。

（二）禁忌证

无绝对禁忌证，严重阻塞性肺疾病、自发性气胸及肺大疱患者慎用。

（三）物品准备

治疗车、治疗执行单、治疗巾、治疗盘、弯盘、超声波雾化吸入器一套、药液（按医嘱准备）、水温计、冷蒸馏水、生理盐水。必要时备听诊器及纸巾。

（四）患者准备

1. 根据患者病情,采取合适的体位。

2. 半小时前未进食饮水。

（五）操作流程

1. 患者及环境准备:责任护士向患者讲解超声雾化吸入的目的、方法、注意事项,取得患者配合,询问患者进食时间,有无过敏史,指导患者雾化吸入前半小时内禁食水。保持室温适宜,光线充足,环境安静,避免着凉,保护患者隐私。

2. 物品及人员准备:备齐用物,护士衣帽整洁,洗手戴口罩。

3. 经双人核对确认医嘱信息及治疗执行单信息无误。

4. 责任护士携治疗卡至患者床旁,核对患者姓名,床号,住院号及腕带信息。向患者及家属解释。

5. 评估患者情况(呼吸道是否通畅、面部及口腔黏膜情况),了解患者的病情、意识状态及合作程度。

6. 检查雾化器各部件是否完好,有无松动、脱落等异常情况。连接雾化器管道,检查管道、雾化罐是否通畅。

7. 加冷蒸馏水于水槽内,水量应淹没雾化罐底部的透声膜,水槽及雾化罐内禁用温水或热水。

8. 回治疗室,洗手、戴口罩,双人核对无误后按医嘱配制药液,放入无菌治疗巾内。

9. 携用物至患者床旁,再次核对患者身份信息及药物信息无误,协助患者取舒适的卧位。

10. 安装 T 形管、口含嘴、连接氧气输气管与雾化器底部进气口,并与超声雾化机连接,检查管道是否通畅,是否漏气,预热 3~5 分钟。

11. 检查吸气管口喷雾状药流量是否均匀。

12. 调节雾量,将面罩正确的罩在患者的口鼻上,指导患者深呼吸,调节雾化时间,一般为 10~15 分钟。

13. 若发现水温超过 50℃ 或水量不足,应关机,更换或加入冷蒸馏水。若需要连续使用雾化器时,中间应间隔 30 分钟。

14. 治疗结束后,取下面罩,先关雾化器开关,再关电源开关,再次核对。

15. 协助患者擦净面部,嘱患者漱口以清洁口腔,指导患者进行有效的咳嗽,评价雾化效果。

16. 操作完毕清理用物,整理床单位,作好健康指导,询问患者需求。

17. 洗手,取口罩。

18. 作好执行医嘱的记录及护理记录。

（六）临床运用小提示

在临床实施超声雾化吸入过程中,遇到以下问题,该如何解决呢?

1. 对伴有呼吸困难但又需要进行雾化吸入的患者应如何处理?

答:根据患者病情选择合适的雾化吸入器及雾化方式,雾化吸入应从小雾量、低湿度开始,吸入 1~2 分钟待气道适应后,再逐渐增加雾量至药液吸完,并可采用间歇性雾化吸入法,吸入时间控制在 5~10 分钟内。雾化吸入时协助患者取半卧位或坐位以利于呼吸。

2. 婴幼儿行超声雾化吸入时应如何调节雾量?

答:由于婴幼儿的喉及气管组织发育不成熟,呼吸道的缓冲作用相对较小,对其进行雾化吸入时,应选择小雾量,为成人的 1/3~1/2,且以面罩雾化吸入为宜。

3. 雾化吸入过程中,患者发生呃逆时应如何处理?

答:对于轻度或短暂发作的呃逆,一般无需处理。对于顽固性呃逆者,可让患者深吸一口气后憋住气,使腹部用力鼓起,但不要将空气呼出,持续憋气 10 秒后再将气体呼出,或者饮用温开水 200ml。

📋 案例与沟通

　　根据临床实际操作进行操作过程中各项情景的设置,包括如何评估、核对及与患者的沟通交流、注意事项的讲解、健康教育的实施,标注★号的为主要扣分项目及重点项目。(案例由老师提供给学生)

　　某病房,李某,女性,58 岁,患者因"间断咳嗽、咳痰、咽痛三天,加重二天。"门诊以"急性上呼吸道感染"收治,患者四天前受凉后出现咳嗽、咳痰、咽痛,感全身不适,四肢乏力,两天前,上述症状较前加重。

　　场景——病房

　　护士甲:您好,我是您的责任护士××,请告诉我您的姓名?

　　患者:李某。

　　护士甲:请让我核对一下您的手腕带信息,好吗?

　　患者:好的。

　　护士甲:您这几天咳嗽加重,请示您的主治医生后准备给您进行雾化治疗,请您配合一下好吗?

　　患者:必须要做雾化吗?

　　护士甲:由于您咳嗽得厉害,做雾化可以帮助您减轻症状,它是通过机器把药液变成雾状,通过正常的呼吸进入咽喉及气管黏膜上,药物可直接被局部组织吸收,因此见效快,特别适合治疗呼吸道感染。★

　　患者:雾化需要多久啊?

　　护士甲:一次大概需要15~20 分钟,具体做几天,要看您恢复的情况。

　　患者:可以不做吗?

　　护士甲:你现在咳嗽比较严重,雾化治疗可减轻局部炎症,配合全身治疗有利于您疾病的康复。

　　患者:会有不适吗?

　　护士甲:由于药物的关系,做完后您的口腔会有轻微的苦涩感,但这种感觉很快就会消失。

　　患者:那好吧,我明白了,现在我需要做些什么来配合你呢?

　　护士甲:你从现在开始不能吃东西、喝水,半个小时以后我会来给您进行雾化治疗。★

　　患者:我知道了。

　　护士甲:那我现在要看一下您口腔的情况,您口腔及呼吸道黏膜无溃疡,无呼吸道黏膜水肿及痰液,可以进行雾化治疗。★

　　患者:好的。

　　护士甲:现在房间的温湿度都很适宜,光线也很充足,但为了保护隐私,我还是帮您把门窗关上。

　　患者:好的,谢谢你!

　　护士甲:那您先休息一下,半小时后我会来给您进行雾化治疗。

　　场景——治疗室

　　护士乙:患者姓名?

　　护士甲:李某。

　　护士乙:住院号?

　　护士甲:住院号××。

　　护士乙:临时医嘱:0.9%生理盐水。

护士甲:5ml。

护士乙:沐舒坦。

护士甲:30mg。

护士乙:雾化一次。

护士甲:立即执行。

场景——病房

护士甲:您好,我现在要为您进行雾化治疗了,请问您叫什么名字?

患者:李某。

护士甲:麻烦您把腕带给我核对一下好吗?

患者:好的。

护士甲:现在您可以漱一下口,以清洁口腔,利于药液的吸收。★

患者:好的。

护士甲:我现在帮您把床摇起来,您这样半卧着感觉还舒适吗?

患者:挺好的,就这样坐着吧。

护士甲:我先教您雾化吸入的方法,请您将雾化器的喷出口含在嘴里,紧闭口唇,经口深吸气,用鼻慢慢呼气,让药液充分的吸收,您跟着我做一遍。★

患者:好的。

护士甲:您学会了吗,待会做雾化时,您就按照这个方法进行。

患者:我已经学会了。

护士甲:您在做雾化的过程中若有痰液及时咳出,如有任何不适及时告诉我,我现在开始给您做雾化了,您准备好了吗?

患者:我准备好了。

护士甲:这个雾量您觉得怎么样,可以接受吗?

患者:挺好的。

护士甲:请您保持雾化器处于垂直状态,不要将雾化器倒置,以免药液洒出,导致出雾不均匀,并且浪费药液。

患者:我知道了。

(5分钟后护士巡视病房)

护士甲:您雾化的时间已有5分钟了,您现在感觉怎么样,有哪里不舒服吗?

患者:没有。

(20分钟后护士巡视病房)

护士甲:您的治疗已经做完了,有没有感觉好一点。

患者:好多了,谢谢你!

护士甲:我帮您擦掉脸上的雾滴。

患者:我自己来吧。

护士甲:您现在可以漱一下口,这样可以清洁口腔,防止药液残留而引起不适。

患者:好的,我知道了。

护士甲:您的治疗已经做完了,请问您还有什么需要吗?

患者:没有了。

护士甲:您咳出的痰液为白色黏痰,您平时要注意多饮温开水,这样有助于痰液的咳出。★

患者:我知道了。

护士甲:雾化主要是使痰液稀释,易于咳出,您也可以结合背部叩击的方法,帮助痰液的排出。★

患者:谢谢你。

护士甲:我现在教您怎样进行有效的咳嗽,您先深吸气,吸气末屏住呼吸3~5秒,身体前倾,从胸腔进行2~3次短促而有力的咳嗽,张口咳出痰液。按这个方法,您可以多练习几次。★

患者:好的,我会按照这个方法做的。谢谢你的讲解,我明白了!

护士甲:您饮食要注意低盐低脂,多食用富含维生素及营养丰富的食物。

患者:我明白。

护士甲:您平时也要注意保暖,天气变化时,记得及时增添衣物。

患者:好的,我会注意的!

护士甲:如果有任何疑问或需求,可以随时找我!

临床操作考点评分

操作内容		分值	测评			
			漏项	错误	颠倒	得分
准备评价(15分)	1. 患者及环境准备	5				
	2. 物品及人员准备	5				
	3. 医嘱核对及患者身份确认	5				
操作评价(55分)	1. 评估患者	5				
	2. 检查雾化器运转是否良好	5				
	3. 连接装置,检查管道是否通畅	5				
	4. 加入冷蒸馏水	5				
	5. 协助患者取合适的体位	3				
	6. 设定时间,调节雾量	5				
	7. 检查吸气管口喷雾状药流量是否均匀	5				
	8. 指导患者使用雾化器	5				
	9. 治疗完毕,取下雾化器,关闭电源	3				
	10. 评价雾化效果	5				
	11. 协助患者漱口,指导咳嗽	5				
	12. 操作完用物处理及记录结果	4				
沟通及服务态度(15分)	1. 操作前对患者的知识讲解	5				
	2. 操作过程中与患者的沟通配合	5				
	3. 操作完毕健康教育指导	5				
操作速度(5分)		5				
理论知识评价(10分):操作目的、注意事项		10				
总分(合计)		100				

评分依据

准备部分:漏项一次扣0.5分,准备错误不得分。

操作过程部分:颠倒顺序一次扣1分,漏项一次扣1分,操作错误不得分。

沟通及服务态度部分:知识讲解及健康教育漏项一次扣0.5分,理论错误不得分;与患者无沟通不得分。

所有扣分不超过该部分操作的总分。

第十一节 氧气吸入技术

一、氧气筒供氧氧气吸入技术

（一）适应证

1. 各种原因引起的缺氧症状。

2. 因呼吸系统疾患而影响肺活量,如肺源性心脏病、哮喘、支气管肺炎、肺水肿或气胸等。

3. 心血管系统疾病,如心力衰竭、心源性休克、心肌梗死、严重心律失常等。

4. 中枢神经系统疾病,如昏迷、脑血管意外或颅脑损伤等。

5. 其他:严重贫血,高铁血红蛋白血症,一氧化碳、巴比妥类药物中毒,全麻手术等。

6. 中心供氧停氧期间,短时间使用。

（二）禁忌证

无绝对禁忌证。

（三）物品准备

治疗车、治疗执行单、"四防"标示卡(注明:防油、防震、防火、防热)、氧气筒"满"或"空"标示卡、治疗盘、氧气筒及支架、氧气压力表装置一套、氧气湿化瓶装置套件、扳手、弯盘、小杯(内盛凉开水)、棉签、纱布、手电筒、笔、快速手消毒剂、生活垃圾桶、医疗垃圾桶,必要时备心电监护、吸氧面罩。

（四）患者准备

1. 根据患者病情,协助患者采取合适体位。

2. 持续吸氧患者协助患者如厕、进食水。

（五）操作流程

1. 患者及环境准备:责任护士向患者讲解的吸氧的目的、方法、注意事项,取得患者配合。保持温湿度适宜,环境安静。再次确认病房无火源和易燃物品,无人吸烟。

2. 物品及人员准备:备齐用物,护士衣帽整洁,修剪指甲,洗手戴口罩。

3. 经双人核对医嘱信息与治疗执行单信息,确认无误。

4. 责任护士携治疗执行单至患者床旁,核对患者姓名,床号,住院号及腕带信息。向患者及家属解释。(紧急情况下,先抢救后解释)

5. 评估患者鼻腔、缺氧情况、生命体征、心理状态及合作程度。协助患者取舒适卧位。

6. 检查氧气筒是否处于备用状态,氧气架是否牢固,系好安全带,氧气瓶有"四防"及"满"的标记。

7. 打开总开关,使小量气体从气门流出,随即迅速关上。安装氧气表,连接湿化装置及鼻导管。氧气表应倾斜45°安装,并用扳手最后固定、复位。

8. 关流量表开关,开总开关,再开流量表开关,检查氧气装置是否通畅、有无漏气,关闭流量开关。

9. 推氧气筒于患者床旁,放于妥善处,一般置于患者右侧床尾处,避免阳光直射。

10. 洗手,戴口罩。

11. 携用物至患者床旁,再次核对患者身份信息,确认无误。

12. 用棉签清洁双侧鼻腔并检查,检查鼻腔有无分泌物、堵塞及鼻腔黏膜有无异常,动作轻柔,棉签不可过湿。

13. 根据医嘱和患者病情选择合适的吸氧方式,检查一次性用物的包装和有效期,连接鼻氧管,打开流量表开关,逐段检查氧管有无漏气、是否通畅(判断畅通指征:氧管前端开口处感觉有气体溢出、湿润氧管时有气泡溢出),根据医嘱及病情调节氧流量。

14. 再次核对患者身份信息无误。

15. 将氧管轻轻插入鼻腔,调节松紧适宜、妥善固定

16. 填写吸氧卡,记录用氧时间、流量,并签名。并将"四防卡"(即防火、防热、防油、防震)悬挂于适当

处,标志应醒目,不要相互遮挡,避免挂于流量表上。

17. 再次核对患者身份信息无误。

18. 向患者及家属行健康宣教,指导有效呼吸。

19. 观察病情变化和给氧效果:①观察患者的面色、口唇、甲床颜色是否由发绀转为红润。②观察患者生命体征变化,尤其是呼吸形态和频率的变化是否趋于稳定或正常。③必要时观察 SpO_2 的变化。注意结合症状、体征和监测数据综合判断。

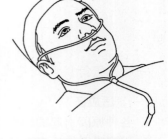

图 3-16　鼻氧管给氧法

20. 操作完毕清理用物,整理床单位。

21. 洗手,取口罩。

22. 作好执行医嘱的记录及护理记录。

23. 停止用氧

(1)备齐用物(治疗执行单、治疗盘、纱布、弯盘、医疗垃圾桶、必要时备扳手)

(2)洗手戴口罩,携用物至患者床边,核对患者身份信息无误后与患者沟通,遵医嘱停氧。

(3)分离一次性鼻氧管,关流量表开关。

(4)将鼻氧管放于医疗垃圾桶内。

(5)擦净患者鼻孔周围分泌物。

(6)吸氧单上记录停氧时间,取下"四防卡"。

(7)关总开关,并开流量表,放出余氧,再关流量开关,卸除氧压表。

(8)整理床单位,询问患者需要。

(9)处理用物。

(10)洗手、取口罩,记录。

💡 临床应用小贴士

在临床该工作中,给患者进行氧气筒吸氧时,遇到以下问题,该如何解决呢?

1. 氧气筒压力表指针下降至多少时应停止使用?

答:氧气筒压力表指针下降至 $0.5mPa(5kg/cm^2)$ 时应停止使用,并在氧气瓶上挂"空"的标示卡。氧气筒内氧气禁止用尽,以避免外界空气和灰尘进入氧气筒内,而导致再次为氧气筒充气时引发爆炸。

2. 氧气筒存放时应注意什么?

答:对未用或已用尽的氧气筒应分开定点放置并悬挂"满"或"空"的标示卡,以利于抢救时及时识别搬用;氧气筒应妥善固定放于阴凉处,搬运时避免倾倒或碰撞;氧气筒周边应严禁烟火,冬季使用时,如室内有暖气片,应距离其 1 米远;夏季使用时应避免阳光直射。氧气压力表、减压阀绝对禁油,也不能在氧气筒的螺旋或扳手上抹油。否则,高压氧通过时会引起燃烧爆炸。

3. 在吸氧过程中,如何观察患者的氧疗效果?

答:若患者呼吸变慢,精神抑制或烦躁不安时,应注意观察有无二氧化碳潴留;患者的缺氧症状无改善时,则应检查有无漏气、导管是否松脱、流量是否充足、有无分泌物堵塞;对持续缺氧患者还需注意有无恶心、烦躁不安、面色苍白、进行性呼吸困难等氧中毒症状,以便及时处理。

4. 吸氧过程中如何预防呼吸道黏膜干燥导致的患者鼻出血?

答:长时间吸氧者,注意保持室内湿度,作好鼻腔湿化工作,防止鼻腔黏膜干燥,取下鼻导管前,如发现鼻导管与鼻黏膜粘连,应先用湿棉签湿润,再轻摇鼻导管,等结痂物松脱后才拔管。鼻腔黏膜干燥时,可预防性地往鼻腔里滴入油性滴鼻液。如发现鼻出血,应及时报告医生,进行局部止血处理。对于鼻出血量多,上述处理无效者,应请耳鼻喉医生行后鼻孔填塞。

5. 持续吸氧患者如需进食如何处理?

答:持续吸氧患者,应先取下吸氧管后方可开始进食。如病情不允许停氧,可遵医嘱留置鼻胃管行鼻饲,待病情好转后拔除鼻胃管。

📋 案例与沟通

根据临床实际操作进行操作过程中各项情景的设置,包括如何评估、核对及与患者的沟通交流、注意事项的讲解、健康教育的实施,标注★号的为主要扣分项目及重点项目。(案例由老师提供给学生)

某病房,张某,男性,79岁,患者3年前开始因反复受凉后出现咳嗽、咳痰,爬楼时喘息的症状,3个月前患者咳嗽症状加重,伴喘息。入院诊断为慢性阻塞性肺疾病。

场景——病房

护士甲:您好,我是您的责任护士××,请告诉我您的姓名?

患者:张某。

护士甲:张老,请让我核对一下您的手腕带信息,好吗?

患者:好的。

护士甲:您诉有喘息的症状,监测您的血氧饱和度为90%,您的主管医生要求给您进行吸氧,请您配合一下好吗?

患者:一定要吸氧吗?

护士甲:您的口唇、面色、甲床轻度发绀,需要对您缺氧症状进行纠正。★

患者:好的,要吸多久?

护士甲:医生给您开的是持续吸氧。

患者:需要吸那么长时间吗?

护士甲:是的,医生会根据您的病情动态调整。

患者:好的。

护士甲:你以前有做过鼻部手术吗?现在有没有鼻塞的症状? ★

患者:没有。

护士甲:我看一下您鼻腔的情况,您的鼻腔黏膜完整无破损,鼻腔无分泌物、堵塞。可以进行吸氧治疗。

患者:好的。

护士甲:那您先准备一下,我先回治疗室准备用物。

场景——治疗室

护士乙:患者姓名?

护士甲:张某。

护士乙:住院号?

护士甲:××。

护士乙:医嘱:持续吸氧。

护士甲:立即执行。

场景——病房

护士甲:张老,我现在要给您吸氧,麻烦再次核对一下您的名字?

患者:张某。

护士甲:麻烦您把腕带给我核对一下好吗?

患者:好的。

护士甲:腕带信息正确。您准备好了吗?我现在要给您吸氧了。

患者:我已经准备好了。

护士甲:我现在检查一下氧气装置,可能会发出少许声音,请不要紧张。氧气筒装置是完好的,氧气架牢固,安全带已系好。连接装置后检查氧管无漏气。我现在帮您湿润一下鼻腔,会有点凉凉的感觉,请忍耐一下。★

患者:好的。

护士甲:鼻导管已经给您带上了,您感觉一下导管松紧是否合适?

患者:可以。

护士甲:好的,上鼻导管前已经按照医嘱给您调好吸氧流量了,此后我们会根据您的病情需要进行调节。

患者:明白了。

护士甲:氧气已为您吸上了,请问,有什么不舒服吗?★

患者:挺好的。

护士甲:您在吸氧时,请不要通过嘴巴呼吸,要用鼻子呼吸。★

患者:我知道了。

护士甲:您吸氧期间,请您和家属不要随意调节氧流量和摘除鼻导管,也请您和家属不要吸烟和使用明火,不要随意搬动氧气筒,不要用带油的手触摸氧气筒。★

患者:我们会注意的。

护士甲:您在吸氧的过程中如有不适,请及时按呼叫铃通知我们,我们也会随时观察您的情况。

患者:好的,谢谢!

护士甲:另外,您要喝水或者吃东西的时候,请暂停氧气的吸入。★

患者:好的。

护士甲:您经过一段时间的用氧,您感觉怎么样?

患者:感觉还行。

护士甲:您在吸氧过程中如果感到咽部发干或者胸闷憋气加重,请及时通知我们,我也会经常过来看您的。★

患者:我明白了。

护士甲:如果有任何疑问或需求,可以随时找我!

临床操作考点评分

操作内容		分值	测评			
			漏项	错误	颠倒	得分
准备评价(15分)	1. 患者及环境准备	5				
	2. 物品及人员准备	5				
	3. 医嘱核对及患者身份确认	5				
操作评价(55分)	1. 核对患者信息,取舒适卧位	4				
	2. 检查氧气筒是否处于功能状态	3				
	3. 安装氧气表,连接氧气装置	2				
	4. 调节氧流量	2				
	5. 清洁双侧鼻腔并检查	5				

操作内容	分值	测评			
		漏项	错误	颠倒	得分
操作评价（55分）　6. 选择合适的用氧方式	5				
7. 检查鼻氧管是否通畅	6				
8. 记录给氧时间、氧流量	4				
9. 评估氧疗效果	10				
10. 停止用氧	10				
11. 操作完用物处理及记录结果	4				
沟通及服务态度（15分）　1. 操作前对患者的知识讲解	5				
2. 操作过程中与患者的沟通配合	5				
3. 操作完毕健康教育指导	5				
操作速度（5分）	5				
理论知识评价（10分）：操作目的、注意事项	10				
总分（合计）	100				

评分依据

准备部分：漏项一次扣 0.5 分，准备错误不得分。

操作过程部分：颠倒顺序一次扣 1 分，漏项一次扣 1 分，操作错误不得分。

沟通及服务态度部分：知识讲解及健康教育漏项一次扣 0.5 分，理论错误不得分；与患者无沟通不得分。

所有扣分不超过该部分操作的总分。

二、中心供氧的氧气吸入技术

（一）适应证

1. 各种原因引起的缺氧症状。

2. 因呼吸系统疾患而影响肺活量，如肺源性心脏病、哮喘、支气管肺炎、肺水肿或气胸等。

3. 心血管系统疾病，如心力衰竭、心源性休克、心肌梗死、严重心律失常等。

4. 各种中毒引起的呼吸困难，使氧不能由毛细血管渗入组织而产生缺氧，如巴比妥类药物中毒、一氧化碳中毒等。

5. 中枢神经系统疾病，如昏迷、脑血管意外或颅脑损伤等。

6. 其他：严重贫血，高铁血红蛋白血症，一氧化碳、巴比妥类药物中毒，全麻手术等。

（二）禁忌证

无绝对禁忌证。

（三）物品准备

治疗车、治疗执行单、治疗盘、中心氧气表、氧气湿化装置套件、小杯（内盛清水）、棉签、手电筒、笔、弯盘、快速手消毒剂、生活垃圾桶、医疗垃圾桶、用氧记录单，必要时备心电监护仪、吸氧面罩。

（四）患者准备

1. 根据患者病情，协助患者取合适的体位。

2. 持续吸氧患者协助患者入厕、进食水。

（五）操作流程

1. 患者及环境准备：责任护士向患者讲解吸氧的目的、方法、注意事项，取得患者配合。保持温湿度适宜，环境安静。再次确认病房无火源和易燃物品，无人吸烟。

2. 物品及人员准备:备齐用物,护士衣帽整洁,修剪指甲,洗手戴口罩。

3. 经双人核对医嘱信息与治疗执行单信息,确认无误。

4. 责任护士携治疗卡至患者床旁,核对患者姓名,床号,住院号及腕带信息。向患者及家属解释。(紧急情况下,先抢救后解释)

5. 评估患者鼻腔、缺氧情况、生命体征、心理状态及合作程度。协助患者取舒适卧位。

6. 洗手,戴口罩。

7. 携用物至患者床旁,再次核对身份信息无误。

8. 上氧气表,打开氧气湿化装置套件并安装,注意氧气表的正确安装。

9. 开流量表开关,检查氧气装置有无漏气,关流量表开关。

10. 用棉签清洁双侧鼻腔并检查,检查鼻腔有无分泌物、堵塞及异常,动作轻柔,棉签不可过湿。

11. 根据病情选择合适的吸氧方式,检查一次性用物的包装和有效期,连接鼻氧管,打开流量表开关,逐段检查氧管有无漏气、是否通畅(判断通畅指征:氧管前端开口处感觉有气体溢出、湿化氧管时有气泡溢出)根据医嘱及病情调节氧流量。

12. 再次核对患者身份信息无误。

13. 将氧管插入鼻腔,调节松紧度适宜,妥善固定。

14. 再次核对患者身份信息无误。

15. 填写吸氧单,并粘贴于湿化瓶上,记录用氧时间、流量,并签名。

16. 悬挂吸氧卡、"四防卡"(即防火、防热、防油、防震)于适当处,标志应醒目,不要相互遮挡,避免挂于流量表上。

17. 向患者及家属行健康宣教,内容包括用氧安全、不得随意调节氧流量,指导有效呼吸。

18. 密切观察病情变化和给氧效果:①观察患者的面色、口唇、甲床颜色是否由发绀转为红润。②观察患者生命体征变化,尤其是呼吸形态和频率的变化是否趋于稳定或正常。③必要时观察 SpO_2 的变化。④观察湿化液,若低于"MIN"标记时应更换湿化液。

19. 操作完毕清理用物,整理床单位,询问患者需求。

20. 洗手,取口罩。

21. 作好执行医嘱的记录及护理记录。

22. 停止用氧:

(1)备齐用物:治疗执行单、治疗盘、纱布、弯盘、医疗垃圾桶。

(2)洗手,戴口罩,携用物至患者床边,核对患者并作好沟通,核对床头和腕带信息。

(3)分离一次性鼻氧管,关流量表开关。

(4)将鼻氧管放于医疗垃圾桶内。

(5)擦净患者鼻孔周围分泌物。

(6)吸氧单上记录停氧时间并取下"四防"卡。

(7)整理床单位,询问患者需要,取下氧气表放于治疗盘内。

(8)处理用物。

(9)洗手、取口罩,记录。

(六) 临床运用小提示

在临床工作中,为患者行中心供氧氧气吸入时,遇到以下问题,该如何解决呢?

1. 急性肺水肿患者吸氧时应注意什么?

答:急性肺水肿患者吸氧时的湿化液应更换为 20% ~ 30% 的酒精。因为其可以降低肺泡内泡沫表面张力,使其破裂,从而改善肺部气体交换,减轻患者缺氧症状。

2. 使用或停用中心供氧时应注意什么?

答:使用氧气时应先调节合适的氧流量再为患者戴好氧管;停用氧气时,应先为患者拔出氧管,再关闭氧气流量开关。患者病情发生变化需调节氧流量时,应先分离氧管与湿化瓶接口处,调好氧流量后再接上。（避免为患者调节氧流量时出现失误而使大量氧气突然进入呼吸道而损伤肺组织。）

3. 如何为吸氧患者选择合适的氧流量？

答：根据医嘱和患者缺氧程度为患者调节氧流量。轻度缺氧 1~2L/min；中度缺氧 2~4L/min；重度缺氧 4~6L/min；小儿 1~2L/min；对于Ⅱ型呼吸衰竭患者应给予低浓度、低流量（1~2L/min）吸氧。面罩吸氧患者氧流量为 6~8L/min。

4. 氧气湿化瓶内湿化水以多少为宜？

答：湿化瓶内湿化水容量为瓶内 1/2~2/3，过少使氧气湿化不足，导致患者呼吸道干燥、痰液黏稠而不易排出；过多容易使湿化水通过氧管进入患者呼吸道引起不适或呛咳。

5. 对于新生儿长期用氧会有哪些并发症？怎么预防？

答：对新生儿，尤其是早产低体重儿应严格限制用氧浓度及用氧时间，除非因发绀有生命危险时，才可以给予 40%浓度的氧，时间不宜过长。对于长时间吸氧的新生儿，尤其是早产低体重儿应定期进行眼底检查，必要时实行冷凝或激光光凝治疗。

📋 案例与沟通

根据临床实际操作进行操作过程中各项情景的设置，包括如何评估、核对及与患者的沟通交流、注意事项的讲解、健康教育的实施，标注★号的为主要扣分项目及重点项目。（案例由老师提供给学生）

某病房，王某，男性，82 岁，既往有慢阻肺病史，于 1 个月前患者咳嗽症状加重，伴喘息。入院诊断为慢性阻塞性肺疾病急性发作。

场景——病房

护士甲：您好，我是您的责任护士××，请告诉我您的姓名？

患者：王某。

护士甲：请让我核对一下您的手腕带信息，好吗？

患者：好的。

护士甲：王大叔，您现在感觉怎么样？

患者：有点憋气。

护士甲：您的呼吸有点快，口唇、甲床有轻度的发绀，监测您的血氧饱和度为 90%，请示您的责任医生后准备给您进行吸氧，请您配合一下好吗？

患者：一定要吸氧吗？

护士甲：您的口唇、甲床轻度发绀，需要对您缺氧症状进行纠正。★

患者：好的，要吸多久？

护士甲：医生给您开的吸氧时间是持续吸氧。

患者：需要吸氧这么久？

护士甲：是的，因为您现在缺氧，持续吸氧会改善您缺氧的症状，症状缓解就可停止吸氧。

患者：好的。

护士甲：你以前有做过鼻部手术，口鼻腔有外伤吗？现在有没有鼻塞的症状？★

患者：没有。

护士甲：我先看一下您鼻腔的情况，您的鼻黏膜完整无破损，鼻腔无分泌物及堵塞。可以进行吸氧治疗。★

患者：好的。

护士甲：王大叔，吸氧前先给您摇高床头，这样您会感觉舒适一些。

患者：这样确实舒服一些。

护士甲:那您先休息一下,我先去准备一下用物。

场景——治疗室

护士乙:患者姓名?

护士甲:王某。

护士乙:住院号?

护士甲:××。

护士乙:长期医嘱:持续吸氧。

护士甲:立即执行。

护士甲:您好,我现在要给您吸氧,麻烦再次核对一下您的名字?

患者:王某。

护士甲:麻烦您把腕带给我核对一下好吗?

患者:好的。

护士甲:您准备好了吗? 我现在要给您吸氧了。

患者:我已经准备好了。

护士甲:我现在检查一下氧气装置,可能会发出少许声音,请不要紧张。我现在帮您湿润一下鼻腔,会有点凉凉的感觉,请忍耐一下。★

患者:好的。

护士甲:鼻导管已经给您带上了,您感觉一下导管松紧是否合适?

患者:可以。

护士甲:好的,上鼻导管前已经按照医嘱给您调好吸氧流量了,此后我们会根据您的病情需要进行调节。

患者:明白了。

护士甲:王大叔,氧气为您给好了,您感觉鼻部有气流吗?

患者:有,谢谢!

护士甲:您在吸氧时,不要通过嘴巴呼吸,要用鼻子呼吸。★

患者:我知道了。

护士甲:您吸氧期间,请您和家属不要随意调节氧流量和摘除鼻导管,也请您和家属不要吸烟和使用明火,不要用带油的手触摸氧气装置。★

患者:我们会注意的。

护士甲:在吸氧的过程中如果您觉得鼻咽部干燥不适或胸闷憋气,请及时按呼叫铃通知我们,我们也会随时观察您的情况。

患者:好的,谢谢!

护士甲:翻身时小心不要折到输氧管,我们会定时巡视病房,请您放心。

患者:好的。

护士甲:另外,您需进食饮水的时候,请告诉我们为您暂停氧气的吸入。★

患者:好的。

护士甲:您经过一段时间的用氧,您感觉怎么样?

患者:整个人舒服多了。

护士甲:如果有任何疑问或需求,可以随时找我!

临床操作考点评分

	操作内容	分值	测评			
			漏项	错误	颠倒	得分
准备评价（15分）	1. 患者及环境准备	5				
	2. 物品及人员准备	5				
	3. 医嘱核对及患者身份确认	5				
操作评价（55分）	1. 核对患者信息,取舒适卧位	4				
	2. 清洁双侧鼻腔并检查	3				
	3. 连接氧气装置	4				
	4. 调节氧流量	5				
	5. 选择合适的用氧方式	5				
	6. 检查鼻氧管是否通畅	6				
	7. 记录给氧时间、氧流量	4				
	8. 评估氧疗效果	10				
	9. 停止用氧	10				
	10. 操作完用物处理及记录结果	4				
沟通及服务态度（15分）	1. 操作前对患者的知识讲解	5				
	2. 操作过程中与患者的沟通配合	5				
	3. 操作完毕健康教育指导	5				
操作速度（5分）		5				
理论知识评价（10分）:操作目的、注意事项		10				
总分（合计）		100				

评分依据

准备部分:漏项一次扣0.5分,准备错误不得分。

操作过程部分:颠倒顺序一次扣1分,漏项一次扣1分,操作错误不得分。

沟通及服务态度部分:知识讲解及健康教育漏项一次扣0.5分,理论错误不得分;与患者无沟通不得分。

所有扣分不超过该部分操作的总分。

第十二节　导尿技术

（一）适应证

1. 各种原因引起的尿潴留。

2. 拟行尿液细菌培养、测定膀胱容量和压力、测定膀胱残余尿、鉴别尿闭及尿潴留、拟行尿道及膀胱造影等检查,协助鉴别诊断。

3. 膀胱肿瘤患者拟行膀胱化疗。

4. 盆腔手术术前留置尿管,排空膀胱防止术中误伤。

5. 昏迷、尿失禁、会阴部创伤患者留置尿管以保持会阴部清洁。

6. 泌尿系统疾病及妇科肿瘤患者术后留置尿管,促进膀胱功能的恢复。

7. 危重患者及休克患者抢救时留置尿管,便于观察尿液性质、颜色,准确记录尿量,计算尿比重。

（二）禁忌证

1. 尿路梗阻

2. 泌尿系统急性炎症期

（三）物品准备

治疗车、治疗盘、无菌导尿包、一次性治疗巾、弯盘、速干手消毒液、浴巾、便盆、必要时备屏风。

（四）患者准备

初步清洁外阴后,患者取膀胱截石位或平卧位双腿屈膝外展。

（五）操作流程

1. 患者及环境准备:责任护士向患者讲解导尿的目的、方法、注意事项,取得患者配合,指导或协助患者清洁外阴。病房或检查室清洁安静,温湿度适宜,光线充足或配备照明,关闭门窗,必要时备屏风遮挡,保护患者隐私。

2. 物品及人员准备:备齐用物,护士衣帽整洁,洗手戴口罩。

3. 经双人核对医嘱及患者信息,确认无误。

4. 检查无菌导尿包的有效期、包装是否完整。

5. 松开被尾,协助患者脱去对侧裤腿搭在近侧腿上,盖上浴巾,将被子盖在对侧腿上,协助患者取平卧屈膝位,双腿外展,暴露会阴,将一次性治疗巾垫于臀下,放置弯盘于会阴处。

6. 初次消毒:打开无菌导尿包外层,将第一个治疗碗放置于两腿之间,将 0.5% 活力碘棉球倒于碗内,左手戴无菌手套,右手用镊子取消毒棉球进行初次消毒,顺序依次为:阴阜→对侧大阴唇→近侧大阴唇→对侧大小阴唇间→近侧大小阴唇间,再用左手拇指、示指分开小阴唇,擦洗对侧小阴唇→近侧小阴唇→尿道口至肛门,消毒完毕脱手套置于弯盘内,与治疗碗一并移走。

7. 打开无菌导尿包内层,将无菌包上半幅垫于患者臀下,戴无菌手套,铺好孔巾,置弯盘于会阴部,检查导尿管气囊及尿袋是否完好,连接导尿管及尿袋,润滑导尿管前端。

8. 再次消毒:打开活力碘棉球袋,左手拇指、示指分开小阴唇,右手持镊子取活力碘棉球进行再次消毒,顺序依次为:尿道口→对侧小阴唇→近侧小阴唇→尿道口,充分暴露尿道口。

9. 上尿管:取另一镊子持导尿管,对准尿道口,轻轻插入 4~6cm,见尿液流出后再插入 1~2cm,操作过程中嘱患者放松,深呼吸以减轻不适感。

10. 导尿完毕拔除尿管,用无菌纱布清洁外阴;需留置尿管的患者,在上好尿管后将注射器连接尿管的气囊管注入无菌水 5~10ml 进行固定,将尿袋固定于床边,位置低于膀胱水平位,在尿管上贴好管道风险标志,注明置管时间。

11. 操作完毕清理用物,为患者整理床单位,作好健康指导,询问患者需求,观察尿液的颜色、性质及引流量。

12. 作好执行医嘱的记录及护理记录。

临床应用小贴士

在临床该工作中,为女患者导尿时,遇到以下问题,该如何解决呢?

1. 所有的女性患者只能选用同一规格的导尿管吗?

答:针对不同年龄的女性应该按照实际情况选择合适的尿管,比如年幼的女孩应选择规格小的尿管,以减轻对尿道的损伤和操作中的不适。

2. 插入尿管遇到阻力时应该怎样处理?

答:在插入尿管遇到阻力时可调整方向,勿过浅或过深,忌反复抽动尿管损伤尿道。

3. 留置尿管后未见尿液流出应该如何处理?

答:首先询问患者导尿前是否已经排空膀胱及排空膀胱的时间,再判断尿管是否误入阴道,可请他人协助确认尿道口及阴道口的位置,如误入阴道,应更换无菌导尿管重新置管,如未误入阴道,可固定尿管后协助患者取站立体位,观察是否有尿液流出,或等待一段时间观察是否有尿液流出。

4. 气囊导尿管固定时是不是注水越多越能牢固固定?

答:注水充盈气囊时不可充气过度,避免压迫膀胱黏膜引起组织坏死,一般 5~10ml 为宜,注水后避免过度牵拉尿管引起机械损伤。

5. 膀胱过度充盈的患者一次排放尿液为什么不能超过 1 000ml?

答:膀胱过度充盈的患者过度排放尿液会导致腹内压骤降,大量血液滞留于腹腔血管内引起血压下降导致患者虚脱,同时膀胱内压突然下降可引起膀胱黏膜急剧充血导致血尿。

6. 测定残余尿时有什么注意事项?

答:残余尿测定应在患者自行排尿后进行,残余尿的尿量一般为 5~10ml,超过 100ml 应留置尿管。

7. 长期留置尿管的患者怎样防止逆行感染?

答:长期留置尿管的患者,每日行会阴擦洗 2 次,保持会阴清洁,必要时行膀胱冲洗;每周更换尿管及抗反流尿袋一次,未使用抗反流尿袋者每日更换尿袋。拔除尿管前可夹闭尿管并定时开放,以恢复膀胱的容量及储存功能。

📋 案例与沟通

根据临床实际操作进行操作过程中各项情景的设置,包括如何评估、核对及与患者的沟通交流、注意事项的讲解、健康教育的实施,标注★号的为主要扣分项目及重点项目。(案例由老师提供给学生)

某病房,彭某,女性,28 岁,今日自然分娩一活女婴,3 800g,产后 3 小时,患者自解小便困难,下腹部膨隆明显,患者已经尝试了各种方法,如热敷、听流水声、改变体位等方法,效果不理想,目前患者子宫底位于脐上一指,阴道出血较多,多为凝血块,遵医嘱行导尿术。

场景——病房

护士甲:您好,我是您的责任护士××,请问您叫什么名字?

患者:彭某。

护士同时查看患者腕带上的姓名及住院号进行核对。

护士甲:产后已经 3 小时了还是小便自解困难,请示您的责任医生后准备给您进行导尿,请您配合一下好吗?

患者:必须要导尿吗?

护士:因为您产后自解小便困难,已经尝试了热敷、听流水声、改变体位等各种方法,排尿效果仍不理想,现在膀胱充盈明显,尿潴留会引起产后子宫收缩不良,导致产后出血,导尿是目前解决问题最直接的办法。★

患者:导尿需要多久啊?过程难受吗?

护士甲:整个操作大概需要 20 分钟左右,除去消毒和物品准备,上尿管的时间很短,大概 1 分钟以内,会有一些不适的感觉,我会指导您调整呼吸进行配合,不会有太大的痛苦。

患者:留置尿管以后会不会影响我的活动?平时有哪些注意事项呢?

护士甲:不会影响您的活动,只是在活动的时候要注意保持尿袋的位置低于膀胱的位置就行,防止尿液反流。平时注意保持会阴部的清洁,及时更换内裤及卫生护垫,多饮水防止尿液浓度过高。★

患者:尿管需要多久拔除啊?

护士甲:我们会根据您膀胱功能的恢复情况来设定拔除尿管的时间,一般 3 天左右,不会长期留置。

患者:那好吧,我明白了,现在我需要做些什么来配合你呢?

护士甲:您现在可以初步清洁一下外阴,如果不方便我可以协助您。

患者:好的,我可以自己清洁会阴部,不需要帮忙!

护士甲:现在房间的温湿度都很适宜,光线也很充足,由于导尿时需要暴露您的会阴,待会我会关上窗户,使用屏风,保护您的隐私,作好保暖工作,请您放心!

患者:谢谢你的关心!

护士甲:那我准备好用物就过来帮您导尿。

病区治疗室-双人核对

护士乙:患者姓名?

护士甲:彭某。

护士乙:住院号?

护士甲:住院号××。

护士乙:临时医嘱:上尿管。

护士甲:一次,立即执行。

场景——病房

护士甲:您好,我现在要为您导尿了,请问您叫什么名字?

患者:彭某。

护士甲:麻烦您把腕带给我核对一下好吗?

患者:好的。

护士甲:现在帮您摆好体位,铺好垫单准备消毒,消毒是为了防止感染,从外到内消毒一次,尿道口消毒一次,会有一点点凉但是不疼,请你放松。

患者:好的。

护士甲:现在已经消毒完毕,我要准备给您上尿管了,会有一点不舒服。

患者:哎呀,感觉有一点胀痛。

护士甲:请配合我深呼吸,对,好了,已经上好了。

患者:哦,好像就是一开始有一点胀痛,现在感觉想解小便。

护士甲:上尿管就是这样的感觉,进尿道口的时候会感觉胀痛,后面因为尿管的刺激会有想解小便的感觉,但是小便已经通过尿管流出来了。★

护士甲:现在尿管已经上好了,引流出 600ml 尿液。

患者:感觉小便一下就排空了,再没有腹胀的感觉了。

护士甲:是的,产后膀胱排空,子宫收缩才会好。留置尿管后,平时活动注意避免牵拉尿管,减少机械刺激;无论躺着还是站立,请保持尿袋的位置低于膀胱的位置,防止尿液反流;注意保持会阴部清洁,防止逆行感染;多饮水,防止尿液过浓,同时以尿液冲刷尿道也能防止泌尿系统感染。★

患者:好的,我会注意的!

护士甲:另外留置尿管期间我们会每日为您进行会阴消毒 2 次,您使用的是抗反流尿袋,每周更换一次;膀胱功能慢慢恢复以后我们会为您拔除尿管,请不用过于担心。★

患者:哦,谢谢你的讲解,我明白了!

护士甲:如果有任何疑问或需求,可以随时找我!

📋 临床操作考点评分

操作内容		分值	测评			
			漏项	错误	颠倒	得分
准备评价(15分)	1. 患者及环境准备	5				
	2. 物品及人员准备	5				
	3. 医嘱核对及患者身份确认	5				
操作评价(55分)	1. 协助患者摆放体位	5				
	2. 开导尿包外层及物品准备	10				
	3. 初次消毒及用物处理	10				
	4. 开导尿包内层及物品准备	10				
	5. 再次消毒	8				
	6. 上尿管、固定尿管及尿袋、贴标志	6				
	7. 操作完用物处理及记录结果	6				
沟通及服务态度(15分)	1. 操作前对患者的知识讲解	5				
	2. 操作过程中与患者的沟通配合	5				
	3. 操作完毕健康教育指导	5				
操作速度(5分)		5				
理论知识评价(10分):操作目的、注意事项		10				
总分(合计)		100				

评分依据

准备部分:漏项一次扣0.5分,准备错误不得分。

操作过程部分:颠倒顺序一次扣1分,漏项一次扣1分,操作错误不得分。

沟通及服务态度部分:知识讲解及健康教育漏项一次扣0.5分,理论错误不得分;与患者无沟通不得分。

所有扣分不超过该部分操作的总分。

第十三节 心肺复苏术

一、呼吸气囊的应用

(一)适应证

1. 各种原因引起的呼吸心搏骤停或即将骤停患者的现场抢救。

2. 吸入纯氧的情况下,PaO_2 仍低于 60mmHg 者。

3. 转运危重患者、停电、呼吸机故障的情况下临时急用。

4. 配合气管插管、吸痰、呼吸机等操作的使用。

5. 各种大型手术。

6. 麻醉期间的呼吸管理。

(二)禁忌证

1. 颌面部严重创伤而无法给予面罩固定。

2. 上呼吸道梗阻未解除。

(三)物品准备

治疗车、治疗执行单、治疗盘、简易呼吸器(面罩、呼吸囊、连接管、储氧袋)、弯盘、纱布、氧气装置,必要时备开口器、舌钳。

(四)患者准备

患者无需特殊准备,根据患者病情调节合适的体位。

（五）操作流程

1. 患者及环境准备：患者无需特殊准备，根据患者病情调节合适的体位，环境安全，避免患者受凉。

2. 物品及人员准备：备齐用物，护士着装整洁，洗手戴口罩。

3. 检查呼吸气囊的性能，依次检查呼吸气囊外观、减压阀、鸭嘴阀、储氧袋、硅胶面罩（若为心搏骤停者按 CPR 操作流程抢救）。

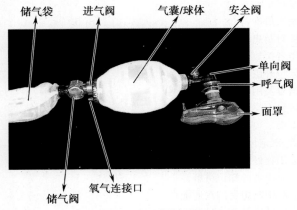

图 3-17　呼吸气囊

4. 判断患者意识，并快速观察胸廓有无起伏，注意保护颈椎。

5. 立即呼救，通知医生和其他医务人员备除颤仪和急救车，记录时间。

6. 协助患者采取去枕平卧位，身体无扭曲，解开衣扣及裤带，评估呼吸道有无分泌物、异物，有无活动性义齿。

7. 清除呼吸道异物及分泌物。

8. 开放气道，注意保护颈椎。

9. 将呼吸气囊连接氧气装置，调节流量为 8～10L/min（如为气管插管者，需取下呼吸气囊的面罩，连接气管插管直接进行人工呼吸）。

10. 再次开放气道，手指不要压向颏下软组织深处，避免阻塞气道。头、颈部损伤患者，注意保护患者头部处于正中位。

11. 一手以"EC"手法固定面罩，另一手挤压气囊，每次送气量为 400～600ml，频率为 10～12 次/分（小儿为 16 次/分，婴儿为 20 次/分，人工气道挤压频率为 12～20 次/分）。

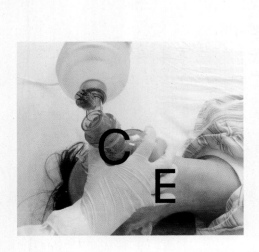
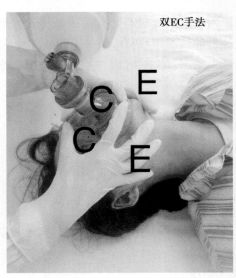

图 3-18　EC 手法示意图

12. 观察病情变化:口唇、面色及甲床转为红润,自主呼吸恢复,监测血氧饱和度。

13. 擦净患者口唇周围分泌物,必要时吸痰。

14. 整理用物及床单位。

15. 作好执行医嘱的记录及护理记录。

临床应用小贴士

在临床工作中,使用呼吸气囊时,遇到以下问题,该如何解决呢?

1. 抢救者在使用呼吸气囊时,如何观察患者是否处于正常的换气状态?

答:从以下几种情况可以判断患者处于正常换气状态:患者胸廓随着挤压球体而起伏;通过面罩透明部分可见患者口唇与面部颜色的变化;从透明盖可观察单向阀正常工作;在呼气当中观察面罩内呈雾气状;血氧饱和度逐渐上升达96%以上。

2. 患者在使用呼吸气囊时发生呕吐,应如何处理?

答:应立即将患者头偏向一侧,立即清理呕吐物,给予负压吸引,避免堵塞呼吸道。然后再开放气道,继续进行人工通气。

3. 在不连接氧气装置的情况下,呼吸气囊能否正常使用?

答:是否连接氧气装置并不影响呼吸气囊的使用,有氧气装置时需在球囊尾部连接氧源并打开氧流量开关。不连接氧气装置时,呼吸气囊是以空气进行通气的,此时氧浓度为21%。

4. 使用呼吸气囊辅助呼吸时发现患者出现自主呼吸时应如何处理?

答:发现患者有自主呼吸时,应按患者的呼吸动作加以辅助,以免影响患者的自主呼吸。

5. 呼吸气囊被患者呕吐物或血液污染时应如何处理?

答:用力挤压球体数次将污染物清除干净;储氧袋禁用消毒剂浸泡,仅擦拭消毒即可,以免损坏。其余各配件依次拆开,用清水冲洗干净;置入2%戊二醛碱性溶液中浸泡4~8小时;取出后用清水冲洗所有配件,去除残留消毒剂。各部件完全干燥后依顺序组装。呼吸气囊应保持最佳的备用状态。

临床操作考点评分

操作内容		分值	测评			
			漏项	错误	颠倒	得分
准备评价(10分)	1. 物品准备	5				
	2. 护士准备	5				
操作评价(65分)	1. 检查呼吸气囊性能	10				
	2. 判断患者意识	10				
	3. 清理呼吸道分泌物	5				
	4. 将呼吸气囊连接氧气,调节流量	10				
	5. 开放气道	8				
	6. 人工通气	10				
	7. 病情观察	7				
	8. 操作完用物处理及记录结果	5				
沟通及服务态度(10分)	1. 实施人文关怀	5				
	2. 操作完毕健康教育指导	5				
操作速度(5分)		5				

操作内容	分值	测评			
		漏项	错误	颠倒	得分
理论知识评价（10分）：操作目的、注意事项	10				
总分（合计）	100				

评分依据

准备部分：漏项一次扣0.5分，准备错误不得分。

操作过程部分：颠倒顺序一次扣1分，漏项一次扣1分，操作错误不得分。

沟通及服务态度部分：知识讲解及健康教育漏项一次扣0.5分，理论错误不得分；与患者无沟通不得分。

所有扣分不超过该部分操作的总分。

二、口咽通气道的应用

（一）适应证

1. 口咽部完全或部分梗阻。

2. 舌根后坠而导致上呼吸道梗阻者。

3. 协助进行口咽部吸引。

4. 协助经口咽部气管和胃内管道的插入。

5. 癫痫或子痫发作等痉挛性抽搐。

6. 需要代替牙垫的作用。

7. 需要引流呼吸道分泌物。

（二）禁忌证

1. 清醒及浅麻醉者（短时间使用者除外）。

2. 牙齿松动或有折断、脱落危险。

3. 口腔内外及咽部气道占位性病变。

4. 下呼吸道梗阻。

5. 喉头水肿及哮喘的患者。

6. 患者需要进行机械通气。

（三）物品准备

治疗车、治疗执行单、治疗盘、口咽通气道、弯盘、纱布、中心/电动吸痰装置、治疗碗两个（内盛无菌生理盐水，分别用于吸痰前预吸以及吸痰后冲洗导管）、一次性治疗巾、手电筒、无菌手套、必要时备开口器、舌钳、压舌板。

（四）患者准备

患者无需特殊准备，根据患者病情调节合适的体位。

（五）操作流程

1. 环境准备：安全、整洁，避免患者着凉、保护患者隐私。

2. 护士准备：衣帽整洁、洗手、戴口罩。

3. 经两人核对确认医嘱信息与治疗执行单信息无误，核对患者床头及腕带信息，初步评估患者，作好解释，取得配合。评估：患者意识、牙齿有无松动、有无义齿和舌后坠、有无呼吸道分泌物堵塞和舌咬伤的危险。

4. 备齐用物携至床边，再次核对身份信息无误，放平床头，协助患者取平卧位，头后仰，尽量保持口、咽、喉在同一轴线上。

5. 再次评估：患者意识、牙齿有无松动、有无义齿和舌后坠、有无呼吸道分泌物堵塞和舌咬伤的危险。

如呼吸道有分泌物按吸痰程序吸净口咽部分泌物,保持呼吸道通畅。

6. 核对口咽通气道的型号及有效期,选择恰当的放置方法。

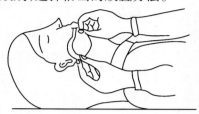

图 3-19　口咽通气道型号的选择

（1）顺插法:使用舌钳或压舌板按压舌体,将口咽通气道的咽弯曲沿舌面顺势送至上咽部,将口咽后壁与舌根分开。

（2）反转法:口咽通气道的咽弯曲面朝上插入口腔,当其前端接近口咽部后壁时,将其迅速旋转180°呈正位,借患者吸气时顺势用双手拇指向下推送至合适的位置,以弯曲部分上抵住口咽后壁,下压住舌根为准。

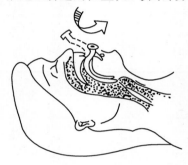

图 3-20　口咽通气道的放置方法

7. 放置完毕进行检查,确保口咽通气道通畅、未被痰痂堵住、未移位,防止舌或唇夹置于牙和口咽通气道之间。

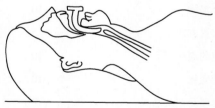

图 3-21　口咽通气道放置正确位置

8. 用胶布交叉固定口咽通气道于两颊两侧。

9. 再次核对患者身份信息无误。

10. 严密观察病情变化,及时记录,并备好各种抢救物品和器械。

11. 擦净患者口唇周围分泌物,注意人文关怀。

12. 按要求分类处理用物,整理床单位。

13. 作好执行医嘱的记录和护理记录。

💡 临床应用小贴士

在临床工作中,为患者上口咽通气道时,遇到以下问题,该如何解决呢?

1. 怎样预防口咽通气道移位?

答:口咽通气道固定方法:使用医用输液皮条,在皮条中分剪开2cm,将口咽通气管咽部从中通过,直至气道外口面板下方。将口咽通气管置入患者口中后,再将两侧皮条通过布条固定于枕后。在可能与皮肤接触处,垫入凡士林纱布。

2. 如何为患者选择合适的口咽通气道?

答:口咽通气道有各种不同的型号。一般为患者选择的口咽通气道的长度相当于从其门齿至耳垂或下颌角的距离,宽度以能接触上颌和下颌的 2~3 颗牙齿为最佳,原则上宁大勿小,宁长勿短。

3. 在给小儿放置口咽通气道时应有何不同?

答:小儿由于舌较大,置入时先用压舌板按压舌体再放入口咽通气道,此方法使操作更容易,不会造成软组织损伤。

4. 在使用口咽通气道时患者胸廓无起伏,应如何处理?

答:立即确认口咽通气道是否通畅,有无移位,是否被痰痂堵住,若被痰痂堵住,应立即给予负压吸引,若不能清除则应立即更换口咽通气管。

5. 使用口咽通气道的脑卒中患者,应怎样进行湿化?

答:使用口咽通气道的脑卒中患者,应用 0.45% 氯化钠溶液以 3~8ml/h 的速度持续泵入是较合适的泵入速度,患者较舒适,且并发症少。

临床操作考点评分

操作内容		分值	测评			
			漏项	错误	颠倒	得分
准备评价(15分)	1. 环境准备	5				
	2. 患者准备	5				
	3. 医嘱核对及患者身份确认	5				
操作评价(60分)	1. 评估患者,选择合适的口咽通气管	5				
	2. 再次核对,协助患者摆好体位	5				
	3. 清理口咽部分泌物	10				
	4. 选择恰当的放置方式	15				
	5. 检查人工气道的通畅度	10				
	6. 严密观察病情变化	10				
	7. 操作完用物处理及记录结果	5				
沟通及服务态度(10分)	1. 人文关怀	5				
	2. 操作完毕健康教育指导	5				
操作速度(5分)		5				
理论知识评价(10分):操作目的、注意事项		10				
总分(合计)		100				

评分依据

准备部分:漏项一次扣 0.5 分,准备错误不得分。

操作过程部分:颠倒顺序一次扣 1 分,漏项一次扣 1 分,操作错误不得分。

沟通及服务态度部分:知识讲解及健康教育漏项一次扣 0.5 分,理论错误不得分;与患者无沟通不得分。

所有扣分不超过该部分操作的总分。

三、开口器的应用

（一）适应证

1. 呼吸道阻塞引起窒息。

2. 用于昏迷患者的特殊检查。

3. 急救时打开牙关紧闭患者的上下颚。

4. 不能配合张口或张口受限的患者。

5. 颌骨手术后康复治疗。

（二）禁忌证

禁用于清醒、浅麻醉、有牙齿折断和脱落危险的患者（短时间应用除外）。

（三）物品准备

治疗车、治疗执行单、治疗盘、开口器、纱布、一次性治疗巾、手电筒、清洁手套、弯盘、必要时备舌钳。

（四）患者准备

患者无需特殊准备，根据患者病情调节合适的体位。

（五）操作流程

1. 环境准备：安全、整洁，避免患者着凉、保护患者隐私。

2. 护士准备：衣帽整洁、洗手、戴口罩。

3. 根据患者情况，选择合适的型号。作好解释，取得配合。

4. 备齐用物携至床边，再次核对患者身份信息无误，协助患者取平卧位，头后仰。患者若有呕吐，将头偏向一侧。

5. 保持呼吸道通畅，清洁口腔分泌物，必要时吸痰，防止误吸。

6. 选择恰当的放置方法：从臼齿处横向放置在牙齿的咬合面，并旋转90°，再将其推入最后方磨牙的位置，然后慢慢旋动旋钮撑开。放置开口器时动作轻柔，勿使用蛮力。

7. 检查开口器放置的位置，口腔通畅情况，确保开口器的位置未移动。

8. 再次核对患者身份信息无误。

9. 严密观察病情变化，及时记录，并备好各种操作物品和器械，必要时配合医生操作。

10. 擦净患者口唇周围分泌物。

11. 按要求分类处理用物，整理床单位。

12. 作好执行医嘱的记录和护理记录。

💡 临床应用小贴士

在临床工作中，为患者放置开口器时，遇到以下问题，该如何解决呢？

在使用开口器的过程中，如何避免对口腔的损伤？

答：在开口器的两臂的背面（即接触患者牙齿面）用柔韧性强、耐高温、抗腐蚀性强的硅胶做一层长4cm、宽1cm的保护层，厚度逐渐递增（即距顶端1cm、厚1mm，1~2cm段厚2mm，2~4cm段厚3mm）。

▣ 临床操作考点评分

操作内容		分值	测评			
			漏项	错误	颠倒	得分
准备评价（15分）	1. 环境准备	5				
	2. 患者准备	5				
	3. 医嘱核对及患者身份确认	5				

续表

操作内容	分值	测评			
		漏项	错误	颠倒	得分
操作评价（60分）　1. 评估患者,选择合适型号的开口器	5				
2. 双人核对医嘱	5				
3. 再次核对,摆好体位	5				
4. 清洁口腔分泌物	10				
5. 选择恰当的放置方式	10				
6. 检查开口器的位置,口腔通畅情况	10				
7. 严密观察病情变化	10				
8. 操作完用物处理及记录结果	5				
沟通及服务态度　1. 人文关怀	5				
（10分）　　　 2. 操作完毕健康教育指导	5				
操作速度（5分）	5				
理论知识评价（10分）:操作目的、注意事项	10				
总分（合计）	100				

评分依据

准备部分:漏项一次扣0.5分,准备错误不得分。

操作过程部分:颠倒顺序一次扣1分,漏项一次扣1分,操作错误不得分。

沟通及服务态度部分:知识讲解及健康教育漏项一次扣0.5分,理论错误不得分;与患者无沟通不得分。

所有扣分不超过该部分操作的总分。

四、成人心肺复苏术

（一）适应证

各种原因造成的心跳、呼吸骤停或即将骤停者。

（二）禁忌证

1. 胸壁开放性损伤。

2. 肋骨骨折。

3. 胸廓畸形或心脏压塞。

4. 凡已明确心、肺、脑等重要器官功能衰竭无法逆转者。

（三）物品准备

治疗车、治疗执行单、治疗盘、呼吸气囊、氧气装置、弯盘、手电筒、纱布、必要时备血压计、听诊器、木板、脚踏凳。必要时备心电监护仪。

（四）患者准备

因心搏骤停为突发状况,故患者无特殊准备。

（五）操作流程

1. 患者及环境准备:患者无需特殊准备,环境安全,注意保暖,避免患者受凉。

2. 物品及人员准备:备齐用物,护士应急能力强,操作迅速。

3. 判断患者意识:轻拍患者肩部呼叫患者,注意保护颈椎,确认患者意识丧失。

4. 立即呼救,寻求他人帮助,请医务人员备除颤仪和急救车,记录时间。

5. 将患者卧于硬板床上,身体无扭曲,注意保护颈椎。松开紧身衣扣、围巾、领带、松裤带。

6. 10秒内同时判断患者颈动脉搏动及呼吸,判断颈动脉搏动的方法:操作者示指和中指指尖触及患者气管正中部(相当于喉结的部位),旁开两指,至胸锁乳突肌前缘凹陷处,判断时间5~10秒,如无颈动脉搏动、无呼吸,立即进行胸外心脏按压。

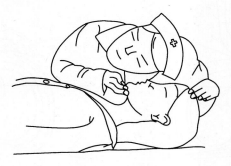

图 3-22　判断呼吸

7. 实施胸外心脏按压。

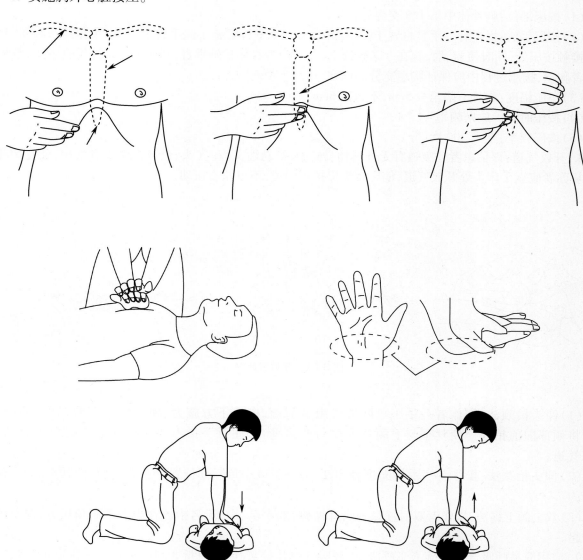

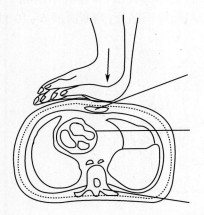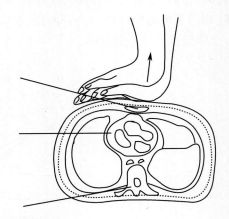

图 3-23　胸外心脏按压手法

（1）按压部位：胸骨体中下 1/3 交界处；

（2）按压手法：操作者一手掌根置于按压部位，另一手平行重叠于此手背上，十指相扣离开胸壁，只以掌根接触按压处，同时使肩、肘、腕在一条直线上，并与患者身体长轴垂直，利用上身重力垂直下压，掌根紧贴患者胸壁，按压过程中应保证胸廓充分的回弹，尽量不中断胸外按压；

（3）按压幅度：胸骨下陷至少 5cm，不超过 6cm；

（4）按压时间：放松频率＝1∶1；

（5）按压频率：至少 100 次/分。

8. 开放气道：评估患者呼吸道有无分泌物、异物及活动性义齿。（头、颈部损伤患者禁用，疑有颈部损伤者复苏者应立于床头处开放气道，使患者头保持正中位，不可左右扭动）

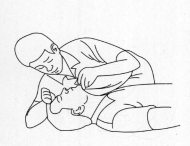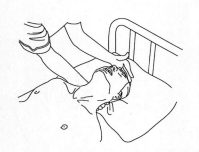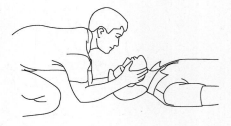

图 3-24　开放气道

（1）仰头抬颏法：操作者一手小鱼际置于患者前额，向后下方施力，使头充分后仰，另一手示指、中指将颏部向前抬起。使耳垂与下颌角连线与地面垂直，注意手指不要压向颏下软组织深处，以免阻塞气道；

（2）仰头抬颈法：操作者一手抬起患者颈部，另一手以小鱼际部位置于患者前额，使其头后仰，颈部上托；

（3）双上颌上提法：操作者双肘置患者头部两侧，双手示、中、无名指放在患者下颌角后方，向上或向后抬起。

9. 应用简易呼吸气囊实施人工呼吸：将呼吸气囊连接氧气，氧流量 8~10 分钟。一手以"EC"法固定面罩，另一手挤压呼吸气囊。每次送气 400~600ml，频率 10~12 次/分，连续两次吹气为宜，避免过度通气。胸外按压与人工呼吸比值，胸外按压∶人工呼吸＝30∶2。

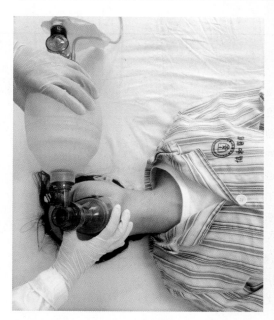

图 3-25　呼吸气囊实施人工呼吸

10. 操作 2 分钟(约 5 个循环)后,再次判断患者颈动脉搏动,如已恢复,进行进一步生命支持;如未恢复,继续上述操作,直至有条件进行高级生命支持。

11. 复苏有效,操作完成后将患者头偏向一侧,进入下一步的高级生命支持。

12. 整理床单位。

13. 处理用物。

14. 作好执行医嘱的记录及护理记录。

临床应用小贴士

在临床工作中,行心肺复苏术时,遇到以下问题,该如何解决呢?

1. 头颈部损伤患者应采用哪种方法开放气道?

答:一般来说,对于普通的心跳呼吸停止患者,在心肺复苏时是常规采用仰头抬颈法来开放气道的。但是这种方法存在加重颈椎损伤的弊端,因此对于怀疑存在头颈椎损伤的患者,则是要求采用双下颌上提法来开放气道的,这种手法可使患者头保持正中位,避免头后仰及左右扭动。

2. 如患者发生心搏骤停时处于面朝下的体位,护士应如何处置?

答:如患者面朝下,抢救者应将患者整体转动,即一手托住患者颈部,另一手扶其肩部,使患者头、肩、躯干同时反转,保持头、颈、躯干始终在同一轴面上,使患者始终平稳地整体翻转为仰卧位。其余同 CPR 操作。

临床操作考点评分

操作内容		分值	测评			
			漏项	错误	颠倒	得分
准备评价(10 分)	1. 物品准备	5				
	2. 护士准备	5				
操作评价(65 分)	1. 评估现场抢救环境	3				
	2. 判断患者意识,快速检查呼吸状况	5				

操作内容		分值	测评			
			漏项	错误	颠倒	得分
操作评价(65分)	3. 立即呼救,通知医生,记录时间	3				
	4. 摆好体位,解开衣扣、裤带	6				
	5. 判断颈动脉搏动	5				
	6. 实施胸外心脏按压	10				
	7. 开放气道	5				
	8. 实施人工呼吸	10				
	9. 再次判断颈动脉搏动	8				
	10. 进行下一步生命支持	5				
	11. 作好医嘱及相关护理记录	5				
沟通及服务态度 (10分)	1. 操作完毕健康教育指导	5				
	2. 实施人文关怀	5				
操作速度(5分)		5				
理论知识评价(10分):操作目的、注意事项		10				
总分(合计)		100				

评分依据

准备部分:漏项一次扣 0.5 分,准备错误不得分。

操作过程部分:颠倒顺序一次扣 1 分,漏项一次扣 1 分,操作错误不得分。

沟通及服务态度部分:知识讲解及健康教育漏项一次扣 0.5 分,理论错误不得分;与患者无沟通不得分。

所有扣分不超过该部分操作的总分。

五、小儿心肺复苏术

(一)适应证

1. 各种原因造成的患儿呼吸心搏骤停。

2. 呼吸过于浅弱、缓慢,呈抽泣样呼吸或呼吸极度困难,虽有呼吸动作,胸部听诊却无呼吸音。

3. 心搏骤停的心电图类型包括等电位线、室颤、无脉室速、心电机械分离等。

(二)禁忌证

1. 胸壁开放性损伤。

2. 肋骨骨折。

3. 胸廓畸形或心脏压塞。

4. 凡已明确心、肺、脑等重要器官功能衰竭无法逆转者。

(三)物品准备

治疗盘、治疗执行单、呼吸气囊、氧气、弯盘、手电筒、纱布、必要时备血压计、听诊器、木板、脚踏凳。

(四)患者准备

因心搏骤停为突发状况,故患者无特殊准备。

(五)操作流程

1. 环境准备:病房或检查室清洁安静,温湿度适宜,光线充足或配备照明,关闭门窗,必要时备屏风遮挡,保护患者隐私。

2. 判断患儿意识:拍肩、呼叫,注意保护颈椎,确认患儿意识丧失。

3. 评估现场抢救环境。

4. 立即呼救,寻求他人帮助,请医务人员备除颤仪和急救车,记录时间。

5. 10秒内同时判断患儿颈动脉搏动及呼吸,判断颈动脉搏动的方法:操作者示指和中指指尖触及患者气管正中部(相当于喉结的部位),旁开两指,至胸锁乳突肌前缘凹陷处,判断时间5~10秒,如无颈动脉搏动、无呼吸,立即进行胸外心脏按压。

6. 摆放患儿于合适体位。取去枕仰卧位,头轻度后仰,将患儿卧于硬板床上。

7. 立即实施胸外心脏按压。按压过程中应保证胸廓充分的回弹,尽量不中断胸外按压。

(1)按压部位:≤12个月的患儿,按压部位在患儿双乳头连线下一横指,1岁以上的患儿,按压部位在双乳头连线中点;

(2)按压手法:①婴儿:可用双拇指重叠按压环抱法,即双拇指重叠放在按压部位,其余四指环抱患者胸廓。②小儿:用单手掌法,即用一手掌根,肘关节伸直按压;

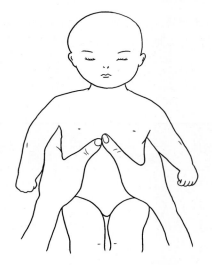

图 3-26　婴儿心脏按压手法

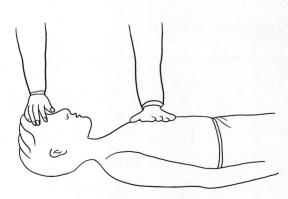

图 3-27　小儿心脏按压手法

(3)按压幅度:婴儿和小儿按压深度至少为胸廓前后径尺寸的1/3(婴儿:4cm,小儿:5cm);

(4)按压与放松时间比为1:1;

(5)按压频率:至少100次/分。

8. 清理患儿呼吸道分泌物,压额抬颏,开放气道。

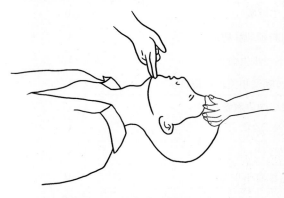

图 3-28　小儿开放气道手法

9. 应用简易呼吸气囊实施人工呼吸:将呼吸气囊连接氧气,氧流量8~10L/分钟。一手以"EC"法固定面罩,另一手挤压呼吸气囊,挤压呼吸气囊的1/2~1/3为宜,潮气量为6~8L/kg,频率10~12次/分,连续两次吹气为宜,避免过度通气。

10. 胸外按压与人工呼吸比值,单人与双人的比率均为30:2。

11. 操作2分钟(约5个循环)后,再次判断患儿颈动脉搏动,如已恢复,进行进一步生命支持;如未恢复,继续上述操作,直至有条件进行高级生命支持。

12. 复苏有效,操作完成后将患儿头偏向一侧,进入下一步的高级生命支持。

13. 整理床单位。

14. 处理用物。

15. 作好执行医嘱的记录及护理记录。

临床应用小贴士

在临床工作中,行心肺复苏术时,遇到以下问题,该如何解决呢?

小儿心搏骤停时,心电图上的表现形式是什么?

答:心搏骤停常表现为三种形式:心室纤颤、心室停搏及电机械分离。但与成人相比,儿童常表现为极缓慢的心律,小部分为极缓慢的窦性心动过缓。根据小儿心搏骤停的心电图特点,在心肺复苏时不宜采取心前区锤击的方法。

临床操作考点评分

操作内容		分值	测评			
			漏项	错误	颠倒	得分
准备评价(10分)	1. 物品准备	5				
	2. 护士准备	5				
操作评价(65分)	1. 评估现场抢救环境	3				
	2. 判断患者意识,快速检查呼吸状况	5				
	3. 立即呼救,通知医生,记录时间	3				
	4. 摆好体位,解开衣扣、裤带	6				
	5. 判断颈动脉搏动	5				
	6. 实施胸外心脏按压	10				
	7. 开放气道	5				
	8. 实施人工呼吸	10				
	9. 再次判断颈动脉搏动	8				
	10. 进行下一步生命支持	5				
	11. 作好医嘱及相关护理记录	5				
沟通及服务态度(10分)	1. 操作完毕健康教育指导	5				
	2. 实施人文关怀	5				
操作速度(5分)		5				
理论知识评价(10分):操作目的、注意事项		10				
总分(合计)		100				

评分依据

准备部分:漏项一次扣0.5分,准备错误不得分。

操作过程部分:颠倒顺序一次扣1分,漏项一次扣1分,操作错误不得分。

沟通及服务态度部分:知识讲解及健康教育漏项一次扣0.5分,理论错误不得分;与患者无沟通不得分。

所有扣分不超过该部分操作的总分。

第十四节　心电监测技术

（一）适应证

1. 监测呼吸、血压、脉搏及 SpO_2 的变化，了解患者循环情况。

2. 实时诊断心律失常。

3. 诊断心肌损害与缺血、电解质紊乱。

4. 监测药物对心脏的影响，为临床治疗提供参考依据。

（二）禁忌证

无绝对禁忌证。

（三）物品准备

治疗车、治疗盘、心电监护仪、监护导联线、血压袖带、电源线、一次性心电电极片、酒精、棉签、弯盘、速干手消毒液、必要时备屏风、接线板。

（四）患者准备

协助患者取平卧位或半卧位。

（五）操作流程

1. 患者及环境准备：责任护士向患者讲解床边心电监护的目的、方法、注意事项，取得患者配合，协助患者取平卧位或半卧位。病房或检查室清洁安静，调节温湿度适宜，关闭门窗，必要时备屏风遮挡，保护患者隐私。

2. 物品及人员准备：备齐用物，护士着装整洁，洗手，戴口罩。

3. 经双人核对医嘱信息与治疗执行单信息无误。

4. 检查监护仪开机运行正常、性能良好，各导线齐全、整洁、无断裂、处于功能状态。

5. 责任护士携治疗执行单至患者床旁，核对患者床头及腕带信息，向患者及家属解释，评估患者胸前皮肤情况，询问患者有无酒精过敏史。

6. 分别整理监护各导联线，连接电源并开机。

7. 根据病情协助取平卧或半卧位，解开衣服，暴露胸部，用酒精棉球擦拭相应部位皮肤，保证电极片与皮肤接触良好。（注意保护患者隐私，对酒精过敏的患者可用生理盐水棉球擦拭相应部位皮肤。）

8. 将电极片贴于患者胸部正确位置上，避开伤口（白色-右锁骨下，黑色-左锁骨下，红色-左侧肋缘下，绿色-右侧肋缘下，咖啡色-心前区）。

9. 为患者整理好衣服，血压袖带系在患者肘窝上 $2\sim3cm$，注意袖带上指示箭头应位于肱动脉搏动处，松紧以能塞两指为宜。

10. 血氧饱和度探头夹于患者手指或脚趾上，探头感应器与患者指/趾甲接触充分。

11. 根据病情选择适当的导联、振幅，设置报警线；根据病情选择测血压的频次，设置报警线。调节血氧饱和度的图形，设置报警线。观察监护仪运行是否正常，初步评估患者生命体征，异常项目立即汇报医生。

12. 再次核对患者身份信息无误，进行相关宣教，记录心率、血压、呼吸和血氧饱和度数值。

13. 整理床单位，询问患者需要。

14. 洗手，处理用物。

15. 经常巡视病房，观察心电监护情况并作好记录，发现异常波动及时报告医生配合处理。

16. 作好执行医嘱的记录及护理记录。

17. 停止监护流程：

（1）根据医嘱停止监护，向患者解释取得配合，先关机，再断开电源。

（2）取下电极片、血压计袖带、血氧饱和度探头。

（3）协助清洁患者皮肤，协助穿衣，协助患者取舒适体位，整理床单位及用物，询问患者需要。

（4）在仪器功能本上记录停止监护时间并签名。

（5）心电监护仪的清洁、保养，使其处于功能状态。

（6）作好执行医嘱的记录及护理记录。

💡 临床应用小贴士

在临床工作中，为患者进行心电监护操作时，遇到以下问题，该如何解决呢？

1. 心电监护如何排除干扰？

答：粘贴心电监护电极片前，应先评估患者皮肤情况，如胸前区皮肤汗毛过多、过长时，可用一次性备皮刀刮除汗毛。对于角质层厚的皮肤，可先用砂片轻轻擦拭，再用酒精棉球清洁粘贴部位皮肤汗渍和油渍，如患者对酒精过敏，也可用生理盐水纱布清洁局部皮肤。放置电极片时，应避开伤口、瘢痕、中心静脉导管、起搏器等部位。固定好电极片和导联线，定时巡视，防止脱落、打折等情况。避免在监护仪旁使用其他电子设备。

2. 携带起搏器的患者，使用心电监护应注意什么？

答：带有起搏器的患者要区分正常心率和起搏心率。粘贴电极片时要避开放置起搏器部位，以避免干扰。

3. 监护仪屏幕显示"血氧探头脱落"字样时，应如何处理？

答：检查血氧探头的插头与仪器主机面板上的"血氧"插孔是否插接到位。检查血氧探头是否与血压袖带置于患者同一手臂而导致血氧测不出或数值偏低。血氧监测时要求患者指甲不能过长，不能有涂染色物、污垢或灰指甲。持续监护时，应定时交替更换血氧探头安放的手指，避免患者感到不适或影响监测数据采集。如血氧探头正确佩戴，其发光灯正常却测量不出血氧饱和度数值时，可尝试用75%酒精棉球擦拭探头发光管和接收管处，一般可解决问题。

4. 使用过程中，监护仪出现意外情况应如何处理？

答：①参数异常：应检查接收器线路、接头、更换电极后，看机器是否正常工作，若机器未恢复正常，采用人工测血压、心率。②停电：立即启动备用电池，采用人工测血压、心率。③机器故障：重启机器，查明原因，若为机器故障，应更换备用仪器或采用人工测血压、心率。及时联系相关部门进行维修。

5. 持续心电监测时，怎样保护患者皮肤？

答：对于长期监测患者，应每天更换一次电极片，撕下电极片时，注意动作轻柔，可用生理盐水湿润后再揭下。

6. 同时需要除颤的患者，应如何粘贴电极片？

答：放置电极片应留出一定范围的心前区，以不影响除颤时放置电极板为宜。

📋 案例与沟通

根据临床实际操作进行操作过程中各项情景的设置，包括如何评估、核对及与患者的沟通交流、注意事项的讲解、健康教育的实施，标注★号的为主要扣分项目及重点项目。（案例由老师提供给学生）

某病房，王某，女性，48岁，因心慌，心悸，心律不齐，收住入院，患者生活能够自理。入院后责任护士给予入院宣教。主治医师查房后指示：患者需心电监护。责任护士遵医嘱执行。

场景——病房

护士甲：您好，我是您的责任护士××，您有心慌、胸闷的症状，您的主管医生要求给您进行持续的床边心电、血压监护，了解您的心脏循环情况，请您配合一下好吗？

患者：必须要进行监护吗？

护士甲：是的，进行床边的心电、血压监测是要了解您心慌及胸闷的原因，监测有无心肌损伤及缺血缺氧的情况。★

患者:过程难受吗?

护士甲:不会有什么痛苦,这个检查主要是在您的胸前安放电极片,连接导线,观察心电活动,肘部放置袖带,观察血压情况,您可能会觉得不方便,但是可以耐受的。

患者:做这个检查会不会影响我的活动? 我有哪些需要注意的?

护士甲:可以在床边活动,监护时请尽量卧床休息,不要剧烈活动,以保证监测结果的准确性。请您和家属也不要在监护仪旁使用移动电话以免干扰监测的波形。监护仪有时会发出提示声音,您不要紧张,夜间我们会调整合适的报警音量,尽量避免影响您的睡眠。请问您对酒精过敏吗? ★

患者:不过敏。为什么要用酒精呢?

护士甲:贴电极片前需要用75%酒精清洁胸前测量部位皮肤上的角质层和汗渍,防止电极片接触不良,以保证监测的效果。现在,请让我看一下您胸前区的皮肤(注意保护隐私)。嗯,您的皮肤无破溃、红肿。★

患者:谢谢! 心电监护需要带多久啊?

护士甲:医生会根据您的病情来确定监护的时间,一般不会长期留置。

患者:那好吧,我明白了。

护士甲:现在房间的温湿度适宜,光线充足,为了避免您受凉,我暂时帮您把窗户关上吧!

患者:谢谢你的关心!

护士甲:那我准备好用物就过来帮您上监护。

场景——治疗室

护士甲:患者姓名? ★

护士乙:王某。★

护士甲:住院号? ★

护士乙:住院号××。★

护士甲:临时医嘱:持续床边心电、血压监测。★

护士乙:立即执行。★

场景——病房

护士甲:您好,王老师,我现在要为您上监护了,请问您叫什么名字?

患者:王某。

护士甲:麻烦您把腕带给我核对一下好吗?

患者:好的。

护士甲:现在我要准备给您上监护了。我先用酒精棉球帮您清洁一下胸前区的皮肤,稍微有点凉凉的感觉(注意保护隐私)。

患者:不要紧。

护士甲:我要在您胸前贴5个电极片并连接心电监护导线。如果您觉得皮肤瘙痒、疼痛的话,请及时告诉我们,我们会及时处理的。当持续进行心电监护时,我们每天会为您更换粘贴部位,尽量避免皮肤过敏情况出现。

患者:哦,谢谢!

护士甲:不用谢! 心电监测的波形非常清楚。我再帮您系好血压袖带,当袖带充气时,请您停下活动,将测量的手臂与心脏平齐,并保持手臂伸直不弯曲,以免影响测量数值。我已帮您设定好监测间隔时间,请不要自行取下袖带,过度充气会损坏袖带。也请您不要随意调节监护仪上的按钮。★

患者:好的,我明白了。

护士甲:我已根据您的情况分别设好心电、血压的报警界限。如果监测数值超出我设定的范围,仪器会发出"滴滴"的报警声,请您不要紧张,我们会及时报告医生并配合处理的。★

患者:谢谢你!还有什么需要注意的?

护士甲:请您或家属不要在监护仪旁使用电子设备以免干扰心电监测的波形。另外,请不要剧烈活动,这样对监护波形的干扰也会少一些。翻身后不要将各导联线压住,以免皮肤长时间受压导致瘀血或破损。此外,请不要自行摘除电极片、血压袖带,更不要自行关闭监护仪电源,这会损坏仪器且会使监测数据丢失。★

患者:好的,我会注意的!

护士甲:谢谢您的配合!我们会经常巡视病房,观察心电监护情况并作好记录。您病情好转后,我们会及时遵医嘱停用心电监护仪,请不用过于担心。★

患者:哦,谢谢你的讲解,我明白了!

护士甲:您如果有任何疑问或需求,可以随时按呼叫器,我们会随时到您的床边。

护士甲:王老师,您的各项生命体征稳定,医生决定可以给您停用心电监护仪了。(核对患者腕带信息)

患者:好的,今天我感觉贴电极片的皮肤有点发痒,你帮我看看。

护士甲:我先帮您取下电极片,皮肤稍有点发红,我先帮您用温水毛巾擦一下皮肤,您注意保持皮肤清洁、干燥,千万别用手抓,以免皮肤破损引起感染。这样处理后皮肤的状况会很快恢复的,请不用过于担心。★

患者:哦,谢谢你的讲解,我会注意的!

护士甲:如果有任何疑问或需求,可以随时找我!

▶ 临床操作考点评分

操作内容		分值	测评			
			漏项	错误	颠倒	得分
准备评价(15分)	1. 患者及环境准备	5				
	2. 物品及人员准备	5				
	3. 医嘱核对及患者身份确认	5				
操作评价(55分)	1. 检查监护仪性能	5				
	2. 评估患者	5				
	3. 协助患者采取合适体位	3				
	4. 清洁胸前皮肤	2				
	5. 确认电极置于正确部位	10				
	6. 设置监测指标的报警线	10				
	7. 观察心电监护情况	10				
	8. 停止监护	5				
	9. 操作完用物处理及记录结果	5				

操作内容		分值	测评			
			漏项	错误	颠倒	得分
沟通及服务态度 （15分）	1. 操作前对患者的知识讲解	5				
	2. 操作过程中与患者的沟通配合	5				
	3. 操作完毕健康教育指导	5				
操作速度（5分）		5				
理论知识评价（10分）：操作目的、注意事项		10				
总分（合计）		100				

评分依据

准备部分：漏项一次扣0.5分，准备错误不得分。

操作过程部分：颠倒顺序一次扣1分，漏项一次扣1分，操作错误不得分。

沟通及服务态度部分：知识讲解及健康教育漏项一次扣0.5分，理论错误不得分；与患者无沟通不得分。

所有扣分不超过该部分操作的总分。

第十五节 除颤技术

电除颤仪的介绍及使用

电除颤仪是应用电击来进行抢救和治疗心律失常的一种医疗电子设备。在遇到严重且快速的心律失常时，短时间内向心脏电击外加且允许量的高能量生物脉冲的瞬间电流，使全部或大部分的心肌细胞在同时除极，当心脏电活动短暂地停止时，心脏任何部位的异位兴奋灶将被消除，然后由窦房结或房室结重新发放冲动，从而恢复心肌规律、协调一致的收缩，使之转复为窦性心律，此方法用以纠正各种心律失常。使用电除颤仪的治疗方法亦称电复律术。根据电除颤仪发放脉冲是否与R波同步，又分为同步电复律和非同步电复律。

电除颤技术

（一）适应证

1. 心室颤动。

2. 心室扑动。

3. 室性心动过速。

4. 室上性快速心律失常。

（二）禁忌证

1. 病态窦房结综合征（慢-快综合征）。

2. 心房颤动伴有完全性房室传导阻滞者。

3. 洋地黄中毒引起心房颤动，或心房颤动同时伴有洋地黄中毒者。

（三）物品准备

电除颤仪、导电糊、接线板、电极片3～5个、纱布2块。必要时备各种抢救药品和仪器、剪刀。

（四）患者准备

患者无佩戴金属首饰、无起搏器植入。

（五）操作流程

1. 患者及环境准备：因心律失常为突发情况，故患者无需特殊准备。确保患者周围环境无可燃性气体和液体。

2. 护士准备：衣帽整洁，护士具备熟练使用电除颤仪的能力。

3. 护士在巡房过程中，发现患者意识丧失，心电监护示室颤心律。

4. 判断患者有无大动脉搏动，胸廓有无起伏。立即通知医生，记录时间，行心肺复苏术。

5. 电除颤仪到达后，接通电源，将导电糊均匀涂在电除颤仪电极板上。

6. 摆好体位，评估患者胸前皮肤状况（完整性）、有无佩戴金属首饰、有无起搏器植入。

7. 打开电源开关，选择非同步直流电复律，选择能量为心室颤动用 200～250J（室性心动过速用 150～200J、心房颤动用 150～200J、心房扑动用 80～100J、室上性心动过速用 100J，均为同步直流电复律）。非同步直流电复律适用于心室颤动，心室扑动。

8. 实施操作前再次评估患者皮肤状况，再次确认患者为室颤心律。

9. 除颤电极板分别放置于患者心尖部和心底部，紧贴胸壁皮肤，压力适当。（如患者安置有永久性起搏器，电极板放置应距离起搏器大于 10cm）。

10. 实施电除颤，按下充电按钮，放电时，操作者及其他人员身体离开病床，以免电击伤。放电后移除电极板。

11. 判断并评价电除颤效果，电击后 5 秒内室颤终止为电除颤成功，如未成功，可重复电除颤。

12. 电除颤成功后进行高级生命支持。

13. 用纱布擦净患者胸前区的导电糊，协助头偏向一侧，扣好衣服，整理床单位。

14. 监测患者生命体征及心率，作好执行医嘱及相关护理的记录。

15. 处理用物，整理电除颤仪器。

16. 密切观察患者病情变化。

💡 临床应用小贴士

在临床工作中，实施电除颤时，遇到以下问题，该如何解决呢？

1. 电除颤时如何预防皮肤损伤？

答：电除颤时局部皮肤烧伤多与电极板和皮肤接触不良有关，电击时电极板上应均匀涂抹导电糊，电极板与皮肤充分接触勿留间隙。

2. 电除颤时如何预防意外电击？

答：电除颤前确认患者身体上无金属饰物；避免用酒精棉球擦拭患者皮肤；如用生理盐水纱布时应拧干，避免水流导电；电击前要警告现场所有人员严禁直接或间接接触患者。

3. 如何选择合适的电极板大小？

答：电除颤仪的小儿电极板通常是套在成人电极板内。常见的电极板的直径为：成人 10～13cm，儿童 8cm，婴儿 4～5cm。

4. 急救时，同时行心肺复苏术和电除颤时如何配合？

答：电除颤时应保持患者呼吸通畅，呼吸停止者需进行持续人工呼吸和胸外心脏按压，必须中断时，时间≤5 秒。

5. 消瘦患者电除颤时如何避免皮肤与电极板接触不良？

答：消瘦患者可用适量的盐水纱布垫于除颤处皮肤，以使皮肤与电极板紧密接触。注意两电极板之间要保持干燥，避免短路情况发生。

📋 **临床操作考点评分**

操作内容		分值	测评			
			漏项	错误	颠倒	得分
准备评价（10分）	1. 物品准备	5				
	2. 护士准备	5				
操作评价（65分）	1. 心肺复苏	10				
	2. 摆好体位,评估胸前区皮肤	6				
	3. 打开除颤仪开关,选择合适的能量	15				
	4. 电极板置于合适位置	10				
	5. 实施除颤	5				
	6. 判断除颤效果	5				
	7. 继续下一步生命支持	4				
	8. 操作完用物处理及观察记录	5				
	9. 密切观察患者病情变化	5				
沟通及服务态度（10分）	1. 实施人文关怀	5				
	2. 操作完毕健康教育指导	5				
操作速度（5分）		5				
理论知识评价（10分）:操作目的、注意事项		10				
总分（合计）		100				

评分依据

准备部分:漏项一次扣 0.5 分,准备错误不得分。

操作过程部分:颠倒顺序一次扣 1 分,漏项一次扣 1 分,操作错误不得分。

沟通及服务态度部分:知识讲解及健康教育漏项一次扣 0.5 分,理论错误不得分;与患者或家属无沟通不得分。

所有扣分不超过该部分操作的总分。

第十六节　口服给药法

（一）适应证

1. 药物需经胃肠道吸收达到治疗目的时。

2. 需持续维持较长药效的药物。

3. 治疗慢性疾病,需长期用药。

4. 需行消化道疾病诊断性检查时。

（二）禁忌证

1. 吞咽障碍患者。

2. 禁食、意识不清患者。

3. 有严重的消化道症状患者。

（三）物品准备

治疗车、治疗盘、弯盘、密封式单剂量包装药物（图 3-29）、速干手消毒液、经双人核对后的服药单、水杯、水壶（内盛温开水）、必要时备饮水管。

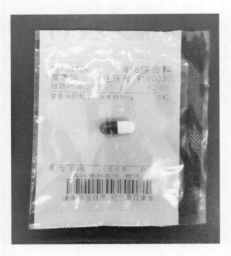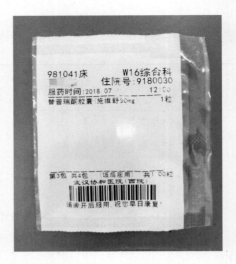

图 3-29 密封式单剂量包装药物

（四）患者准备

协助患者取坐位或半卧位。

（五）操作流程

1. 患者及环境准备：运用合适的评估工具对患者的一般状况进行评估。评估患者吞咽功能、口咽及消化道情况。了解患者用药史及药物过敏史。告知患者口服药物的使用相关知识、注意事项，耐心解答患者疑问。病房环境清洁安静、光线充足。

2. 物品及人员准备：洗手、戴口罩，必要时作好职业防护。

3. 经双人核对确认医嘱信息与口服药治疗单信息无误。

4. 检查药物包装是否完整，双人核对口服药治疗单信息与药物信息无误。

5. 携备好的药物至患者床旁，双人核对患者身份信息及药品信息无误。

6. 协助患者取舒适体位，讲解用药目的。

7. 备温开水，拆开药包，再次核对患者信息及药物信息。

8. 协助患者服药，确认药品服下。

9. 再次核对患者信息，药物信息。

10. 协助患者取舒适体位，处理医疗废物，洗手。

11. 按不同药物起效时间观察患者用药效果，重视患者主诉。

12. 作好执行医嘱的记录及护理记录。

临床应用小贴士

在临床工作中，为患者行口服给药时，遇到以下问题，该如何解决呢？

1. 如何分发低于原包装单次剂量的口服药？

答：包衣片、糖衣片、肠溶片、缓释片不可研磨分发，胶囊不可除去硬胶囊包装，普通片可以按剂量原片分发。如遇不可分发剂量的药物及时与医生沟通。

2. 患者出现药物漏服如何处理？

答：护士发放口服药需要看服到口。如遇患者外出检查，未发放的药物需留治疗室并特殊交班。漏服：发现漏服后应立即补服，下次服药时间依此次服药时间顺延，切不可在补服时加倍剂量或加大剂量服用，以免引起药物中毒。如漏服时间已超过用药间隔时间的 1/2，遵医嘱执行补服，下次务必按原间隔时间用药。抗生素药物漏服会使细菌产生耐药性，一旦漏服应立即补服，但不可离下次服药时间太近。

3. 服用口服药时出现呛咳，如何处理？

答：如果在服药中出现呛咳时要暂停服药。观察患者的情况给予适当处理：如轻拍背、适当休息，视情况允许后再继续服药。如果呛咳严重可给予吸痰,必要时予吸氧。为婴幼儿服药时可将患儿头偏向一侧,在药性允许范围内将药物研碎并适当稀释,用小勺取适量喂入。

📋 案例与沟通

根据临床实际操作进行操作过程中各项情景的设置,包括如何评估、核对及与患者的沟通交流、注意事项的讲解、健康教育的实施,标注★号的为主要扣分项目及重点项目。(案例由老师提供给学生)

某病房,李某,女性,72 岁,因"高血压"收治入院。10AM 医生查房测得血压 190/90mmHg,患者自诉头晕。遵医嘱口服给药络活喜 5mg,立即执行。

场景——病房

护士甲:您好,我是您的责任护士××,医生刚才查房测得您的血压为 190/90mmHg,因为您此次因高血压入院,所以遵医嘱给您临时口服络活喜 5mg,您以前是否服用过此类药物?

患者:络活喜是什么?

护士甲:络活喜是一片多边形的白色药片,5mg 一片,口服用的降血压的药物。其主要成分是苯磺酸氨氯地平,就是钙离子拮抗剂或称为慢通道阻滞剂。★

患者:有没有副作用呢?

护士甲:每个药物都有副作用,现在您的血压高,需要药物干预,通过药理作用降低血压以避免血压继续升高发生心脑血管意外。这个药物在临床运用中最常见的不良反应是头痛和水肿,在用药后我们会密切观察您的用药反应和血压情况,请您不要太过担心。★

患者:好的。

护士甲:您有没有什么药物过敏呢?

患者:没有。

护士甲:请张开嘴,让我看看您口腔情况。

患者:好的。

护士甲:那我准备好药物和温开水就过来!

患者:好的。

场景——治疗室

护士乙:患者姓名。★

护士甲:李某。★

护士乙:住院号。★

护士甲:××。★

护士乙:临时医嘱:络活喜。★

护士甲:5mg。★

护士乙:口服。★

护士甲:立即执行。★

场景——病房

护士甲:您好,我现在要发放口服药了,发药前我需要再次核对,请问您名字?★

患者:李某。

护士甲:核对一下您的腕带好吗?★

患者:好的。

护士甲:这片药是络活喜,每片 5mg,用于降血压,需要您整片吞服。★

患者:好的。

护士甲:服用药物的水温已适宜,您现在可以自行吞服吗?

患者:可以的。

护士甲:现在您已经服下口服药了,服药后请休息,避免剧烈运动,1 小时后会给您复测血压。★

患者:好的,我会注意的!

护士甲:再次核对一下您的名字? ★

患者:李某。

护士甲:药物服用后再次核对一下您的腕带好吗? ★

患者:好的

护士甲:如果有任何疑问或需求,可以随时找我,我也会随时来看您!

临床操作考点评分

操作内容		分值	测评			
			漏项	错误	颠倒	得分
准备评价(20分)	1. 患者及环境准备	5				
	2. 物品及人员准备	5				
	3. 医嘱核对及患者身份确认	10				
操作评价(51分)	1. 协助患者取体位	8				
	2. 双人核对患者身份及药物信息	8				
	3. 解释用药目的并再次核对	10				
	4. 备温水,协助服药,服药方式正确	5				
	5. 服药后再次核对	10				
	6. 操作完用物处理及记录结果	5				
	7. 及时观察用药效果	5				
沟通及服务态度(15分)	1. 操作前对患者的知识讲解	5				
	2. 操作过程中与患者的沟通配合	5				
	3. 操作完毕健康教育指导	5				
操作速度(4分)		4				
理论知识评价(10分):操作目的、注意事项		10				
总分(合计)		100				

评分依据

准备部分:漏项一次扣 0.5 分,准备错误不得分。

操作过程部分:颠倒顺序一次扣 1 分,漏项一次扣 1 分,未核对、操作错误均不得分。

沟通及服务态度部分:知识讲解及健康教育漏项一次扣 0.5 分,理论错误不得分;与患者无沟通不得分。

所有扣分不超过该部分操作的总分。

第十七节　胃肠减压技术

(一)适应证

1. 各种类型肠梗阻。

2. 胃、十二指肠穿孔的非手术治疗。

3. 各种原因引起的肠穿孔、急性单纯性胰腺炎及急性出血性坏死性胰腺炎、急性化脓性胆管炎、急性胆囊炎、急性胃扩张、胃、十二指肠穿孔或出血。

4. 胃、十二指肠瘢痕性幽门梗阻的治疗。

（二）禁忌证

1. 鼻腔、食管或贲门狭窄或梗阻。

2. 严重的食管、胃底静脉曲张。

3. 食管和胃腐蚀性损伤。

4. 严重心肺功能不全、严重呼吸困难。

5. 严重凝血功能异常的患者。

6. 极度衰弱患者。

（三）物品准备

1. 治疗车上层：医嘱单、治疗卡、治疗盘、无菌治疗巾、无菌镊子1把、无菌纱布若干、无菌手套、一次性胃管、一次性负压引流器、一次性治疗巾、一次性压舌板、一次性50ml灌注器1支、治疗碗1个（内放液体石蜡纱布1块）、小水杯（内盛温开水）、止血钳、棉签、胶布、剪刀、听诊器（必要时备）、手电筒、弯盘、管道标志、快速手消毒剂、安全别针。

2. 治疗车下层：医疗垃圾桶、生活垃圾桶。

（四）患者准备

根据患者病情，协助患者取半卧位或仰卧位。必要时取下患者的眼镜、活动性义齿，妥善放置。

（五）操作流程

1. 患者及环境准备：责任护士向患者解释胃肠减压的目的、过程、注意事项、取得患者配合。对患者的一般情况进行评估：患者的病情、意识状态及合作程度；口、鼻腔黏膜及周围皮肤情况；有无义齿。病房环境清洁安静、光线充足、温湿度适宜，关闭门窗。

2. 物品及人员准备：备齐用物，洗手、戴口罩，必要时作好职业防护。

3. 经双人核对医嘱及患者信息，确认无误。

4. 携备好的用物至患者床旁，再次核对患者身份信息无误。

5. 协助患者取舒适体位，配合患者半坐位或坐位，昏迷患者去枕平卧位。

6. 有义齿者取下义齿。

7. 取治疗巾围于患者颌下及胸前，置弯盘于口角旁。

8. 检查鼻腔是否通畅，鼻腔黏膜有无破损，用湿棉签蘸温开水清洁鼻腔。

9. 检查无菌物品的有效期、外包装是否完好。

10. 备无菌盘，戴手套，测量插管长度，插入长度一般为前额发际至胸骨剑突处，或由耳垂经鼻尖至胸骨剑突的距离。成人约45~55cm，婴幼儿约14~18cm，作好标记。

11. 将少许液体石蜡倒于无菌纱布上，润滑胃管前端10~20cm。

12. 再次核对信息，一手持纱布托住胃管，一手持镊子夹住胃管前端沿选定侧鼻孔轻轻插入10~15cm。①清醒患者：嘱患者吞咽，顺势将胃管向前推进，直至标记长度。②昏迷患者：左手将患者头部托起，使下颌靠近胸骨柄，增大咽部通道的弧度，使管端沿后壁滑行，插入胃管至预定长度，初步固定。

13. 插胃管过程中，注意观察患者病情变化，若出现恶心、呕吐等不适时，嘱患者深呼吸，待症状缓解后继续操作；插管不畅时，检查胃管是否盘曲口中或将胃管抽出少许，再小心插入；出现呛咳、呼吸困难、发绀时，应立即拔管。

14. 确认胃管在胃内的方法：

（1）接注射器抽吸，能抽出胃液。

（2）用注射器从胃管注入10ml空气，然后置听诊器于胃部，能听到气过水声。

（3）将胃管末端放入水杯中，无气泡溢出。

15. 证实胃管在胃内后，用胶布固定胃管于鼻翼及颊部。

16. 检查一次性负压吸引器是否漏气,按压其呈压缩状态,连接胃管,打开活塞,观察引流管是否通畅,引流液的颜色、性状、量。

17. 妥善固定减压装置,防止扭曲、打折、受压。

18. 协助患者清洁口腔、鼻腔及面部,撤去弯盘及治疗巾。

19. 注明导管名称、置管时间及深度,将导管标志固定于胃管适宜处。

20. 脱手套,整理床单位,协助患者取舒适卧位,询问患者需要。

21. 向患者交待胃肠减压期间的注意事项,置管期间禁止饮水和进食,保持口腔的清洁。

22. 再次核对患者信息。

23. 处理用物。

24. 洗手,取口罩,记录。

25. 停止胃肠减压

26. 核对医嘱,携用物为患者拔去胃管。

27. 取半卧位,铺治疗巾于颌下,弯盘置于颌旁。

28. 关闭负压吸引装置,将胃管与负压引流器分离,夹闭胃管末端并放于弯盘内。戴手套,去除固定胃管的胶布,左手持纱布空握鼻孔处胃管,右手持纱布包住胃管上段,嘱患者深呼吸,在患者呼气时,向后拔出胃管,至咽喉处快速拔出。

29. 脱手套,清洁患者鼻腔,擦净胶布痕迹。

30. 整理床单位,协助患者取舒适卧位。

31. 洗手,取口罩,处理用物。

32. 记录。

💡 临床应用小贴士

在临床该工作中,为患者行胃肠减压时,遇到以下问题,该如何解决呢?

1. 胃肠减压管出现引流不畅怎么处理?

答:原因:①胃管在胃内盘曲、打结,或进入食管后因缺少吞咽动作而盘旋在咽部或食管上段。②胃管置入过深。③食物残渣或胃液黏稠、血凝块阻塞胃管。④胃管的前端紧贴胃壁,持续负压吸引可能发生吸钳现象。⑤负压器故障,如胃肠减压装置漏气、失去负压作用等。⑥胃管向外滑出,脱离了胃腔。

处理:排除引流管扭曲、折叠、受压的情况。从胃管尾端向下缓慢挤压引流管,观察引流情况。判断胃管堵塞时,可将胃管先送入少许再行抽吸,如无液体引流出可缓慢地将胃管拔出少许,继续观察。

2. 胃肠减压过程中,如何防止胃管滑出?

答:①每班观察导管标志刻度,妥善固定。长期胃肠减压或出汗较多的患者注意更换胶布。②活动时保护胃管,防止牵拉。③作好导管标志,每班严格交接班。④昏迷、烦躁的患者要进行适当的约束。

📋 案例与沟通

根据临床实际操作进行操作过程中各项情景的设置,包括如何评估、核对及与患者的沟通交流、注意事项的讲解、健康教育的实施,标注★号的为主要扣分项目及重点项目。(案例由老师提供给学生)

某病房,李某,女性,72岁,因突发腹痛、腹胀4天,入院后全腹阵发性绞痛伴肠鸣音亢进,发病至今未排便排气,诊断为腹痛待查:急性肠梗阻,遵医嘱行胃肠减压。

场景——病房

护士甲:您好,我是您的责任护士××,由于您现在腹痛腹胀明显,医生查房后要求进行胃肠减压,请您配合一下好吗?

患者:"胃肠减压"是什么呢?

护士甲:胃肠减压是从鼻腔插入胃管,通过胃管下端连接的负压装置,将您胃肠内的气体和液体吸出,减轻您胃肠道内的压力和膨胀程度,从而缓解您的腹痛、腹胀情况。★

患者:上胃管会很难受吧?

护士甲:插管时会有点不舒服,不过您不用担心,我会轻柔且迅速地为您操作,到时您与我配合好,会更顺利,您的不适也会减少很多。★

患者:好的,我明白了,谢谢。

护士甲:现在我要看看您鼻腔的情况,请您配合我。

患者:好的。

护士甲:现在房间的温湿度都很适宜,光线也很充足!

患者:谢谢你的关心!

护士甲:那我准备好用物就过来帮您行胃肠减压了。

患者:好的。

场景——治疗室

护士接收医嘱并行双人核对★

护士乙:患者姓名?★

护士甲:李某。★

护士乙:住院号?★

护士甲:××。★

护士乙:临时医嘱:胃肠减压。★

护士甲:立即执行。★

场景——病房

护士甲:您好,我现在要为您上胃管了,请问您叫什么名字?

患者:李某。

护士甲:麻烦您把腕带给我核对一下好吗?

患者:好的。

护士甲:现在都您把床头摇高,为您铺上治疗巾,请您放松。

患者:好的。

护士甲:现在我需要测量胃管植入您体内的长度,请您配合。

患者:我需要怎样配合你。

护士甲:您保持头部自然正位平视前方即可。我将测量您鼻尖经耳垂至胸骨剑突处的距离,一般为 45~55cm。

患者:好的。

护士甲:测量结束,现在都您清洁完鼻腔,之后会为您上胃管,请您配合。

患者:好的。

护士甲:我还需要您配合我再次进行核对,请问您叫什么名字?

患者:李某。

护士甲:现在胃管深度已经到了咽喉部,会有些不适,接下来请您配合我的指导。请您配合做吞咽动作,对,好了,已经上好了,现在感觉怎么样呢?

患者:就是一开始很不舒服,现在感觉还好。

护士甲:现在胃管上好了,马上为您上负压引流器,引流出了100ml液体,稍后您的腹胀会有缓解,在这个过程中注意避免牵拉胃管;无论躺着还是站立,请保持减压装置的位置低于鼻腔的位置,

防止引流液反流;日常注意口腔卫生。★

　　患者:好的,我会注意的!

　　护士甲:我还需要您配合我再次进行核对,请问您叫什么名字?

　　患者:李某。

　　护士甲:麻烦您把腕带给我核对一下好吗? ★

　　患者:好的。

　　护士甲:另外,在胃肠减压期间,您是禁止进食和饮水的。因为这样能配合胃肠减压,达到减轻胃肠负担的作用。我们会每日为您更换负压引流器;当您病情好转,胃肠功能慢慢恢复以后我们会为您拔除胃管,请不用过于担心。★

　　患者:哦,谢谢你的讲解,我明白了!

　　护士甲:如果有任何疑问或需求,可以随时找我,我也会经常来看您。

　　患者:好的。

临床操作考点评分

操作内容	分值	测评			
		漏项	错误	颠倒	得分
准备评价(15分) 1. 患者及环境准备	5				
2. 物品及人员准备	5				
3. 医嘱核对及患者身份确认	5				
操作评价(55分) 1. 检查并清洗鼻腔	2				
2. 检查一次性用物是否完好	5				
3. 准确测量胃管插入深度	5				
4. 检查胃管是否通畅	5				
5. 上胃管过程中,操作轻柔,观察患者反应,有效指导患者配合	8				
6. 检查胃管是否在胃内	5				
7. 妥善固定	3				
8. 正确连接负压吸引器,观察引流物的性状、量	5				
9. 导管风险标志准确	2				
10. 停止胃肠减压时,关闭活塞,分离胃管与负压引流器	5				
11. 正确拔出胃管	5				
12. 操作完用物处理及记录结果	5				
沟通及服务态度(15分) 1. 操作前对患者的知识讲解	5				
2. 操作过程中与患者的沟通配合	5				
3. 操作完毕健康教育指导	5				
操作速度(5分)	5				
理论知识评价(10分):操作目的、注意事项	10				

续表

操作内容	分值	测评			
		漏项	错误	颠倒	得分
总分（合计）	100				

评分依据

准备部分：漏项一次扣 0.5 分，准备错误不得分。

操作过程部分：颠倒顺序一次扣 1 分，漏项一次扣 1 分，操作错误不得分。

沟通及服务态度部分：知识讲解及健康教育漏项一次扣 0.5 分，理论错误不得分；与患者无沟通不得分。

所有扣分不超过该部分操作的总分。

第十八节　密闭式静脉输液技术

一、密闭式静脉头皮针输液技术

（一）适应证

1. 各种原因引起机体脱水、电解质紊乱、酸碱平衡失调。

2. 各种原因导致机体有效循环血量减少，微循环灌注不足。

3. 各种原因导致胃肠摄入、吸收减少，需要补充营养。

4. 治疗各系统疾病时，需要静脉输注治疗性药物。

（二）物品准备

1. 治疗盘：活力碘、75%酒精、砂轮、剪刀、止血带、胶布、滴注敷贴、棉签、弯盘。

2. 其他：遵医嘱备输液卡、药物及液体、一次性输液器、头皮针、注射器、输液架，必要时备瓶套、夹板、绷带，医用垃圾桶等。

（三）患者准备

1. 治疗前排便，初步清洁穿刺部位，选择舒适体位。

2. 寒冷季节或末梢循环欠佳的患者可以协助用温水浸泡双手，改善末梢循环，提高穿刺成功率。

（四）操作流程

1. 经双人核对医嘱，患者信息、药物信息确认无误，根据医嘱填写/打印输液卡以及输液粘贴。

2. 患者及环境准备：责任护士携输液架、输液卡到患者床边，核对床头卡、腕带上身份信息（姓名、住院号），并请患者说出自己的姓名再次核对。评估血管条件，询问患者药物、消毒剂等有无过敏史，介绍输液的目的、方法、注意事项，输注的药物名称以及作用，取得患者配合。指导或协助排便，初步清洁穿刺部位。病房清洁安静，温湿度适宜，光线充足。治疗室停止打扫至少 30 分钟以上。

3. 物品及患者准备：备齐用物，检查活力碘、酒精、棉签的质量及有效期，开封后按规定标注开封时间。护士衣帽整洁，洗手戴口罩。

4. 药物准备：去除药瓶/袋外包装，瓶体清洁，双人核对并检查药物信息、质量。粘贴输液粘贴卡时，避开输液瓶/袋原有的标签。开启药瓶的加药封口，常规消毒，按照无菌操作原则，根据医嘱准确配制药物，签名及配制时间。必要时加输液网套。

5. 检查输液器质量及有效期，关闭调节器，按照无菌操作原则，将输液管和通气管针头同时垂直插入瓶塞直至针头根部。备胶布于治疗盘一角，方便取拿。将用物、备好的药物、输液卡等放入治疗盘内，整理治疗台面，操作者再次清洁双手。

6. 双人床边核对：携用物至患者床旁，再次核对，确保医嘱的准确执行。

7. 排尽空气：将输液瓶悬挂于高度适宜的输液架上，将茂菲滴管倒置，松开调节器，当滴管内的液面达 1/2~2/3 时，迅速翻转滴管，使液体缓慢下降，直至排尽输液管和针头内的空气，对光检查输液管内有无空气或气泡（图 3-30）。

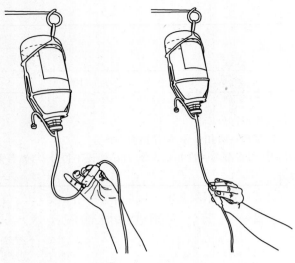

图 3-30 排气方法

8. 选择静脉:按照静脉选择原则选择穿刺部位,消毒穿刺部位的皮肤,范围 ≥ 5cm×2cm,在穿刺点上方 6~8cm 处扎止血带,松紧度以能阻断静脉血流而不影响动脉血流为宜,止血带的尾端向上。选定合适的静脉后应松止血带再消毒,穿刺处皮肤待干时再次查对输液卡、输液粘贴及患者腕带信息一致。

9. 静脉穿刺:再次扎止血带,注意保持穿刺部位的无菌状态。再次排气,嘱患者握拳,绷紧穿刺部位皮肤,固定血管,以 15°~30° 角度沿静脉方向快速进针,见回血后减小进针角度,沿血管方向再送入少许,固定针柄,松止血带,嘱患者松拳,松开调节器,确认液体滴入通畅,妥善固定。(图 3-31)

10. 再次核对,确保医嘱准确执行。根据药物性质、病情、年龄调节输液滴数,输液卡填写执行时间、输注速度和签名。操作完毕清理用物,为患者整理床单位,作好健康指导,询问患者需求。

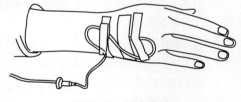

图 3-31 固定方法

11. 有效巡视:输液过程中加强巡视,观察穿刺部位以及药物反应,关注患者主诉及需求,主动提供帮助,及时续加液体或者终止输液。

12. 作好执行医嘱的记录及相关护理记录。

临床应用小贴士

在临床执行输液治疗过程中,遇到以下问题,该如何解决呢?

1. 输液时选择穿刺血管的原则是怎样的?

答:《静脉治疗护理技术操作规范》中明确指出宜选择健侧肢体上肢静脉作为穿刺部位,避开硬结、瘢痕、炎症、静脉瓣、关节等部位。成人不选择下肢静脉、小儿不宜首选头皮静脉。

2. 输液过程中出现液体不滴或者滴入不畅是什么原因呢?该如何判断和处理?

答:一般有以下几个原因:

(1)针头阻塞 判断方法:将输液调节器放至靠近与头皮针连接处,关闭调节器,轻轻挤压靠近连接处的输液管,如感觉阻力且松开后头皮针未见回血,表示针头可能阻塞。处理方法:更换针头,更换穿刺部位,重新穿刺。遇此情况切忌强行挤压输液管或者冲洗导管,避免阻塞物进入血管造成栓塞。

(2)针头滑出血管外 判断方法:患者主诉疼痛,局部可见肿胀。处理方法:更换针头,重新穿刺,避免在肿胀部位远端再次穿刺。抬高患肢,减轻水肿,肿胀部位宜积极采取硫酸镁外敷等处理,减少局部损伤,特殊药物需要采用拮抗剂局部处理。

（3）针头斜面紧贴血管壁　判断方法：患者无疼痛、局部无肿胀,挤压输液管无阻力。处理方法:调整针头角度或者输液肢体摆放位置,直到输液通畅为止。

（4）压力过低　判断方法:穿刺局部无异常,部分延长管可见回血,输液瓶与患者输液肢体之间高度明显不足。处理方法:适当抬高输液瓶的位置或者放低输液肢体。

（5）静脉痉挛　判断方法:患者主诉疼痛但局部无肿胀,皮肤发白。与肢体暴露在低温环境下时间过长,或者因输入的液体温度过低所致。处理方法:注意肢体保温,局部进行热敷可迅速缓解静脉痉挛。

3. 输液过程中茂菲氏滴管液面过高或者过低该如何处理?

答:依据茂菲氏滴管有无侧开孔,处理方法也不相同:

（1）滴管有侧开孔:当茂菲滴管液面过高时,关闭茂菲滴管上段的输液管,打开滴管侧孔,待滴管内液面下降至合适高度关闭侧孔,松开茂菲滴管上段的输液管即可;茂菲滴管液面过低时,先关闭茂菲滴管下段的输液管,打开滴管侧孔,待滴管内液面升至合适高度关闭侧孔,松开茂菲滴管下段的输液管即可。

（2）滴管无侧开孔:当茂菲滴管液面过高时,倾斜输液瓶体,使进气针和进液针头露出液面,输液管内液面下降,待滴管内液面下降至合适高度时,摆正输液瓶继续输液。茂菲滴管液面过低时,关闭茂菲滴管下段的输液管,轻轻挤压茂菲滴管,使输液瓶内的液体流至滴管内,待滴管内液面升至合适高度时,停止挤压,松开茂菲滴管下段的输液管即可。

4. 如何提高静脉穿刺成功率?

答:静脉穿刺是一项基础护理技能,穿刺技术的高低直接影响危重患者抢救的成功率以及患者的就医体验。要提高静脉穿刺成功率,首先,操作者要做到情绪稳定、自信,通过对患者实施人文关怀建立双方合作以及信任的关系。其次,操作者要根据选择穿刺血管的原则选择合适的血管。第三,掌握识别特殊静脉的技能以及其相应的穿刺技巧,例如为老年患者静脉穿刺时,因老年人血管脆弱,应减小穿刺角度,从血管旁侧进针,遵循持针稳、进针慢的原则;肥胖患者的血管一般较深,有显露不明显,较固定不易滑动的特点,可以适当增大穿刺角度,见回血再减小角度将针头平行送入血管。总之穿刺成功率的提高有赖于不断的实践和经验总结。

临床操作考点评分

操作内容		分值	测评			
			漏项	错误	颠倒	得分
准备评价(10分)	1. 医嘱核对	3				
	2. 患者及环境准备	2				
	3. 物品及患者准备	2				
	4. 药物准备	2				
	5. 检查输液器质量及有效期	1				
操作评价(65分)	1. 床边核对	5				
	2. 排尽空气	5				
	3. 选择静脉	10				
	4. 静脉穿刺	20				
	5. 妥善固定	5				
	6. 调节滴速	5				
	7. 巡视	10				
	8. 记录	5				

操作内容		分值	测评			
			漏项	错误	颠倒	得分
沟通及服务态度（15分）	1. 操作前对患者的知识讲解	5				
	2. 操作过程中与患者的沟通配合	5				
	3. 操作完毕健康教育指导	5				
操作速度（5分）		5				
理论知识评价（5分）：操作目的、注意事项		5				
总分（合计）		100				

评分依据

准备部分：漏项一次扣1分，准备错误不得分。

操作过程部分：颠倒顺序一次扣1分，漏项一次扣1分，未核对、操作错误均不得分。

沟通及服务态度部分：知识讲解及健康教育漏项一次扣0.5分，理论错误不得分；与患者无沟通不得分。

所有扣分不超过该部分操作的总分。

二、密闭式静脉留置针输液技术

（一）适应证

同静脉头皮针输液适应证。输液量大，治疗时间超过4小时，以及需要多次输液治疗、需实施抢救措施以及意识障碍躁动的患者建议采用静脉留置针。

（二）物品准备

1. 治疗盘：活力碘、75%酒精、砂轮、剪刀、启瓶器、止血带、胶布、棉签、弯盘。

2. 其他：遵医嘱备输液卡、药物及液体、一次性输液器、静脉留置针系统（留置针+肝素帽/正压接头、留置针敷贴）、治疗巾、输液架，必要时备瓶套、绷带，医用垃圾桶，一次性手套等。

（三）患者准备

1. 治疗前排便，清洁双手以及穿刺部位，选择舒适体位。

2. 寒冷季节或末梢循环欠佳的患者可以协助用温水浸泡双手，改善末梢循环，提高穿刺成功率。

（四）操作流程

步骤1~7参见头皮针输液操作流程

8. 连接留置针系统：检查留置针、透明敷贴、肝素帽/正压接头的有效期及质量，连接肝素帽/正压接头于留置针的侧管上，再与输液器相连，排尽留置针系统内空气。

9. 选择静脉：按照静脉选择原则选择穿刺部位，铺治疗巾，消毒穿刺部位的皮肤，范围 ≥ 8cm×2cm，在穿刺点上方10~15cm处扎止血带，松紧度以能阻断静脉血流而不影响动脉血流为宜，止血带的尾端向上。选择合适的静脉后应松止血再消毒，穿刺处皮肤待干时再次查对输液卡、输液粘贴及患者腕带信息一致。

10. 静脉穿刺：戴手套，转动针芯松动外套管（图3-32），持留置针针翼，再次排气。嘱患者握拳，绷紧穿刺部位下方皮肤，固定静脉，在血管上方以15°~30°角进针，见回血后，减小穿刺角度，沿静脉方向再将穿刺针推进0.5cm，将软管前端送入血管内。撤出针芯约0.5cm，持针座将针芯与外套管一起送入静脉内，固定针座抽出针芯，弃于锐器盒，松止血带，患者松拳，打开调节器，确认液体滴入通畅。

11. 妥善固定：用留置针敷贴做无张力密闭式固定。标注穿刺日期、时间并签全名。（图3-33）

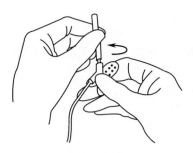

图 3-32 松动外套管

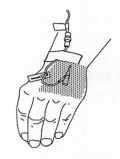

图 3-33 留置针固定

12. 脱下手套,再次核对,确保医嘱准确执行。根据药物性质、病情、年龄调节输液滴数,输液卡填写执行时间、输注速度和签名。操作完毕清理用物,为患者整理床单位,作好健康指导,询问患者需求。

13. 有效巡视:输液过程中加强巡视,观察穿刺部位以及药物反应,关注患者需求,主动提供帮助,及时续加液体或者终止输液。

14. 冲管封管:输液完毕,进行脉冲式冲管和正压封管操作。洗手、戴口罩,携带封管盘(注射器内抽取封管液 5ml,棉签、弯盘)至患者床旁,核对患者信息,关闭调节器,将封管液的注射器连接头皮针,以脉冲式推注封管液,剩 0.5~1ml 时边推边退(推液速度应大于拔针速度),关闭留置针延长管上的防反流夹后迅速拔出针尖。(图 3-34)

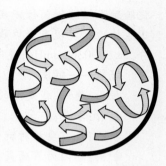

图 3-34 脉冲式冲管时管腔内小旋流示意图

15. 开管输液:消毒肝素帽胶塞/正压接头≥30 秒,连接排气后的输液器进行输液。

16. 作好执行医嘱的记录及相关护理记录。

17. 留置针留置期间应注意观察局部皮肤、穿刺血管情况,穿刺点有无渗血、敷贴有无卷边松脱迹象,及时给予对症处理。

💡 临床应用小贴士

在临床执行输液治疗过程中,遇到以下问题,该如何解决呢?

1. 怎样为患者选择合适的穿刺工具呢?

答:《静脉治疗护理技术操作规范》中明确指出"当输液量少,输液治疗少于 4 小时,输注的药物刺激性小或单次抽血检查时,可选择钢针穿刺;外周静脉留置针适用于短期静脉输液治疗或连续多次采集血标本的患者,不适用于腐蚀性药物等持续性静脉输注;CVC、PICC、PORT 适用于中长期静脉治疗,可用于任何性质药物的输注,以上用于中心静脉的普通导管均不可用于高压注射泵注射造影剂。""满足治疗需要的情况下,尽量选择较细较短的导管。"

2. 怎样作好留置针的固定?

答:使用透明敷贴进行留置针固定时,建议采用无张力粘贴方式,可使导管固定更加妥当,有效防止滑脱。具体操作如下:去除透明敷贴内侧贴纸,从留置针穿刺处开始贴,避免紧绷敷贴,先对留置针延长管进行塑形,使敷贴与导管贴合更紧密,然后逐步向周围皮肤粘贴,使敷贴与皮肤贴合更紧密,粘贴完毕再撕去透明敷贴周边的外侧贴纸,用一根胶布对延长管进行"U"型固定,一根胶布固定肝素帽/正压接头,开口端朝向近心端即可,注意减轻肝素帽/正压接头对局部皮肤的压力,防止压力性损伤。

3. 患者使用的静脉留置针已经 96 小时,导管通畅,局部无任何异常,还需要更换吗?

答:《静脉治疗护理技术操作规范》中对于留置针的留置时间有明确要求,即使局部无异常情况下,使用时间为 72~96 小时。因此达到规定使用时间的留置针还是应该按照要求予以更换。

4. 留置针使用期间的护理要点包括哪些内容？

答：患者使用留置针期间，护理人员要作好健康教育，告知患者留置针的软管是悬浮于血管内，不会对血管造成损伤，穿刺肢体可以做适当活动，但需要避免长时间下垂以及负重，穿刺部位避免受潮，若出现穿刺点疼痛、渗血以及敷贴的卷边松脱，应及时告知护理人员予以处理。护理人员也应定时观察局部情况，每次输液前应全面评估留置针的情况，按照操作规范进行护理。

📋 案例与沟通

某病房，李某，女性，48 岁，因进食不洁食物后出现腹痛、排水样便 10 余次，伴呕吐，急诊就诊，化验结果排除细菌性痢疾，血钠、血氯、血钾均低于正常值，以急性胃肠炎、电解质紊乱收治入院，医生体检时发现患者口唇及皮肤干燥，呈现脱水征象，测体温 36.7℃，脉搏 90 次/分，呼吸 20 次/分，血压 90/60mmHg，遵医嘱为患者进行静脉输液复方氯化钠 500ml。

场景——病房

护士：您好，我是您的责任护士××，请问您的名字？

患者：李某。

护士：我需要核对腕带，请您协助我。

护士：您因为胃肠炎导致脱水和电解质紊乱，医生给您开了复方氯化钠 500ml 静脉输液，需要您配合一下吗？

患者：什么是静脉输液？

护士：静脉输液是利用大气压和重力原理，将一定量的无菌药物由静脉输入人体的方法，是临床上常见而有效的治疗手段。★

患者：我的情况需要接受静脉输液吗？

护士：由于您的多次排便及呕吐已经引起了身体脱水和各项电解质的异常，静脉输液是快速补充水分及电解质的治疗手段，能迅速纠正这种水电解质的失衡状态。★

患者：需要多久啊？

护士：我们配合好，大约 15 分钟以内可以结束操作，不会有太大的痛苦。输注速度根据您的病情控制在 40~60 滴/分，大概 2 小时左右可以输注完毕。★

患者：好的。

护士：我需要看看您的皮肤及血管情况？

护士：您的血管粗直，根据您的病情，还有继续补液的可能，我们将选择静脉留置针为您穿刺输液。

患者：什么是静脉留置针？

护士：留置针俗称套管针，穿刺成功后特殊材质的软管可以留于血管内数日。它可以在一定时间内反复进行输液治疗，减少血管穿刺的次数，对血管刺激性小，能有效减少液体外渗且不易脱出血管。现在临床已经广泛应用了，安全性是得到临床验证的，您不要太担心。★

患者：谢谢你的关心和解答！

护士：您是否对静脉输液有所了解了？我准备好用物就过来为您治疗。

患者：已经了解！

场景——治疗室

护士接收医嘱，以"一唱一和"形式双人核对。

护士乙：患者姓名？

护士甲：李某。

护士乙：住院号？

护士甲：住院号××。

护士乙:临时医嘱:静脉输液。

护士甲:复方氯化钠。

护士乙:500ml。

护士甲:立即执行。

护士乙:核对药物。

护士甲:复方氯化钠。

护士乙:500ml。

护士甲:包装。

护士乙:完好。

护士甲:有效期。

护士乙:××××效期内。

护士甲:输液粘贴。

护士乙:标签清晰。

护士甲、乙:与医嘱相符。

场景——病房

护士甲、乙:您好,我现在要准备为您进行操作了,我请同事和我一起再次核对操作前的相关内容,请您配合一下。请问您的名字?

患者:李某。

护士甲、乙:再次核对一下您的腕带好吗?

患者:好的。

护士甲、乙:核对无误。

护士:现在房间的温湿度都很适宜,光线也很充足!

护士:现在准备给您输液了,您准备好了吗?

护士:我需要再次确认血管条件及走向,请您握拳好么?

护士:已经消毒好穿刺部位,您配合一下,避免污染穿刺部位。准备穿刺了,需要再次核对您的身份信息。

患者:我的名字是李某,给你看看腕带。

护士:谢谢您主动参与操作过程中的身份识别和核对过程。

护士:按照操作规范,我需要佩戴手套为您穿刺,请您理解。现在我要为您穿刺了,会有短暂的刺痛体验,请您放松配合我即可。

患者:好的。

护士:接下来我要送入留置针软管部分,软管在留置期间不会对血管造成损伤,您也不会有疼痛的感觉。用透明敷贴进行固定,这种敷贴有一定的延展性,既能妥善固定又不会影响您的活动,透明的材质也方便我们观察穿刺部位的局部情况。

护士:现在穿刺成功,您感觉如何?

患者:可以的。

护士:操作后需要再次核对一下您的腕带信息,谢谢您的配合。

护士:输液目前通畅,穿刺处未见红肿渗漏,已经根据您的情况调节好了输液速度,请您不要擅自调节输注的速度。我帮您活动一下带有留置针的手,这样舒适一些。您可以放松一点,待会儿也可以做这样的局部活动。留置针在血管内部分是软管,小范围活动不会引起渗漏的,你可以放心!

患者:好的,明白,我会注意的!

护士:如果有任何疑问或需求,可以随时找我! 呼叫铃我放在您手边,我也会经常过来巡视,请放心!

护士:输液已经进行了 30 分钟,您感觉还好吗? 我来看看您的输注情况,再次核对一下您的腕带好吗?

护士:输注速度适宜,穿刺处无异常,输注完毕我将对您的留置针进行封管处理!

护士:本次输液即将结束,现在准备为您行封管操作了,再次核对一下您的身份信息好吗?

患者:好的。

护士:您放松,只是静脉推注 4ml 左右的封管液冲洗导管,其目的是为了封闭延长管防止血液反流。

护士:现在操作完成,您感觉如何?

护士:留置针正常情况下可使用 3~4 天(72~96 小时),需要您配合护士作好维护工作。留置期间请您避免肢体下垂,也不要触摸穿刺部位以防感染,如果穿刺针眼处出现了渗血、渗液时,我们会立即处理并确认是否可以继续正常使用,如果留置期间穿刺点出现红肿和痛痒,请您及时告知我们。★

护士:您需要注意防反流夹不要自行打开,如果有任何疑问您可以咨询护士?

护士:您休息吧,之后需要注意补充水分及食品的卫生。

患者:好的,谢谢。

🎯 临床操作考点评分

操作内容		分值	测评			
			漏项	错误	颠倒	得分
准备评价(10分)	1. 医嘱核对	3				
	2. 患者及环境准备	2				
	3. 物品及患者准备	2				
	4. 药物准备	2				
	5. 检查输液器质量及有效期	1				
操作评价(65分)	1. 床边核对	5				
	2. 排尽空气	2				
	3. 连接留置针系统	5				
	4. 选择静脉	5				
	5. 静脉穿刺	18				
	6. 妥善固定	5				
	7. 调节滴速	5				
	8. 巡视	5				
	9. 记录	5				
	10. 冲管封管	10				

操作内容		分值	测评			
			漏项	错误	颠倒	得分
沟通及服务态度 （15分）	1. 操作前对患者的知识讲解	5				
	2. 操作过程中与患者的沟通配合	5				
	3. 操作完毕健康教育指导	5				
操作速度（5分）		5				
理论知识评价（5分）：操作目的、注意事项		5				
总分（合计）		100				

评分依据

准备部分：漏项一次扣 1 分，准备错误不得分。

操作过程部分：颠倒顺序一次扣 1 分，漏项一次扣 1 分，未核对、操作错误均不得分。

沟通及服务态度部分：知识讲解及健康教育漏项一次扣 0.5 分，理论错误不得分；与患者无沟通不得分。

所有扣分不超过该部分操作的总分。

第十九节　密闭式静脉输血技术

（一）适应证

1. 各种原因引起的大出血，贫血或低蛋白血症。

2. 严重感染时。

3. 凝血功能障碍时。

（二）禁忌证

1. 急性肺水肿期、肺栓塞、真性红细胞增多症、恶性高血压、充血性心力衰竭及肾功能极度衰竭。

2. 对输血有变态反应者。

（三）物品准备

治疗车、治疗盘、弯盘、0.5% 活力碘、无菌棉签、止血带、一次性治疗巾、胶布、无菌输液敷贴、一次性输血器及 9 号头皮针一套、0.9% 氯化钠 100ml、输液架、经双人核对后的输液卡、血型检验单、交叉配血试验结果单、血型牌、血液制品（保存在储血袋中）、一次性橡胶手套、速干手消毒液、锐器盒、医疗垃圾桶、生活垃圾桶、必要时备夹板。

（四）患者准备

1. 体位　协助患者取坐位或卧位

2. 注射部位　常选用上肢浅静脉如贵要静脉、正中静脉、头静脉以及手背静脉等。

（五）操作流程

1. 患者及环境准备：告知患者静脉输血的目的、方法、注意事项，耐心解答患者疑问。运用合适的评估工具对患者进行一般状况评估。评估输注穿刺部位皮肤、血管情况，选择合适的注射部位。病房环境清洁安静、光线充足。

2. 物品准备：一次性输血器及 9 号头皮针一套、输液架、0.9% 氯化钠、血液制品（保存在储血袋中）、血型检验单、交叉配血试验结果单、血型牌，输液卡、一次性清洁手套一双。

3. 护士准备：洗手、戴口罩，必要时作好职业防护。

4. 经双人核对确认医嘱信息与输血治疗单信息,血液制品信息(血袋标签、血袋包装、血液质量、床号、姓名、性别、住院号、血袋号、血型、交叉配型结果、血液种类、血量、有效期)无误。

5. 检查所需无菌物品的有效期、包装是否完整。

6. 携备好用物至患者床旁,经双人再次核对患者身份信息、药品信息及血液制品信息确认无误。

7. 协助患者取舒适体位。按照静脉输液法选择合适的静脉血管,使用输血器连接 9 号头皮针头建立静脉通道,输注少量 0.9%氯化钠溶液。

8. 将血袋置于手掌通过手腕旋转轻轻摇匀血制品,检查血液质量。

9. 戴一次性清洁手套,打开储血袋封口,消毒开口处塑料管,将输血器针头从 0.9%氯化钠溶液中拔出,插入输血器的输血接口,缓慢将储血袋挂于输液架;

10. 操作后核对相关信息。

11. 脱手套,调节输血滴速控制为速度 20 滴/分,观察 15 分钟,注意有无输血反应。

12. 处理用物及记录。

13. 巡视听取患者主诉,并调节输血滴速至 40~60 滴/分。

14. 血液输注完毕,更换至 0.9%氯化钠溶液,直至将输血器内的血液全部输入体内。再次核对,确保医嘱准确执行。

15. 输注完毕,使用无菌棉签按压注射部位,拔针并充分按压。

16. 协助患者取舒适体位,处理医疗废物(输血袋及输血器的处理:输血器的针头剪下放入锐器盒;输血管道放入医疗垃圾桶;输血袋送至输血科保留 24 小时),洗手,取口罩。

17. 完善护理观察记录。

临床应用小贴士

在临床工作中,为患者行密闭式静脉输血时,遇到以下问题,该如何解决呢?

1. 两袋血液制品可以连续输注吗?

答:不能。连续输注两袋及以上血液制品时,每袋中间间隔应输入 0.9%氯化钠溶液进行冲管,以免发生不良反应。

2. 如果同时输注不同种类的血液制品怎样安排输注顺序?

答:如患者在输注成分血的同时,还需输注全血,则应先输成分血后输全血。同时输注几种成分血时优先输注血小板。

3. 输血过程中出现过敏反应如何处理?

答:发生过敏反应者,立即停止输血,更换输血器及生理盐水保持静脉通路,通知医生,严密监测生命体征,根据医嘱使用抗过敏类药物。出现严重喉头水肿者协助医生行气管切开;出现循环衰竭者给予抗休克治疗。

4. 输血过程中出现溶血反应如何处理?

答:溶血反应是最严重的输血反应,应加强工作责任心,严格执行输血安全管理制度。一旦出现溶血反应,立即停止输血,保留静脉通道更换生理盐水及输液器,报告医生,给予氧气吸入,遵医嘱给予升压药和其他药物治疗。严密观察生命体征,用热水袋热敷患者双侧肾区保护肾脏,密切监测每小时尿量作好记录。遵医嘱静脉注射碳酸氢钠碱化尿液;若出现休克,可根据医嘱进行抗休克治疗。同时安慰鼓励患者,消除其紧张、恐惧心理。将未输完的血液、输血器材和患者输血前后的血标本送化验室进行再次检验。

5. 输血过程中发现患者有出血倾向如何处理?

答:出血倾向多出现在大量输血时,一般指 24 小时内紧急输血量相当于或大于患者总血容量,或长期反复输血或超过血液总量时的输血。应密切观察患者的意识、血压、脉搏等变化;皮肤黏膜或手术伤口有无出血。排除溶血反应,立即抽血行出血、凝血项目化验检查。遵医嘱输注新鲜血、血小板、补充各种凝血因子。

6. 输血过程中患者出现手足抽搐、血压下降、心率减慢如何处理？

答：患者可能出现电解质、酸碱平衡紊乱，枸橼酸钠中毒。须按医嘱静脉注射 10% 葡萄糖酸钙 10ml，以补充钙离子，防止低血钙。如代谢性酸中毒的患者，按医嘱给予 5% 碳酸氢钠，纠正、维持体内水电解质和酸碱的平衡。

📋 案例与沟通

根据临床实际操作进行操作过程中各项情景的设置，包括如何评估、核对及与患者的沟通交流、注意事项的讲解、健康教育的实施，标注★号的为主要扣分项目及重点项目。（案例由老师提供给学生）

某病房，李某，女性，72 岁，因上消化道出血、黑便收治入院，化验室结果显示：Hb 78g/L，遵医嘱行静脉输血去白细胞悬浮红细胞 2 个单位。

场景——病房

护士甲：您好，我是您的责任护士××，您化验显示血红蛋白低，这与您消化道的活动出血伴黑便有关，医生查房后给您开了静脉输血，您可以配合一下吗？

患者：什么是静脉输血？

护士：静脉输血是将全血或成分血如血浆、红细胞、白细胞或血小板等通过静脉输入体内急救和治疗疾病的重要措施之一。★

患者：我必须要输血吗？

护士：是的，您消化道出血导致贫血，根据您的病情，现在要纠正贫血，请您放心，在输血前会作好血型鉴定及交叉配血实验的。★

患者：输血需要多久啊？

护士甲：在为您开始输注时速度会很慢 20 滴/分，观察 10~15 分钟后，如您没有不良反应，滴速会适当调快，整个过程大约 2 小时。

患者：好的。

护士甲：您是否已了解静脉输血的目的？

患者：已经了解！

护士甲：您是否知道自己的血型呢？

患者：不清楚！

护士甲：在输血前会为您进行血型鉴定和血液交叉配型的检验，请您不要担心。

患者：好的。

护士甲：先评估一下您的穿刺处的血管情况，输血需要选择相对粗直的血管进行穿刺，控制输注速度及时间。

患者：好的。

护士甲：现在房间的温湿度都很适宜，光线也很充足，适宜操作！

患者：谢谢你的关心！

护士甲：那我准备好用物就过来为您操作。

患者：已经了解！

场景——治疗室

护士乙：患者姓名？★

护士甲：李某。★

护士乙：住院号？★

护士甲：住院号××。★

护士乙:临时医嘱:静脉输血。★

护士甲:去白细胞悬浮红细胞。★

护士乙:1 个单位。★

护士乙:血袋标签完整清晰、血袋包装无破损渗漏、血液质量无凝块。★

护士甲:血袋标签完整清晰、血袋包装无破损渗漏、血液质量无凝块。★

护士乙:床号？★

护士甲:××床。★

护士乙:患者姓名？★

护士甲:李某。★

护士乙:性别？★

护士甲:女。★

护士乙:住院号？★

护士甲:××。★

护士乙:血袋号？★

护士甲:××。★

护士乙:血型？★

护士甲:A 型 RH 阳性。★

护士乙:交叉配血试验结果显示输注血液为 A 型 RH 阳性。★

护士甲:患者血型鉴定结果为 A 型 RH 阳性。★

护士乙:血液种类？★

护士甲:去白细胞悬浮红细胞。★

护士乙:血量？★

护士甲:1 个单位。★

护士乙:有效期？★

护士甲:2018 年 4 月 5 日。★

场景——病房

护士甲、乙:您好,我现在要为您行静脉输血了,请问您的名字？★

患者:李某。

护士甲、乙:再次核对一下您的腕带好吗？★

患者:好的。

护士甲、乙:已为您作好了血型鉴定,您的血型为 A 型血 RH 阳性。★

患者:我明白了。

护士乙:血袋标签完整清晰、血袋包装无破损渗漏、血液质量无凝块。★

护士甲:血袋标签完整清晰、血袋包装无破损渗漏、血液质量无凝块。★

护士乙:床号？★

护士甲:××床。★

护士乙:患者姓名？★

护士甲:李某。★

护士乙:性别？★

护士甲:女。★

护士乙:住院号？★

护士甲:××。★

护士乙:血袋号?　★

护士甲:××。　★

护士乙:血型?　★

护士甲:A 型 RH 阳性。　★

护士乙:交叉配血试验结果显示输注血液为 A 型 RH 阳性。　★

护士甲:患者血型鉴定结果为 A 型 RH 阳性。　★

护士乙:血液种类?　★

护士甲:去白细胞悬浮红细胞。　★

护士乙:血量?　★

护士甲:1 个单位。　★

护士乙:有效期?　★

护士甲:2018 年 4 月 5 日。　★

护士甲、乙:配型好准备输注的血液制品也已经双人核对无误了。

患者:好的。

护士甲:现在准备为您行静脉输血的穿刺,您准备好了么?

患者:准备好了。

护士甲:为您在此处进行穿刺,请您握拳?

患者:好的。

护士甲:穿刺前要再次核对,请问您叫什么名字?

患者:李某。

护士甲:再次核对一下您的腕带。

患者:好的。

护士甲:您放松,不要太过紧张。

患者:好的。

护士甲:现在穿刺成功,开始输注的是 0.9%氯化钠溶液,用以观察输液通道。　★

患者:明白了。

护士甲:输液通道通畅,现在为您更换为去白细胞悬浮红细胞,调节速度为 20 滴/分,观察 10~15 分钟。　★

患者:明白。

护士甲:操作后再次核对一下您的腕带好吗?　★

患者:好的。

护士甲:您现在感觉如何? 在血液制品输注期间,您不要擅自调节输注的滴速,观察 10~15 分钟后,我会给您调节速度。　★

患者:好的,我了解!

护士甲:如果有任何不适,随时呼叫我!

患者:好的。

场景——病房(15 分钟后)

护士甲:现在您感觉如何?

患者:还好,没有什么不舒服。

护士甲:输血通道通畅,再次核对您的腕带。　★

患者:好的。

护士甲:现在调节输血速度为 40~60 滴/分输注并继续观察,您可以调整卧位,只需保持输血穿刺部位不被碰撞。★

患者:好的。

护士甲:您输血已有 2 小时了,现在您感觉如何?

患者:还好,没有什么不舒服。

护士甲:一会输血将要结束了,再次核对您的腕带。★

患者:好的。

护士甲:为您更换 0.9%氯化钠溶液继续冲洗输注管道,保证血液制品的足量输注。★

患者:好的。

护士甲:现在输注完毕,给您拔除,现在按压穿刺点,按压时不要挪动及揉搓局部,直至无出血。★

患者:好的。

护士甲:之后会为您复测血液指标,评估贫血状态,如果再次排便,观察颜色并通知护士留取样本以便观察消化道是否继续出血。★

患者:好的。

护士甲:如果有任何疑问或需求,可以随时找我!

临床操作考点评分

操作内容		分值	测评			
			漏项	错误	颠倒	得分
准备评价(15分)	1. 患者及环境准备	5				
	2. 物品及人员准备	5				
	3. 医嘱核对及患者身份确认	5				
操作评价(55分)	1. 输血物品核对及物品准备	10				
	2. 合适体位	2				
	3. 摇匀血制品	5				
	4. 戴手套,连接输血	8				
	5. 巡视并再次调节滴速	5				
	6. 输注完更换氯化钠溶液输注	5				
	7. 拔针及按压	2				
	8. 操作完用物处理	8				
	9. 洗手	5				
	10. 记录	5				
沟通及服务态度(15分)	1. 操作前对患者的知识讲解	5				
	2. 操作过程中与患者的沟通配合	5				
	3. 操作完毕健康教育指导	5				
操作速度(5分)		5				
理论知识评价(10分):操作目的、注意事项		10				

操作内容	分值	测评			
		漏项	错误	颠倒	得分
总分(合计)	100				

评分依据

准备部分:漏项一次扣0.5分,准备错误不得分。

操作过程部分:颠倒顺序一次扣1分,漏项一次扣1分,操作错误不得分。

沟通及服务态度部分:知识讲解及健康教育漏项一次扣0.5分,理论错误不得分;与患者无沟通不得分。

所有扣分不超过该部分操作的总分。

第二十节　注　射　法

一、静脉注射法

(一)适应证

1. 需迅速使药物发生药效治疗时。

2. 执行不宜口服或采取其他注射方式的高浓度、刺激性大药物。

3. 需行诊断性检查时。

4. 用于静脉营养治疗。

(二)禁忌证

1. 注射部位有动静脉瘘、静脉炎、血管畸形、血栓形成等。

2. 输注严禁经静脉给药的药物时,例如:未按规范要求稀释的氯化钾注射液。

(三)物品准备

治疗车、治疗盘、0.5%活力碘、75%酒精、无菌棉签、无菌纱布、砂轮、弯盘、止血带、一次性治疗巾、一次性治疗巾、胶布、一次性无菌注射器(规格根据药量准备)、一次性头皮针、经双人核对后的治疗执行单、药物、速干手消毒液、锐器盒、医疗垃圾桶、生活垃圾桶、必要时备小枕。

(四)患者准备

1. 体位　协助患者取坐位或卧位。

2. 注射部位　常选用上肢浅静脉如贵要静脉、正中静脉、头静脉以及手背静脉等。

(五)操作流程

1. 患者及环境准备:运用合适的评估工具对患者进行评估,选择合适的注射部位,评估内容包括病情、治疗情况、用药史、过敏史;患者的意识状态、肢体活动能力、对用药的认知及合作程度;穿刺部位的皮肤状况、静脉充盈度及管壁弹性进行评估。告知患者注射药物的目的、方法、注意事项。取得患者配合。病房环境清洁安静、光线充足。

2. 物品及人员准备:洗手、戴口罩,必要时作好职业防护。

3. 经双人核对确认医嘱信息与治疗执行单、静脉注射粘贴信息无误。

4. 检查所需无菌物品的有效期,物品包装是否完整。备好无菌治疗巾。

5. 遵医嘱准确备好药液:

(1)抽吸药液

自安瓿瓶内抽吸药液

1)消毒折断:将安瓿尖端药液弹至体部,用75%酒精棉签消毒安瓿瓶颈部,用砂轮在安瓿颈部划出锯痕,再次使用75%酒精棉签擦去锯痕处屑末,无菌纱布包裹安瓿颈折断安瓿。

2)抽吸药液:持注射器,将针头斜面朝下置于安瓿内的液面下,抽动活塞,抽吸药液。

自密封瓶内抽吸药液

1)消毒瓶塞:除去密封瓶外盖部分,0.5%活力碘消毒瓶塞,待干。

2)注入空气:注射器内吸入与所需药液等量的空气,示指固定针栓,将针头插入密封瓶内,注入空气。

3)抽吸药液:倒转密封瓶,使针头在液面下,抽吸药液至所需量。

(2)将针头垂直朝上,抽动活塞,排尽空气,套上护针帽,放入无菌盘内备用。

6. 携备好的药液、物品至患者床旁,核对患者身份信息及药品信息无误。

7. 协助患者取舒适体位。

8. 按照静脉治疗原则选择合适的血管,在穿刺部位的肢体下垫小枕。

9. 在注射部位靠近近心端约 5~6cm 处扎止血带,嘱患者握拳,待静脉充盈。

10. 用 0.5%活力碘消毒注射皮肤,以注射点为中心环行由内向外螺旋擦拭,消毒面积直径 5cm 以上,待干。再次排气。

11. 核对患者信息及药品信息。嘱患者握拳,一手紧绷皮肤,一手持注射器,针头与注射部位呈 15°~30°刺入静脉,见回血,再沿静脉走行进针少许。

12. 松止血带,嘱患者松拳,妥善固定针头。

13. 试抽回血,根据药物性质缓慢推注药液,推注过程中密切观察患者反应,重视患者主诉。

14. 注射完毕,使用无菌棉签按压注射部位,拔针并充分按压。

15. 操作后核对患者信息和药物信息。

16. 协助患者取舒适体位,整理床单位,作好健康指导,询问患者需求。

17. 处理医疗用物,洗手、取口罩。

18. 作好执行医嘱的记录及护理记录,观察药物效果。

临床应用小贴士

在临床工作中,为患者静脉注射时,遇到以下问题,该如何解决呢?

1. 注射过程中注射部位肿胀疼痛怎么办?

答:注射时出现注射部位肿胀疼痛,应立即拔针,更换注射部位,选择对侧肢体的静脉血管进行注射,根据渗出药液的性质,进行对症处理。持续观察、评估外渗部位,并作好记录。

2. 肥胖患者血管不明显该如何注射?

答:肥胖患者,皮下脂肪厚,静脉血管较深,注射时,首先要调节心态,避免紧张、盲目、急躁等心理波动以免影响注射。仔细摸清血管走向,可适当调整进针角度至 30°~40°。

3. 老年患者的血管比较难注射,是这样吗?

答:是的,老年患者静脉血管由于生理因素脆性较大,加之皮下脂肪疏松对血管的固定较差,导致注射时针头易刺破血管。护士在进行穿刺时可将手指固定住血管的上下两端,再进行注射。

4. 需长期静脉注射者,如何保护血管?

答:护士要有计划的选择更换注射血管,注射一般药物时,由远端末梢小静脉开始注射。从小到大,双上肢交替进行,避免在同一条血管、同一个注射部位反复注射。注射对血管有刺激性药物时,应首先根据医嘱充分稀释药液,注射时选择血流速度较快的大血管并选择合适的注射工具,减少对血管的刺激。

案例与沟通

根据临床实际操作进行操作过程中各项情景的设置,包括如何评估、核对及与患者的沟通交流、注意事项的讲解、健康教育的实施,标注★号的为主要扣分项目及重点项目。(案例由老师提供给学生)

　　某病房,李某,女性,72岁,门诊以"全身乏力,双下肢水肿2天"收治入院,入院后,完善相关检查,诊断为"冠心病,心功能Ⅲ级"。主管医生查房时,患者主诉胸闷、气促。其后医生开具临时医嘱:呋塞米20mg静脉推注,立即执行。

场景——病房

携双人核对后的注射单至患者床旁

护士:您好,我是您的责任护士××,请问您的姓名?

患者:李某。

护士:麻烦您把腕带给我核对一下好吗?

患者:好的。

护士:医生查房后给您开了速尿一支静脉推注,请您配合一下好吗?

患者:"速尿"是什么药?

护士:"速尿"是一种利尿剂。药物名称叫呋塞米,由于您在医生查房时主诉胸闷气促,医生根据您的病情,给您开具了医嘱呋塞米20mg静脉推注,用药的主要目的是通过利尿和扩张血管,减少血容量和细胞外液,进而减少回心血量,达到改善心脏负荷,减轻您气促的作用。★

患者:治疗需要多久啊?

护士甲:20mg呋塞米只有2ml,我们配合好,5分钟左右就能结束治疗,不会有太大的痛苦。用药后,尿量会增多,这是药物作用引起的,您不必担心。但当您上厕所次数频繁时,一定要当心地滑,小心不要跌倒了。★

患者:好的,我明白了,谢谢。

护士甲:现在,我要评估一下您的手背皮肤及血管的情况,为您选择合适的注射部位。请您配合我。

患者:好的。

护士甲:现在房间的温湿度都很适宜,光线也很充足!

护士甲:那我准备好用物就过来帮您注射。

患者:好的。

场景——护士站

护士乙:患者姓名?★

护士甲:李某。★

护士乙:住院号?★

护士甲:住院号××★

护士乙:临时医嘱:呋塞米。★

护士甲:20mg。★

护士乙:静脉推注。★

护士甲:立即执行。★

场景——病房

护士甲:您好,我现在要为您行静脉注射操作了,请问您叫什么名字?★

患者:李某

护士甲:麻烦您把腕带给我核对一下好吗?★

患者:好的。

护士甲:扎上止血带后请您配合我握拳好吗?

患者:好的。

护士甲:现在为您消毒皮肤,为了确保用药正确,我还需要您配合我进行一次核对。请问您的名字?

患者:李某。

护士甲:我现在开始注射了,请您放松。

患者:哦,好的。

护士甲:已经注射成功了,我松开止血带,您就可以松拳了,我会慢慢为您推注药物,如果您有任何不适就告诉我。

患者:好的,没有不舒服。

护士甲:现在已经注射完毕了,为您拔针,请将注射点按压至无出血,至少5分钟。请允许我第三次核对您的信息。★

护士甲:需要再次提醒您,您用药后会频繁排尿,您在改变体位时一定要动作缓慢一些,避免跌倒。★

患者:哦,谢谢你,我明白了!

护士甲:如果有任何疑问或需求,可以随时找我,我也会随时来看您!

📝 临床操作考点评分

操作内容		分值	测评			
			漏项	错误	颠倒	得分
准备评价(20分)	1. 患者及环境准备	5				
	2. 物品及人员准备	5				
	3. 医嘱核对及患者身份确认	10				
操作评价(51分)	1. 协助患者摆放体位	8				
	2. 患者身份核对及扎止血带消毒皮肤	8				
	3. 再次核对及实施注射	10				
	4. 松止血带及妥善固定	5				
	5. 推注药物	5				
	6. 拔针按压及操作后核对	10				
	7. 操作完用物处理及记录结果	5				
沟通及服务态度(15分)	1. 操作前对患者的知识讲解	5				
	2. 操作过程中与患者的沟通配合	5				
	3. 操作完毕健康教育指导	5				
操作速度(4分)		4				
理论知识评价(10分):操作目的、注意事项		10				
总分(合计)		100				

评分依据

准备部分:漏项一次扣0.5分,准备错误不得分。

操作过程部分:颠倒顺序一次扣1分,漏项一次扣1分,未核对、操作错误均不得分。

沟通及服务态度部分:知识讲解及健康教育漏项一次扣0.5分,理论错误不得分;与患者无沟通不得分。

所有扣分不超过该部分操作的总分。

二、肌内注射技术

（一）适应证

1. 需迅速达到药效且不宜口服、皮下、静脉给药者。

2. 减少药物对局部的刺激。

（二）禁忌证

注射部位有红肿、硬结、溃烂。

（三）物品准备

治疗车、治疗盘、止血钳、0.5%活力碘、75%酒精、无菌棉签、无菌纱布、砂轮、弯盘、一次性无菌注射器（规格根据药量准备）、经双人核对后的治疗执行单、药物、速干手消毒液、锐器盒、医疗垃圾桶、生活垃圾桶。

（四）患者准备

1. 体位　根据患者病情，协助患者取坐位、侧卧位或俯卧位。

2. 注射部位　首选部位为臀大肌，其次为臀中肌、臀小肌、股外侧肌、上臂三角肌。2 岁以下婴幼儿不宜选用臀大肌注射，因其臀大肌尚未发育好，易损伤坐骨神经，最好选择股外侧肌、臀中肌和臀小肌注射。

3. 注射部位定位法（以臀大肌注射法为例）

十字法：从臀裂顶点向左侧或右侧划一水平线，再从髂嵴最高点作一垂线，将一侧臀部分为四个象限，取外上象限避开内角处为注射部位。

连线法：从髂前上棘至尾骨作一连线，其外 1/3 处为注射部位。

（五）操作流程

1. 患者及环境准备：运用合适的评估工具对患者进行评估，选择合适的注射部位，评估内容包括病情、治疗情况、用药史、过敏史；患者的意识状态、肢体活动能力、对用药的认知及合作程度；穿刺部位的皮肤状况。告知患者注射药物的目的、方法、注意事项。取得患者配合。病房环境清洁安静、光线充足。

2. 物品及人员准备：洗手、戴口罩，必要时作好职业防护。

3. 经双人核对确认医嘱信息与治疗执行单信息、肌内注射粘贴无误。

4. 检查所需无菌物品的有效期，物品包装是否完整。

5. 遵医嘱抽吸药液置于无菌治疗巾内。

6. 携备好的药液、物品至患者床旁，核对患者身份信息及药品信息无误。

7. 根据患者病情协助患者取坐位或仰卧位。按照定位法选择合适的注射部位。

8. 用 0.5%活力碘消毒注射皮肤，以注射点为中心环行由内向外螺旋擦拭，消毒面积直径 5cm 以上，待干。再次排气。

9. 再次核对患者信息和药物信息。一手拇指和示指绷紧局部皮肤，另一手以执笔式持注射器，中指固定针栓，用手臂带动腕部力量，将针头垂直迅速刺入肌肉内，深度约为针梗的 1/2（2.5～3cm），松开紧绷局部皮肤的手，回抽活塞，无回血后推注药物。

10. 推药速度宜慢，推药过程中密切观察患者反应，重视患者主诉。

11. 注射完毕，使用无菌棉签按压注射部位，迅速拔针并充分按压。

12. 操作后核对患者信息和药物信息。

13. 协助患者取舒适体位，整理床单位，作好健康指导，询问患者需求。

14. 处理医疗用物，洗手、取口罩。

15. 作好执行医嘱的记录及护理记录，观察药物效果。

💡 临床应用小贴士

在临床工作中,为患者肌内注射时,遇到以下问题,该如何解决呢?

1. 肌内注射过程中怎样减轻患者的疼痛?

答:体位摆放正确,使患者臀部肌肉得到充分放松;根据患者的个体差异和药物的理化性质,选择合适的针头;注射时做到"二快一慢加匀速",即进针、拔针快,推药速度缓慢并均匀;长期注射者交替更换注射部位,避免在硬结、瘢痕处进行注射。

2. 注射时断针该如何预防和处理?

答:选择合格的注射器;准确选择注射部位;注射时患者保持身体放松勿随意挪动身体;如发生断针,稳定患者情绪,使患者保持原位不动,用手固定断针处皮肤,并尽快使用止血钳拔出断针,如断端全部埋入肌肉,应立即请外科医生进行处理。

📋 案例与沟通

根据临床实际操作进行操作过程中各项情景的设置,包括如何评估、核对及与患者的沟通交流、注意事项的讲解、健康教育的实施,标注★号的为主要扣分项目及重点项目。(案例由老师提供给学生)

某病房,李某,女性,72 岁,门诊以"胃部胀满不适、恶心 2 天"收治入院,入院后患者胃部胀满不适未缓解,诉仍有恶心,医生查房后开具临时医嘱甲氧氯普胺 10mg 肌内注射,立即执行。

场景——病房

护士甲:您好,我是您的责任护士××,由于您刚诉胃部不适、恶心,医生查房后给您开了一支胃复安肌内注射,以缓解您的不适感。

护士:"胃复安"是什么药呢?

护士甲:"胃复安"是一种止吐药,药物名称叫甲氧氯普胺,它的作用是促进胃运动,加强胃和食管蠕动,促进胃的排空,同时也具有镇吐作用。★

患者:注射会很不舒服吗?

护士甲:肌内注射很快,不会有太大的痛苦。

患者:好的,明白了,谢谢!

护士甲:肌内注射选择臀大肌比较合适,需要您活动下肢(排除肢体偏瘫),让我查看您臀部的皮肤情况,请您配合我一下。

患者:好的。

护士甲:现在房间的温湿度都很适宜,光线也很充足!

患者:谢谢你的关心!

护士甲:那我准备好用物就过来为您做肌内注射。

患者:好的。

场景——护士站

护士乙:患者姓名?　★

护士甲:李某。　★

护士乙:住院号?　★

护士甲:××。　★

护士乙:甲氧氯普胺。　★

护士甲:10mg。　★

护士乙:肌内注射。　★

护士甲:立即执行。★

场景——病房

护士甲:您好,我现在要为您肌内注射胃复安了,请问您叫什么名字? ★

患者:李某。

护士甲:麻烦您把腕带给我核对一下好吗? ★

患者:好的。

护士甲:请你配合我作好肌内注射的体位,侧卧位,上腿伸直,下腿稍弯曲。

患者:好的。

护士甲:现在为您消毒皮肤,为了确保用药正确,我还需要您配合我再次进行核对,请问您叫什么名字? ★

患者:李某。

护士甲:准备给您注射胃复安了,会有一点不舒服。请您放松。

患者:哦,好的。

护士甲:请问您现在感觉怎么样呢?

患者:还好,有一点点胀痛。

护士甲:肌内注射是会有一点胀痛,注射完毕后疼痛感就会慢慢消失,请不必紧张。

患者:好的。

护士甲:已经注射完毕了,请允许我再次核对一下您的名字。★

患者:李某。

护士甲:胃复安已经注射完毕,30 分钟~1 小时后药物会起作用,请你稍微休息一下。

患者:好的。

护士甲:另外需要提醒您一下,由于您诉胃胀、恶心,所以在饮食上还是要注意规律进食、少食多餐,勿暴饮暴食,多食新鲜蔬菜、水果等,以清淡易消化食物为主,不要吃太甜、辛辣刺激等食物。同时注意饮食卫生,规律作息。★

患者:哦,谢谢你的讲解,我明白了!

护士甲:如果有任何疑问或需求,可以随时找我,我也会随时来看您!

临床操作考点评分

操作内容		分值	测评			
			漏项	错误	颠倒	得分
准备评价(20分)	1. 患者及环境准备	5				
	2. 物品及人员准备	5				
	3. 医嘱核对及患者身份确认	10				
操作评价(51分)	1. 协助患者摆放体位	8				
	2. 患者身份核对	8				
	3. 再次核对及实施注射	10				
	4. 抽回血	5				
	5. 推注药物	5				
	6. 拔针按压及操作后核对	10				
	7. 操作完用物处理及记录结果	5				

续表

操作内容		分值	测评			
			漏项	错误	颠倒	得分
沟通及服务态度（15分）	1. 操作前对患者的知识讲解	5				
	2. 操作过程中与患者的沟通配合	5				
	3. 操作完毕健康教育指导	5				
操作速度（4分）		4				
理论知识评价（10分）：操作目的、注意事项		10				
总分（合计）		100				

评分依据

准备部分：漏项一次扣0.5分，准备错误不得分。

操作过程部分：颠倒顺序一次扣1分，漏项一次扣1分，未核对、操作错误均不得分。

沟通及服务态度部分：知识讲解及健康教育漏项一次扣0.5分，理论错误不得分；与患者无沟通不得分。

所有扣分不超过该部分操作的总分。

三、皮内注射技术

（一）适应证

1. 进行药物过敏试验。

2. 注射预防接种药物。

3. 局部麻醉前的准备步骤。

（二）禁忌证

注射需快速起效且剂量大的药物时。

（三）物品准备

治疗车、治疗盘、止血钳、75%酒精、无菌棉签、无菌纱布、砂轮、弯盘、1ml 一次性无菌注射器（规格根据药量准备）、经双人核对后的治疗执行单、药物、速干手消毒液、锐器盒、医疗垃圾桶、生活垃圾桶、急救药盒（5ml 注射器、肾上腺素1支、地塞米松1支、砂轮1支）。

（四）患者准备

1. 体位　根据患者病情，协助患者取舒适体位。

2. 注射部位　药物过敏试验：常用注射部位为前臂掌侧下段；预防接种：宜选择上臂三角肌下缘；局部麻醉：在需要注射麻醉药物的部位。

（五）操作流程

1. 患者及环境准备：运用合适的评估工具对患者进行评估，选择合适的注射部位，评估内容包括病情、治疗情况、用药史、过敏史；患者的意识状态、肢体活动能力、对用药的认知及合作程度；穿刺部位的皮肤状况。告知患者注射药物的目的、方法、注意事项。取得患者配合。病房环境清洁安静、光线充足。

2. 物品及人员准备：洗手、戴口罩，必要时作好职业防护。

3. 经双人核对确认医嘱信息与治疗执行单、皮内注射粘贴信息无误。

4. 检查所需无菌物品的有效期，物品包装是否完整。

5. 遵医嘱抽吸药液置于无菌治疗巾内。

6. 携备好的药液、物品至患者床旁，核对患者身份信息及药品信息无误。

7. 根据患者病情协助患者取舒适体位。

8. 用75%酒精消毒注射皮肤（酒精过敏者用0.9%的生理盐水清洁注射部位），以注射点为中心环行由内向外螺旋擦拭，消毒面积直径5cm以上，待干。再次排气。

9. 核对患者信息和药物信息。一手绷紧局部皮肤,另一手以平执式持注射器,示指固定针栓,针头斜面向上,将针头与注射部位成 5°刺入皮内后,放平注射器,注入 0.1ml 药液,至注射部位呈半球形皮丘为止。

10. 注射完毕后,迅速拔针,无需按压注射部位,嘱患者勿按揉注射部位,行药物过敏试验者注射后不得离开病房或注射室以便及时观察。

11. 操作后核对患者信息和药物信息。

12. 协助患者取舒适体位,整理床单位,作好健康指导,询问患者需求。

13. 处理医疗用物,洗手、取口罩。

14. 作好执行医嘱的记录及护理记录,观察药物效果。

 临床应用小贴士

在临床该工作中,为患者进行皮试时,遇到以下问题,该如何解决呢?

1. 在执行青霉素过敏皮试的过程中出现过敏性休克如何处理?

答:①立即停药,协助患者平卧,报告医生,就地抢救。②立即皮下注射 0.1%盐酸肾上腺素 1ml,小儿剂量酌减。症状如不缓解每隔半小时皮下或静脉注射该药 0.5ml,直至脱离危险期。③给予氧气吸入,改善缺氧症状。呼吸受抑制时,应立即进行人工呼吸,并肌内注射尼可刹米、洛贝林等呼吸兴奋剂。有条件者可插入气管导管,借助人工呼吸机辅助或控制呼吸。喉头水肿导致窒息时,应尽快施行气管切开。④根据医嘱静脉注射地塞米松 5~10mg 或将氢化可的松琥珀酸钠 200~400mg 加入 5%~10%葡萄糖溶液 500ml 内静脉滴注;遵医嘱应用抗组胺类药物,如肌内注射盐酸异丙嗪 25~50mg 或苯海拉明 40mg。⑤静脉滴注 10%葡萄糖溶液或平衡溶液扩充血容量。如血压仍不回升,可按医嘱加入多巴胺或去甲肾上腺素静脉滴注。⑥若发生呼吸心搏骤停,立即进行复苏抢救。如施行体外心脏按压,气管内插管或人工呼吸等急救措施。⑦密切观察病情,记录患者生命体征、神志和尿量等病情变化;动态评价治疗与护理的效果,为进一步处置提供依据。

2. 皮试时消毒剂的选择?

答:皮试时一般选用 75%酒精作为消毒剂,勿用碘酊类进行消毒,以免影响皮试结果的观察,若对酒精过敏者,可选用生理盐水进行消毒。

3. 皮试结果无法准确判断时,该如何处理?

答:如对皮试结果有疑问,在对侧前臂皮内注射生理盐水 0.1ml,进行对照,从而确认皮试结果。

案例与沟通

根据临床实际操作进行操作过程中各项情景的设置,包括如何评估、核对及与患者的沟通交流、注意事项的讲解、健康教育的实施,标注★号的为主要扣分项目及重点项目。(案例由老师提供给学生)

某病房,李某,女性,50 岁,因发热、咳嗽、咽痛 3 天收入院,门诊查血结果显示血象高,临床诊断为上呼吸道感染,拟行抗感染治疗,遵医嘱给予青霉素皮试,立即执行。

场景——病房

护士甲:您好,我是您的责任护士××,由于你现在发热、咽痛,医生查房后要求进行抗感染治疗,需要进行青霉素皮试,请问您有过敏史吗? ★

患者:我没有什么药物过敏,还需要进行皮试吗? 不能直接输液吗?

护士甲:青霉素是一种抗生素,在使用过程中可能会出现过敏反应,所以在使用前必须进行皮肤敏感试验,皮试阴性时方才可以使用。 ★

患者:皮试会很不舒服吗?

护士甲:皮试注射很快,我们配合好的话,不会有太大的痛苦。

患者:做完皮试后我有什么需要注意的吗?

护士甲:皮试做完后,您不能离开病房,我们要随时观察皮试反应。★

患者:好的,我明白了,谢谢。

护士甲:现在,我要评估一下您前臂掌侧的皮肤,为您选择合适的注射部位。请您配合我。

患者:好的。

护士甲:现在房间的温湿度都很适宜,光线也很充足!

患者:谢谢你的关心!

护士甲:那我准备好用物就过来为您进行皮试操作。

患者:好的。

场景——治疗室

护士乙:患者姓名? ★

护士甲:李某。★

护士乙:住院号? ★

护士甲:××。★

护士乙:临时医嘱:青霉素皮试。★

护士甲:行皮内注射。★

护士乙:立即执行。★

场景——病房

护士甲:您好,我现在要为您进行青霉素皮试了,请问您叫什么名字? ★

患者:李某。

护士甲:麻烦您把腕带给我核对一下好吗? ★

患者:好的。

护士甲:准备为您消毒皮肤,为了确保用药正确,我还需要您配合我再次进行核对,请问您叫什么名字? ★

患者:李某。

护士甲:接下来,我要为您消毒皮肤,请问您酒精过敏吗?

患者:不过敏。

护士甲:那我为您选择酒精消毒,这样既能达到消毒目的又能清晰的判断皮试结果。

患者:好的。

护士甲:我要再次核对一下药物并排出注射器中的空气,请稍等。

患者:好的。

护士甲:我要开始注射了,请您放松。

患者:哦,好的。

护士甲:我会为你注射一个小皮丘,这个部位比较敏感,您感觉疼痛吗?

患者:有一点疼。

护士甲:请您放松,一会就结束了。

护士甲:您感觉还有其他不适吗?

患者:没有。

护士甲:现在已经注射成功,您皮肤表面已形成了个小皮丘,请勿用手擦拭或者按揉皮丘及局部皮肤。皮试在20分钟后进行结果判断,在这期间请您不要离开病房,如有任何不适请及时告诉我。★

患者:好的。

护士甲:您好,观察皮试结果的时间到了,需要再次核对一下,请问您叫什么名字? ★

患者:李某。

护士甲:麻烦您把腕带给我核对一下好吗?

患者:好的。

护士甲、乙:您皮试处的皮丘消失、周围无红肿,请问您有别的不适吗? ★

患者:没有不舒服。

护士甲:您的青霉素皮试结果为阴性,接下来将为您进行输液,请您继续配合治疗。

患者:好的,谢谢。

护士甲:另外需要提醒您一下,由于您是上呼吸道感染收治入院,这个疾病主要是机体抵抗力下降导致的,所以在平时生活中要注意保证充足的营养和休息,适当锻炼,增强机体的抵抗力,同时也要注意呼吸道的隔离,避免交叉感染。 ★

患者:好的,明白了,谢谢。

护士甲:如果有任何疑问或需求,可以随时找我,我也会随时来看您!

📡 临床操作考点评分

操作内容		分值	测评			
			漏项	错误	颠倒	得分
准备评价(20分)	1. 患者及环境准备	5				
	2. 物品及人员准备	5				
	3. 医嘱核对及患者身份确认	10				
操作评价(51分)	1. 协助患者摆放体位,选择正确的注射部位	8				
	2. 患者身份核对	8				
	3. 选择合适的消毒剂消毒皮肤	5				
	4. 再次核对及实施注射	10				
	5. 推注药物	5				
	6. 拔针及操作后核对	10				
	7. 操作完用物处理及记录结果	5				
沟通及服务态度(15分)	1. 操作前对患者的知识讲解	5				
	2. 操作过程中与患者的沟通配合	5				
	3. 操作完毕健康教育指导	5				
操作速度(4分)		4				
理论知识评价(10分):操作目的、注意事项		10				
总分(合计)		100				

评分依据

准备部分:漏项一次扣0.5分,准备错误不得分。

操作过程部分:颠倒顺序一次扣1分,漏项一次扣1分,未核对、操作错误均不得分。

沟通及服务态度部分:知识讲解及健康教育漏项一次扣0.5分,理论错误不得分;与患者无沟通不得分。

所有扣分不超过该部分操作的总分。

四、皮下注射技术

（一）适应证

1. 需在一定时间内达到药效且不宜口服给药时。

2. 注射预防接种药物。

3. 局部麻醉。

（二）禁忌证

1. 注射刺激性强的药物时。

2. 当注射部位有红肿、硬结、溃烂时。

（三）物品准备

治疗车、治疗盘、止血钳、0.5%活力碘、无菌棉签、无菌纱布、砂轮、弯盘、1ml 或 2ml 一次性无菌注射器、经双人核对后的治疗执行单、药物、速干手消毒液、锐器盒、医疗垃圾桶、生活垃圾桶。

（四）患者准备

1. 体位 根据患者病情，协助患者取舒适体位。

2. 注射部位 常用注射部位为上臂三角肌下缘；其他注射部位：两侧腹壁、大腿外侧、后背等。

（五）操作流程

1. 患者及环境准备：运用合适的评估工具对患者进行评估，选择合适的注射部位，评估内容包括病情、治疗情况、用药史、过敏史；患者的意识状态、肢体活动能力、对用药的认知及合作程度；穿刺部位的皮肤状况。告知患者注射药物的目的、方法、注意事项，耐心解答患者疑问，取得患者配合。病房环境清洁安静、光线充足。

2. 物品及人员准备：洗手、戴口罩，必要时作好职业防护。

3. 经双人核对确认医嘱信息与治疗执行单、皮下注射粘贴信息无误。

4. 检查所需无菌物品的有效期，物品包装是否完整。

5. 携备好的药液、物品至患者床旁，核对患者身份信息及药品信息无误。

6. 根据患者病情协助患者取舒适体位。

7. 消毒注射皮肤，以注射点为中心环行由内向外螺旋擦拭，消毒面积直径 5cm 以上，待干。再次排气。

8. 核对患者信息及药品信息。一手紧绷注射部位皮肤，一手持注射器，与皮肤呈 30°~40°针尖斜面向上，将针梗的 1/2~2/3 快速刺入皮下，抽动活塞，无回血方可推药。

9. 根据患者病情、药物性质，缓慢注射药物，操作过程中密切观察患者反应，重视患者主诉。

10. 注射完毕后，迅速拔针，按压注射部位（特殊药物的按压时间参考药物说明书）。

11. 操作后核对患者信息和药物信息。

12. 协助患者取舒适体位，整理床单位，作好健康指导，询问患者需求。

13. 处理医疗用物，洗手、取口罩。

14. 作好执行医嘱的记录及护理记录，观察药物效果。

💡 临床应用小贴士

在临床工作中，为患者皮下注射时，遇到以下问题，该如何解决呢？

1. 长期皮下注射的患者局部形成硬结如何处理？

答：①将毛巾浸泡在 60~70℃ 的热水中也可加入百分之五十的硫酸镁溶液，拧干后热敷于患处，每 3~5 分钟更换一次，持续 20~30 分钟，3~4 次/天。②喜辽妥局部外擦加热敷法：在硬结部位处涂喜辽妥 1~2g 用鱼际肌沿注射部位作环形按摩 2~3 次，1~2 分钟/次。再用 40°~50° 的温水纱布热敷 20 分钟，2~3 次/天。③理疗：方法有磁疗、超短波、微波、激光等方法，均具有消炎、消肿、止痛、促进局部血液循环、促进药物吸收及软化硬结的作用。

2. 皮下注射消毒剂的选择？

答：通常使用碘类消毒剂。特殊药物注射时，例如皮下注射胰岛素时，应使用酒精进行消毒，不得使用碘类消毒剂，以免影响胰岛素药效。

3. 过度消瘦者，如何进行皮下注射？

答：过度消瘦者，应减小穿刺角度，可以采取提捏皮肤进针法进行注射，以减轻患者不适。

📋 案例与沟通

根据临床实际操作进行操作过程中各项情景的设置，包括如何评估、核对及与患者的沟通交流、注意事项的讲解、健康教育的实施，标注★号的为主要扣分项目及重点项目。（案例由老师提供给学生）

某病房，李某，女性，72岁，因2型糖尿病入院治疗，入院后监测空腹和三餐后血糖均升高，遵医嘱给予短效胰岛素8单位餐前15分钟皮下注射。

场景——病房

护士甲：您好，我是您的责任护士××，医生查房后根据您的既往餐后血糖数值，给您开出了短效胰岛素皮下注射，以控制您餐后的血糖情况。

患者："短效胰岛素"是什么药？

护士甲：短效胰岛素是一种降血糖的药物，由于注射后起效快，一般用来控制餐后血糖，促进血液循环中葡萄糖进入肝细胞、肌细胞、脂肪细胞及其他组织细胞合成糖原使血糖降低。医生查房后根据您的情况开具了短效胰岛素8单位餐前15分钟皮下注射。★

患者：好的，我明白了，谢谢。

护士甲：为避免注射后低血糖的发生，每次注射胰岛素前必须准备好食物，以便及时进餐，请问现在您的早餐已经准备好了吗？★

患者：已经准备好了。

护士甲：好的，那让我评估一下您的腹部皮肤情况，为您选择合适的注射部位，请您配合一下。

患者：好的。

护士甲：现在房间的温湿度都很适宜，光线也很充足。

护士甲：那我准备好用物就过来帮您注射胰岛素。

患者：好的。

场景——治疗室

护士乙：患者姓名？★

护士甲：李某。★

护士乙：住院号？★

护士甲：××。★

护士乙：短效胰岛素。★

护士甲：8单位。★

护士乙：皮下注射。★

护士甲：立即执行。★

场景——病房

护士甲：您好，我现在要为您皮下注射胰岛素了，请问您叫什么名字？★

患者：李某。

护士甲：麻烦您把腕带给我核对一下好吗？★

患者：好的。

护士甲：为您消毒皮肤，为了确保用药正确，我还需要您配合我再次进行核对，请问您叫什么名字？

患者：李某。

护士甲：我要开始注射了，请您放松。

患者：哦，好的。

护士甲：请问您感觉怎么样呢？

患者：还好，有一点点胀痛。

护士甲：皮下注射是会有一点胀痛，注射完毕后疼痛感就会慢慢消失，请不必紧张。

患者：好的。

护士甲：已经注射完毕了，请允许我再次核对一下您的名字。★

患者：李某。

护士甲：胰岛素已经注射完毕，15分钟后您就可以进餐了，请您及时用餐。

患者：好的。

护士甲：另外需要提醒您一下，由于您最近血糖比较高，所以在进行胰岛素治疗的同时饮食上还是要注意少食多餐，减少主食的摄入，多食用新鲜蔬菜、鱼类等，不要吃太甜、太油、太咸的食物。还需要您配合我们进行血糖的监测，以利于观察用药后的效果。★

患者：好的，我会注意的！

护士甲：同时也请您随身准备些糖果、巧克力等，以便发生低血糖时的应急处理。★

患者：哦，谢谢你，我明白了！

护士甲：如果有任何疑问或需求，可以随时找我，我也会随时来看您！

📡 临床操作考点评分

操作内容		分值	测评			
			漏项	错误	颠倒	得分
准备评价（20分）	1. 患者及环境准备	5				
	2. 物品及人员准备	5				
	3. 医嘱核对及患者身份确认	10				
操作评价（51分）	1. 协助患者摆放体位	8				
	2. 患者身份核对及消毒皮肤	8				
	3. 再次核对及实施注射	10				
	4. 抽回血	5				
	5. 推注药物	5				
	6. 拔针按压及操作后核对	10				
	7. 操作完用物处理及记录结果	5				
沟通及服务态度（15分）	1. 操作前对患者的知识讲解	5				
	2. 操作过程中与患者的沟通配合	5				
	3. 操作完毕健康教育指导	5				

操作内容	分值	测评			
		漏项	错误	颠倒	得分
操作速度（4分）	4				
理论知识评价（10分）：操作目的、注意事项	10				
总分（合计）	100				

评分依据

准备部分：漏项一次扣0.5分，准备错误不得分。

操作过程部分：颠倒顺序一次扣1分，漏项一次扣1分，未核对、操作错误均不得分。

沟通及服务态度部分：知识讲解及健康教育漏项一次扣0.5分，理论错误不得分；与患者无沟通不得分。

所有扣分不超过该部分操作的总分。

第二十一节　患者约束法

（一）适应证

1. 对躁动、谵妄、意识不清、危重虚弱、儿童及易发生坠床的患者，确保安全。

2. 防止患者发生外伤、抓伤、拔管等意外。

3. 防止极度兴奋躁动，冲动伤人的患者，威胁他人安全。

（二）禁忌证

1. 医生未开具医嘱，未取得患者家属知情同意时。

2. 约束部位皮肤水肿、溃烂、炎症、末梢血液循环不良。

3. 患有严重凝血障碍疾病的患者。

（三）物品准备

治疗盘、弯盘、约束工具（根据约束部位合理选择）、棉衬垫、速干手消毒液、经双人核对后的治疗执行单、患者家属签署的知情同意书。

（四）患者准备

体位　协助患者取卧位、半卧位或侧卧位。

（五）操作流程

1. 患者及环境准备：运用合适的评估工具对患者进行一般状况评估。评估约束部位皮肤、肢体活动度、末梢血管循环情况，选择合适的约束工具。评估患者家属对约束的认知和接受程度。为患者家属讲解约束的目的、方法、注意事项，耐心解答患者家属疑问。取得患者家属配合并签署知情同意书后开始下一步操作。病房环境清洁安静、光线充足，必要时备屏风保护患者隐私。

2. 物品及人员准备：洗手、戴口罩，必要时作好职业防护。

3. 经双人核对确认医嘱信息与治疗执行单信息无误。

4. 检查所需约束用具是否处于功能状态。

5. 携备好的用物至患者床旁，拉起床栏，核对患者身份信息无误，向患者家属解释。

6. 协助患者取舒适体位，肢体取功能位。

7. 根据不同约束部位给予不同约束方法：

（1）四肢约束法：

1）暴露患者腕部。

2）将患者需约束的手套入手拍式约束带中，注意避免手指扭曲，受压。

3）腕部垫棉垫保护约束皮肤，扣好约束带魔术贴，松紧适宜。

4)将保护带系于病床两侧,给予上肢一定的活动度。

5)同法约束脚踝。

(2)肩部约束法:

1)患者去枕。

2)暴露患者肩部,两侧腋下垫棉垫。

3)将约束单置于患者肩部下方,在腋下交叉后妥善固定于床头。

8. 再次检查患者被约束部位是否舒适、有无扭曲。

9. 核对患者身份信息无误。安抚患者情绪,向患者家属讲解约束期间的注意事项。

10. 处理用物,洗手、取口罩。

11. 定时巡视患者,观察患者约束部位皮肤情况。长期约束者,需定时松解约束,为患者更换体位。

12. 作好执行医嘱的记录及护理记录。

临床应用小贴士

在临床工作中,为患者行约束法时,遇到以下问题,该如何解决呢?

1. 约束处的肢体出现瘀血如何处理?

答:立即松开瘀血肢体处的约束带并安排专人床边进行看护,立即通知医生,必要时局部给予冰敷。

2. 如何观察约束处的末梢循环?

答:观察局部皮肤色泽,触摸皮肤温度及末梢动脉搏动情况。按压肢体末梢的甲床,放松1~2秒后甲床颜色可恢复红润。

3. 约束处皮肤破损如何处理?

答:立即松开破损肢体处的约束带,根据破损程度行相应处理,更换约束部位及约束工具,注意局部皮肤的清洁,避免感染出现。

4. 约束时如遇患者烦躁不安如何处理?

答:给予专人看护,必要时遵医嘱给予镇静药物。及时观察约束部位皮肤及末梢循环状况。

案例与沟通

根据临床实际操作进行操作过程中各项情景的设置,包括如何评估、核对及与患者的沟通交流、注意事项的讲解、健康教育的实施,标注★号的为主要扣分项目及重点项目。(案例由老师提供给学生)

某病房,李某,女性,72岁,拟于全麻下行甲状腺腺叶切除术,术后全麻未完全恢复清醒前,遵医嘱为患者行保护性约束。

场景——病房

护士甲:您好,我是患者的责任护士××,因为患者现处于麻醉复苏期,为避免患者复苏期的躁动出现误伤,医生建议为患者行保护性约束。

家属:什么是保护性约束?

护士甲:针对患者病情的特殊情况,紧急实施的一种强制性的限制患者活动的保护性措施,主要为保护患者而防止意外的出现。★

家属:会用什么方法进行约束呢?

护士甲:我们使用手拍式约束带,适当将患者双手的手腕及手掌固定于床栏处,限制手部活动范围,避免误伤身体、扯脱各类输液通道及引流管道。

家属:是把患者捆绑起来吗?

护士甲:并不是这样,约束时我们将保持患者约束部位有适当的活动度,保证关节处于功能位,松紧适宜,固定范围以保证患者无法扯落各治疗管道为原则。

家属:好的,我明白了,谢谢。

护士甲:您是否对这项约束法的操作已经了解?

家属:已经了解!

护士甲:请您配合医院相关规定签署约束知情同意书!

家属:好的。

护士甲:现在,我要评估一下患者的意识状态及手部皮肤,请您协助我。

家属:好的。

护士甲:李某,你醒了吗?可以回答我么?

患者:……

家属:她只眨过几次眼睛。

护士甲:嗯,手术患者麻醉后需要一段时间才能完全恢复意识。

家属:好的。

护士甲:现在房间的温湿度都很适宜,光线也很充足!

家属:谢谢你的关心!

护士甲:那我准备好用物就过来为患者行约束。

场景——护士站

护士乙:患者姓名?★

护士甲:李某。★

护士乙:住院号?★

护士甲:住院号××。★

护士乙:临时医嘱:必要时约束。★

护士甲:立即执行。★

场景——病房

护士甲:您好,我现在要为患者行约束了,请问您患者的名字?

家属:李某。

护士甲:再次核对一下患者的腕带好吗?

家属:好的。

护士甲:李某,你醒了吗?可以回答我么?

患者:嗯……

护士甲:患者还未完全清醒,酌情为患者选择了手拍式约束带,您可以先看看。

家属:好的。

护士甲:已经为患者佩戴好约束带,系带处可伸进两手指,局部皮肤颜色,温度正常,关节处于功能位。现在双手的约束带分别系于两侧床栏固定。★

家属:好的。

护士甲:操作后再次核对一下患者的腕带好吗?

家属:好的。

护士甲:跟您把注意事项交代一下,约束期间请您协助护士合理摆放患者肢体的位置,防止床栏对皮肤的挤压;如果患者出现躁动时要保护肢体避免强行按压肢体出现意外受伤,您可以及时呼叫护士帮助。★

家属:好的,我会注意的!

　　护士甲：护士会及时巡视，观察病情及意识恢复情况、约束带的松紧度，约束处皮肤情况，请不用过于担心。患者完全复苏后将会及时解除约束，如果观察时间较长每2小时松解约束带1次并协助活动肢体。护士会经常巡视并观察约束部位的皮肤情况和病情的变化，您不要太担心。★

　　家属：哦，谢谢你的讲解，我明白了！

　　护士甲：如果有任何疑问或需求，可以随时找我！

场景——病房

　　护士甲：你醒了吗？可以回答我吗？

　　患者：我已经醒了。

　　护士甲：您好，我是您的责任护士××，请问您的名字？

　　患者：李某。

　　护士甲：好的，现在我将为你解除约束带的保护。现在你的身上还有多条治疗用的管道，不可以自行拔除，可以么？

　　患者：好的，我会注意的！

　　护士甲：已解除约束！约束处皮肤完好！★

　　患者：好的。

　　护士甲：你还需要继续卧床休息，我会经常来看您的！

临床操作考点评分

操作内容		分值	测评			
			漏项	错误	颠倒	得分
准备评价（20分）	1. 患者及环境准备	5				
	2. 物品及人员准备	5				
	3. 医嘱核对及患者身份确认	10				
操作评价（51分）	1. 协助患者摆放体位。	5				
	2. 进行患者身份核对及操作解释工作	6				
	3. 再次核对、按照约束部位选择正确的约束工具及方法进行约束	10				
	4. 检查患者被约束部位是否舒适、有无扭曲	10				
	5. 核对患者身份信息无误。安抚患者情绪，向患者家属讲解约束期间的注意事项	5				
	6. 处理用物，洗手、取口罩及记录	5				
	7. 按要求经常巡视患者约束皮肤，定时松解约束，为患者更换体位	10				
沟通及服务态度（15分）	1. 操作前对患者的知识讲解	5				
	2. 操作过程中与患者的沟通配合	5				
	3. 操作完毕健康教育指导	5				
操作速度（4分）		4				
理论知识评价（10分）：操作目的、注意事项		10				

操作内容	分值	测评			
		漏项	错误	颠倒	得分
总分(合计)	100				

评分依据

准备部分:漏项一次扣 0.5 分,准备错误不得分。

操作过程部分:颠倒顺序一次扣 1 分,漏项一次扣 1 分,未核对、操作错误均不得分。

沟通及服务态度部分:知识讲解及健康教育漏项一次扣 0.5 分,理论错误不得分;与患者无沟通不得分。

所有扣分不超过该部分操作的总分。

第二十二节　轴线翻身法

（一）适应证

1. 颅骨牵引的患者。

2. 脊椎损伤、脊椎手术的患者。

3. 髋关节术后的患者。

4. 预防脊椎再损伤及关节脱位的患者。

5. 弥漫性轴索损伤的患者。

6. 翻身时可能发生骨骼、神经损伤的患者。

（二）禁忌证

因病情因素,不能改变体位的患者。

（三）物品准备

治疗车、软枕 2 个、快速手消毒剂。

（四）患者准备

患者平卧位,双手置于胸前;病床后移至易操作位置,取下床头护栏。

（五）操作流程

1. 患者及环境准备:责任护士向患者讲解轴线翻身的目的、方法、注意事项,取得患者配合,帮助患者舒适平卧。病房清洁安静,温度18~22℃,光线充足或配备照明,关闭门窗,必要时备屏风遮挡,保护患者隐私。

2. 物品及人员准备:备齐用物,护士衣帽整洁,洗手戴口罩。

3. 经双人核对医嘱及患者信息,确认无误。

4. 备齐用物,携至患者床旁,再次核对。

5. 移开床边椅至适当处。

6. 松开被尾,拉起对侧床栏。

7. 三人轴线翻身:护士甲站于床头,双手插入患者两侧肩下,分别扶托患者头、颈部,协助患者移去枕头;护士乙站于患者同侧,双手分别平托于患者肩部和腰部,护士丙双手分别平托患者臀部和腘窝,由护士甲发出口令,三人同时用力将患者平移至护士同侧床旁,使头、颈、肩、腰、髋保持同一水平线,三人同时用力翻转患者至侧卧位,侧卧角度不可超过 60°,避免由于脊柱负重增大而引起关节突骨折。患者无颈椎损伤时,可采用二人轴线翻身法,由两位护士分别担任护士乙和护士丙的角色。侧卧后,将一软枕放于患者背部支持身体,另一软枕放于两膝之间并使双膝呈自然弯曲状。

8. 翻身时注意观察患者病情变化,询问患者有无不适。

9. 保持患者肢体各关节处于功能位置,整理床单位。

10. 询问患者需要,拉起同侧床栏,行相关知识宣教。

11. 处理用物。

12. 洗手,取口罩。

13. 记录翻身时间、体位及皮肤情况。

💡 临床应用小贴士

在临床工作中,为患者进行轴线翻身时,遇到以下问题,该如何解决呢?

1. 患者家属可以协助翻身吗?

答:尽量避免家属帮患者翻身或者患者自行尝试更换卧位。因轴线翻身时有较多注意事项,翻身不当会导致脊椎、关节、神经再损伤;在轴线翻身的时候,要保持脊椎平直,以维持脊柱的正常生理弯度,避免由于躯干扭曲,加重脊柱骨折、脊椎损伤和关节脱位。

2. 颈椎损伤患者轴线翻身时有哪些注意事项?

答:有颈椎损伤的患者,勿扭曲或旋转其头部,必要时给予颈托等保护装置,避免加重神经损伤引起呼吸肌麻痹而死亡。

3. 有牵引的患者翻身时怎么处理牵引装置?

答:颈椎或颅骨牵引患者,翻身时不可放松牵引装置。

4. 轴线翻身侧卧时翻身角度不可超过60°,是指的哪个角度?

答:此角度是指患者背部与床的角度,可以减轻脊柱负重,预防关节突骨折。

5. 轴线翻身时护士应重点观察患者哪些病情变化?

答:轴线翻身时应观察患者的意识、呼吸、面色的变化。当患者出现呼吸困难、面色苍白时,应立即停止翻身,取平卧位,给予氧气吸入,清理呼吸道分泌物。一旦出现意识丧失,呼吸、心搏骤停,立即行心肺复苏。

6. 轴线翻身时,怎样确保头、颈、肩、腰、髋保持同一水平线?

答:三人轴线翻身时,一人为发口令者,发口令后,三人一起同时移动患者,协调一致。护士双手一定要完全托起颈、肩、腰、臀、腘窝,不可拖拉。

📋 案例与沟通

根据临床实际操作进行操作过程中各项情景的设置,包括如何评估、核对及与患者的沟通交流、注意事项的讲解、健康教育的实施,标注★号的为主要扣分项目及重点项目。(案例由老师提供给学生)

某病房,李某,女性,66岁,外伤后入院,双下肢瘫痪、尿潴留。磁共振显示:胸2到骶部呈弥漫性水肿,无脊髓压迫征象。神经外科、神经内科专家会诊,诊断为脊髓牵拉伤。患者皮肤护理的重点:定时翻身,预防压疮。

场景——病房

护士甲:您好,我是您的责任护士××,您今天感觉怎么样?

患者:疼痛好些了,双下肢还是不能自主活动。

护士甲:我们现在想帮您翻个身。

患者:我浑身都不舒服,不想翻身。

护士甲:因为您不能自行翻身,皮肤组织长期受压会导致压疮的发生,现在我们要为您翻身来预防压疮,同时观察皮肤的情况,您看行吗?

患者:好吧。

护士甲:在操作过程中需要您能按我说的方法配合我,可以吗?

患者:好的。

护士甲:您还有什么需要吗?

患者:没有了。我会按照你说的配合。

护士甲:请稍等,我准备一下用物马上来。

患者:好的。

场景——治疗室

护士甲:患者姓名?

护士乙:李某。

护士甲:住院号?

护士乙:××。

护士甲:轴线翻身。

护士乙:立即执行。

场景——病房

护士甲:您好,我现在要为您进行轴线翻身,请问您叫什么名字?

患者:李某。

护士甲:麻烦您把腕带给我核对一下好吗?

患者:好的。

护士甲:您好,现在开始可以吗?

患者:好的。

护士甲:李老师,请您双手在胸前交叉,双腿屈膝,待会帮您翻身时,您不要自己翻转和用力,配合我们就可以了。

患者:好,明白了。

护士甲:李老师,我现在为您翻身了,如果您有哪里不舒服,请随时告诉我们。

患者:我知道了。

护士甲:我观察了您背面的皮肤,枕后、肩胛、骶尾部、足跟部位的皮肤都是正常的,没有发红、破损。

患者:谢谢!

护士甲:您客气了,我们现在已经给您翻完身了,感觉怎么样? 这样侧躺着舒服吗?

患者:还行,换了姿势躺着蛮舒服。

护士甲:目前,您还需要绝对卧床休息,并且头、颈、肩、腰需要保持在同一水平线,利于早日康复。

患者:好的,按照你们的要求来。

护士甲:我们会每2个小时来给您翻身一次,我们为您采取的是轴线翻身,这个不同于普通的翻身方法,如果翻身不当,会导致您脊髓损伤加重。千万不要让您的家属帮您翻身或者您自己尝试更换卧位。★

患者:这么严重的后果呀! 好的,我会记住的。

护士甲:我们给您翻身过程中也可以观察您受压皮肤的情况,同时作好保护,防止坠床。

患者:嗯,我听你们的。

护士甲:现在您双侧的护栏都是竖起的,可以防止您坠床。呼叫器放您左侧了,有什么需要随时叫我。

患者:谢谢,没有什么事情了。

护士甲:那您好好休息,谢谢您的配合,我稍后再来看您。

临床操作考点评分

操作内容		分值	测评			
			漏项	错误	颠倒	得分
准备评价(15分)	1. 患者及环境准备	5				
	2. 物品及人员准备	5				
	3. 医嘱核对及患者身份确认	5				
操作评价(55分)	1. 护士翻身时,分工明确,协同合作	5				
	2. 翻身时,确保头、颈、肩、腰、髋保持同一水平线	10				
	3. 翻身过程中注意观察病情变化	10				
	4. 侧卧时,背与床面的角度未超过60°	10				
	5. 软枕正确放置于背部及双膝之间	5				
	6. 整理床单位,保持肢体功能位置	5				
	7. 双侧床栏拉起,防止坠床	5				
	8. 操作完用物处理及记录结果	5				
沟通及服务态度(15分)	1. 操作前对患者的知识讲解	5				
	2. 操作过程中与患者的沟通配合	5				
	3. 操作完毕健康教育指导	5				
操作速度(5分)		5				
理论知识评价(10分):操作目的、注意事项		10				
总分(合计)		100				

评分依据

准备部分:漏项一次扣0.5分,准备错误不得分。

操作过程部分:颠倒顺序一次扣1分,漏项一次扣1分,操作错误不得分。

沟通及服务态度部分:知识讲解及健康教育漏项一次扣0.5分,理论错误不得分;与患者无沟通不得分。

所有扣分不超过该部分操作的总分。

第二十三节　患者搬运法

一、轮椅搬运法

（一）适应证

适用于不能行走或行走不便、虚弱但能坐起的患者,在入院、出院、外出活动、床椅转移训练、检查、治疗、转运时进行此项操作。

（二）禁忌证

1. 行心肺复苏的患者。

2. 有紧急插管指征,但未插管的患者。

3. 血流动力学不稳定,未积极治疗的患者。

4. 胸椎、腰椎、盆骨骨折的患者。

5. 急性脑出血、脑梗死的患者。

6. 病情不明,轮椅搬运会明确增加风险的患者。

（三）物品准备

轮椅、别针,必要时备毛毯、软枕。

（四）患者准备

患者衣服穿戴整齐、保暖措施良好;各种导管处于可移动状态,留置尿管的患者需放空尿袋,未留置尿管患者可排空膀胱或更换尿不湿;骨折部位固定良好。

（五）操作流程

1. 患者及环境准备:责任护士向患者讲解搬运的目的、方法、注意事项,取得患者配合。评估患者的体重、意识状态、病情、躯体活动能力、损伤部位及合作程度。病房清洁安静,宽敞明亮,移开障碍物,便于操作。

2. 物品及人员准备:备齐用物,检查轮椅的性能。护士衣帽整洁,洗手戴口罩。

3. 经双人核对医嘱及患者信息,确认无误。

4. 放置轮椅:使椅背与床尾平齐,椅面朝向床头,将轮椅制动闸止动,翻起脚踏板。

5. 将毛毯平铺在轮椅上,毛毯上端高过患者颈部 15cm 左右。

6. 扶患者坐起,嘱患者以手掌撑在床面上,臀部移至病床边缘,两脚自然下垂,维持坐姿。

7. 协助患者穿袜子和鞋子。

8. 上轮椅

（1）嘱患者将双手置于护士肩上,护士双手环抱患者腰部,协助患者下床。

（2）护士协助患者转身,嘱患者用手扶住轮椅把手,坐于轮椅中。

（3）翻下脚踏板,协助患者将脚置于脚踏板上。

（4）将毛毯上端围在患者颈部,用别针固定;将毛毯两侧围裹患者双臂,用别针固定;再用毛毯余下部分围裹患者上身、下肢和双脚。

（5）整理床单位,铺暂空床。

（6）观察患者,确定无不适后,放松制动闸,推患者至目的地。

9. 下轮椅

（1）将轮椅推至床尾,使椅背与床尾平齐,患者面向床头。

（2）将轮椅制动闸止动,翻起脚踏板。

（3）解除患者身上固定毛毯用别针。

（4）协助患者站起,转身,坐于床缘。

（5）协助患者脱去鞋子及保暖外衣,躺卧舒适,盖好盖被。

（6）整理床单位。

10. 推轮椅至原处放置。

11. 洗手,取口罩。

12. 记录。

二、平车搬运法

（一）适应证

适用于入院、出院、需要外出活动、检查、治疗、手术、转运但无法行走或病情不适合下地行走的患者。

（二）禁忌证

1. 行心肺复苏的患者。

2. 有紧急插管指征,但未插管的患者。

3. 血流动力学不稳定,未积极治疗的患者。

4. 病情不明,活动或搬运会明确增加风险的患者。

（三）物品准备

平车(车上备好被单和橡胶单包好的垫子和枕头)、带套的毛毯或棉被。如为骨折患者,应有木板垫于平车上;如为颈椎、腰椎骨折的患者或病情较重的患者,应备有帆布兜或布中单。

（四）患者准备

患者衣服穿戴整齐、保暖措施良好;各种导管处于可移动状态,留置尿管的患者需放空尿袋,未留置尿管患者可排空膀胱或更换尿不湿;骨折患肢固定良好。

（五）操作流程

1. 患者及环境准备:责任护士向患者讲解搬运的目的、方法、注意事项,取得患者配合。评估患者的体重、意识状态、病情、躯体活动能力、损伤部位及合作程度,选择正确的搬运方法。病房清洁安静,宽敞明亮,移开障碍物,便于操作。

2. 物品及人员准备:备齐用物,检查平车的性能。护士衣帽整洁,洗手戴口罩。

3. 经双人核对医嘱及患者信息,确认无误。

4. 将平车推至患者床旁。

5. 搬运前妥善放置患者身上的各类导管及仪器设施。

6. 护士平车搬运患者:

(1)挪动法:适用于不能坐起,但可以在床上挪动的患者,如全麻术后患者。

1)搬运患者至平车:①移开床旁桌、床旁椅,松开盖被,推平车至患者床旁。②将平车推至床旁与床平行,大轮靠近床头,将制动闸止动。③协助患者将上身、臀部、下肢依次向平车移动。④协助患者在平车上躺好,盖好盖被。

2)搬运患者回病床:①移开床旁桌、床旁椅,松开盖被,推平车至病床旁。②将平车推至床旁与床平行,大轮靠近床头,将制动闸止动。③协助患者将下肢、臀部、上身依次向平车移动。④协助患者在病床上躺好,盖好盖被。

(2)一人搬运法:适用于上肢活动自如,体重较轻的患者,如儿科患儿。(图3-35)

1)搬运患者至平车:①移开床旁椅,推平车至患者床旁,大轮端靠近床尾,使平车与床成钝角,将平车制动闸止动。②松开盖被,护士一臂自患者近侧腋下伸入至对侧肩部,另一臂伸入患者臀下;患者双臂过护士肩部,双手交叉于护士颈后,护士抱起患者,稳步移动将患者放于平车中央,盖好盖被。

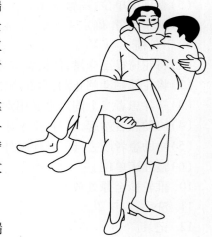

2)搬运患者回病床:①移开床旁椅,推平车至病床旁,大轮端靠近床尾,使平车与床成钝角,将平车制动闸止动。②松开盖被,护士一臂自患者近侧腋下伸入至对侧肩部,另一臂伸入患者臀下;患者双臂过护士肩部,双手交叉于护士颈后,护士抱起患者,稳步移动将患者放于病床中央,盖好盖被。

(3)二人搬运法:适用于不能活动,体重较重的患者。(图3-36)

1)搬运患者至平车:①移开床旁椅,推平车至患者床旁,大轮端靠近床尾,使平车与床成钝角,将平车制动闸止动。②护士甲、乙二人站在靠近平车的同侧床旁,协助患者将上肢交叉于胸前。③护士甲一

图3-35　搬运方法

手伸至患者头、颈、肩下方,另一手伸至患者腰部下方;护士乙一手伸至患者臀部下方,另一手伸至患者腘窝,两人同时抬起患者至近侧床缘,再同时抬起患者稳步向平车处移动,将患者放于平车中央,盖好盖被。

2)搬运患者回病床:①移开床旁椅,推平车至病床旁,大轮端靠近床尾,使平车与床成钝角,将平车制动闸止动。②护士甲、乙二人站在靠近病床的平车同侧,协助患者将上肢交叉于胸前。③护士甲一手伸至患者头、颈、肩下方,另一手伸至患者腰部下方;护士乙一手伸至患者臀部下方,另一手伸至患者腘窝,两人同时抬起患者至病床床缘,再将患者放于病床中央,盖好盖被。

(4)三人搬运法:适用于不能活动,体重超重的患者。(图3-37)

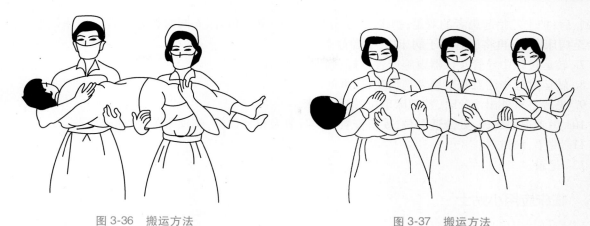

图 3-36 搬运方法　　　　　　　　　　图 3-37 搬运方法

1）搬运患者至平车：①移开床旁椅，推平车至患者床旁，大轮端靠近床尾，使平车与床成钝角，将平车制动闸止动。②护士甲、乙、丙三人站在靠近平车的同侧床旁，协助患者将上肢交叉于胸前。③护士甲双手托住患者头、颈、肩及胸部；护士乙双手托住患者背、腰、臀部；护士丙双手托着患者膝部及双足，三人同时抬起患者至近侧床缘，再同时抬起患者稳步向平车处移动，将患者放于平车中央，盖好盖被。

2）搬运患者回病床：①移开床旁椅，推平车至病床旁，大轮端靠近床尾，使平车与床成钝角，将平车制动闸止动。②护士甲、乙、丙三人站在靠近病床的平车同侧，协助患者将上肢交叉于胸前。③护士甲双手托住患者头、颈、肩及胸部，护士乙双手托住患者背、腰、臀部；护士丙双手托着患者膝部及双足，三人同时抬起患者至病床床缘，再将患者放于病床中央，盖好盖被。

（5）四人搬运法：适用于颈椎、腰椎骨折和病情较重的患者。（图 3-38）

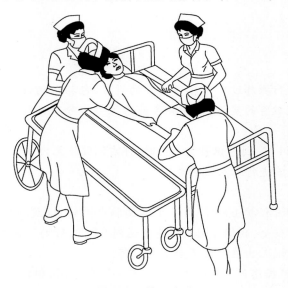

图 3-38 搬运方法

1）搬运患者至平车：①移开床旁桌、床旁椅，病床后移至易操作位置，取下床头护栏。将平车推至病床旁，与病床平行靠拢，大轮靠近床头，将平车制动闸止动。②护士甲、乙分别站于床头和床尾；护士丙、丁分别站于病床和平车外侧。③将帆布兜或中单放于患者腰、臀部下方。④护士甲抬起患者的头、颈、肩；护士乙抬起患者的双足；护士丙、丁分别抓住中单四角，四人同时抬起患者向平车处移动，将患者放于平车中央，盖好盖被。

2）搬运患者回病床：①移开床旁椅，将平车推至病床旁，与病床平行靠拢，大轮靠近床头，将平车制动闸止动。②护士甲、乙分别站于平车头、尾部；护士丙、丁分别站于病床和平车外侧。③护士甲抬起患者的头、颈、肩;护士乙抬起患者的双足;护士丙、丁分别抓住中单四角,四人同时抬起患者向病床处移动,将患者抬至病床床缘,再将患者放于病床中央,盖好盖被。

7. 转运过程中导管及仪器设施安置良好,确保处于功能状态。

8. 转运过程中注意观察患者病情变化,询问需求。

9. 患者平车外出治疗时,整理床单位,铺暂空床。

10. 患者返回病床,处舒适卧位,妥善安置各类导管及仪器设施,整理床单位,询问需求。

11. 洗手,取口罩。

12. 记录。

💡 临床应用小贴士

在临床工作中,搬运患者时,遇到以下问题,该如何解决呢?

1. 搬运过程中如何应用人体力学指导护理工作?

答:①扩大支撑面。②降低重心。③利用杠杆作用。④减少身体重力线的偏移程度。⑤尽量使用大肌肉或多肌肉群。⑥操作平稳,有节律,并听取患者的建议。

2. 护士在平车运送患者时,有哪些注意事项?

答:①运送患者时,将患者的头部放于平车的大车轮侧,以减轻颠簸。护士站于患者床头,观察患者病情变化。②运送时,平车小轮端在前,速度不可过快。③上下坡时,患者头部位于高处。④进出门时避免碰撞。⑤保持各种管道的通畅,防止牵拉。⑥颅脑损伤、颌面部外伤以及昏迷的患者,应将头偏一侧,保持呼吸道畅通。⑦骨折患者应妥善固定后再搬运。

3. 在搬运过程中患者发生病情变化时,如何处理?

答:应立即停止搬动,遵医嘱给予相应处理。发生心搏骤停时,立即就地抢救。病情不明时,尽量不要移动患者。

📋 案例与沟通

根据临床实际操作进行操作过程中各项情景的设置,包括如何评估、核对及与患者的沟通交流、注意事项的讲解、健康教育的实施,标注★号的为主要扣分项目及重点项目。(案例由老师提供给学生)

某病房,张某,男性,54 岁,因意识丧失 1 小时,伴右侧肢体无力 6 小时急诊入院,入院时,意识清楚,遵医嘱行急诊 CT。需进行三人搬运至推车。

场景——病房

护士:您好,我是您的责任护士××。为了了解您脑部的情况,遵医嘱今天要为您做一个头部 CT 的检查,为了确保您的安全,我们会用平车将您送到 CT 室,好吗? ★

患者:我现在这个情况,外出检查会不会有危险啊?

护士甲:医生必须要根据您头部 CT 检查的结果来明确诊断,制订治疗方案,而且我们医护人员会陪同您一起过去,请您不要过于担心。

患者:我现在还在输液,这个方便吗?

护士甲:我们会用输液架固定好的。

患者:你这么说我就放心了。

护士甲:请问您在床上能自己活动吗?

患者:不行啊,右边肢体完全没有感觉。

护士甲:那您的体重大概有多重?

患者:80kg 左右。

护士甲:好的,我们待会有三个护士一起将您搬到平车上,您要配合我一下可以吗?

患者:好的。

护士甲:在搬运过程中如果有什么不舒服,您随时告诉我。您放松,配合我们就可以了。

患者:好的,我明白了。

护士甲:现在房间温湿度适宜、整洁、宽敞、明亮,您看您还有什么需要帮忙的吗?

患者:没有了,谢谢!

场景——护士站

护士甲:患者姓名?

护士乙:张某。

护士甲:住院号?

护士乙:住院号××。

护士甲:临时医嘱:头部 CT 检查:平车搬运。

护士乙:立即执行。

场景——病房

护士甲:您好,我现在要将您搬运到平车上,请问您叫什么名字?

患者:张某。

护士甲:麻烦您把腕带给我核对一下好吗?

患者:好的。

护士甲:平车已经准备好了,我们现在要开始搬运了。

患者:好的。

护士甲:我们协助您把双上肢交叉放在胸前,您不要紧张,我们随时在您的左右,确保您的安全。★

患者:好的。

(护士甲、乙、丙三人站在靠近平车的同侧床旁,护士甲双手托住患者头、颈、肩及胸部;护士乙双手托住患者背、腰、臀部;护士丙双手托着患者膝部及双足。准备好了,护士甲喊口号,三人一起将张先生抬起,放于平车中央。)

护士甲:很好,您已经安全转移到平车上了。★

患者:好的,谢谢你们。

护士甲:张先生,谢谢您的配合,现在我们送您去 CT 室做检查。在运送的过程中,如果您有任何的不适,要告诉我们。★

患者:好的。

护士甲:还有,您在平车上不要随意翻越护栏,这样是很危险的。★

患者:这个我记住了,我会按照要求来的。

护士甲:我会在您旁边作好病情观察,但是您的感觉对我来说很重要。

患者:明白了,有你在旁边我就放心了,有什么不舒服的感觉我就会说的。

护士甲:您放松,不用担心。

患者:好的。

场景——CT 检查后,返回病房

护士甲:您头部 CT 检查已经做完了,我们现在推您回病房。

患者:检查结果什么时候出来?

护士甲:1 小时后,您放心,结果一出来,医生就会告知您的。

患者:那我就放心了。

护士甲：您现在感觉怎么样，有没有哪里不舒服？

患者：还好，没有不舒服。

护士甲：我们回到病房了，要帮助您回到病床上，您还是像刚刚那样配合我们。

患者：嗯嗯。

（护士甲、乙、丙三人站在靠近病床的平车同侧，护士甲双手托住患者头、颈、肩及胸部；护士乙双手托住患者背、腰、臀部；护士丙双手托着患者膝部及双足。准备好了，护士甲喊口号，三人一起将张先生抬起，放于病床中央。）

护士甲：您在病床上好好休息，现在感觉怎么样？

患者：还好，谢谢你们！

护士甲：您放心休息，我会经常来看您的。

临床操作考点评分

操作内容		分值	测评			
			漏项	错误	颠倒	得分
准备评价（15分）	1. 患者及环境准备	5				
	2. 物品及人员准备	5				
	3. 医嘱核对及患者身份确认	5				
操作评价（55分）	1. 选择正确的搬运方法	5				
	2. 搬运过程中确保患者安全	10				
	3. 搬运过程中正确放置体位	5				
	4. 搬运过程中注意观察病情变化	10				
	5. 搬运过程中妥善固定导管及仪器设施	10				
	6. 搬运过程中注意患者保暖	5				
	7. 搬运过程中护士团结协作	5				
	8. 操作后整理床单位、清理用物	5				
沟通及服务态度（15分）	1. 操作前对患者的知识讲解	5				
	2. 操作过程中与患者的沟通配合	5				
	3. 操作完毕健康教育指导	5				
操作速度（5分）		5				
理论知识评价（10分）：操作目的、注意事项		10				
总分（合计）		100				

评分依据

准备部分：漏项一次扣0.5分，准备错误不得分。

操作过程部分：颠倒顺序一次扣1分，漏项一次扣1分，操作错误不得分。

沟通及服务态度部分：知识讲解及健康教育漏项一次扣0.5分，理论错误不得分；与患者无沟通不得分。

所有扣分不超过该部分操作的总分。

第四章

内科护理技术

内科护理涵盖了心血管内科、呼吸内科、消化内科、神经内科、肾内、内分泌等多个专科,如何能保障患者得到有效的专科护理,是临床医护人员需要重点关注的问题。护士必须遵照严格的护理操作规程及专科护理规范,才能确保对患者实施专业、精准的护理,确保患者安全。本章节的内科护理技术操作,一方面可以使护士熟练掌握各项专科护理技术的程序及规范,另一方面明确了内科护理专科技术操作的质量控制标准及沟通要点,进一步提高了护士专业素质和专科护理水平。

第一节　体位引流技术

（一）适应证

1. 痰液量中等、其他方法不能排出的患者。

2. 患者因呼气受限而无力排除分泌物的急性感染期,如慢性阻塞性肺疾病(COPD)。

3. 分泌物或细胞滞留引起的肺不张,如支气管扩张、囊性肺纤维化。

4. 因老年、虚弱、神经肌肉疾病而咳嗽无力的患者。

5. 支气管碘油造影检查前后。

（二）禁忌证

1. 急性胸部外伤、气胸、胸壁疾病、肺部肿瘤、近期大咯血的患者。

2. 严重骨质疏松、胸廓或脊柱骨折的患者。

3. 凝血功能异常、肺栓塞、肺咯血的患者。

4. 急性心肌梗死、心功能不全的患者。

5. 大手术后无法适应所需体位的患者。

6. 身体极度虚弱、无法耐受所需体位的患者。

（三）物品准备

治疗盘:痰杯、漱口水、纱布、纸巾、枕头、听诊器、快速手消毒剂;软垫、必要时备吸引器及吸痰用物。

（四）患者准备

根据患者肺部听诊及 X 线胸片提示肺部炎性病灶所在部位,采取有效体位。根据室温,作好患者着装及保暖设施,必要时排空膀胱。

（五）操作流程

1. 患者及环境准备:责任护士评估患者,了解患者基本病情、耐受程度、配合程度,向患者讲解体位引流的目的、方法、注意事项,取得患者配合。病房或检查室清洁安静,温度 18~22℃,光线充足或配备照明,关闭门窗,必要时备屏风遮挡,保护患者隐私。

2. 物品及人员准备:备齐用物,护士衣帽整洁,洗手戴口罩。

3. 经双人核对医嘱及患者信息,确认无误。

4. 引流时间:通常在餐前引流,每日 1~3 次,每次 15 分钟。

5. 携用物至患者床旁,再次核对,向患者解释体位引流的方法,消除其紧张心理。

6. 协助患者取有效体位,体位的摆放要充分考虑患者的病情和耐受力:

(1)端坐位或半坐卧位体位摆放要点:上身略向前、向右/向左倾斜。适用于右肺上叶/左肺上叶炎性病灶。

(2)仰卧位体位摆放要点:①右肺上叶/左肺上叶炎性病灶,右侧/左侧后背垫高30°。②右肺下叶/左肺下叶炎性病灶,右臀/左臀部垫高或抬高床脚30cm。③右肺中叶/左肺中叶炎性病灶,右侧后背/左侧后背垫高45°。

(3)膝胸位或俯卧头低足高位:两侧肺下叶炎性病灶。

(4)健侧卧位体位摆放要点:两侧肺下叶炎性病灶可采用,健侧腰部垫高或抬高床脚30cm。

7. 维持体位10~15分钟,患者间歇深呼吸并用力咳痰,配合背部叩击法(详见叩击排痰术)。

8. 将弯盘置于患者颌下,以收集排出痰液,护士协助清理分泌物。

9. 专人守护,操作中注意安全,防止坠床等意外发生。引流过程严密观察患者病情变化。

10. 治疗结束,清洁患者面部,协助取舒适卧位。

11. 清理用物,洗手、取口罩,记录引流分泌物的量及性状。

临床应用小贴士

在临床工作中,为患者体位引流时,遇到以下问题,该如何解决呢?

1. 在体位引流时,为什么要采取不同的体位?

答:体位引流的原理是通过调整体位,使病灶部位高于气管和喉部的位置,引流支气管的开口向下,借重力作用促使分泌物顺体位引流咳出。因此需要根据病灶不同的位置选择合适的体位。

2. 体位引流为什么要在餐前进行?

答:因饭后引流易导致呕吐、窒息,因此体位引流一般在餐前1小时进行。

3. 体位引流过程中,护士重点观察的病情包括哪些?

答:护士在体位引流中应注意观察患者有无咯血、窒息、发绀、头晕、出汗、疲劳等情况,如有上述症状应立即停止体位引流。

4. 如果痰液非常黏稠,如何进行体位引流?

答:当患者痰液黏稠不易引流时,可在体位引流前遵医嘱用生理盐水或祛痰药行雾化吸入,以稀释痰液,提高引流效果。

案例与沟通

根据临床实际操作进行操作过程中各项情景的设置,包括如何评估、核对及与患者的沟通交流、注意事项的讲解、健康教育的实施,标注★号的为主要扣分项目及重点项目。(案例由老师提供给学生)

某病房,王某,男性,76 岁,发热、咳嗽一周入院,既往患有 COPD。入院后,肺 CT 提示:右肺下叶内基底段玻璃样阴影 4cm×2cm,感染可能性大。患者主诉:感觉呼吸不畅,有痰咳不出。遵医嘱行体位引流。

场景——病房

护士甲:您好,王爷爷,我是您的责任护士××,您今天感觉怎么样?由于您的痰液还是咳不出来,根据医嘱,我将通过体位引流的方式协助您排痰。

患者:好的,想了解一下怎么配合。

护士甲:您通过咳嗽排痰的方式痰液排出不理想,持续下去肺部的炎症会进一步加重。体位引流就是促进痰液排出,保持呼吸道通畅,促进炎症修复,使您更加安全、舒适,早日康复。★

患者:这个每天都要引流吗?

护士甲:是的,医生也会根据您的病情和引流的效果调整引流的频次。

患者:好吧。

护士甲:在操作过程中需要您能按我说的方法配合我,可以吗?

患者:好的,我会配合。

护士甲:我们每天早、晚餐前会来进行这个操作,每次 15 分钟。

患者:好的,我明白了,谢谢!

护士甲:这个治疗需要空腹,您现在吃早餐了吗?

患者:还没有。

护士甲:请您休息一下,我去准备用物,一会回来。

患者:好的。

场景——护士站

护士甲:患者姓名?

护士乙:王某。

护士甲:住院号?

护士乙:住院号××。

护士甲:长期医嘱:体位引流。

护士乙:每日早、晚餐前 1 小时

场景——病房

护士甲:您好,我现在为您行体位引流,请问您叫什么名字?

患者:王某。

护士甲:麻烦您把腕带给我核对一下好吗?

患者:好的。

护士甲:王某,住院号××。因为您的炎症在右肺下叶,为了让分泌物顺利引流出来,我们要调整一下卧位,您需要俯卧位,我们在右前胸垫一个软垫,与床面成30°~60°角,抬高床脚30cm。★

护士甲:那我们现在来摆体位,好吗?

患者:好,开始吧。

护士甲:您的体位已经摆放好了,请配合间歇深呼吸并用力咳嗽。如果有什么不舒服,您随时告诉我。

护士甲:我会在您旁边陪伴并随时观察,您的感觉对我来说很重要。引流的过程中有疲劳、出汗、头晕、发绀或者咯血等症状时,您及时告诉我,我们可以随时停止体位引流的。★

患者:明白了,有你在旁边我就放心了。

护士甲:您现在有没有什么不舒服的感觉。

患者:感觉还好。

护士甲:那您尝试一下间歇深呼吸并用力咳嗽,这样可以促进痰液排出。

患者:好的,我试试。

护士甲:您做得很好,咳了大约5ml痰液出来。

患者:舒服多了。

护士甲:现在您可以躺着休息。

护士甲:谢谢您的配合,这个体位引流的时间在饭前进行,因饭后容易导致呕吐。晚餐前护士会进行今天的第二次引流。★

患者:这个我记住了,我会按照要求来的。

护士甲:那您好好休息,谢谢您的配合,呼叫器就在您手边,有什么需要或者不舒服,请及时呼叫我。

患者:谢谢!

📝 临床操作考点评分

操作内容		分值	测评			
			漏项	错误	颠倒	得分
准备评价（15分）	1. 患者及环境准备	5				
	2. 物品及人员准备	5				
	3. 医嘱核对及患者身份确认	5				
操作评价（55分）	1. 评估肺部听诊及 X 线胸片提示的炎性灶所在的肺叶或肺段	10				
	2. 采取有效的引流部位	10				
	3. 作好防护，保证操作安全	5				
	4. 引流过程中注意病情观察	10				
	5. 指导患者深呼吸并用力咳嗽	5				
	6. 协助患者清理痰液	5				
	7. 协助患者休息，询问患者需要	5				
	8. 操作完清理用物处及记录	5				
沟通及服务态度（15分）	1. 操作前对患者的知识讲解	5				
	2. 操作过程中与患者的沟通配合	5				
	3. 操作完毕健康教育指导	5				
操作速度（5分）		5				
理论知识评价（10分）：操作目的、注意事项		10				
总分（合计）		100				

评分依据

准备部分：漏项一次扣 0.5 分，准备错误不得分。

操作过程部分：颠倒顺序一次扣 1 分，漏项一次扣 1 分，操作错误不得分。

沟通及服务态度部分：知识讲解及健康教育漏项一次扣 0.5 分，理论错误不得分；与患者无沟通不得分。

所有扣分不超过该部分操作的总分。

第二节　有效排痰技术

一、叩击排痰技术

（一）适应证

1. 各种呼吸道疾病导致的痰液增多、不易咳出。

2. 痰液黏稠，不易咳出的老年患者、意识模糊、长期卧床以及术后衰弱的患者。

（二）禁忌证

1. 肺部疾病：气胸、肺栓塞、肺出血、肺结核、肺大疱、肺部肿瘤。

2. 胸背部创伤、肿瘤。

3. 脊柱损伤。

4. 任何疾病所致患者生命体征不稳定者。

（三）物品准备

1. 治疗车上层：听诊器、治疗盘：压舌板、开口器、舌钳、痰杯、卫生纸、快速手消毒剂，必要时备吸痰用物。

2. 治疗车下层:医疗废物袋、生活垃圾袋。

（四）患者准备

患者胸背部皮肤清洁、干燥,无饰品、电极等医疗黏附物。

（五）操作流程

1. 患者及环境准备:责任护士向患者讲解有效排痰的目的、方法、注意事项,取得患者配合,指导或协助患者根据病情取合适体位。评估患者病情、意识状态、耐受能力、咳痰能力、配合程度,以及呼吸道分泌物情况和口鼻腔情况;评估肺部呼吸音情况。病房清洁安静,温度 18～22℃,光线充足或配备照明,关闭门窗。

2. 物品及人员准备:备齐用物,护士衣帽整洁,洗手戴口罩。

3. 经双人核对医嘱及患者信息,确认无误。

4. 叩击时间:通常在餐前 30 分钟或餐后 2 小时进行。

5. 携用物至患者床旁,再次核对。

6. 根据患者的病变部位采取相应体位:坐位、侧卧位。

7. 避开心脏、乳房和骨突(脊椎、胸骨、肩胛骨)部位。

8. 叩击时五指并拢呈空杯状(图 4-1),叩击时背部从第 10 肋间隙、胸部从第 6 肋间隙开始,利用腕力由下向上、由外向内,快速有节奏的叩击胸背部。

9. 鼓励患者有效咳嗽:取坐位或半坐位,屈膝、上身前倾,双手抱膝并夹紧双臂,缓慢深呼吸 5～6 次后,深吸气至膈肌完全下降,屏气 3～5 秒,腹肌用力发起 2～3 次短促有力的咳嗽,缩唇将余气尽量呼出,循环做 2～3 次。

10. 协助患者排痰,观察痰液的性状及量,协助漱口、清洁患者面部。

11. 再次听诊肺部,协助患者取舒适体位休息。

12. 整理床单位,询问患者需要。

13. 处理用物。

14. 洗手,取口罩,记录。

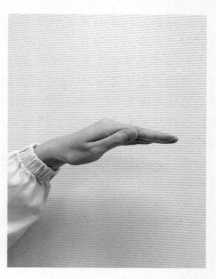

图 4-1　叩击手法

二、体外振动排痰技术

（一）适应证

同"叩击排痰技术"。

（二）禁忌证

1. 脑部疾病:脑出血、颅内动脉瘤或动静脉畸形、颅内损伤后 7 天内。

2. 心脏疾病:严重心律失常、急性冠状动脉综合征、心脏起搏器、心脏换瓣术后的患者。

3. 余同"叩击排痰技术"。

（三）物品准备

听诊器、压舌板、开口器、舌钳、痰杯、卫生纸、快速手消毒剂、必要时备吸痰用物;振动排痰仪(图 4-2),一次性保护套、记录本;医疗废物袋、生活垃圾袋。

（四）患者准备

患者胸背部皮肤清洁、干燥,无饰品、无电极等医疗黏附物。

（五）操作流程

1. 患者及环境准备:责任护士向患者讲解有效排痰的目的、方法、注意事项,取得患者配合,指导或协助患者根据病情取合适体位。评估患者病情、意识状态、耐受能力、咳痰能力、配合程度,以及呼吸道分泌物情况和口鼻腔情况;评估肺部呼吸音情况。病房清洁安静,温度 18～22℃,光线充足或配备照明,关闭门窗。

2. 物品及人员准备:备齐用物,护士衣帽整洁,洗手戴口罩。

3. 经双人核对医嘱及患者信息,确认无误。

4. 携用物至患者床旁,再次核对。

5. 将叩击头上套好保护套,以防止交叉感染,接电源。

6. 根据患者的病变部位采取相应体位:坐位、侧卧位,暴露振动部位。

7. 根据患者病情、年龄选择适当的振动频率和时间。护士旋转振动排痰仪开关控制旋钮,至所要求的频率CPS(频率单位:Hz)设定处,建议最初的设定为12CPS。

8. 旋转定时控制旋钮至所要求的时间设置值,一般治疗时间10~20分钟为宜。

9. 将叩击头放于患者背部,叩击接合器上的红箭头朝向患者的主支气管方向,振动时由慢到快、由外向内、由下往上移动叩击头,下届以肋缘为界,前胸不超过胸骨,后背不超过脊柱。振动后背时不再振动前胸,振动前胸时不再振动后背侧,前胸避开心前区。

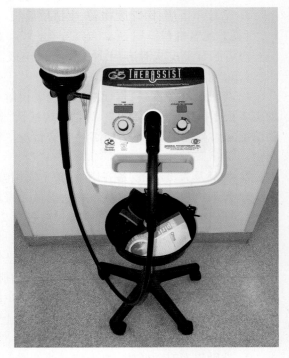

图4-2　振动排痰仪

10. 振动过程中,注意观察患者的一般情况,如有不适,立即停止操作。

11. 治疗完毕,关闭电源,取下保护套,在登记本上记录振动排痰仪使用时间、患者情况、执行护士。

12. 鼓励患者有效咳嗽,协助咳痰,观察痰液的性状及量,协助漱口、清洁患者面部。

13. 排痰后再次听诊肺部,协助患者取舒适体位休息。

14. 整理床单位,询问患者需要。

15. 处理用物。

16. 洗手,取口罩,记录。

🔆 临床应用小贴士

在临床工作中,为患者排痰时,遇到以下问题,该如何解决呢?

1. 叩击排痰时有哪些注意事项?

答:①叩击时要避开乳房和心脏,勿在脊柱、骨突部位进行。②叩击时间以10~20分钟为宜,在餐后2小时至餐前30分钟或雾化后进行,每日可治疗2~4次,最好清晨或睡前。③操作过程中应密切观察病情和呼吸情况。④叩击时要有单衣保护,避免直接叩击导致皮肤发红。

2. 护士刺激患者咳嗽有哪些方法?

答:①用手轻压环状软骨下缘与胸骨交界处或按压胸骨上窝的气管,并同时横向滑动。②吸痰管刺激咽喉深部,吸气时上下移动导管,刺激咳嗽后退至口腔,痰液咳出立即吸痰。

3. 操作过程中如出现呼吸困难及发绀,护士应如何处理?

答:应立即停止排痰,并采取吸痰、给氧等相应措施。

4. 振动排痰仪日常应如何维护?

答:振动排痰仪每次使用后,护士须用中性消毒剂擦拭机箱、导线、手把、支架、托盘进行清洁,叩击头建议配备一次性叩击保护套。病房建立振动排痰仪维护本,记录仪器使用的日期、时间、患者姓名、住院号、操作者签名、仪器消毒者签名。

📋 案例与沟通

　　根据临床实际操作进行操作过程中各项情景的设置,包括如何评估、核对及与患者的沟通交流、注意事项的讲解、健康教育的实施,标注★号的为主要扣分项目及重点项目。(案例由老师提供给学生)

　　某病房,王某,女性,81 岁,咳嗽、咳痰一周入院,既往有 COPD 病史。医嘱:叩背排痰,每日2 次。

　　场景——病房

　　护士甲:王奶奶、您好,我是您的责任护士××,您今天感觉怎么样?

　　患者:痰液还是很多,咳不出来。

　　护士甲:医生听诊您肺部的痰鸣音还是很明显,根据医嘱,我将为您进行叩背排痰,这个操作的目的是促进痰液排出,保持呼吸道通畅,使您更加安全、舒适。★

　　患者:好的。我有高血压,叩背对我身体不会有影响吧?

　　护士甲:不会的,您目前血压是正常的,所以不用担心的。

　　患者:好的,这我就放心了。

　　护士甲:叩背后请您自己进行有效咳嗽,现在我就教您有效咳嗽的方法,首先我们取坐位,屈膝、上身前倾、双手抱膝,深吸气 5 次后屏气 3 秒,腹肌用力咳嗽,您现在看我做一遍。★

　　患者:好的,我明白了。

　　护士甲:您什么时候吃的早饭,有 2 个小时了吗?

　　患者:早上 8 点,有 2 个小时了。请问叩背要叩多长时间?拍的疼吗?

　　护士甲:叩击时间一般是 5~15 分钟。叩击的力量会根据您的耐受情况来调整的,以您不感到疼痛为宜。在叩击的过程中,您有任何不适,要随时告诉我。

　　患者:好的,我按照你的要求来。

　　护士甲:现在房间的温湿度都很适宜,光线也很充足。您看您还有什么需要帮忙的吗?

　　患者:没有了,谢谢。

　　护士甲:那我准备好用物就过来。

　　患者:好的。

　　场景——治疗室

　　护士甲:患者姓名?

　　护士乙:王某。

　　护士甲:住院号?

　　护士乙:住院号××。

　　护士甲:长期医嘱:叩背排痰。

　　护士乙:每日 2 次。

　　场景——病房

　　护士甲:您好,我现在要为您叩背排痰,请问您叫什么名字?

　　患者:王某。

　　护士甲:麻烦您把腕带给我核对一下好吗?

　　患者:好的。

　　护士甲:王奶奶,现在我要帮您叩击背部了,叩击的过程中有任何不适,如疲劳、出汗、头晕、心慌、胸闷等症状,您随时告诉我,我们随时停止的。★

　　护士甲:我会在您旁边作好病情观察,但是您的感觉对我来说很重要。

患者:明白了,有你在旁边我就放心了。

护士甲:王奶奶,您觉得叩击的力度是否合适,叩击的强度我们可以调整的?

患者:我感觉力度刚刚好。

护士甲:那您现在冷不冷,需不需要肩上搭一件毛毯?

患者:现在还好,如果感觉冷我再告诉你。

护士甲:好的,您现在有没有头晕、心慌、胸闷不适的感觉啊?

患者:没有,感觉叩击时背部挺舒服的。

护士甲:在我叩击的同时也请您自己进行有效的咳嗽,就像我之前教您的那样。★

患者:好的,我试试。

护士甲:王奶奶,您做得很好,咳了大约5ml的白色浓稠痰液出来。

患者:舒服多了。

护士甲:您现在感觉怎么样,有没有不舒服?

患者:感觉挺好的,没有什么不舒服。

护士甲:王奶奶,谢谢您的配合,这个叩击的时间在餐后2小时或餐前30分钟进行,因为饭后容易导致呕吐。晚饭前您还要做一次叩击排痰,护士大概下午4点过来执行操作。★

患者:这个我记住了,我会按照要求来的。

护士甲:您现在卧床休息一下,请问您还有什么需要吗?

患者:没有,谢谢关心!

📡 临床操作考点评分

	操作内容	分值	测评			
			漏项	错误	颠倒	得分
准备评价(15分)	1. 患者及环境准备	5				
	2. 物品及人员准备	5				
	3. 医嘱核对及患者身份确认	5				
操作评价(55分)	1. 协助患者摆放正确的体位	5				
	2. 选择正确的叩击(振动)排痰时间	5				
	3. 叩击(振动)排痰手法、步骤正确	15				
	4. 操作中注意观察病情变化	5				
	5. 指导患者有效咳嗽	5				
	6. 观察咳出痰液的性状及量	5				
	7. 协助漱口、清洁面部,再次听诊肺部,取舒适体位	5				
	8. 整理床单位,处理用物	5				
	9. 洗手,脱口罩,记录	5				
沟通及服务态度(15分)	1. 操作前对患者的知识讲解	5				
	2. 操作过程中与患者的沟通配合	5				
	3. 操作完毕健康教育指导	5				

操作内容	分值	测评			
		漏项	错误	颠倒	得分
操作速度(5分)	5				
理论知识评价(10分):操作目的、注意事项	10				
总分(合计)	100				

评分依据

准备部分:漏项一次扣0.5分,准备错误不得分。

操作过程部分:颠倒顺序一次扣1分,漏项一次扣1分,操作错误不得分。

沟通及服务态度部分:知识讲解及健康教育漏项一次扣0.5分,理论错误不得分;与患者无沟通不得分。

所有扣分不超过该部分操作的总分。

第三节 三腔二囊管的使用

(一)适应证

食管、胃底静脉曲张破裂出血的患者。

(二)禁忌证

1. 咽喉、食管肿瘤患者。

2. 胸腹主动脉瘤的患者。

3. 深昏迷、病情垂危的患者。

4. 严重冠心病、高血压、心功能不全者慎用。

(三)物品准备

1. 治疗车上层:医嘱单、治疗卡、治疗盘:三腔二囊管、纱布2块、治疗巾、棉签、液体石蜡、一次性注射器50ml、弹簧夹1~3只、无菌手套、止血钳2把、胶布、剪刀、温开水、听诊器、手电筒、导管标识、快速手消毒剂。

2. 治疗车下层:医疗垃圾桶、生活垃圾桶。

3. 牵引架、牵引物(重0.5kg沙袋)、牵引绳。

(四)患者准备

1. 评估患者病情、出血量、生命体征变化、意识状态、自理能力和合作程度,有义齿或戴眼镜者应取下,妥善放置。

2. 使用光源充足的手电筒检查患者鼻腔状况,包括鼻腔黏膜有无肿胀、炎症,有无鼻中隔偏曲和息肉等,既往有无鼻部疾患,鼻呼吸是否通畅。

3. 协助患者取平卧位或半卧位。

(五)操作流程

1. 患者及环境准备:责任护士向患者讲解三腔二囊管技术的目的、方法、注意事项,并示范深呼吸和吞咽动作,取得患者配合,指导或协助患者根据病情取合适体位。病房清洁安静,温度18~22℃,光线充足或配备照明,关闭门窗。

2. 物品及人员准备:备齐用物,护士衣帽整洁,洗手,戴口罩。

3. 核对床号、姓名、住院号等,评估患者意识、病情、出血量、生命体征、配合程度,观察鼻腔通气状况、黏膜情况、询问有无鼻部疾病。安抚患者,稳定情绪。

4. 检查三腔二囊管的性能、包装是否完整、有效期。准备好导管风险标识。

5. 携用物至患者床旁,再次核对。

6. 协助患者取平卧位或半卧位,头偏向一侧。

7. 将治疗巾铺于患者颌下,并将弯盘置于颌旁。用棉签清洁并检查鼻腔,选择通畅一侧插管。

8. 带无菌手套,测量插管长度并作好标记。检查三腔二囊管是否通畅,抽尽气囊内空气,用液状液体石蜡润滑三腔管前端及气囊外面。

9. 将三腔二囊管缓慢由一侧鼻腔插入,至咽部时嘱患者做吞咽动作和深呼吸,直至管插入50~65cm,抽出胃内容物,确认管端确实在胃内。

10. 向胃气囊充气200~250ml,用血管钳夹住管口标注注气量,轻轻向外提拉导管,当导管不能被拉出并有轻度弹性阻力时,则提示胃囊已压于胃底贲门部。利用滑车装置在导管末端悬以0.5kg重物作牵引压迫,抬高床脚,使牵引角度为45°左右,牵引物离地面30cm。

11. 用宽胶布将导管固定在鼻腔外。

12. 定时抽取胃内容物观察止血效果,如仍有出血,根据情况遵医嘱再向食管气囊充气100~150ml,夹住食管气囊开口,标注注气量。将胃管开口接于胃肠减压器上,以观察出血情况。

13. 在导管出鼻腔的位置作好刻度标记及导管风险标识。

14. 脱手套,协助患者取平卧位,整理床单位。床头作好导管风险标识。

15. 回治疗室处理用物,洗手,脱口罩。

16. 记录:插管时间、充气量、插管深度及患者呼吸情况以及出血情况。

17. 遵医嘱拔出三腔二囊管。拔管指征:三腔管放置时间一般为24~72小时,若出血停止24小时以上,先排空食管气囊,放松牵引,再排空胃气囊,观察24小时,确认无出血后,可考虑拔管。

(1)解释拔管的原因、方法,指导患者配合。

(2)放气时,应先放食管气囊,再放胃气囊,嘱患者吞服液体石蜡20~30ml,等待20~30分钟,反折三腔二囊管以轻柔的动作缓慢拔管。

(3)协助患者清理鼻腔,取舒适卧位,整理床单位。

(4)记录。

💡 临床应用小贴士

在临床工作中,如果遇到以下问题,该如何解决呢?

1. 置入三腔二囊管过程中,若患者出现呕血该如何处理?

答:在插管过程中若患者出现呕血,应立即停止插管,保持头偏向一侧,以防误吸、窒息,操作前备好吸引器随时备用。

2. 患者留置三腔二囊管持续牵引过程中,突然出现呼吸困难,躁动,血氧饱和度快速下降,提示什么?护士应当怎样处理?

答:提示有可能因牵拉不当、胃气囊充气不足或破裂,使得食管气囊和胃气囊向上移动,而堵塞于咽喉引起窒息,此时护士应当立即剪断三腔二囊管放出气体或抽出囊内气体,拔出导管。

3. 三腔二囊管的压迫时间为多长?

答:三腔二囊管压迫一般24~72小时,如有继续出血,可适当延长压迫时间。出血停止24小时后,可解除牵引,气囊放气,继续观察24小时,如无出血方可拔管。

4. 留置三腔二囊管后,如何避免食管胃底部黏膜长时间受压而发生组织溃烂坏死?

答:置管期间,每隔12小时应放松牵引并将食管气囊放气,将胃囊向内送入少许,以减轻胃底压力,改善受压处黏膜的血液循环,每次放气时间20~30分钟。

5. 三腔二囊管使用过程中,护理工作的重点是什么?

答:①定时检查导管深度标志,防止窒息发生。②每12小时停止牵引、气囊定时抽气局部减压20~30分钟。③负压引流或定时抽取胃内容物,观察出血是否停止。④密切观察患者有无呼吸困难、心悸、胸闷、胸骨后疼痛等病情变化。

6. 在拔除三腔二囊管后,出院前应为患者做哪些指导?

答:告知患者由于该疾病易复发,出院后以半流质或软食为主,忌食酸辣刺激性食物,特别是粽子、团子等带糯性的食物和粗纤维、硬壳类食物,保持情绪稳定,如出现黑便和呕血,保持头偏向一侧,立即就医。

📋 案例与沟通

根据临床实际操作进行操作过程中各项情景的设置,包括如何评估、核对及与患者的沟通交流、注意事项的讲解、健康教育的实施,标注★号的为主要扣分项目及重点项目。(案例由老师提供给学生)

某病房,周某,男性,57 岁,患者三天前饱食后出现腹胀不适,持续至次日凌晨 5:00 出现呕吐,为咖啡样内容物约 100ml,半小时后再次出现呕血约 300ml,无反酸胃灼热、头晕乏力、腹胀腹痛等不适,于当地医院就诊。上午九点出现黑色稀便,胃镜示:食管下段胃底静脉曲张,充血性胃窦炎;昨日再次出现黑便 2 次,为求进一步治疗,门诊以"消化道出血"收入院。起病以来,精神尚可,诉头晕,大便如上,小便正常,体力体重无明显变化。

场景——病房

护士甲:您好! 我是您的责任护士××,您现在感觉怎么样?

患者:我感觉不太好,有恶心呕吐,心慌的感觉,刚才还呕血了,护士,我的病情是不是很严重啊?

护士甲:周先生,您先别紧张,放松一点慢慢深呼吸和吞咽动作。根据刚才医生查房的情况,我们需要在您的胃部放置一个导管叫三腔二囊管。三腔二囊管主要是利用充气后的气囊分别压迫食管下段和胃底的曲张静脉,以达到止血的目的;同时还可以经三腔二囊管进行冲洗和注入止血药物以止血及了解胃液的量和性质的。由于您现在暂时没有呕血,我们会在呕血间歇期进行插管,您能配合我吗? 如果操作过程中您感觉有憋气不适时,请拍拍我的手,我会暂停操作,您可以深呼吸来缓解您的不适感。★

患者:是不是会很难受啊? 我很紧张。

护士甲:您放松,只要您能积极配合就会比较顺利。首先,我得先检查一下您鼻腔的情况,您患过鼻部疾病吗?

患者:没有患过鼻部疾病。

护士甲:我刚刚检查了一下,您的鼻腔黏膜是完好的,无破损,无鼻中隔偏曲或是鼻息肉的情况。在插管时,您配合我做吞咽的动作,不要紧张,很快就会好的。您先休息一下,我去准备一下用物,一会儿就过来。★

患者:好的,我会按照你说的配合。

场景——治疗室

护士乙:患者姓名?

护士甲:周某。

护士乙:住院号?

护士甲:住院号××。

护士乙:临时医嘱:置三腔二囊管。

护士甲:立即执行。

场景——病房

护士甲:您好,我现在要为您插管了,再次核对一下您的信息,请问您叫什么名字?

患者:周某。

护士甲:麻烦您把腕带给我核对一下好吗?

患者:好的。

护士甲:周先生,现在我要准备给您置管了,您准备好了吗?

患者:准备好了。

护士甲:那好,现在我协助您半卧位躺好,您看您这样舒服吗?

患者:可以,挺好的。

护士甲:我先清洁一下您的鼻腔。

患者:好的。

护士甲:周先生,我现在准备为您插管了,您放松不要紧张,做深呼吸,做吞咽动作,操作可能会有一点点难受,您坚持一下。对,您配合得很好!已经上好了。★

护士甲:刚才我检查过了,导管确定在您的胃内,现在我们要向球囊内充气以起到固定导管,压迫止血的作用,您现在感觉怎么样?

患者:还可以。

护士甲:好,现在球囊内已经充足了适量的气体,我们要用滑车装置作牵引压迫,如果您有任何不适的感觉请及时告诉我好吗?★

患者:好的,暂时没有什么明显的感觉。

护士甲:那好,导管已经为您固定好了,需要我为您调整一下床头的高度吗?

患者:不用,谢谢!

护士甲:现在导管已经放置好了,您有感觉到不舒服吗?

患者:没有。

护士甲:这个三腔二囊管压迫止血期间,您要注意不要进食和饮水,如果有血液、唾液或痰液,请勿咽下并吐出来,以免误入气管,引起吸入性肺炎;请您注意,不可擅自拔除三腔二囊管,如果您感觉有胸闷、呼吸困难、恶心、疼痛等不适症状时,要及时告知我们医护人员。★您在床上翻身时不要让管路打折、弯曲、受压、用力牵拉,同时,不可随意调整牵引的力度及高度。

患者:好的,谢谢你!

护士甲:留置管道期间我们会每日为您行口腔护理2次,保持口腔清洁。每隔12小时我们会给气囊放气,放松牵引,每次放松20~30分钟,防止食管胃底部黏膜长时间受压发生溃烂坏死。★

护士甲:我把呼叫器放在您枕边,如果您有什么不舒服可随时呼叫我,我会及时过来看您,您还有问题吗?

患者:暂时没有了。

护士甲:那您好好休息吧,我一会儿过来看您。

场景——病房,2 天后

护士甲:周先生,您好!请问您这两天感觉怎么样?

患者:感觉舒服多了。

护士甲:您胃内导管放置48小时以后出血已经停止了,按照流程我们排空了食管气囊、胃气囊,放松了牵引,观察了24小时已经确认没有出血了,遵照医嘱我们将为您拔除导管。您别紧张,只要您能好好配合,不会有什么不适的感觉。

患者:好的。

护士甲:您好,我现在要为您拔管了,请问您叫什么名字?

患者:周某。

护士甲:麻烦您把腕带给我核对一下好吗?

患者:好的。

护士甲:周先生,我马上要为您拔管了,请您放松。

患者:好的。

护士:周先生,为了避免损伤您的黏膜,我先协助您吞服液体石蜡20ml。

患者:好。

护士甲:为了避免在拔管过程中出现呛咳,请您配合我的口令先深吸气,缓慢呼气。吸气——呼气,很好。周先生,已经拔管完毕了,请问您有哪儿不舒服吗? ★

患者:感觉还好,谢谢你了!

护士甲:需要跟您强调的是,拔管早期是破裂血管修复、愈合的关键时期,同时也是多种因素诱发出血的高危时期,所以您要避免各种诱发因素,比如说不能过早下床活动或进行过度锻炼,不能用力排便等;饮食上要注意不能吃坚硬辛辣、刺激性较大、粗纤维的食物,如果出现黑便、呕血等再次出血的现象,一定要及时就医。"

患者:太感谢你了。

护士甲:您先好好休息,有任何需要请及时与我联系。

临床操作考点评分

	操作内容	分值	测评			
			漏项	错误	颠倒	得分
准备评价(15分)	1. 患者及环境准备	5				
	2. 物品及人员准备	5				
	3. 医嘱核对及患者身份确认	5				
操作评价(55分)	1. 协助患者取平卧位或半卧位,头偏向一侧	2				
	2. 将治疗巾铺于患者颌下,并将弯盘置于口角旁,清洁鼻腔	5				
	3. 检查三腔二囊管,抽尽气囊内气体,润滑三腔二囊管前端至气囊外部	6				
	4. 由鼻腔缓慢插入,嘱做吞咽动作,观察并询问有无不适	5				
	5. 经鼻腔插入 50~65cm,抽取胃内容物,确认已达胃腔	5				
	6. 向胃管气囊注气 200~250ml,夹闭管口,作好标志	5				
	7. 向外轻拉三腔二囊管,感觉有阻力,提示胃囊已压于胃底贲门部	2				
	8. 再向食管气囊注气 100~150ml,夹闭管口,作好标识	5				
	9. 有效固定、牵引	5				
	10. 在导管出鼻腔处作好深度标志,床头导管风险标识	5				
	11. 拔管时,抽出气囊内气体,吞服液体石蜡,等待 20~30 分钟,拔管动作轻柔缓慢	5				
	12. 操作完用物处理及记录结果	5				

操作内容		分值	测评			
			漏项	错误	颠倒	得分
沟通及服务态度 （15分）	1. 操作前对患者的知识讲解	5				
	2. 操作过程中与患者的沟通配合	5				
	3. 操作完毕健康教育指导	5				
操作速度（5分）		5				
理论知识评价（10分）：操作目的、注意事项		10				
总分（合计）		100				

评分依据

准备部分：漏项一次扣0.5分，准备错误不得分。

操作过程部分：颠倒顺序一次扣1分，漏项一次扣1分，操作错误不得分。

沟通及服务态度部分：知识讲解及健康教育漏项一次扣0.5分，理论错误不得分；与患者无沟通不得分。

所有扣分不超过该部分操作的总分。

第四节 腹围测量方法

（一）适应证

1. 肝脏疾病失代偿期。

2. 心功能衰竭、自身免疫性疾病、严重营养不良。

3. 各种疾病所致腹水患者。

4. 孕妇

（二）禁忌证

1. 腰椎、盆腔骨折患者。

2. 腰腹部严重外伤患者。

（三）物品准备

治疗单、治疗盘、软尺（以cm为单位）、笔、快速手消毒剂、必要时备屏风。

（四）患者准备

评估患者腹部皮肤状况，患者空腹，排空膀胱，取舒适固定测量体位。

（五）操作流程

1. 患者及环境准备：责任护士向患者讲解测量腹围的目的、方法、注意事项，取得患者配合，指导或协助患者取固定测量体位。病房或检查室清洁安静，温度18~22℃，冬季注意保暖，光线充足或配备照明，关闭门窗，必要时备屏风遮挡，保护患者隐私。

2. 物品及人员准备：备齐用物，护士衣帽整洁，洗手戴口罩。

3. 经双人核对医嘱及患者信息，确认无误。

4. 携用物至患者床旁，再次核对。

5. 协助患者取舒适固定测量体位，用软尺围绕脐部水平1周进行测量。

6. 告知患者测量结果及有关注意事项，作好健康指导。

7. 整理患者衣物和床单位，询问患者需求。

8. 分类清理用物，洗手，取口罩。

9. 作好执行医嘱的记录及护理记录，注意测量体位、测量时间的记录。

临床应用小贴士

在临床工作中,为患者测量腹围时,遇到以下问题,该如何解决呢?

1. 测量腹围时需要固定时间吗?

答:需要。对于监测腹围的患者,为确保测量的准确性,住院期间我们宜固定于每天清晨定时测量腹围,在此之前,需保持空腹,排空膀胱。

2. 测量腹围时需要固定体位吗?

答:需要。对于监测腹围的患者,测量宜采取同一体位、部位、姿势测量,如平卧位、双手平放于身体两侧,双腿伸直,避免不同体位所致腹围的差距,确保前后数据具有可比性。

3. 测量腹围时,如何保证软尺测量方法的准确性?

答:初次测量腹围时,用软尺围绕肚脐水平一周,软尺贴紧身体,与躯干长轴垂直,必要时可以在腹部两侧、腰部使用记号笔标志位置。

4. 影响腹围测量的操作因素还有哪些呢?

答:测量腹围时,如病情允许,嘱患者平稳腹式呼吸,可统一于吸气末或呼气末测量,避免呼吸运动对腹围数据的影响。

案例与沟通

根据临床实际操作进行操作过程中各项情景的设置,包括如何评估、核对及与患者的沟通交流、注意事项的讲解、健康教育的实施,标注★号的为主要扣分项目及重点项目。(案例由老师提供给学生)

某病房,张某,男性,68 岁,诊断:肝硬化失代偿期,既往有丙型肝炎病史。入院后,查体腹部膨隆。B 超提示:腹部大量腹水,最大液性暗区:10cm×7cm。遵医嘱每日测量腹围。

场景——病房

护士甲:张老,您好! 我是您的责任护士××。B 超检查结果显示您腹部有大量腹水,根据医生医嘱,我们需要每天为您测量腹围,以判断腹水消涨情况,及时调整治疗方案。现在我们来给您测量一下腹围,这个操作是没有创伤的,请您配合一下好吗?

患者:这个每天都要测量吗?

护士甲:是的,定期测量和记录腹围,观察腹水消涨情况,为医生的治疗提供依据。

患者:每天随便什么时间都可以吗?

护士甲:我们每天会在相对固定的时间来测量,这样更有观察意义。

患者:好的,我明白了。

护士甲:张老,您吃过早餐了吗? 能让我看一下您皮肤的情况吗?

患者:还没有吃!

护士甲:皮肤还好,无皮疹、无破溃。

护士甲:请您现在排空小便。

护士甲:现在房间的温湿度都很适宜,光线也很充足,我把窗户、窗帘关上!

护士甲:那我准备好用物就过来给您测量腹围。

场景——护士站

护士甲:患者姓名?

护士乙:张某。

护士甲:住院号?

护士乙:住院号××。

护士甲：长期医嘱：测量腹围，每日1次。

护士乙：每日6：30am。

场景——病房

护士甲：您好，我现在要为测量腹围了，请问您叫什么名字？

患者：张某。

护士甲：麻烦您把腕带给我核对一下好吗？

护士甲：张老，我现在给您测量了，需要您配合我一下。

护士甲：您正常腹式呼吸，放松。您现在准备呼出一口气，憋气3秒。

患者：好的。

护士甲：我已测量好了，可以正常呼吸了，您现在的腹围是156cm。谢谢您的配合！

护士甲：张老，谢谢您的配合，住院期间我们每天清晨会为您定时测量腹围，在此之前，请您保持空腹、排空小便。★

患者：好，每天都是这个时间吗？

护士甲：是的，大概6：30左右。您每日的饮食摄入要注意少吃盐、水也不要喝的太多啊。

患者：每天你们来测量前，我会不吃早餐、排空小便的。平时的吃喝我会按照你说的慢慢调整。

护士甲：张老，您每日请用温水擦浴，水温不要太高，请穿上我们为您准备的病员服，相对比较宽松，也方便换洗消毒，床铺我们会定时更换。您卧床休息时要定时更换体位，避免局部长期受压，发生压疮。如果有皮肤瘙痒请不要用手抓挠，以免皮肤破损或感染。

患者：好的，我可以自己活动，你说的我会注意的。

护士甲：每天还需要您记录出入量，包括您每天喝水、吃饭、排尿、排便多少，我们会告诉您记录的方法及相关事项。★

患者：需要这么细致呀？

护士甲：是的，张老。以便于我们作好病情观察。

护士甲：我们也会教您正确的测量腹围的方法和记录，这样出院后您也可以自我监测。

患者：这样好，我回家后自己也可以观察了。

护士甲：如果有任何疑问或需求，可以随时找我！

临床操作考点评分

操作内容		分值	测评			
			漏项	错误	颠倒	得分
准备评价(15分)	1. 患者及环境准备	5				
	2. 物品及人员准备	5				
	3. 医嘱核对及患者身份确认	5				
操作评价(55分)	1. 协助患者摆放体位	10				
	2. 指导患者呼吸配合	10				
	3. 护士正确测量腹围	15				
	4. 告知患者测量结果及注意事项	5				
	5. 整理床单位，询问患者需要	5				
	6. 消毒及用物处理	5				
	7. 操作完后准确记录	5				

续表

操作内容		分值	测评			
			漏项	错误	颠倒	得分
沟通及服务态度（15分）	1. 操作前对患者的知识讲解	5				
	2. 操作过程中与患者的沟通配合	5				
	3. 操作完毕健康教育指导	5				
操作速度（5分）		5				
理论知识评价（10分）：操作目的、注意事项		10				
总分（合计）		100				

评分依据

准备部分：漏项一次扣0.5分，准备错误不得分。

操作过程部分：颠倒顺序一次扣1分，漏项一次扣1分，操作错误不得分。

沟通及服务态度部分：知识讲解及健康教育漏项一次扣0.5分，理论错误不得分；与患者无沟通不得分。

所有扣分不超过该部分操作的总分。

第五节　营养泵的使用

（一）适应证

不能经口进食而采用管饲饮食的所有疾病。

（二）禁忌证

因疾病原因需暂禁食。

（三）物品准备

鼻饲盘、弯盘、营养泵（图4-3）、电源线、肠内营养液、肠内营养标志牌、温开水、营养液专用输注泵管、灌食器、听诊器、清洁橡胶手套、纱布。

（四）患者准备

体位准备：抬高床头（30°~45°）。

（五）操作流程

1. 患者及环境准备：责任护士向患者或家属讲解肠内营养泵使用的目的、意义，取得其配合；病区环境整洁舒适。

2. 评估

（1）病情评估：患者病情平稳，适合肠内营养液泵入。

（2）胃管评估：检查胃管置入深度；检查胃管是否通畅；用两种以上的方法确认胃管置于胃内；检查胃管固定是否妥善；检查胃残留量，判断有无胃潴留。

3. 营养液的准备：由双人核对医嘱信息（营养液种类、液体总量、营养液浓度为12%，以50ml/h速度泵入），确认无误后将营养液置入温水中加温至40℃。

4. 物品及患者准备：备齐用物，护士衣帽整洁，洗手戴口罩。

5. 双人核对医嘱、治疗卡、肠内营养种类、剂量无误，床边核对患者身份。

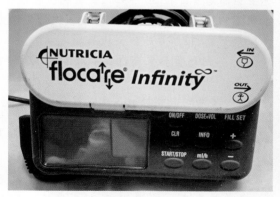

图4-3　肠内营养泵

6. 将营养泵妥善固定于床头输液架上,连接电源线,按 ON/OFF 键开机进行自检,确认营养泵处于功能状态。

7. 将营养泵管与营养液瓶连接后挂于输液架上,并悬挂肠内营养标志牌。

8. 按照医嘱设置需要输注的营养液总量1 000ml,将泵管正确安装至营养泵上,按下 FILL SET 键开始排气,排气完成后对光检查泵管内有无气泡。

9. 再次核对患者姓名、住院号、肠内营养种类、剂量。

10. 按下 ml/h 键后,再按"+"键调节泵速至40ml/h。

11. 用灌食器抽取 30ml 温开水脉冲式冲洗胃管后将胃管与营养泵管相连接,按下 START/STOP 键,开始输注。输注过程中密切观察患者反应,询问患者感受。

12. 若患者无不适,1 小时后,调节泵速至 80ml/h。

13. 营养液输注完后,再次核对医嘱信息,按下 START/STOP 键暂停输注,然后按下 ON/OFF 键关闭营养泵电源键。

14. 分离胃管与泵管,并使用灌食器抽取 30ml 温开水脉冲式冲洗胃管壁的残留营养液。

15. 夹闭胃管尾端,必要时使用纱布包裹,妥善固定胃管。

16. 从输液架上取下空置营养瓶及泵管,处理用物。

17. 整理床单位,询问患者感受,清理用物。

18. 洗手取口罩,按要求准确记录出入量。

🔆 临床应用小贴士

在临床工作中,为患者使用营养泵时,遇到以下问题,该如何解决呢?

1. 胃残留量的临床意义及监测方法?

答:营养液的输入应缓慢、匀速,常需用输液泵控制输注速度。为使肠道适应,初用时可稀释成12%浓度,以 50ml/h 速度输入,每 8~12 小时后逐次增加浓度及加快速度,3~4d 后达到全量,即 24% 100ml/h,一天总液体量约 2 000ml。护士在每次执行肠内营养液输注前均应通过回抽胃内容物的方式来确定胃残留量,根据残余量监测结果调节营养输注速度。在肠内营养液持续输注的过程中,应 4~6 小时监测一次胃残留量,当胃残留量≤200ml 时可维持原速度;当胃残留量≤100ml 时则增加输注速度20ml/h;当胃残留量≥250ml 时,应考虑暂停输注肠内营养液。

2. 如何预防胃潴留?

答:大部分专家认为如出现胃内容物大于 100ml 应减慢鼻饲输注速度,使用胃动力药物,大于 250ml 时应考虑暂停鼻饲。当胃残留量大于 500ml 时应禁食行胃肠减压。要减少胃潴留的发生,在护理过程中先要抬高患者卧位 30°~45°,护士在护理过程中要定时认真评估肠鸣音,当肠鸣音较弱或消失时应通知医生调整肠内营养方案。可配合使用促进胃动力的药,如甲氧氯普胺、多潘立酮(吗丁林)等,或者配合其他治疗如针灸、按摩等手段促进胃肠蠕动。

3. 如何对营养泵进行日常清洁保养工作?

答:①每次使用结束后用温水或多功能消毒剂清洁泵表面(包括感应器和转轴)。②在清洗前必须拔除电源,以免电击危险。③建议每 2 年送至院内仪器设备组进行检修保养一次。

📋 案例与沟通

某病房,王某,女性,45 岁,因重症肌无力收入院,意识清楚,患者主要症状为吞咽困难,为保证患者营养摄入,避免误吸,医生已开具医嘱,置入胃管,行鼻饲流质饮食,患者本人及家属均表示理解并配合,目前患者胃管已置入,遵医嘱行肠内营养液 1 000ml 输注。

场景——病房

护士甲:您好,我是您的责任护士××,为了避免发生误吸,加重病情,前期我们为您已经置入了胃管,医生为您开具了每日输注营养液1 000ml的医嘱以保证您的营养摄入充足,现在我来帮您输注,您看可以吗? ★

患者:输注的过程会难受吗?

护士甲:一般不会,今天是您第一天使用营养泵,如果在输注的过程中您感觉恶心、胃胀,有任何不舒服都请及时告诉我。

患者:我每天都要输营养液吗? 我什么时候能自己吃东西呢?

护士甲:请您不要着急,在您留置胃管期间,为了保证您的营养充足,需要每天输注营养液。等您的病情稳定以后,通过测试如果能达到拔除胃管的指征,我们再指导您如何进食。

患者:我现在要做些什么来配合你吗?

护士甲:我一会儿要把您的床头抬高一些,这样能促进您的消化。★

患者:好的。

护士甲:我先检查一下您胃管的留置情况,可以吗?

患者:可以。

护士甲:您的胃管现在是通畅的,可以输注营养液。现在房间的温度是24℃,我准备好用物再来。您可以先上个洗手间,需要我帮助您吗?

患者:好的,谢谢,不需要,我的家属可以帮助我。

场景——护士站

护士乙:患者姓名? ★

护士甲:王某。★

护士乙:住院号? ★

护士甲:住院号××。★

护士乙:临时医嘱:肠内营养混悬液。★

护士甲:500ml。★

护士乙:用法? ★

护士甲:胃管营养泵泵入。★

护士乙:输注速度? ★

护士甲:前1小时50ml/h,之后80ml/h。★

护士乙:立即执行。★

场景——病房

护士甲:您好,我现在就要给您输注营养液了,请问您叫什么名字?

患者:王某。

护士甲:麻烦您把腕带给我核对一下信息,好吗?

患者:好的。

护士甲:我要检查一下您现在的胃排空情况,您如果有不舒适的情况,可以告诉我,好吗?

患者:嗯,好的。

护士甲:请问您现在感觉口咽部有痰液吗? 需不需要我为您吸痰呢? ★

患者:我现在感觉痰不多,暂时不需要,谢谢。

护士甲:刚才帮你冲洗了胃管,现在会为您接上营养泵管开始输注营养液,泵速已经为您调节好了,请您自己不要随意移动营养泵。1小时后,我会再过来看您,期间,如果您有任何不适,也可以使用呼叫铃,我会及时来帮助您。

患者:好的,谢谢。护士,今天的营养液需要多长时间能输完啊?

护士甲:您今天的输注总量是1 000ml,折算下来,大概需要13小时输完。

患者:这么长时间,那我要上厕所怎么办呢?

护士甲:您不用担心,如果您需要去卫生间,可以按呼叫铃,我们可以帮您暂时取下营养泵,等您上完卫生间,我们再帮您接上。

患者:好吧,谢谢。

(1小时后,巡视病房)

护士甲:现在已经输入1小时了,您感觉怎么样?

患者:还好,就是感觉有东西在往肚子里流,这是正常的吗?

护士甲:您说的没错,是这种感觉,营养液经过胃管流入胃内。

护士甲:那我现在将速率给您调节到80ml/h,在您输注的过程中您如果感觉有任何不适,或者是营养泵有报警,请及时告诉我,我们来处理。

患者:好的,我现在有点想睡觉,能帮我把床摇平吗?

护士甲:现在您正在输入营养液,为了您的胃肠道能更好地消化吸收,也为了减少营养液反流误吸入气道的风险,我们还是建议您不要平躺,等您的营养液输注完毕之后1小时再平卧吧。如果您现在觉得角度太高,我可以帮你调整到30°,这样,您睡觉也不会觉得不舒服了。★

护士甲:好的,我帮您调整病床角度。现在速度也已经帮您调节好了,请您不要自行随意调节泵上面的按钮,您在翻身活动的过程中也要注意避免胃管及泵管反折,保持管路通畅。★

患者:好的,谢谢。

护士甲:王红,您好,营养液已经输注完毕了,胃管也冲洗了,我需要再次核对一下你的腕带信息。

护士甲:我把胃管重新固定好,方便您活动。

患者:谢谢你,输完营养液,我现在已经没有饿的感觉了。

护士甲:是的,这样可以满足身体对营养的需求,对疾病的恢复是非常有帮助的,每4个小时,我都会过来帮您监测一下胃排空程度,了解您的消化情况。

护士甲:您好好休息,如果有任何疑问或是需要帮助,都可以随时找我!

📋 临床操作考点评分

	操作内容	分值	测评			
			漏项	错误	颠倒	得分
准备评价(20分)	1. 患者及环境准备	5				
	2. 物品及人员准备	5				
	3. 正确评估	5				
	4. 医嘱核对及患者身份确认	5				
操作评价(50分)	1. 协助患者取半卧位	5				
	2. 询问患者需求,必要时吸痰	5				
	3. 安装并检查营养泵处于功能状态	3				
	4. 连接泵管并正确排气	5				
	5. 悬挂肠内营养标志牌	2				

操作内容		分值	测评			
			漏项	错误	颠倒	得分
操作评价(50分)	6. 输注前测定胃残留量	5				
	7. 输注营养液前用温开水冲洗胃管	5				
	8. 输注营养液过程中关注患者感受	5				
	9. 正确设置营养液输注速率	5				
	10. 输完后用温开水脉冲式冲洗胃管	5				
	11. 输注完毕后妥善固定胃管	5				
沟通及服务态度 (15分)	1. 操作前对患者的知识讲解	5				
	2. 操作过程中与患者的沟通配合	5				
	3. 操作完毕健康教育指导	5				
操作速度(5分)		5				
理论知识评价(10分):操作目的、注意事项		10				
总分(合计)		100				

评分依据

准备部分:漏项一次扣2分,准备错误不得分。

操作过程部分:颠倒顺序一次扣1分,漏项一次扣2分,操作错误不得分。

沟通及服务态度部分:知识讲解及健康教育漏项一次扣1分,理论错误不得分;与患者无沟通不得分。

所有扣分不超过该部分操作的总分。

第六节 经外周静脉置入中心导管(PICC)维护技术

(一)适应证

所有携带 PICC 导管的患者。

(二)禁忌证

无绝对禁忌证。

(三)物品准备

治疗盘、弯盘、一次性 PICC 维护包、施乐扣固定装置 1 套、10ml 福莱喜预充液 1 支(若无,可用 20ml 空针抽吸生理盐水替代)、正压接头 1 个、医用胶布、剪刀、卷尺、速干手消毒液。

(四)患者准备

患者取平卧位、身体放松。

(五)操作流程

1. 患者及环境准备:责任护士向患者讲解 PICC 维护技术的目的及注意事项,取得患者配合,病房或换药室清洁安静,温湿度适宜,光线充足,注意为患者保暖,避免着凉。

2. 物品及人员准备:备齐用物(确保所有一次性用物外包装完好无破损及潮湿且在有效期内),护士衣帽整洁,洗手戴口罩。

3. 责任护士查对 PICC 维护手册,了解导管刻度、穿刺点情况、臂围及上一次导管维护时间。

4. 备齐用物至患者床边,核对腕带信息与 PICC 维护本的患者信息进行核对,确认患者身份。

5. 评估患者穿刺点周围皮肤及导管的长度、位置,在肘关节以上 10cm 处,测量患者臂围并记录,与维护本上的记录进行对比。(图 4-4)

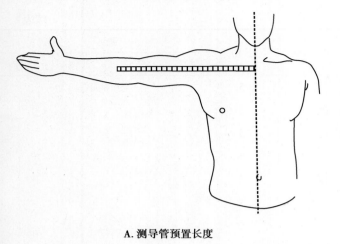

A. 测导管预置长度　　　　　　　　　　　　　　　　B. 测臂围

图 4-4　测量臂围

6. 取清洁治疗巾垫于患者臂下。

7. 检查一次性 PICC 护理包,以无菌技术在治疗车上打开护理包,形成无菌区。

8. 去除正压接头、福莱喜预冲液外包装,以投放无菌物品方式投放至无菌区内。

9. 充分暴露换药部位,作好保暖工作,一手固定导管尾端,另一手沿外露导管尾端向穿刺点方向揭开贴膜,避免将导管带出体外。

10. 分离拆除施乐扣。

11. 取 PICC 穿刺包内的无菌手套,戴好。

12. 取 10ml 福莱喜预冲液连接正压接头,排气后置于无菌区内备用。

13. 进行穿刺点及周围皮肤的消毒,先用酒精溶液棉球由内向外清洗穿刺点周围皮肤 3 遍(避开穿刺点和导管);再以穿刺点为中心,用活力碘消毒皮肤 3 遍(范围为穿刺点上下直径 20cm 左右至臂缘);待干。

14. 使用活力碘棉签螺旋擦拭尾端开口处 15 秒,将正压接头再次排气后安装至导管尾端,并采用脉冲式冲管。

15. 将导管摆放至合适位置,并使用施乐扣固定,避免打折和原位固定。(图 4-5)

16. 以穿刺点为中心无张力性粘贴透明贴膜,并再次检查导管刻度。

17. 脱无菌手套。

18. 记录维护时间,日期,责任人姓名,并贴于膜边缘,外露尾端导管用纱布包裹,胶布妥善固定。

19. 撤去治疗巾,告知患者下一次 PICC 维护时间以及相关注意事项。

20. 整理床单位,询问患者需求。

21. 处理用物。

22. 洗手,取口罩,在 PICC 维护本上记录本次维护内容。

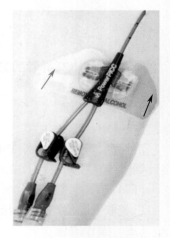

图 4-5　施乐扣的固定

💡 **临床应用小贴士**

在临床工作中,为患者进行 PICC 维护时,遇到以下问题,该如何解决呢?

1. PICC 维护频率是怎样的?

答:按照 PICC 常规护理,贴膜、正压接头及施乐扣导管固定装置为每周更换 1 次;新穿刺的 PICC,应在穿刺后的 48 小时内更换贴膜一次,观察穿刺点有无红肿及渗血,并作好记录;当贴膜存在破损、卷边、污染时需立即更换;当 PICC 穿刺点出现渗血渗液时,应及时更换,并可采用 2cm×2cm 的无菌纱布覆盖加压止血;输入血制品后应立即更换正压接头。

2. PICC 的冲管时机有哪些?

答:在导管首次置入后、间断输液治疗时,每次输液前后、不同药物输入之间都必须冲管;每次输注血制品、TPN 等高黏滞性药物后必须立即使用 20ml 生理盐水脉冲冲管;治疗的间歇期至少每 7 天冲管 1 次。

3. 若在 PICC 冲管时发现不畅通,应如何处置?

答:首先用 10ml 以上注射器缓慢回抽,查看血凝块是否能被抽出,切不可暴力推注清除血凝块。若无法回抽出血凝块,可使用 10ml 以上注射器取生理盐水 2ml+尿激酶 1 万单位,注入 PICC 导管 0.5ml,30 分钟后抽回血 2~3ml 丢弃,再使用生理盐水 10ml 进行脉冲式冲管。

4. PICC 处能否抽血?

答:可以。PICC 采集血标本和普通静脉穿刺采血,两种方法同时采集血标本,对血常规、血生化的检验结果进行了对比,两组标本检验后结果,采用 PICC 采集血标本准确、可行。PICC 采血方法:采血前 PICC 管均在前 1d 输液结束后用 50U/ml 的肝素液 5ml 正压封闭 6 小时以上,次日晨空腹,先消毒肝素帽,用注射器抽取 2ml 血液丢弃,更换注射器再抽取所需血液量,注入试管;抽血完毕迅速用 50U/ml 肝素液 10ml 彻底冲洗导管内残留的血液并行正压封管。PICC 采血注意事项:采血时注意操作熟练、动作迅速,以免因采血时间过长引起凝血堵管;严格无菌操作,避免感染;抽血时要注意匀速抽吸,勿用力过大;输液过程中采血时应根据检验项目要求停止输液,用生理盐水彻底冲洗管腔后再按正确方法采血,以避免药物对检验结果的影响;如果用 PICC 采血,4F 以上的导管才可以用来采血,而且抽血后一定要用脉冲式的冲管,否则容易发生堵管。4F 及以下的不可以用来抽血,过小的管径容易发生溶血。采完血后输液接头/肝素帽一定要及时更换,因为输液接头/肝素帽处可能会有血液残留,这部分残留的血液很难冲洗干净,如不更换造成导管相关血流感染(CRBSI)的概率将会大大增加。

5. PICC 可以使用终身吗?

答:不可以,根据导管质量的不同可以在体内留置 3 个月至一年。当患者治疗结束后;患者出现导管相关并发症,经治疗无效时;患者导管在体内留置时间一年时;患者心理排斥导管,要求拔管时,均需要及时拔除 PICC。

📋 案例与沟通

某病房,王某,女性,56 岁,2 月 25 日因颅内感染入院,考虑到患者需输注对血管内壁损害较大的两性霉素 B 及甘露醇药物,已于 2 月 28 日为患者行 PICC 穿刺术,并于穿刺后 48 小时更换贴膜一次,在穿刺点周围未发现红肿及渗血情况,今日需再次进行导管维护。

场景——病房

护士甲:您好,我是您的责任护士××,今天又到了您的 PICC 管道维护日期,距离您上一次的维护时间刚好一周。

患者:好像是的,这个管道每周都要做护理吗?

护士甲:是的,定期的维护可以保持局部清洁,有效降低感染的发生率。★

护士甲:我先看看您的穿刺侧手臂,您自己感觉针眼处有疼痛吗?

患者:没有。

护士甲:您针眼处皮肤没有红肿感染的迹象,请问您对酒精过敏吗?

患者:没有。

护士甲:为您进行 PICC 的维护操作的过程大概需要 15 分钟,您可以先上洗手间,换一件衣袖宽松的开衫,这样能更好地配合我进行操作,好吗?

患者:好的。

护士甲:需要我帮助您吗?

　　患者:我不需要帮忙,谢谢。

　　护士甲:我准备好用物就来帮您进行维护操作。

　　患者:好的。

场景——护士站

　　护士乙:患者姓名?

　　护士甲:王某。

　　护士乙:住院号?

　　护士甲:××。

　　护士乙:临时医嘱:PICC 维护。

　　护士甲:立即执行。

场景——病房

　　护士甲:您好,请问您叫什么名字?

　　患者:王某。

　　护士甲:请您把手腕带信息给我核对一下,好吗?

　　患者:好的。

　　护士甲:穿刺点情况很好,没有红肿也没有渗血,请您放心。我现在要在您手臂下方铺上治疗巾,请您配合一下,放好后手臂不要再移动了。

　　患者:好的。

　　护士甲:在用酒精和活力碘消毒的时候您可能会感觉到有点凉,您需要坚持一下。

　　护士甲:我已经为您更换完毕,妥善固定了,您试着活动一下手臂,看看有没有不舒服的感觉。

　　患者:谢谢,没有什么不舒服感觉。

　　护士甲:您下一次的维护时间是 7 天后,到时候,我们也会提醒您的。

　　患者:好的,谢谢你!

　　护士甲:在日常的生活中,您要多活动携带 PICC 管道的手臂,可以做一些抬高手臂的活动,这样可以预防静脉血栓的形成,但要避免用力过度,不要做大幅度的拉伸运动,避免将管道拉出体外! ★

　　患者:哦,这样啊,好的,我知道了,谢谢提醒。

　　护士甲:另外,洗澡的时候,穿刺部位尽量避免沾水,如果潮湿了需及时更换,以保证穿刺点的无菌和干燥状态,降低感染可能。 ★

　　患者:知道了,我会小心的,谢谢。

📝 临床操作考点评分

操作内容		分值	测评			
			漏项	错误	颠倒	得分
准备评价(10分)	1. 患者及环境准备	2				
	2. 物品及人员准备	2				
	3. 医嘱核对及患者身份确认	2				
	4. 正确评估导管及皮肤	2				
	5. 对患者进行关怀性问候	2				

操作内容	分值	测评			
		漏项	错误	颠倒	得分
操作评价(60分)　1. 以无菌原则打开 PICC 维护包	5				
2. 无菌物品的投放,避免污染	5				
3. 充分暴露操作部位,并注意保暖	5				
4. 更换正压接头	5				
5. 脉冲式冲管,正压封管	5				
6. 揭下贴膜(手法正确)	5				
7. 戴无菌手套	5				
8. 先用酒精、再用聚维酮碘棉球充分消毒	8				
9. 更换施乐扣固定装置	5				
10. 更换贴膜(由中心到外周无张力粘贴)	8				
11. 粘贴维护时间、责任人信息标志	2				
12. 处理用物,并在 PICC 维护本中记录维护内容	2				
沟通及服务态度(15分)　1. 操作前对患者的知识讲解	5				
2. 操作过程中与患者的沟通配合	5				
3. 操作完毕健康教育指导	5				
操作速度(5分)	5				
理论知识评价(10分):操作目的、注意事项	10				
总分(合计)	100				

评分依据

准备部分:漏项一次扣 2 分,准备错误不得分。

操作过程部分:颠倒顺序一次扣 1 分,漏项一次扣 2 分,操作错误不得分。

沟通及服务态度部分:知识讲解及健康教育漏项一次扣 1 分,理论错误不得分;与患者无沟通不得分。

所有扣分不超过该部分操作的总分。

第七节　保护性隔离技术

(一) 目的

是以保护易感人群作为制订措施的主要依据而采取的隔离。

(二) 适应证

适用于抵抗力低下或极易感染的患者。

(三) 环境准备

1. 患者应入住单间病房隔离。

2. 病室外悬挂明显隔离标志。

3. 病室内空气保持正压通风、定时换气。

4. 病室内所有家具、地面均应每天使用含氯消毒液擦拭。

（四）物品准备

大小合适的一次性医用帽子、一次性医用防护口罩、无菌手套一双、拖鞋、隔离衣一件、挂衣架、手消毒剂。

（五）护士准备

着装整洁、修剪指甲、取下手表、卷袖过肘。

（六）操作流程

1. 七步洗手法洗手。

2. 戴帽子。将帽子遮住全部头发。

3. 戴口罩。

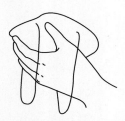

A. 一手托住口罩，有鼻夹的一面背向外

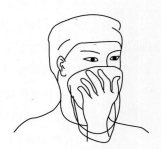

B. 口罩罩住鼻、口及下巴，
鼻夹部位向上紧贴面部

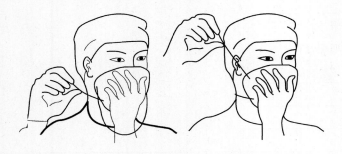

C. 将下方系带拉过头顶，放在颈后双耳下

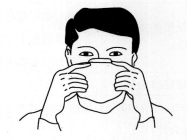

D. 双手指尖放在金属鼻夹上，
根据鼻梁的形状塑造鼻夹

图 4-6　医用防护口罩佩戴方法

（1）一手托住口罩，横贴于脸部的口鼻上，用另一手将下方系带拉过头顶放于颈后双耳下，再将上方系带拉过头顶中部。

（2）将双手指尖放在金属鼻夹上，从中间开始用手指向内向脸的两侧按压鼻夹，根据鼻梁的形状塑造鼻夹。

（3）检查密闭度：快速吸气时口罩内陷，用力呼吸时四周无漏气。

4. 在病室外更换拖鞋。

5. 在隔离病室外的特定区域内，按照要求穿好隔离衣（参见第三章第五节）。

6. 使用手消毒剂进行手部消毒，戴无菌手套后，方可为保护性隔离的患者进行护理操作。

7. 操作结束后，脱去手套弃至黄色医疗垃圾袋内。

8. 再次使用手消毒剂进行手部消毒后，方可按照要求脱去隔离衣，并按照要求悬挂。

9. 按照七步洗手法洗手。

10. 脱下一次性口罩、帽子后弃至黄色医疗垃圾袋内。

11. 更换护士鞋。

临床应用小贴士

1. 哪些患者需要保护性隔离?

答:抵抗力低下或是极易感染的患者,如严重的烧伤患者、白血病患者、早产儿、脏器移植术后的患者以及免疫缺陷的患者。

2. 进入保护性隔离病房的要求包括哪些?

答:凡进入病室的人员均应穿戴灭菌后的隔离衣、帽子、口罩、手套以及拖鞋;未经消毒处理的物品不可带入隔离区域;接触患者前后均应洗手。

临床操作考点评分

操作内容		分值	测评			
			漏项	错误	颠倒	得分
准备评价(10分)	1. 患者及环境准备	5				
	2. 物品及人员准备	5				
操作评价(65分)	1. 正确评估现场环境	5				
	2. 七步洗手法	5				
	3. 戴帽子	10				
	4. 戴口罩	10				
	5. 换拖鞋	5				
	6. 正确穿脱隔离衣	20				
	7. 正确悬挂隔离衣	5				
	8. 洗手	2				
	9. 正确处理口罩及帽子	3				
理论知识评价(20分)	1. 掌握保护性隔离的意义	5				
	2. 掌握保护性隔离的适用范围	5				
	3. 掌握保护性隔离的环境要求	10				
操作速度(5分)		5				
总分(合计)		100				

评分依据

准备部分:漏项一次扣2分,准备错误不得分。

操作过程部分:颠倒顺序一次扣1分,漏项一次扣2分,操作错误不得分。

所有扣分不超过该部分操作的总分。

第八节　血液透析导管的护理

(一) 适应证

1. 规律透析的患者,每次透析前都要进行导管的护理。

2. 透析时间间隔比较大,48~72 小时之内必须维护导管。

3. 伤口敷料潮湿、脱落、渗血、渗液等异常情况,立即护理。

（二）禁忌证

无绝对禁忌证。

相对禁忌证:

1. 精神障碍无法配合的患者。

2. 导管口大量渗血、导管缝线脱落的患者。

（三）物品准备

治疗盘、一次性血液透析护理包、弯盘、速干手消毒液、一次性伤口敷料,必要时备屏风。

（四）患者准备

患者取平卧位,头偏向对侧,戴口罩;充分暴露中心静脉置管及周围皮肤。

（五）操作流程

1. 患者及环境准备:责任护士向患者讲解血液透析导管护理的目的、方法、注意事项,取得患者配合,指导或协助患者取合适卧位,暴露导管及周围皮肤。初步评估伤口敷料情况及导管固定情况。透析室清洁安静,温湿度适宜,光线充足或配备照明,关闭门窗,必要时备屏风遮挡,保护患者隐私。

2. 物品及人员准备:备齐用物,护士衣帽整洁,洗手戴口罩。

3. 经双人核对医嘱及患者信息,确认无误。

4. 检查一次性导管护理包及伤口敷料的有效期及包装是否完整。

5. 解开患者衣扣,协助患者暴露中心静脉置管及周围皮肤。

6. 评估:观察患者伤口敷料是否干燥,有无潮湿、渗血、渗液;观察导管是否固定完好。

7. 打开导管护理包,取一次性垃圾袋固定于床旁适宜处。戴手套后取下患者伤口敷料及包裹导管的纱布,将导管放于治疗巾上。观察导管口有无分泌物;周围皮肤有无红肿、破溃、渗血、渗液;缝线有无脱落。

8. 脱手套,洗手后再次戴手套。

9. 消毒:以导管口为中心,顺时针螺旋消毒穿刺点周围皮肤,消毒范围≥10cm,消毒两遍;再依次消毒导管外侧面、内侧面。待干。

10. 将护理包内小敷贴贴于导管口进行初步固定,再将一次性伤口敷料覆盖导管及周围皮肤。

11. 手持肝素帽,消毒动脉管连接口至导管夹,将消毒后的导管放于治疗巾内部第二面;同法消毒静脉管。

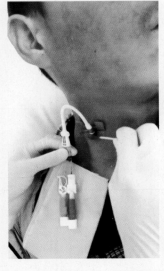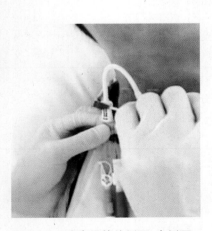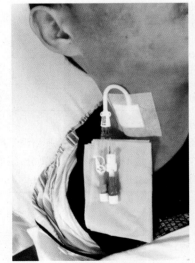

图 4-7　消毒穿刺点周围皮肤　　　图 4-8　消毒导管外侧面、内侧面　　　图 4-9　用小敷贴初步固定

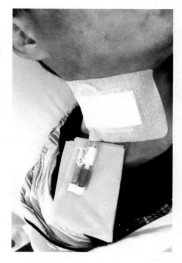

图 4-10　一次性伤口敷料覆盖导管及周围皮肤

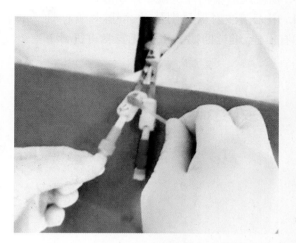

图 4-11　消毒一个导管连接口至导管夹

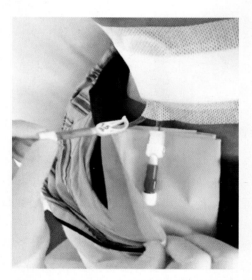

图 4-12　消毒另一个导管连接口至导管夹

12. 取下肝素帽,手持导管根部,消毒管口内面、横截面、外面至管口 2cm,将消毒后的导管放于治疗巾内部第三面;同法消毒静脉管。

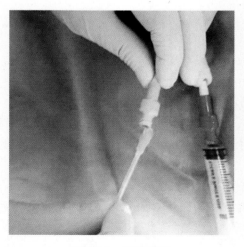

图 4-13　消毒管口

13. 依次用酒精棉片机械摩擦动静脉导管口,摩擦时间≥5 秒。

14. 用无菌注射器分别从动、静脉导管回抽 2ml 血液,推注至纱布上(距离纱布 10cm),观察有无血栓。如有血栓,继续回抽 1ml,如无异常可进行下一步操作,如仍有血栓需通知医生进行处理。

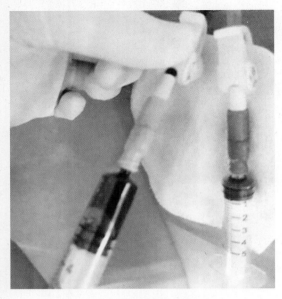

图 4-14　回抽血液

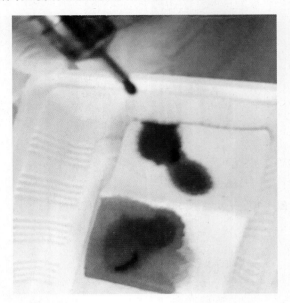

图 4-15　观察有无血栓

15. 根据医嘱进行上机或封管,并记录。

☀ 临床应用小贴士

在临床工作中,为中心静脉置管患者护理导管时,遇到以下问题,该如何解决呢?

1. 发现患者伤口敷料有渗血怎么处理?

答:评估伤口敷料渗血属于陈旧性渗血还是新鲜血液。打开伤口敷料,观察有无继续渗血。如有继续渗血,立即用无菌纱布按压止血,遵医嘱局部及全身应用止血药物;如果为陈旧性渗血,应局部换药处理。严密观察病情变化。

2. 打开伤口敷料后,发现导管缝线脱落怎么处理?

答:严格无菌操作下进行初步消毒处理后进行固定。立即通知医生,进行缝线固定,再次用伤口敷料妥善固定。

3. 患者诉置管部位疼痛怎么处理?

答:首先询问患者置管时间。如果在置管 24 小时以内,则可能是侵入性操作引起的疼痛。打开伤口敷料,观察导管缝线是否出现牵拉过紧或导管扭转等情况导致的牵拉痛。观察穿刺点及缝线处皮肤有无皮下血肿、破溃、红肿硬结等。如有异常,通知医生处理。

4. 如何判断导管是否处于功能状态?

答:用 20ml 以上注射器回抽,如能够在 6 秒钟内抽出 20ml 血液则可初步判断能够达到治疗所需血流量。如果无法抽出,调整患者体位或嘱患者咳嗽,再次回抽,如果仍不通畅,需要医生使用尿激酶进行溶栓处理或更换管路。

5. 中心静脉置管患者平时需要注意什么?

答:保持伤口敷料的清洁干燥与妥善固定,如有潮湿或脱落,应立即更换;禁止牵拉导管,以免脱出;着宽松衣裤。颈静脉置管的患者脖子可以轻微活动,但不可使导管受压;股静脉置管患者尽量卧床,且保持身体与下肢大于90°角。

📋 案例与沟通

某血液透析室,张某,男性,60岁,昨日首次插管行血液透析治疗,治疗结束后回病房,发现伤口敷料有渗血,立即来血液透析室。

场景——患者

护士:您好,我是您的责任护士××,您昨天在颈静脉置管后,今天伤口敷料有渗血。现在我要打开伤口敷料为您处理一下好吗?

患者:好的。

护士甲:您好,我现在要为您更换伤口敷料了,请问您叫什么名字?

患者:张某。

护士甲:麻烦您把腕带给我核对一下好吗?

患者:好的。

护士甲:现在都您摆好体位,您头偏向对侧,请您放松。

患者:好。

护士:首先我要打开敷料看一下是什么原因引起的渗血。我尽量轻轻的,您配合我一下好吗?为防止感染,一旦我打开伤口敷料,您就不能再讲话了,这是为了避免导管感染。您现在有什么需要吗?

患者:没有。

护士甲:现在我要为您打开伤口敷料了。(打开观察)您的导管口目前已经没有继续渗血了,但是有少量血痂,现在要为您清除,可能会有一点疼你坚持一下。(清除结束后)现在已经为您清除了血痂,更换了新的伤口敷料。您可以说话了。

患者:护士,为什么会渗血啊?

护士甲:刚刚检查了管口,没有什么异常。因为您这是刚刚插管,有可能是您晚上睡觉侧身睡压迫牵拉伤口及缝线造成的出血并伴有疼痛。您现在颈部置管后,置管部位尽量不要过久受压,以免牵拉疼痛及渗血。

患者:好的,我记住了。那我还要注意什么啊?

护士甲:由于您昨天刚插管,伤口还没有完全恢复。所以为了避免再次渗血,您这几天尽量少活动颈部,穿宽松低领、开衫的衣服。

患者:好的。

护士甲:如果有异常马上告诉护士,我们会及时处理。

患者:好的,谢谢你。

护士甲:现在观察了20分钟,您的伤口没有渗血了。现在我协助您回病房好吗?如果有任何疑问或需求,也可以随时让病房护士联系我们!

患者:好的。

☑ 临床操作考点评分

操作内容		分值	测评			
			漏项	错误	颠倒	得分
准备评价(15分)	1. 患者及环境准备	5				
	2. 物品及人员准备	5				
	3. 医嘱核对及患者身份确认	5				

操作内容		分值	测评			
			漏项	错误	颠倒	得分
操作评价（55分）	1. 协助患者摆放体位	5				
	2. 开护理包外层及物品准备	10				
	3. 去除伤口敷料与纱布、观察皮肤	10				
	4. 消毒皮肤、贴伤口敷料及物品准备	10				
	5. 消毒导管及物品准备	8				
	6. 固定导管、贴标志	6				
	7. 操作完用物处理及记录结果	6				
沟通及服务态度（15分）	1. 操作前对患者的知识讲解	5				
	2. 操作过程中与患者的沟通配合	5				
	3. 操作完毕健康教育指导	5				
操作速度（5分）		5				
理论知识评价（10分）：操作目的、注意事项		10				
总分（合计）		100				

评分依据

准备部分：漏项一次扣0.5分，准备错误不得分。

操作过程部分：颠倒顺序一次扣1分，漏项一次扣1分，操作错误不得分。

沟通及服务态度部分：知识讲解及健康教育漏项一次扣0.5分，理论错误不得分；与患者无沟通不得分。

所有扣分不超过该部分操作的总分。

第九节　胰岛素注射技术

（一）适应证

1. 1型糖尿病。

2. 口服降糖药效果不佳的2型糖尿病。

3. 出现严重的感染或需手术，需要配合胰岛素治疗的2型糖尿病。

4. 妊娠期糖尿病或糖尿病合并妊娠。

5. 出现急性并发症，如酮症酸中毒、高渗性昏迷等。

（二）禁忌证

低血糖患者。

（三）物品准备

治疗单、治疗车、注射盘（75%酒精、无菌棉签、弯盘、止血钳、快速手消毒剂）、基础治疗盘（无菌巾、无菌持物钳、75%酒精、无菌棉签、弯盘、胰岛素注射液、1ml注射器、锐器收集器、医疗垃圾桶。

（四）患者准备

1. 了解胰岛素注射的目的、方法、注意事项及配合要点、胰岛素的作用及副作用。

2. 取舒适体位。

（五）操作流程

1. 患者及环境准备：责任护士向患者讲解胰岛素注射的目的、方法、注意事项、配合要点、胰岛素的作用及副作用，取得患者配合，指导患者取舒适体位。病房清洁安静，温湿度适宜，光线充足或配备照明，关闭门窗，必要时备屏风遮挡，保护患者隐私。

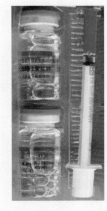

图4-16　胰岛素注射液及1ml注射器

确认患者已经备餐。

2. 物品及人员准备:备齐用物,护士衣帽整洁、修剪指甲、洗手、戴口罩。

3. 经双人核对医嘱及患者信息,确认无误。

4. 洗手、戴口罩;备齐用物。

5. 在治疗室内备药:

(1)取无菌治疗巾按半铺半盖铺于注射盘内;

(2)按注射单取药,查对药名、浓度、剂量、有效期,检查药液质量及包装有无破损;

(3)开启胰岛素密封瓶盖,并用75%酒精棉签消毒待干;

(4)检查1ml注射器有效期,包装是否完好;

(5)核对药物无误,按照医嘱剂量以无菌方式抽取胰岛素;

(6)抽吸完毕,排尽空气,再次核对药品无误,单手回套无菌针帽,置于无菌巾内,剩余的胰岛素标注开瓶时间及责任人,用封口贴封闭瓶口。

6. 整理治疗台。

7. 携用物至患者床边,再次核对身份信息,作好解释工作。

8. 协助患者取舒适正确体位,注意保暖。

9. 选择注射部位,75%酒精消毒皮肤3遍,待干。

10. 再次核对执行单及药物名、剩余药液是否一致,排尽空气,调整针尖斜面。

11. 一手绷紧注射部位皮肤,另一手持注射器,以示指固定针栓,针尖斜面向上与皮肤呈30°~40°,迅速刺入针梗的2/3。

12. 抽动活塞,如无回血可缓慢推注药液。

13. 注射完毕,用干棉签轻压针眼处,快速拔针后按压至无出血。

14. 再次核对药液及患者信息无误后协助患者取舒适体位,关心并询问患者需求,告知进餐时间,整理床单位。

15. 清理用物,洗手、取口罩。

16. 作好执行医嘱的记录及护理记录。

临床应用小贴士

在临床工作中,为患者进行胰岛素注射时,遇到以下问题,该如何解决呢?

1. 胰岛素的种类有哪些?

答:根据来源和纯度不同,胰岛素制剂可分为动物胰岛素、人胰岛素和胰岛素类似物。根据作用特点的差异,胰岛素又可分为超短效胰岛素类似物、常规(短效)胰岛素、中效胰岛素、长效胰岛素(包括长效胰岛素类似物)和预混胰岛素(包括预混胰岛素类似物)。

2. 注射胰岛素的部位有哪些? 不同部位的吸收速度有区别吗?

答:一般可选取前臂三角肌,大腿前侧、外侧、臀部及腹部等。注射部位要经常更替,以避免局部脂肪萎缩或形成硬结。胰岛素在不同部位注射,其吸收的速度不同。其中,腹部最快,其次是臂部、大腿前侧和外侧。另外,肌肉吸收比皮下要快。

3. 胰岛素注射时间与配合进餐时间有没有什么要求?

答:由于不同类型的胰岛素制剂,在起效、峰值和作用维持时间方面存在差异,因此其应用过程中对于饮食配合的时间也有不同要求。例如:采用超短效胰岛素治疗的患者,一般在餐前立即注射;采用胰岛素及其混合液等短效胰岛素的患者,一般应在餐前15~30分钟注射;采用长效胰岛素的患者,应在晚睡前或餐前1小时注射。这些都是因人而异,具体执行时按医嘱执行即可。

4. 胰岛素注射前后的注意事项有哪些?

答:①注射前:需要查看患者血糖情况,若血糖过高或过低应先报告医生,确定是否更改剂量,再进行注射;如果是长期医嘱的胰岛素注射需要询问患者是否订餐、是否按时进餐;需要评估患者皮肤,避开硬结及瘢痕等;操作前核对胰岛素的剂型与剂量与医嘱是否一致。②注射后:需要再次核对笔芯剂型及剂量;如果是长期医嘱的胰岛素注射需要叮嘱按时进餐,告知患者进餐前不要外出以免发生低血糖。

5. 长期使用胰岛素治疗的患者需要注意些什么?

答:患者所注射胰岛素的量,必须与其所摄入饮食中糖类物质的量相匹配和适应,才能取得良好的效果并保障安全,所以,患者在使用胰岛素过程中,必须保持每餐饮食的量与时间的相对固定,才能稳定胰岛素的使用量。除此外,患者还应保持良好的情绪,养成良好、规律的作息、运动、生活习惯。住院期间,护士应该教会患者学会如何正确注射胰岛素的方法及低血糖发生时的反应与紧急处理方法。

6. 胰岛素如何储存与保管?

答:没有开封的胰岛素笔芯应该保存在 2~8℃ 的冰箱中冷藏,已使用的胰岛素笔芯在常温下保存 28 天,不要剧烈摇晃胰岛素、避免高温和阳光直射。

7. 胰岛素针头可以反复使用吗?

答:不可以。胰岛素注射笔的针头是一次性使用无菌的注射针头,反复使用会造成针尖变形、折断、堵塞,可能导致皮下组织增生、感染等不良后果。

📋 案例与沟通

某病房,李某,女性,52 岁,患 2 型糖尿病 1 年,目前患者口服降糖药物治疗,测量今日患者午餐后两小时血糖为 18.8mmol/L,遵医嘱予胰岛素 4 个单位皮下注射。

场景——病房

护士甲:您好,我是您的责任护士××,由于刚刚测量您的午餐后两小时血糖为 18.8mmol/L,医生给您开了皮下注射 4 个单位胰岛素的医嘱,请您配合一下好吗?

患者:为什么要打胰岛素啊?我平时都是吃降糖药的,从来没有打过胰岛素,听说打这个会有依赖性。

护士甲:请问您今天中午的降糖药已经在进餐时服用了吗?

患者:吃过了,与第一口饭一起吃的。

护士甲:因为您现在的血糖是 18.8mmol/L,高于餐后两小时血糖的正常值 7.8mmol/L,说明您服降糖药的情况下血糖仍然没有得到控制,所以注射短效胰岛素来快速降低您目前的血糖,以减少高血糖带来的危害。注射胰岛素会产生依赖性这个说法是错误的,对于 2 型糖尿病患者来说,胰岛素就和吃降糖药的目的是一样的,而且胰岛素有短效、中效、长效等不同剂型,能够更快速、安全地控制血糖,请您不用担心。★

患者:哦,好的。会不会很疼啊?

护士甲:我等一下会优先选择您的腹部进行注射,就像接种疫苗一样,请您放心。让我检查一下您的腹部皮肤情况好吗?

护士甲:好的,您房间温度很合适,我先给您关上房门和窗户。

护士甲:您腹部的皮肤完好、无破溃、无瘢痕、无硬结,可以进行注射。您可以先上洗手间休息一下,我先去准备用物,等一下来给您注射。★

患者:好的。

场景——护士站

护士乙:患者姓名?

护士甲:李某。

护士乙:住院号?

护士甲:住院号××。

护士乙:临时医嘱:胰岛素。

护士甲:4 个单位。

护士乙:皮下注射。

护士甲:立即执行。

场景——病房

护士甲:您好,我现在要为您注射胰岛素了。请问您叫什么名字?

患者:李某。

护士甲:麻烦您把腕带给我核对一下好吗?

患者:好的。

护士甲:我等下会选择在您腹部进针,您方便让我再次评估一下您的皮肤情况吗?

患者:可以。

护士甲:您的腹部皮肤完好、无破溃、无瘢痕、无硬结,我会选择您脐周右侧这个区域进行注射,您看可以吗? ★

患者:可以。

护士甲:这样平躺着您感觉舒服吗?

患者:舒服。

护士甲:我先给您用酒精消毒皮肤,有点凉,请您放松,有任何不舒服请告诉我。

患者:好的。

护士甲:现在胰岛素已经打完了,我先给您按压一下,您有没有哪里不舒服啊?

患者:没有,谢谢。

护士甲:糖尿病饮食首先是要平衡膳食,不是让您完全不吃,是要吃的科学,每餐限制总热量的摄入,同时每日都要摄入优质蛋白,比如豆类、鱼肉、牛奶,每天也要保证摄入维生素,比如新鲜的蔬菜,当血糖正常时,可以选择在两餐间或者运动后吃少量水果并在下一餐减少主食,平时要按时按量进食,切忌暴饮暴食,平时尽量少吃煎炸、咸腌、高脂肪高胆固醇食品以及高淀粉含量的食品,比如土豆、红薯、粉条等。除了饮食以外,我们还要保证每日适当的锻炼,同时按照医嘱服用降糖药,保持良好的心情,养成良好的生活、作息习惯。 ★

患者:谢谢你的讲解,我明白了。

护士甲:不客气。您先好好休息,如果您有任何疑问或需求,可以随时找我!

⚡ 临床操作考点评分

操作内容		分值	测评			
			漏项	错误	颠倒	得分
准备评价(15分)	1. 患者及环境准备	5				
	2. 物品及人员准备	5				
	3. 医嘱核对及患者身份确认	5				
操作评价(55分)	1. 取无菌治疗巾半铺半盖	5				
	2. 按治疗单取药,查对药物	5				
	3. 抽吸药液	5				
	4. 整理治疗台	2				
	5. 操作前核对患者信息	5				
	6. 选择合适注射部位及消毒	5				

续表

操作内容		分值	测评			
			漏项	错误	颠倒	得分
操作评价(55分)	7. 操作中核对患者信息及药物	5				
	8. 皮下注射方法	8				
	9. 皮下注射抽回血	5				
	10. 操作后核对	5				
	11. 操作完用物处理及记录结果	5				
沟通及服务态度 (17分)	1. 操作前对患者的知识讲解	5				
	2. 操作过程中与患者的沟通配合	5				
	3. 操作完毕健康教育指导	7				
操作速度(3分)		3				
理论知识评价(10分):操作目的、注意事项		10				
总分(合计)		100				

评分依据

准备部分:漏项按实际分值扣分,准备错误不得分。

操作过程部分:颠倒顺序一次扣1分,漏项按实际分值扣分,操作错误不得分。

沟通及服务态度部分:知识讲解及健康教育漏项一次扣0.5分,理论错误不得分;与患者无沟通不得分。

操作速度:10分钟内完成本项操作。超过规定时间的20%扣1分;超过30%~40%扣2分;超过40%扣3分;超过50%仍未完成则停止操作,尚未完成项及操作速度均不得分。

所有扣分不超过该部分操作的总分。

第十节 动态血糖监测技术

（一）适应证

1. 1型糖尿病。

2. 需要胰岛素强化治疗(如每日3次以上皮下胰岛素注射治疗或胰岛素泵强化治疗)的2型糖尿病。

3. 在自我血糖监测(SMBG)指导下使用降糖治疗的2型糖尿病患者,仍出现无法解释的严重低血糖或反复低血糖、无症状性低血糖、夜间低血糖;无法解释的高血糖,特别是空腹高血糖;血糖波动大;出于对低血糖的恐惧,刻意保持高血糖状态。

4. 妊娠期糖尿病或糖尿病合并妊娠。

5. 其他伴有血糖变化的内分泌代谢疾病,如胰岛素瘤等。

（二）禁忌证

精神异常不能配合者。

（三）物品准备

治疗盘、活力碘、75%酒精、无菌棉签、弯盘、感应探头、助针器、血糖记录器、信息提取器、软件、3M贴膜、机套、锐器收集器、速干手消毒剂。

（四）患者准备

1. 了解动态血糖监测的目的、方法、注意事项及配合要点。

2. 取舒适体位。

（五）操作流程

1. 患者及环境准备:责任护士向患者讲解动态血糖监测的目的、方法、注意事项及配合要点,取得患者配合,签署知情同意书。评估患者置入部位皮肤清洁程度,避免瘢痕、硬结、炎症部位。病房清洁安静,温湿度适宜,光线充足或配备照明,关闭门窗,必要时备屏风遮挡,保护患者隐私。

2. 物品及人员准备:备齐用物,护士衣帽整洁,洗手、戴口罩。

3. 经双人核对医嘱及患者信息,确认无误。

4. 携用物至患者床边,再次核对身份信息,协助取舒适体位。

5. 75%酒精消毒皮肤 3 遍,待干。

6. 连接助针器,置入探头,安装动态血糖监测系统,并初始化探头(约 1 小时)。

7. 连接记录器,读取电流、电压信号,10~200A 的平稳波动数正常。

8. 按住探头基座,拔出引导针。妥善固定探头基座及导线,将血糖记录器放在套内。

9. 检查导线连接及注射部位,标志穿刺日期。

10. 按下初始化命令"INTT"开始初始化,血糖记录器自动显示 60 分钟倒计时。

11. 初始化结束后,测定指尖快速血糖值并输入。

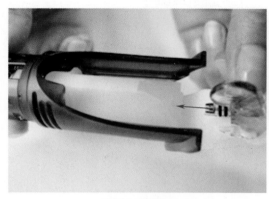

选择合适探头

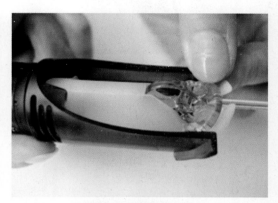

将针头放置在助针器槽内

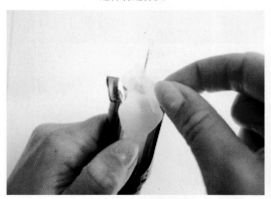

取下针头前端透明衬纸

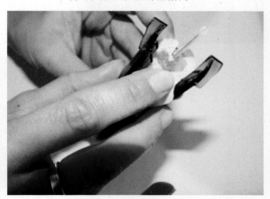

向下推助针器槽架并听到"咔哒"对位声

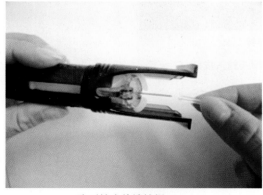

取下针头前端针帽

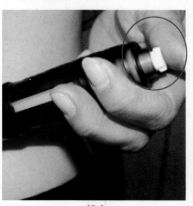

锁定

图 4-17　如何将探头连接助针器的步骤

12. 再次向患者解释注意事项,每日在相对固定时间段内输入四次指尖血糖值进行校准,观察注射部位。

13. 协助患者取舒适体位,整理床单位,询问患者需要。

14. 清理用物。

15. 洗手、取口罩,作好执行医嘱的记录及护理记录。

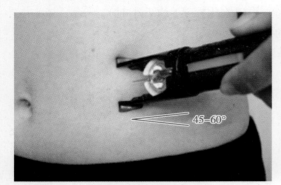
选择合适植入角度

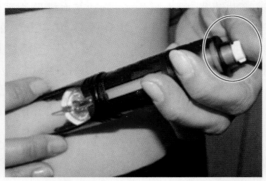
用助针器植入探头

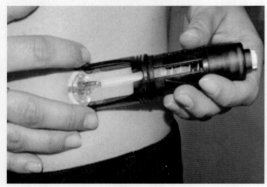
拔出助针器

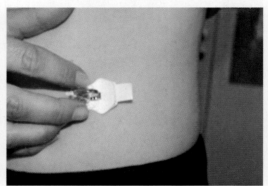
按压、待干

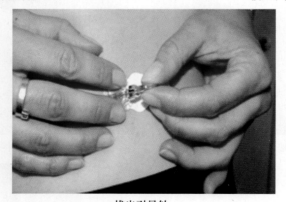
拔出引导针

图 4-18　如何将探头植入皮肤

系统组成

（1）感应探头
（2）血糖记录器
（3）注针器
（4）信息提取器
（5）软件

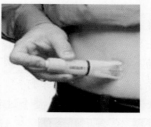
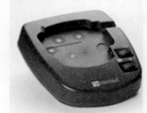
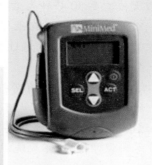
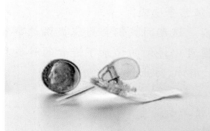

图 4-19 动态血糖监测仪系统组成

临床应用小贴士

在临床工作中，为患者进行动态血糖监测时，遇到以下问题，该如何解决呢？

1. 血糖检测和输入时，需要注意哪些要点？

答：应使用同一台血糖仪及同一批试纸；指尖血糖监测应分散在全天不同时段，最好选择血糖相对稳定的时间段进行（如三餐前及睡前等）；进行指尖血糖监测后，应立即将血糖值输入血糖记录器，如两者之间间隔超过 5 分钟，则需要重新检测指尖血糖；只能输入 2.2~22.2mmol/L 范围内的血糖值，如超过该范围，应立即进行低血糖或高血糖处理；如果在血糖输入时发生错误，应立即输入正确的血糖值进行更正。

2. 血糖记录器关闭后，储存的内容会不会被删除？

答：不会。所有的监测信息都会储存在记录器中，直到你手动将此储存的信息删除。

3. 血糖记录器防水吗？

答：血糖记录器不能防水，若佩戴者要洗澡，须使用防水袋。不要将探头浸没到水中。

4. 如果没有电池，血糖监测值在记录器中可以储存多长时间？

答：所有存储的数据将在电池取出 5 分钟后丢失。

案例与沟通

某病房，李某，男性，52 岁，患 2 型糖尿病 10 年，入院后测量患者近几日空腹及三餐后血糖，患者在按时按量口服降糖药的情况下血糖值波动较大，遵医嘱行动态血糖监测。

场景——病房

护士甲：您好，我是您的责任护士××，由于您近 3 天血糖值波动很大，请示您的管床医生后准备给您进行动态血糖监测，请您配合一下好吗？

患者：动态血糖监测是什么啊？

护士甲：就是能持续并且动态监测您的血糖变化，您现在测的空腹和三餐后两小时的血糖只能反映一天中 4 个时间点的血糖情况，具有一定的片面性，您目前血糖波动较大，不足以为医生提供准确的用药依据。★

患者:哦,那是不是要扎无数次手指啊? 我怕疼啊。

护士甲:您放心,您只需要背一个记录器在身上然后每天测 4 次指尖血糖来校准,不用反复多次测量的。

患者:这个盒子怎么背啊?

护士甲:您不要害怕,整个过程大概需要 30 分钟左右,除去连接和调试仪器,剩下时间就跟平时打针一样,我会把针给您固定好,这个针会连接着记录器就能动态监测您的血糖了。监测结束后,医生会将血糖资料从血糖记录器下载到电脑里,通过数据处理,医生就能知道您的血糖变化情况。

患者:背着这个仪器会不会影响我活动啊? 平时有哪些注意事项呢?

护士甲:您只要按照以往的生活、饮食和作息习惯就可以。这期间我们会为您提供记事本,您就记录一切与血糖有关的活动,如进食、运动、服药、情绪甚至可以详细的记录下进食的种类和量。监测期间,不能进行 X 线、CT、MRI 等影像学检查,不要洗澡、游泳,防止仪器受潮。★

患者:这个要监测多久啊?

护士甲:一般情况是 72 小时,但是具体还是要根据您的情况由医生来判断。

患者:好的,我明白了。现在我需要做些什么来配合你呢?

护士甲:您上好洗手间躺在床上休息就可以了。

护士甲:我等下会选择在您脐周进针,让我评估一下您的皮肤好吗?

患者:好的。

护士甲:您的脐周皮肤完好、无破损、无瘢痕、无硬结。我会选择您脐周右侧这个区域进行穿刺,您看可以吗?

患者:可以。

护士甲:我先去准备用物就过来给您上动态血糖监测系统。

场景——护士站

护士乙:患者姓名?

护士甲:李某。

护士乙:住院号?

护士甲:住院号××。

护士乙:临时医嘱:动态血糖监测。

护士甲:立即执行。

场景——病房

护士甲:您好,我现在要为您上动态血糖监测了,先帮您把门窗都关上了,请问您叫什么名字?

患者:李某。

护士甲:麻烦您把腕带给我核对一下好吗?

患者:好的。

护士甲:您先躺好,这个体位,您看舒服么?

患者:舒服。

护士甲:我先给您用酒精消毒皮肤,请您放松,有任何不舒服请告诉我。

患者:好的。

护士甲:探头已经安装好了,并且已经妥善固定了。如果这个固定的贴膜有松动或者卷边请立即通知我们好吗?

患者:好的。

护士甲:我现在正在给仪器进行初始化操作,需要测量一次您的指尖血糖进行校准。

护士甲:现在监测仪已经给您安装完毕了,这期间您只要按照以往的生活、饮食、作息习惯就可以。这个记事本给您记录一切与血糖有关的活动,包括进食、运动、服药、情绪也可以记录下详细的进食种类和量。监测期间,您不能进行 X 线、CT、MRI 等影像学检查,不要洗澡、游泳,避免仪器受潮。如果仪器报警或者任何不适请及时呼叫。另外,此期间我们会每日观察您的穿刺部位皮肤情况,请不要过于担心。★

患者:哦,谢谢你的讲解,我明白了。

护士甲:如果有任何疑问或需求,可以随时找我!

临床操作考点评分

操作内容		分值	测评			
			漏项	错误	颠倒	得分
准备评价(15 分)	1. 患者及环境准备	5				
	2. 物品及人员准备	5				
	3. 医嘱核对及患者身份确认	5				
操作评价(55 分)	1. 协助摆放体位、选择合适穿刺部位	5				
	2. 酒精消毒皮肤、待干	5				
	3. 安装动态血糖监测系统	10				
	4. 留置动态血糖监测系统	15				
	5. 检查电流信号并初始化	5				
	6. 测定指尖血糖并输入	5				
	7. 每日观察注射部位皮肤情况	5				
	8. 操作完用物处理及记录结果	5				
沟通及服务态度(15 分)	1. 操作前对患者的知识讲解	5				
	2. 操作过程中与患者的沟通配合	5				
	3. 操作完毕健康教育指导	5				
操作速度(5 分)		5				
理论知识评价(10 分):操作目的、注意事项		10				
总分(合计)		100				

评分依据

准备部分:漏项一次扣 0.5 分,准备错误不得分。

操作过程部分:颠倒顺序一次扣 1 分,漏项一次扣 1 分,操作错误不得分。

沟通及服务态度部分:知识讲解及健康教育漏项一次扣 0.5 分,理论错误不得分;与患者无沟通不得分。

操作速度:30 分钟内完成本项操作。超过规定时间的 20%扣 1 分;超过 30%~40%扣 2 分;超过 40%扣 3 分;超过 50%仍未完成则停止操作,尚未完成项及操作速度均不得分。

所有扣分不超过该部分操作的总分。

第十一节　微量注射泵的使用

（一）适应证

使用需严密、精确控制速度进入人体的药物时。

（二）禁忌证

目前尚无严格禁忌证。

（三）物品准备

微量注射泵、专用连接泵管、输液用药、静脉注射盘、输液架、冲管液、必要时需要特殊药物提示卡、无留置针患者需备留置针。

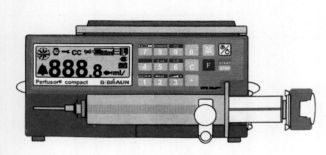

图 4-20　微量泵

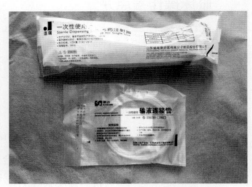

图 4-21　注射器和延长管

（四）患者准备

卧床休息。

（五）操作流程

1. 患者及环境准备：责任护士向患者讲解微量泵使用的目的及注意事项，取得患者的配合。病房安静清洁，温湿度适宜。

2. 物品及人员准备：备齐用物、护士衣帽整洁、洗手戴口罩。

3. 经双人核对医嘱及患者信息，确认无误。

4. 在治疗室检查微量泵是否处于功能状态，降低输液架重心，将微量泵妥善固定于输液架上。携输液架至患者床旁，插电源线。

5. 患者身份核对无误，向患者解释操作目的。

6. 评估患者生命体征、病情及输液通路情况。

7. 洗手，戴口罩。

8. 遵医嘱按无菌原则配制药物于 50ml 或 20ml 的注射器内。

9. 携用物至患者床边，再次核对并解释。核对内容包括：患者姓名，住院号，床号；静脉泵入药物药名，浓度，剂量，推注方式等。

10. 正确冲洗输液通路。无输液通路先采用留置针建立通路。

11. 检查一次性连接泵管，正确连接于注射器上并排气。

12. 正确安装注射器于微量泵并开机。

13. 根据医嘱调节药物泵入速度。

14. 再次核对无误后，连接泵管与留置针通路，按"开始"键开始泵入药物。

标准操作
1. 放置注射器
–向外拉开针筒固定夹（1），然后向左旋转打开；
–将推杆锁（2）向上推；
–拉出推杆（3），直至注射器能被固定。
-20 F
Perfusor® compact S
B|BRAUN
1
2
3
图 4-22　放置注射器

标准操作
2. 设置参数
（1）速率设置：按下“F”键，输入速率（ml/h），按下“start”键开始运行；
（2）预置总量：屏幕显示“F”键时，按“2”数字键，输入预置量数字，再按“F”键确认，按“start”键开始运行。
002.0
Perfusor® compact S
图 4-23　设置参数及开始

15. 告知患者泵入药物名称及注意事项。

16. 告知患者微量泵使用注意事项，使用过程中不得自行调节泵入速度。

17. 正确填写执行单。

18. 协助患者取舒适卧位，询问患者需要，整理床单位。

19. 分类处理用物。

20. 洗手取口罩，医嘱签字，护理记录单记录。

21. 加强主动巡视，随时查看微量泵工作状态，观察患者输液部位状况，观察用药效果和不良反应，发现异常及时与医师沟通处理。

22. 及时正确处理微量泵使用过程中的报警或意外情况。

临床应用小贴士

在临床工作中，微量泵使用时，遇到以下问题，该如何解决呢？

1. 压力报警如何处理？

答：检查整个输液通路，确定静脉通路通畅。排除机器故障与注射器质量问题，主要包括患者静脉通路无堵塞，延长管无打结或压折，再按开始键开始。

微量泵仪器外观的保养有哪些？

答：使用肥皂水进行擦洗或使用喷雾消毒剂进行消毒。在操作设备前，用吹风机吹至少 1 分钟，不要将清洗剂喷入设备开口中。

2. 电池的保养如何进行？

电池状态：
low
medium
high
图 4-24　微量泵电池状态

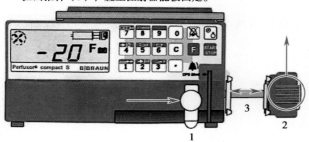

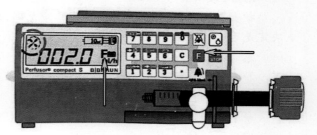

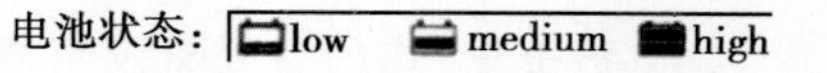

答：当开机电池显示为低档，并伴随时钟报警时，即需要更换电池；每半年更换一次电池；在无电池或者电量为空时，使用交流电泵也能正常工作，但是会产生电池报警，开机后按消音健可消除；如长期（3 个月以上）不使用时，应将电池取出；更换电池后，需在不接交流电的情况下用电池启动一次注射泵。

案例与沟通

某病房，李某，女性，57 岁，患者血压低，测得生命体征为 P 71 次/分，R 19 次分，BP 81/43mmhg，SpO_2 95%。遵医嘱给予生理盐水 30ml 加多巴胺 200mg 以 5ml/h 泵入。

场景——病房

护士甲:您好! 我是您的责任护士××,您的双下肢肿胀明显,现在血压较低,我现在要遵医嘱给您用升压药,但是这个药要严格控制输入速度,所以要使用微量泵来控制输入速度。

患者:大概要用多久?

护士甲:您的血压上升并维持在正常范围,医生会根据血压高低来调节微量泵泵入的速度,并决定是否继续使用。

患者:好的,我要准备什么吗?

护士甲:您尽量卧床休息,准备一个便盆床上大小便即可。

患者:好的。

护士甲:那我回去准备一下用物再过来为您上治疗。

场景——护士站

护士乙:患者姓名?

护士甲:李某。

护士乙:住院号?

护士甲:××。

护士乙:临时医嘱,生理盐水。

护士甲:30ml 加多巴胺。

护士乙:200mg。

护士甲:以 5ml/h。

护士乙:泵入。

护士甲:立即执行。

场景——病房

护士甲:您好! 刚才跟您解释了要为您泵入升压药,您准备好了吗?

患者:准备好了。

护士甲:我需要核对您的信息,保证治疗准确无误,请问您叫什么名字?

患者:李某

护士甲:麻烦您把手腕带给我核对一下好吗?

患者:好的

护士甲:核对无误。我先帮您把床摇高一点,您觉得这个卧位可以吗?

患者:谢谢,这个卧位很好。

护士甲:我先看一下您的留置针,保证输液静脉通道通畅。

患者:这是今天早上刚刚留置的。

护士甲:您的留置针没有渗血和回血,穿刺处也没有红肿,您感觉穿刺的地方有疼痛吗? ★

患者:不疼。

护士甲:这个留置针可以使用。我先给您的留置针冲管。

护士甲:现在微量泵接上电源处于功能状态,准备开始输入药物。好的,现在已经调节好了多巴胺以 5ml/h 泵入,药物已经开始泵入了,您放松。在药物输注过程中,请不要随意挪动输液泵和输液架,微量泵上按钮不要随意调节,有任何疑问或不适就按呼叫器,让我们来处理好吗? ★

患者:好的,我不动它。

护士甲:我来帮您整理一下床单位,您还有其他需要吗?

患者:没有了,谢谢!

护士甲:不客气,那我先回去处理用物,待会再来看您。

患者:好的,谢谢关心。

护士甲:您好! 您现在感觉好些了吗? 有没有觉得头昏,心慌等不舒服? ★

患者:感觉还好。

护士甲:我给您测血压看看,血压 90/50mmhg,现在用药半个小时,血压已经升高。如果出现头晕、恶心、心慌、出冷汗等低血压的症状,请及时呼叫我们处理。现在仍然需要继续观察用药的效果,请您好好休息。★

患者:好的,我听你们的安排。

护士甲:那您好好休息,有不适及时按呼叫器,待会再来看您。

患者:好的,谢谢关心!

临床操作考点评分

操作内容		分值	测评			
			漏项	错误	颠倒	得分
准备评价(15分)	1. 患者及环境准备	5				
	2. 物品及人员准备	5				
	3. 医嘱核对及患者身份确认	5				
操作评价(55分)	1. 评估患者生命体征及留置针	6				
	2. 检查微量泵是否处于功能状态	5				
	3. 洗手戴口罩	3				
	4. 遵医嘱按无菌原则配制药物	6				
	5. 床边再次核对,留置针冲管	5				
	6. 检查一次性泵管,正确连接于注射器并排气	5				
	7. 正确安装注射器于微量泵并开机,调节输入速度	8				
	8. 正确填写执行单	3				
	9. 整理床单位,分类处理用物	3				
	10. 洗手取口罩。医嘱签字,护理记录单记录	5				
	11. 巡视,观察用药效果及不良反应,护理记录单记录	6				
沟通及服务态度(15分)	1. 操作前对患者的知识讲解	5				
	2. 操作过程中与患者的沟通配合	5				
	3. 操作完毕健康教育指导	5				
操作速度(5分)		5				
理论知识评价(10分):操作目的、注意事项		10				
总分(合计)		100				

操作内容	分值	测评			
		漏项	错误	颠倒	得分

评分依据

准备部分:漏项一次扣0.5分,准备错误不得分。

操作过程部分:颠倒顺序一次扣1分,漏项一次扣1分,操作错误不得分。

沟通及服务态度部分:知识讲解及健康教育漏项一次扣0.5分,理论错误不得分;与患者无沟通不得分。

所有扣分不超过该部分操作的总分。

第十二节　胰岛素泵的使用

（一）适应证

1. 血糖波动大,虽采用多次胰岛素皮下注射方案,血糖仍无法得到平稳控制的糖尿病。

2. 无感知低血糖。

3. 频发低血糖。

4. 黎明现象严重导致血糖总体控制不佳。

5. 作息时间不规律,不能按时就餐者。

6. 胃轻瘫或进食时间长的患者。

（二）禁忌证

1. 不需要长期胰岛素治疗者。

2. 对皮下输液管过敏者。

3. 拒绝长期皮下埋置输液管或拒绝长期佩戴泵者。

4. 患者及家属缺乏胰岛素泵使用相关知识,接受培训后仍无法正确掌握如何使用胰岛素泵者。

5. 有严重心理障碍或精神异常者。

6. 无监护人的年幼或年长患者,生活无法自理者。

（三）物品准备

治疗盘、活力碘、75%酒精、无菌棉签、弯盘、胰岛素泵、电池、储药器、专用胰岛素泵连接泵管、敷贴、胶布、速效胰岛素笔芯、锐器收集器、速干手消毒剂。

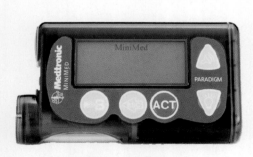

图4-25　胰岛素泵

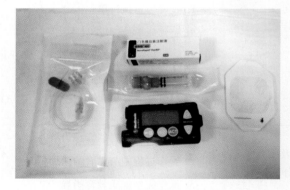

图4-26　胰岛素泵物品准备

（四）患者准备

舒适卧位,必要时备好食物。

（五）操作流程

1. 患者及环境准备:责任护士向患者讲解胰岛素泵的目的、方法、注意事项,取得患者配合。病房清洁安静,温湿度适宜,关闭门窗,注意保暖,必要时备屏风遮挡,保护患者隐私。

2. 物品及人员准备:备齐用物,护士衣帽整洁,洗手戴口罩。

3. 经双人核对医嘱及患者信息,确认无误。

4. 核对患者信息。

5. 评估患者穿刺部位皮肤。

6. 洗手戴口罩。

7. 在治疗室备药,抽取胰岛素填充储药器并排气泡,备用。

①双人查对药物。②酒精消毒胰岛素橡皮塞。③储药器接针头抽吸药液。④排尽空气。⑤连接专用胰岛素泵管。

8. 在治疗室安装胰岛素泵:①安装电池。②启动检查程序。③将充满胰岛素的储药器放入胰岛素泵中,连接输液管。④排尽空气。⑤设定时间。⑥设定基础量。⑦胰岛素泵调至运行模式。

9. 双人核对胰岛素泵参数设定无误。

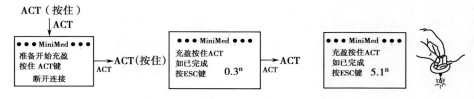

图 4-27 胰岛素泵参数设置

10. 携用物至患者床边,再次核对患者信息,核对内容包括:患者姓名,住院号,床号;胰岛素泵入药物药名,浓度,剂量等。

11. 选择注射部位(以肚脐为中心旁开 5cm 区域、上臂外侧、大腿前外侧)消毒。

12. 皮下注射,进针角度 35°~45°注射,埋置皮下输入装置,敷贴固定针头,标注穿刺日期及责任人。

再次双人核对胰岛素泵参数设定无误,开启胰岛素泵。

向患者交代胰岛素泵的注意事项,将警示标志挂于床头。

13. 经常观察患者局部皮肤情况,检查管道是否通畅,做到每班交接。

14. 停止胰岛素泵时,携带拔针盘至患者床边,除去胶布,无菌棉签按压针眼处,快速拔针。

15. 协助患者取舒适卧位,整理床单位,询问需要。

16. 分类处理用物。

17. 洗手取口罩,医嘱签字,护理记录单记录。

💡 临床应用小贴士

在临床工作中,胰岛素泵在使用时,遇到以下问题,该如何解决呢?

1. 胰岛素注射除了腹部外,还有哪些部位可以选择?

答:胰岛素泵注射部位(以肚脐为中心旁开 5cm 区域、上臂外侧、大腿前外侧),妊娠及腹部手术者避免选择腹部埋置针头。

2. 带泵期间需要行 X 线、CT 及磁共振检查,如何处理?

答:为保证检查安全,需要将胰岛素泵调至"暂停"状态,将泵管与胰岛素泵分离,用无菌纱布包裹衔接部分,检查完成后再连接。

3. 胰岛素泵在使用过程中血糖监测注意什么?

答:需要监测三餐前、三餐后两小时、睡前、凌晨 3 点血糖。

4. 胰岛素泵在使用过程中出现堵管、漏液与哪些因素有关?

答:仪器本身故障;针头扎入皮下时有血反流回管道;针头扎入皮下时有空洞感;针头扎入皮下脂肪层较浅。

5. 胰岛素泵所用胰岛素可否为长效胰岛素?

答：胰岛素泵使用的胰岛素只能是短效或超短效，不可使用预混或长效、中效胰岛素，以免引起过敏反应、堵管、损伤器械。

📋 案例与沟通

某病房，李某，女性，28岁，患者连续三天餐后两小时血糖均>20.0mmol/L，遵医嘱上胰岛素泵。基础量为0.6个单位，三餐大剂量为4、4、6个单位。

场景——病房

护士：您好，我是您的责任护士××，您这几天血糖都很高，我现在遵医嘱给您安装一个胰岛素泵，它是为您提供24小时持续皮下注射胰岛素，达到稳定控制血糖的目的，请您配合一下好吗？★

患者：必须要上吗？上了就可以把我的血糖降到正常吗？

护士甲：是的，就是为了控制和稳定您的血糖。

患者：好的，那您快给我上吧。

护士甲：待会儿准备在腹部进行置管，我先看一下您的腹部皮肤情况？

护士甲：您的腹部皮肤完好，无红肿硬结，无瘢痕，等一下我就选择这个部位为您注射可以吗？

患者：好的。

护士甲：您先休息一下，我准备好用物就过来。

场景——护士站

护士乙：患者姓名？

护士甲：李某。

护士乙：住院号？

护士甲：××。

护士乙：临时医嘱，胰岛素泵，基础量为……

护士甲：0.6个单位/h，三餐大剂量为……

护士乙：4、4、6个单位。★

护士甲：立即执行。

护士乙：胰岛素泵参数设置无误。

场景——病房

护士甲：您好！准备好了吗？

患者：准备好了。

护士甲：请问您叫什么名字？

患者：李某。

护士甲：麻烦您把手腕带给我看一下好吗？

患者：好的。

护士甲：我现在用酒精消毒，您会感觉有点凉。我准备置管了，您不用紧张。置管成功并已经固定好了，胰岛素泵就放在您上衣口袋里，请您注意穿脱衣服时不要摔了，不要沾水。胰岛素泵管不要反折了，以免影响治疗。从今天开始我们将您监测三餐前、三餐后两小时、睡前、3am血糖。您需要特别注意的是，一旦出现颤抖、疲劳、出汗等低血糖症状时，立即通知我们测量血糖，血糖低于3.9mmol/L，确认为低血糖，立即服用糖块5~7块，相当于15g葡萄糖，15分钟后监测血糖。为了观察治疗效果，方便调整治疗方案，您一定要配合我们啊！★

患者：好的，我也希望我的血糖早点降到正常范围。

护士甲：您还有什么需要吗？

患者：没有其他需要了。

护士甲:那我先去处理用物,待会再来看您。

护士中途巡视患者。

护士甲:您的胰岛素泵运行正常,腹部穿刺点有感觉到疼痛吗? ★

患者:没有疼痛,除了生活上一些不方便,其他都挺好。

护士甲:是的,您保持得很好,我们也会持续关注您的,每班都会交接。有任何疑问随时找我们。

患者:好的,谢谢关心!

经过治疗,患者血糖稳定,遵医嘱撤除胰岛素泵。

场景——病房

护士甲:您血糖都稳定在正常范围了,我现在要遵医嘱为您撤掉胰岛素泵,请您配合一下好吗?

患者:终于可以撤下来了。

场景——护士站

护士乙:患者姓名?

护士甲:李某。

护士乙:住院号?

护士甲:××。

护士乙:临时医嘱,停止胰岛素泵注射。

护士甲:立即执行。

场景——病房

护士甲:您好,您准备好了吗?

患者:准备好了。

护士甲:已经拔针了,您放松,没有出血。

患者:撤下来轻松多了。

护士甲:我给您整理一下床单位,这个卧位可以吗? 还有其他需要吗?

患者:可以,没有其他需要,谢谢你们的关心!

护士甲:不客气,那我先回去处理用物,待会再来看您。

✈ 临床操作考点评分

	操作内容	分值	测评			
			漏项	错误	颠倒	得分
准备评价(15分)	1. 患者及环境准备	5				
	2. 物品及人员准备	5				
	3. 医嘱核对及患者身份确认	5				
操作评价(55分)	1. 评估穿刺部位皮肤	3				
	2. 治疗室备药	4				
	3. 治疗室安装胰岛素泵	5				
	4. 遵医嘱正确设制胰岛素泵	6				
	5. 再次核对患者信息	3				

操作内容	分值	测评			
		漏项	错误	颠倒	得分
6. 选择穿刺部位并消毒	5				
7. 注射,敷贴固定针头,标志穿刺日期责任人	5				
8. 交代注意事项,挂警示标志	5				
操作评价(55分)　9. 主动巡视	5				
10. 拔针,停止胰岛素泵	5				
11. 整体床单位,询问需要	3				
12. 分类处理用物	3				
13. 医嘱签字,护理记录单记录	3				
沟通及服务态度(15分)　1. 操作前对患者的知识讲解	5				
2. 操作过程中与患者的沟通配合	5				
3. 操作完毕健康教育指导	5				
操作速度(5分)	5				
理论知识评价(10分):操作目的、注意事项	10				
总分(合计)	100				

评分依据

准备部分:漏项一次扣0.5分,准备错误不得分。

操作过程部分:颠倒顺序一次扣1分,漏项一次扣1分,操作错误不得分。

沟通及服务态度部分:知识讲解及健康教育漏项一次扣0.5分,理论错误不得分;与患者无沟通不得分。

所有扣分不超过该部分操作的总分。

第十三节　关节检查护理技术(参考)

(一)适应证

膝关节病、骶髂关节病变、强直性脊柱炎等。

(二)禁忌证

骨折、严重骨质疏松症。

(三)物品准备

记号笔、卷软尺、棉签、医用酒精,床上铺一次性中单。

(四)患者准备

患者平卧,排空大小便。

(五)操作流程

1. 患者及环境准备:责任护士向患者讲解关节检查护理技术的目的、方法、注意事项,取得患者配合。病房清洁安静,温湿度适宜,关闭门窗,注意保暖,必要时备屏风遮挡,保护患者隐私。

2. 物品及人员准备:备齐用物,护士衣帽整洁。

3. 经双人核对医嘱及患者信息,确认无误。

4. 核对患者信息,核对内容包括:患者姓名,住院号,床号。向患者解释关节检查护理技术的目的及注意事项。

5. 评估患者病情,记录,观察患者意识是否清楚,能否正确表述身体感受,有无痛觉障碍,有无腰臀、双下肢酸痛不适、麻木等病史。

6. 洗手戴口罩。

7. 协助患者取仰卧位;

8. 浮髌试验:双腿自然平放,放松股四头肌,操作者立于患肢侧,一手挤压髌上囊,使关节液积聚于髌骨后方,另一示指轻压髌骨,如有浮动感觉,即能感知髌骨碰撞股骨髁;松压则髌骨又浮起,则为阳性。同法检查另一膝关节。

9. "4"字试验:双腿自然平放,嘱患者一侧下肢伸直,另一侧下肢以"4"字形状放在伸直下肢近膝关节处。检查者一手按住患者屈曲的膝关节,另一手按压对侧髂嵴上,两手用力向下压,避免用力过猛。下压时,骶髂关节出现疼痛或弯曲一侧膝关节不能触及床面,即为"4"字试验阳性。

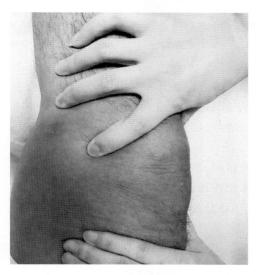

图 4-28 浮髌试验

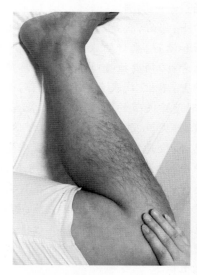

图 4-29 "4"字试验

10. Schober 试验:协助患者整理好衣物,并取站立位,解开衣裤,暴露腰骶部;嘱患者直立,在背部正中线髂嵴水平做一标记为零,向下 5cm 作标记,向上 10cm 作标记。嘱患者保持双腿直立身体前屈,测量两个标记之间的距离。若标记间距增加幅度少于 4cm,提示腰椎活动度减低。

11. 检查结束,使用酒精棉签将标记清理干净。

12. 操作后核对,再次核对患者身份信息,协助患者整理衣物并协助患者取舒适体位,整理床单位。

💡 临床应用小贴士

在临床工作中,为患者操作时,遇到以下问题,该如何解决呢?

1. 正常膝关节的外形是怎样的?

答:是,正常的膝关节外形,屈曲 100° 时,从前面看膝部的形状好似"大象"的面部,髌韧带代表"象鼻",该韧带两旁的凹陷,好似象的"眼部"。

2. 膝关节腔有积液时,判断积液程度的方法有哪些?

答:正常膝关节内有 5ml 左右的积液,当关节有大量积液时,关节肿胀较明显,可一望便知;少量或中量积液时,须进行浮髌试验,若为阳性,则说明关节内有积液。中等量积液时,检查者可用一手掌紧压迫髌上囊使关节内积液挤聚于髌骨之下,用另一手示指向下按压髌骨,此时可发现髌骨随着示指的按动而出现浮沉的现象,表示关节内有较多积液。

3. 关节肿胀,物理方法减轻疼痛的注意事项有哪些?

答：①抬高患肢，将枕头或软枕垫于膝下，使患肢抬高20cm，保持膝关节接近伸直位，减轻肿胀。②患肢关节冰敷，持续有效冰敷为两小时，观察患肢的血运情况，肢体有无肿胀与内出血。

4. 在检查过程中，若患者若疼痛难忍，该怎么办？

答：检查者动作应轻柔，患者出现疼痛不能耐受时，应停止或暂停检查；检查过程中应注意保护患者隐私。

📋 案例与沟通

某病房，李某，男性，36岁，右下肢关节疼痛3个月，右膝关节肿胀明显，局部有疼痛。通过关节检查护理技术观察患者关节情况。患者情绪紧张焦虑，担心右膝关节功能无法恢复。

场景——病房

护士：您好，我是您的责任护士××，您右膝关节疼痛，需要进行关节检查，明确关节情况，以利于诊断和治疗，更好的康复，请您配合一下，好吗？

患者：必须要检查吗？我有些疼痛。

护士：不担心，我会很轻柔操作，如果感觉疼痛无法耐受，会立刻停止。我将为您检查三个关节，分别是膝关节的"浮髌试验"，骶髂关节的"4字试验"，腰椎关节的"Schober试验"，用来判断膝关节、骶髂关节、腰椎活动方面的评估，确定下一步的治疗，检查是非常必要。★

患者：检查需要多久啊？过程难受不难受啊？

护士：整个操作大概需要15分钟左右，过程是无创的，不会有太大的痛苦。★

患者：那好吧，我明白了，现在我需要做些什么来配合你呢？

护士：您现在需要露出膝关节，如果不方便我可以协助您。

患者：好的！

护士：现在房间的温湿度都很适宜，光线也很充足，但是为了保护您的隐私，我还是帮您把窗户关上吧！

患者：谢谢你的关心！

护士：那我准备好用物就过来帮您进行关节检查。

场景——护士站

护士甲：患者姓名？

护士乙：李某。

护士甲：住院号？

护士乙：住院号××。

护士甲：临时医嘱：关节检查。

护士乙：立即执行。

场景——病房

护士：您好，我现在要为您进行关节检查，请问您叫什么名字？

患者：李某。

护士：麻烦您把腕带给我核对一下好吗？

患者：好的。

护士核对腕带及治疗单信息无误开始准备操作。

护士：我现在为您检查膝关节，请您将双腿自然平放，放松股四头肌。我会挤压髌上囊，使关节液积聚于髌骨后方，然后轻压髌骨，会感觉有不适，你有疼痛请及时告诉我。★

患者：哎呀，感觉有点痛。

护士：请配合我深呼吸，对，好了，检查完了。膝关节有较多积液。★

护士:我现在为您检查骶髂关节,请您将一侧下肢伸直,另一侧下肢以"4"字形状放在伸直下肢近膝关节处。我会同时按压屈曲的膝关节和对侧髂嵴,你感觉疼痛请及时告诉我。

患者:哎呀,感觉有点痛。

护士:请配合我深呼吸,对,好了,检查完了。骶髂关节正常。★

护士:接下来检查腰椎关节活动,请您取站立位,解开衣裤,我会在您背部正中线髂嵴水平做三个标记。

护士:请配合我深呼吸,保持双腿直立,身体前屈。★

护士:您的腰椎关节活动度是正常的,请放心!★

患者:哦,谢谢你的讲解。那膝关节的积液怎么办?

护士:我们会对您进行全面评估是否可以行关节腔穿刺治疗,促进您的康复。

患者:那真好,我等待进一步治疗。

护士:谢谢您的配合!如果有任何疑问或需求,可以随时找我。

临床操作考点评分

操作内容		分值	测评			
			漏项	错误	颠倒	得分
准备评价(8分)	1. 患者及环境准备	2				
	2. 物品及人员准备	2				
	3. 医嘱核对及患者身份确认	2				
	4. 操作前准备	2				
操作评价(57分)	1. 协助患者摆放体位	2				
	2. 讲解浮髌试验操作的步骤和配合	5				
	3. 浮髌试验	10				
	4. 讲解"4"字试验操作的步骤和配合	5				
	5. "4"字试验	10				
	6. 讲解 schober 试验操作步骤和配合	5				
	7. schober 试验	10				
	8. 操作完用物处理及记录结果	10				
沟通及服务态度(20分)	1. 操作前对患者的知识讲解	5				
	2. 操作过程中与患者的沟通配合	10				
	3. 操作完毕健康教育指导	5				
操作速度(5分)		5				
理论知识评价(10分):操作目的、注意事项		10				
总分(合计)		100				

评分依据

准备部分:漏项一次扣0.5分,准备错误不得分。

操作过程部分:颠倒顺序一次扣1分,漏项一次扣1分,操作错误不得分。

沟通及服务态度部分:知识讲解及健康教育漏项一次扣0.5分,理论错误不得分;与患者无沟通不得分。

所有扣分不超过该部分操作的总分。

<h2 style="text-align:center">第十四节　瞳孔观察技术</h2>

（一）适应证

1. 各种颅脑损伤。

2. 脑部肿瘤或脑血管疾病。

3. 眼部手术后需要观察眼底病情变化。

4. 使用某些可能影响瞳孔或脑部异常变化的药物时。

5. 危重患者伴意识障碍的危重患者时,便于观察脑部病情变化。

6. 术后或使用麻醉剂镇静,未清醒状态。

（二）禁忌证

1. 眼睑外伤或眼睑严重肿胀。

2. 眼部不能接触光照者。

（三）物品准备

治疗盘、聚光手电筒、速干手消毒液、瞳孔测量尺。

（四）患者准备

患者初步清洁眼部后,取坐位或平卧位。

（五）操作流程

1. 患者及环境准备:责任护士向患者讲解瞳孔观察的目的、方法和注意事项,取得患者配合,指导患者适当清洁眼部。病房或检查室温湿度适宜,清洁安静,光线充足。

2. 物品及人员准备:准备用物,护士衣帽整洁,洗手戴口罩。

3. 经双人核对医嘱及患者信息,确认无误。

4. 检查聚光手电筒和瞳孔测量尺是否处于功能状态。

5. 协助患者取平卧位或坐位,整理衣服,暴露眼部。

6. 观察双侧瞳孔大小和形状:自然光线充足时,可直接用瞳孔测量尺测量双侧瞳孔,对比瞳孔形状;自然光下线不充足时,需手电筒辅助照明,护士一手拇指和示指拨开患者上下眼睑,另一只手持瞳孔测量尺测量,对比瞳孔的形状。正常瞳孔是圆形,双侧等大等圆,瞳孔直径 2~5mm,瞳孔直径<2mm 时瞳孔缩小,瞳孔直径>5mm 时,瞳孔散大。

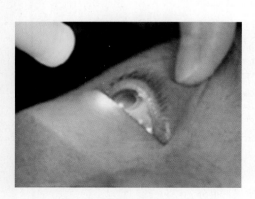
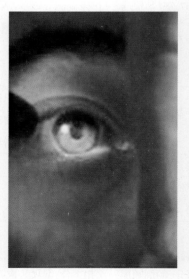

图 4-30　瞳孔对光反射前　　　　　　　图 4-31　瞳孔对光反射后

7. 观察双侧瞳孔的直接对光反射:一手遮挡于两眼之间,避免手电筒光照射到对侧瞳孔,另一手持手电筒将光源移向一侧瞳孔中央并迅速移开,该侧瞳孔感光后迅速缩小,表明反射灵敏,无变化者为直接对光反射消失,缩小较慢者为直接对光反射迟钝。

8. 观察双侧瞳孔间接对光反射:一手遮挡于两眼之间,避免手电筒光照射到对侧瞳孔,另一手持手电筒将光源移向一侧瞳孔中央并迅速移开,观察未被光源照射的瞳孔迅速缩小,表明对侧瞳孔间接反射灵敏,对侧瞳孔无变化者为间接对光反射消失,对侧瞳孔缩小较慢者为间接对光反射迟钝。

9. 检查完毕清理用物,为患者整理床单位,作好健康指导,询问患者的需求,观察患者有无不适。

10. 作好执行医嘱的记录及护理记录。

💡 临床应用小贴士

在临床该工作中,为患者进行瞳孔观察时,遇到以下问题,该如何解决呢?

1. 当患者眼部分泌物太多时怎么办?

答:先协助患者清理眼部分泌物,避免分泌物刺激眼部不适,影响瞳孔观察。

2. 对于眼睑肿胀患者,如何观察?

答:根据眼睑肿胀程度,肿胀较轻者,可两名护士一起观察,一人协助双手轻轻扒开眼睑,另一人持手电筒观察;对于肿胀明显者,切勿用力过大损伤眼睑周围皮肤;对于严重眼睑肿胀患者,不便于观察瞳孔时,与医生沟通病情并作好护理记录。

📋 案例与沟通

某病房,李某,男性,71 岁,高血压病史 15 年,因头痛、头晕入院,入院后给予营养神经及补液对症治疗。今晨交接班时,患者神志清楚,主诉头痛和头晕加重,伴恶心,无呕吐,无大小便失禁、无失语和肢体功能障碍,查体:BP:195/110mmHg,立刻通知医生看患者患者,遵医嘱对患者进行瞳孔观察。

场景——病房

护士:李爷爷,您好,我是您的责任护士××,根据医嘱,我们需要为您检查瞳孔,以便于了解病情变化情况,您看现在方便吗?

患者:瞳孔观察会不会让我更难受呢?

护士:不会的,瞳孔观察是判断病情及时发现颅内压增高等危象非常重要的手段,检查时间大概 2 分钟左右,就是用手电筒快速照一下您的眼睛,不会有太大刺激的。

患者:那需要我做什么来配合呢?

护士:您的眼部分泌物较多,我来协助您先用清水清洗一下眼部分泌物,这样也会促进您的舒适。

患者:好的,谢谢你的协助。

护士甲:您的眼睑有过外伤吗?

患者:嗯,都没有。

护士甲:现在房间温湿度适宜,清洁安静,光线充足,我们去准备用物,马上过来进行瞳孔观察。

患者:好的,谢谢。

场景——护士站

护士乙:患者姓名?

护士甲:李某。

护士乙:住院号?

护士甲:住院号××。

护士乙：临时医嘱：瞳孔观察。

护士甲：立即执行。

场景——病房

护士甲：您好，我现在要对您操作需要核对您的信息，请问您叫什么名字？

患者：李某。

护士甲：请给我核对一下您的手腕带？

患者：好的。

护士甲：我现在为您测量两侧瞳孔的大小，您就自然睁开双眼，眼部放松。★

患者：好的，那你轻点哦。

护士甲：您现在感觉还好吧？有没有眼部不舒服？

患者：嗯，感觉还好。

护士甲：好的，我已经测量完毕，您的左侧和右侧瞳孔都是3mm，双侧是等大等圆。★

患者：那您快看看还有没有其他瞳孔变化？

护士甲：接下来我需要观察您的瞳孔对光反射情况，会使用手电筒快速照射您的眼睛，您不要紧张。

护士甲：您的双侧瞳孔直接对光反射和间接对光反射都是灵敏的。

护士甲：您目前瞳孔观察结果都是正常的，我会将您的瞳孔观察情况告诉您的责任医生。

患者：那我还要注意什么呢？

护士甲：由于您高血压病史多年，现在出现头痛、头晕，请尽量卧床休息，避免剧烈活动或情绪激动引起颅内压骤然升高，引起脑血管意外。★

患者：啊，这么严重啊？

护士甲：是的如果您出现头痛或呕吐情况，我们需要多次观察您的瞳孔变化。现在您注意放松情绪，床上大小便，拉起床栏预防跌倒和坠床，家属24小时留陪，保证安全。★

患者：好的，谢谢你的讲解，我会注意的。

护士：请您卧床休息，如有任何疑问或需求，可随时呼叫我。

临床操作考点评分

操作内容		分值	测评			
			漏项	错误	颠倒	得分
准备评价（15分）	1. 患者及环境准备	5				
	2. 物品及人员准备	5				
	3. 医嘱核对及患者身份确认	5				
操作评价（55分）	1. 协助患者摆放体位	5				
	2. 用手拨开眼睑的手法	10				
	3. 双侧瞳孔大小测量方法	10				
	4. 双侧瞳孔直接对光反射观察方法	10				
	5. 双侧瞳孔间接对光反射观察方法	10				
	6. 观察结果的准确性	5				
	7. 操作完用物处理及记录结果	5				

操作内容		分值	测评			
			漏项	错误	颠倒	得分
沟通及服务态度 （15分）	1. 操作前对患者的知识讲解	5				
	2. 操作过程中与患者的沟通配合	5				
	3. 操作完毕健康教育指导	5				
操作速度（5分）		5				
理论知识评价（10分）：操作目的、注意事项		10				
总分（合计）		100				

评分依据

准备部分：漏项一次扣 0.5 分，准备错误不得分。

操作过程部分：颠倒顺序一次扣 1 分，漏项一次扣 1 分，操作错误不得分。

沟通及服务态度部分：知识讲解及健康教育漏项一次扣 0.5 分，理论错误不得分；与患者无沟通不得分。

所有扣分不超过该部分操作的总分。

第十五节　气道护理技术

（一）适应证

1. 气管切开术后。

2. 气管切开术后下呼吸道分泌物潴留。

3. 气管切开术后痰液多或黏稠，无法排出。

（二）禁忌证

气管套管阻塞或移位。

（三）物品准备

开口无菌纱布 2 块、无菌镊子、气管套管固定带、0.5%活力碘 1 瓶、无菌棉签 1 包、吸引器、治疗盘、治疗碗 2 个（内盛无菌生理盐水，并注明气管套管和气道）、一次性吸痰管数根、无菌手套 2 双、无菌治疗巾、听诊器、弯盘、速干手消毒剂、医疗垃圾桶。

（四）患者准备

患者取仰卧位，吸痰时抬高床头 15°~30°。

（五）操作流程

1. 患者及环境准备：责任护士向患者讲解气道护理的目的、方法、注意事项，取得患者配合。病房或检查室清洁安静，温湿度适宜，光线充足或配备照明，关闭门窗。

2. 物品及人员准备：备齐用物，护士衣帽整洁，洗手戴口罩。

3. 经双人核对医嘱及患者信息，确认无误。

4. 评估患者气管切开伤口及外周皮肤情况、敷料污染情况。

5. 协助患者取仰卧位或半卧位，充分暴露颈部伤口。

6. 检查固定带的松紧度，有无死结。

7. 检查一次性吸痰管、无菌治疗巾、无菌手套的有效期、包装是否完整。

8. 评估患者情况：评估生命体征、意识状态、合作程度、氧疗情况、SpO_2、咳嗽能力，用听诊器听诊肺部呼吸音和痰鸣音。

9. 检查吸引器功能，将吸引器挂于床旁，调节负压装置，检查储液瓶的密封性、吸痰管有无漏气。

10. 调高氧流量 8L/min，使用呼吸机患者，吸入纯氧 2 分钟。

11. 协助患者取半卧位,抬高床头 15°~30°,铺无菌治疗巾于患者胸前,打开治疗碗盖。

12. 选择合适的吸痰管,打开一次性吸痰管包装。

13. 戴无菌手套,右手将一次性吸痰管抽出,保持无菌状态。

14. 连接吸痰管,调节负压,成人为 0.02~0.04MPa,检查吸引器是否通畅,润滑吸痰管前端,先吸净气管套管内痰液,再用生理盐水冲洗吸痰管,每次吸痰时间不超过 15 秒。

15. 更换无菌手套和吸痰管,润滑吸痰管,一手反折吸痰管,另一手将吸痰管沿气管深入气道内,放松吸痰管末端,旋转上提吸痰管,吸尽气管内分泌物,吸痰过程中,鼓励患者咳嗽。

16. 观察患者的病情变化:吸痰过程中,观察患者的生命体征变化情况,当心率突然增快,SpO_2 低于 90%时,暂停吸痰,待病情稳定后再吸痰护理。

17. 吸痰完毕,生理盐水冲洗吸痰管,关闭吸引器,分离吸痰管。取下治疗巾,将氧流量调回至吸痰前浓度。使用呼吸机患者,连接呼吸机管道。

18. 评估吸痰效果:用听诊器听诊呼吸音和痰鸣音是否改善,气道潮气量是否增加,SpO_2 升高至正常。

19. 用无菌镊取出气管套管原有敷料,用活力碘棉签消毒伤口和周围皮肤。

20. 用开口无菌纱布完全覆盖气管切口伤口,完成切口敷料更换。如松紧带污染或汗渍多,更换固定带。

21. 评估气管套管的类型套管的质地(金属、硅胶)、型号(全喉、气管)、大小(直径长度)、有无可更换套管、气囊压力。

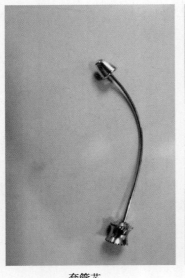 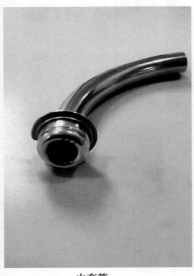 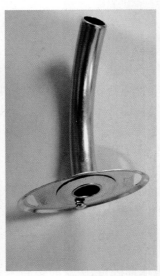

套管芯　　　　　　　　内套管　　　　　　　　外套管

图 4-32　气管套管

22. 协助患者取坐位或平卧位,略向后仰。

23. 戴无菌手套,取出内套管。一手固定外套管,另一手用无菌血管钳或戴手套直接转动内套管,使内套管的凹槽对准外套管卡口,然后顺套管弧度向外拉出。

24. 取出内套管(与止血钳一同)放于弯盘内。脱下手套。

25. 擦净外套管周围。

26. 检查并打开装有内套管的无菌包。

27. 戴无菌手套,取出内套管。一手固定外套管,另一手用无菌血管钳或戴手套夹取内套管,将内套管对准外套管中间空洞出,并顺套管弧度推进,完全进入后,转动凹槽卡住内套管。

28. 脱下手套(与止血钳一同)放于弯盘内。

29. 观察患者反应,必要时为患者吸痰、套管内滴药。

30. 操作完毕,清理用物,整理床单位,作好健康指导,协助患者取舒适卧位,询问患者需求,观察痰液颜色、量、性质。

31. 洗手,取下口罩,作好执行医嘱的记录及护理记录。

💡 **临床应用小贴士**

在临床工作中,为患者行气道护理时,遇到以下问题,该如何解决呢?

1. 所有患者使用同一规格的吸痰管吗?

答:针对不同患者年龄,根据实际情况选用合适的吸痰管,比如年幼患者,选择规格小的吸痰管,以减轻对气道黏膜的刺激和损伤。

2. 吸痰管插入气道,遇到阻力怎么办?

答:插入吸痰管时,反折吸痰管末端,避免吸痰管内有负压,使吸痰管紧贴气道;插入吸痰管动作轻柔,适当调整方向,旋转上提。

3. 痰液黏稠,无法吸出时,怎么办?

答:根据痰液黏稠度,及时与医生沟通,必要时,遵医嘱行气道湿化,如雾化吸入或向气道缓慢滴注生理盐水等,稀释痰液后再吸痰。

4. 吸痰过程中,患者出现呛咳怎么办?

答:吸痰过程中,要密切观察患者病情变化,先吸口咽部,再吸气道里分泌物,出现呛咳或呼吸困难时,立即停止吸痰,连接呼吸机,高浓度吸氧,使患者头偏向一侧,避免误吸或缺氧。

5. 长期需要气道护理的患者,如何避免呼吸道感染?

答:长期需要气道护理的患者,严格无菌操作,吸痰管一次一根,切勿反复使用;分离呼吸机接头时,避免污染接头;根据痰液情况,及时进行气道湿化和吸痰,避免分泌物滞留,加重感染;一次性储液瓶每日更换,或达到储液瓶刻度线2/3满时,及时更换。

📋 **案例与沟通**

某病房,张某,男性,68 岁,喉阻塞气管切开术后,意识清楚,无法发音。患者雾化治疗后,咳嗽,黏液痰喷出,污染气管套管切口敷料,遵医嘱行气道护理。

场景——病房

护士:您好,张爷爷,我是您的责任护士××,您刚刚气道雾化治疗后咳出痰液很多,现在听诊还有痰在气道里没有出来,需要进行气道护理,内容包括吸痰、更换切口敷料和内套管,请您配合一下好吗?您有什么需求,可以在这个写字板上表达或沟通,您也可以摇头、点头或手势示意我们,好吗?

患者点头。

护士:刚刚气道雾化后,滞留在气道内的痰液被稀释,刺激咳嗽反射。因为气管切开后喉部处于开放,咳嗽压力不够,咳嗽咳痰受限,需要通过吸痰护理来吸出痰液,保持气道通畅,促进您的舒适,也避免痰液淤积,加重感染。★

患者点头。

护士:吸痰的过程不到一分钟,吸痰时,您会有些不适的感觉,我会指导您进行呼吸和咳嗽的配合,尽量减少不适感。

患者:在写字板上写上"轻一点。"

护士:好的,现在监护仪显示您的各项生命体征平稳,请您放松情绪,深呼吸,如果想咳嗽可随时配合咳出痰液。

患者:咳嗽并点点头。

护士甲:现在房间的温湿度都很适宜,光线也很充足,那我准备好用物就过来给您进行气管套管的吸痰。

场景——治疗室

护士乙:患者姓名?

护士甲:张某。

护士乙:住院号?

护士甲:××。

护士乙:临时医嘱,气道吸痰护理。

护士甲:立即执行。

场景——病房

护士甲:您好,我现在要为您气道吸痰;需要核对下您的信息,我看下手腕带。

患者伸出手腕带的手。

护士甲:现在抬高床头,调高氧流量,避免您吸痰过程中缺氧。★

护士甲:请您自然放松。

患者:手势示意"OK"。

护士甲:好的,我现在要将吸痰管放入内套管的深处逐渐旋转抽吸痰液,时间不超过 15 秒,请您放松,默数 10 个数字就好。

患者:比手势,OK。

护士甲:在您吸痰过程中,如有需要,举手示意。现在我要开始操作。

患者:比手势,OK。

护士甲:套管内的痰吸出来了,感觉舒服些吗?

护士甲:接下来准备为您吸出气道内的痰液,可能有点刺激,您配合咳嗽,再缓慢深呼吸,放松情绪,会有些不舒服。

护士甲:您配合很好,是不是感觉一下子呼吸顺畅多了? ★

患者:点点头。

护士甲:刚听诊您肺部呼吸音和痰鸣音都较前改善,请配合呼吸机进行深吸气再缓慢呼气,慢慢调整呼吸。好,现在血氧饱和度也上升了,为您调节至吸痰前的氧流量。★

护士甲:现在我为您更换伤口的敷料。

患者点点头。

护士甲:您的敷料干燥无渗血渗液,护理得很好。

患者:那太好了。

护士甲:我现在要拆开这个敷料,更换新的敷料,操作过程中请您放松,不要剧烈咳嗽,配合一下我,好吗?

患者:比手势,OK。

护士:操作过程中,如有需要,举手示意。现在我要开始操作。

患者:比手势,OK。

护士甲:好,换好了。感觉固定带紧不紧,我这里正好可以放进一个指头。

患者示意可以。

护士甲:我现在先帮您把脏的内套管拿出来,帮您更换消毒过的气管内套管。

患者:请问,需要我怎样配合呢?

护士甲:需要您平静呼吸,不要剧烈咳嗽和随意改变体位即可。

患者:比手势,OK。

护士甲:好的,那我准备操作了。

更换完毕。

护士甲:好的,很顺利,您感觉怎么样?

患者点头,示意无不适。

护士甲:您放心,我们会持续监测您的病情变化,为避免加重呼吸道感染,我们每日 2 次口腔护理,每 2 小时协助翻身拍背,及时吸痰,保持气道湿润,这样待您病情稳定,也可以早日拔除气管套管,早日康复。★

护士甲:如果有任何疑问或需求,随时示意我,我会经常来看您的。

📶 临床操作考点评分

	操作内容	分值	测评			
			漏项	错误	颠倒	得分
准备评价(15 分)	1. 患者及环境准备	5				
	2. 物品及人员准备	5				
	3. 医嘱核对及患者身份确认	5				
操作评价(55 分)	1. 协助患者摆放体位	5				
	2. 操作前病情评估	5				
	3. 操作中无菌技术	10				
	4. 操作中吸痰技术	15				
	5. 操作中病情观察	5				
	6. 操作后病情评估	5				
	7. 更换气管切开处敷料	5				
	8. 更换内套管	5				
沟通及服务态度 (15 分)	1. 操作前对患者的知识讲解	5				
	2. 操作过程中与患者的沟通配合	5				
	3. 操作完毕健康教育指导	5				
操作速度(5 分)		5				
理论知识评价(10 分):操作目的、注意事项		10				
总分(合计)		100				

评分依据

准备部分:漏项一次扣 0.5 分,准备错误不得分。

操作过程部分:颠倒顺序一次扣 1 分,漏项一次扣 1 分,操作错误不得分。

沟通及服务态度部分:知识讲解及健康教育漏项一次扣 0.5 分,理论错误不得分;与患者无沟通不得分。

所有扣分不超过该部分操作的总分。

第十六节　无创心排血量监测(参考)

（一）适应证

1. 急危重患者血流动力学监测。

2. 围术期高危外科患者。

3. 心脏功能评估和动态监测。

4. 双腔起搏器患者选择最佳房室传导时间。

（二）禁忌证

1. 安装心脏起搏器的患者。

2. 心动过速:心率>250次/分。

3. 存在肺水肿、胸腔积液、血胸、胸壁水肿的患者。

（三）物品准备

无创心排血量检测仪(带打印机)，医用酒精，医用棉签，ICG(ICG，经胸生物阻抗法)专用电极贴片，弯盘。

（四）患者准备

患者无不良适应证,且生命体征稳定,情绪稳定,能够平躺。耳后及胸部皮肤完好。

（五）操作流程

1. 患者及环境准备:责任护士向患者讲解无创心排血量监测的目的、方法、注意事项,取得患者配合,指导或协助患者平躺,评估耳后及胸部皮肤完好无破损。病房或检查室清洁安静,温湿度适宜,光线充足或配备照明。

2. 物品及人员准备:备齐用物,护士衣帽整洁,洗手戴口罩。

3. 经双人核对医嘱及患者信息,确认无误。

4. 关门窗,必要时备屏风保护患者隐私,将患者床摇平。

5. 连接监测仪电源,打开无创心排血量监测仪及打印机电源,预热。

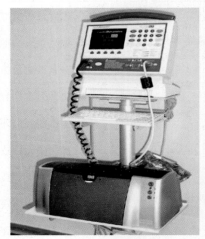

图4-33　无创心排血量检测仪

6. 选择电极贴片部位:颈部传感电极垂直放置于颈部两侧耳垂的正下方,胸部的传感电极放置于剑突水平与两侧腋中线相交处。

7. 用酒精彻底清洁选定部位皮肤,待干,避免皮肤油脂影响信号转导。

8. 按电极贴片图示方向贴好四个电极贴片。

9. 连接ICG电缆于四个电极贴片上,按电缆标志连接相应左右两侧,从颈部到胸部顺序为1、2、3、4。

10. 绑好血压袖带。

11. 输入患者信息:姓名,住院号,性别,身高,体重,出生年月日,选择是否植入起搏器。

12. 测量血压。

13. 血压测量结束后监测仪上出现ICG波形,波形稳定后出现心脏指数(C.I),点击数值进入菜单,选择"血流动力学参数",即可看到分析的结果。

14. 选择"打印"即可打印患者监测的数值。

15. 操作结束,关闭电源,取下血压袖带及ICG电缆,电极贴

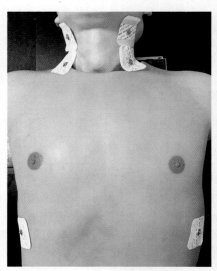

图4-34　电极片图示方向

片。整理患者衣服及床单位，询问患者有无其他需要，整理仪器。

16. 再次核对患者身份信息无误。携用物回治疗室，清理用物，洗手。

17. 将监测结果夹于病例内，告知医生，记录护理记录单。

临床应用小贴士

在临床工作中，为患者行无创心排血量监测时，遇到以下问题，该如何解决呢？

1. 患者在操作过程中可以是半卧位或者其他卧位吗？

答：不能，患者在操作中体位为平卧位，不可以选择其他体位，如患者不能平卧位，则不能进行此项检查。

2. 患者情绪激动可以做本项检查吗？

答：不能，活动、焦虑、生气、不安、颤抖、低体温等会影响 ICG 监测值，应排除影响因素。

案例与沟通

某病房，李某，男性，66岁，既往有冠心病病史，入院后出现血压不稳定，考虑心功能不全，遵医嘱行无创心排血量监测。

场景——病房

护士：您好，我是您的责任护士××，您现在血压波动明显，请示您的责任医生后准备给您进行无创心排血量监测，请您配合一下好吗？

患者：必须要做这个检查吗？

护士：您之前诊断过冠心病，规范用药后，仍然出现血压控制不佳，波动明显，无创心排血量监测能够更准确的反映您的心脏功能，对临床治疗具有重要的指导意义。★

患者：这个检查需要多久啊？过程难受不难受啊？

护士：整个操作大概需要15分钟左右，这个检查是无创的，您只需要平躺在床上，不会有难受的感觉的。

患者：我需要做些什么来配合你呢？

护士：我现在把您的床摇平，现在房间的温湿度都很适宜，光线也很充足，我帮您把窗户关上！

护士：我准备好用物就过来帮您行无创心排血量监测。

场景——护士站

护士甲：患者姓名？

护士乙：李某。

护士甲：住院号？

护士乙：住院号××。

护士甲：临时医嘱：无创心排血量监测。

护士乙：立即执行。

场景——病房

护士：您好，我现在要为您无创心排血量监测，请问您叫什么名字？

患者：李某。

护士：麻烦您把腕带给我核对一下好吗？

患者：好的。

护士：现在已经准备完毕，需要用酒精擦拭颈部和腋下粘贴电极片的皮肤，有些凉。

护士：请您放松，平稳呼吸就可以了。

患者：好的。

护士:现在为您连接缆线,请您平躺下来。

患者:好的。

护士:我现在为您绑好血压计袖带,准备测量。您准备好了吗?

患者:好的。

护士:现在正在测量中,请您放松呼吸。不要随意扭动,以免电极移位或松脱;不要牵拉缆线,以免连接不通,影响测量结果的准确。

患者:好的,我会配合。

护士:正在测量中,请您呼吸平稳。

患者:好的。

护士:结果正常。您现在感觉怎么样?

患者:还好,谢谢。

护士:我需要再次核对您的信息,谢谢您的配合。检查已经做完,结果会汇报医生。您还有其他的需要吗?

患者:没有了,谢谢。

临床操作考点评分

操作内容		分值	测评			
			漏项	错误	颠倒	得分
准备评价(10分)	1. 患者及环境准备	3				
	2. 物品及人员准备	2				
	3. 医嘱核对及患者身份确认	3				
	4. 操作前准备	2				
操作评价(60分)	1. 协助患者摆放体位	5				
	2. 打开监测仪及打印机电源	5				
	3. 选择电极贴片位置	5				
	4. 酒精棉签清洁选定皮肤	5				
	5. 贴电极片	5				
	6. 绑好血压袖带	5				
	7. 输入患者信息	5				
	8. 测量血压	5				
	9. 在监测仪上找出分析的结果	5				
	10. 打印患者监测的数值	10				
	11. 整理用物并进行记录	5				
沟通及服务态度(20分)	1. 操作前对患者的知识讲解	5				
	2. 操作过程中与患者的沟通配合	10				
	3. 操作完毕健康教育指导	5				
操作速度(5分)		5				
理论知识评价(5分):操作目的、注意事项		5				

续表

操作内容	分值	测评			
		漏项	错误	颠倒	得分
总分（合计）	100				

评分依据

准备部分：漏项一次扣0.5分，准备错误不得分。

操作过程部分：颠倒顺序一次扣1分，漏项一次扣1分，操作错误不得分。

沟通及服务态度部分：知识讲解及健康教育漏项一次扣0.5分，理论错误不得分；与患者无沟通不得分。

所有扣分不超过该部分操作的总分。

第十七节　有创动脉血压监测（参考）

（一）适应证

1. 各类危重患者和复杂大手术及有大出血的手术。

2. 体外循环直视手术。

3. 低温治疗或需要控制性降压的手术。

4. 严重低血压、休克需反复测量血压。

5. 需反复采取动脉血标本做动脉血气。

6. 需要应用血管活性药物。

7. 心肺复苏术后。

（二）禁忌证

1. 穿刺部位或其附近存在感染。

2. 凝血功能障碍的患者。

3. 患有血管疾病的患者，如脉管炎等。

4. 手术涉及同一部位。

5. ALLEN实验阳性的患者。

（三）物品准备

监测装置、动脉鞘管、短压力延长管、三通（侧阀接正压接头）、长压力延长管、压力传感器接监护仪、肝素盐水连接。

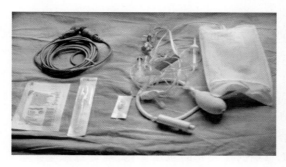

图4-35　有创动脉血压监测用物

（四）患者准备

卧床，平卧位。

（五）操作流程

1. 患者及环境准备：护士向患者讲解有创血压监测的目的、方法、注意事项，取得患者配合。环境清洁安静,温湿度适宜,光线充足。

2. 物品及人员准备:备齐用物,护士衣帽整洁,洗手,戴口罩。

3. 经双人核对医嘱及患者信息,确认无误。

4. 评估患者病情,观察有创动脉测压管道内有无血凝块、动脉穿刺部位有无红肿、穿刺肢体的血运情况。

5. 再次核对患者身份信息,核对内容包括:患者姓名,住院号,床号。向患者解释操作目的,取得配合。

6. 校零:使压力换能器平齐于第四肋间腋中线水平,即相当于心脏水平;转动三通,使压力换能器与大气相通;启动监护仪进行校零,当监护仪屏幕上压力曲线变为直线,并与基线重合,监护仪上数字显示为"0"时,即为校零成功。

7. 读数:转动三通,使压力换能器与动脉相通,观察波形,读取数据。有创动脉血压在监护仪上显示的压力波形由三部分组成,即升支、降支和重搏波,当动脉波形出现异常、低钝、消失时考虑动脉穿刺针处有打折或动脉栓塞现象,必要时可与无创血压作对照。

8. 记录:准确记录读数。

9. 检查并保持肝素钠盐水压力袋外加压至 250~300mmHg,以抵制动脉血反流的作用。

10. 向患者行健康指导。

11. 整理床单位,清醒患者询问患者需求。

12. 处理用物。

13. 洗手,取口罩;记录护理记录单。

临床应用小贴士

在临床工作中,为患者行有创血压监测时,遇到以下问题,该如何解决呢?

1. 有创血压监测的穿刺部位有哪些?

答:桡动脉为首选途径,因桡动脉表浅且相对固定,穿刺易于成功,但应首先进行 Allen(艾伦)实验;股动脉、尺动脉、足背动脉亦可选用。

2. 患者体位变换或摇高床头是否需要重新校零?

答:患者体位变换或摇高床头时,如果换能器与心脏水平不一致,需要重新校零。

3. 如发现有创动脉测压管道内有血凝块时该如何处理?

答:应该先抽回血再进行冲洗,防止血凝块进入动脉内。

案例与沟通

某病房,李某,男性,66 岁,脑外伤术后,血压下降,出现休克前兆症状,给予大量补充血容量,遵医嘱行有创血压监测。

场景——病房

护士:您好,我是您的责任护士××,您现在血压很低,请示您的责任医生后准备给您进行有创血压监测,请您配合一下好吗?

患者:必须要做这个检查吗?

护士:这个检查能够更准确的反映您的血压变化,确定血容量是否存在不足,对临床治疗具有重要的指导意义。★

患者:这个检查需要多久啊?过程难受不难受啊?

护士:整个操作大概需要 1 分钟左右,这个检查是在您之前穿的动脉管道的基础上监测血压,只要您配合我们的工作,不会有不舒服的感觉。

患者:那好吧,我明白了,现在我需要做些什么来配合你呢?

护士:您保持体位不动,如果您需要变换体位,请提前告诉我。

患者:好的。

护士:我现在房间的温湿度都很适宜,光线也很充足,但是为了保护您的隐私,把窗帘拉上。

患者:谢谢你的关心!

护士:那我准备好用物就过来帮您行血压监测。

场景——护士站

护士甲:患者姓名?

护士乙:李某。

护士甲:住院号?

护士乙:住院号××。

护士甲:临时医嘱:有创血压监测。

护士乙:立即执行。

场景——病房

护士:您好,我现在要为您行有创血压监测,请问您叫什么名字?

患者:李某。

护士:麻烦您把腕带给我核对一下好吗?

患者:好的。

护士:现在已经准备完毕,请您保持您的体位,我现在要对监护仪进行校零。

患者:好的。

护士:请您不要随意变换体位,因为监测过程中我们应保证换能器和心脏水平位置一致。

患者:哦,我知道了。

护士:您的血压监测的结果为 132/75mmHg。

患者:结果是正常的吗?

护士:正常,放心。

护士:为了保证动脉测压管的通畅,我们使用稀释的肝素钠盐水溶液持续加压冲洗。

患者:我会不会有什么危险呢?

护士:您放心,我会一直关注您的监测情况的,定时关注您的穿刺肢体的血运情况和动脉测压管内有无气泡和血凝块,如果出现问题,我会及时给你处理的。

患者:听了您的讲解我就放心了,那我自己需要注意什么呢?

护士:如果您觉得穿刺的部位有任何不适,比如出现肿胀、渗血或局部包扎过紧,请您随时告诉我,还有我会定期帮您变换体位的,如果您想变换体位请随时告诉我。

患者:好的,谢谢您。

临床操作考点评分

操作内容		分值	测评			
			漏项	错误	颠倒	得分
准备评价(10分)	1. 患者及环境准备	2				
	2. 物品及人员准备	3				
	3. 医嘱核对及患者身份确认	3				
	4. 操作前准备	2				

操作内容		分值	测评			
			漏项	错误	颠倒	得分
操作评价（60分）	1. 校零	10				
	2. 读数：观察波形，读取数据	10				
	3. 记录：准确记录读数	10				
	4. 检查并保持肝素钠盐水压力袋外加压至250～300mmHg，以抵制动脉血反流的作用	10				
	5. 行健康教育	5				
	6. 绑好血压袖带	3				
	7. 整理床单位，清醒患者询问患者需要	5				
	8. 处理用物	3				
	9. 洗手，取口罩；记录护理记录单	4				
沟通及服务态度（15分）	1. 操作前对患者的知识讲解	5				
	2. 操作过程中与患者的沟通配合	5				
	3. 操作完毕健康教育指导	5				
操作速度（5分）		5				
理论知识评价（10分）：操作目的、注意事项		10				
总分（合计）		100				

评分依据

准备部分：漏项一次扣0.5分，准备错误不得分。

操作过程部分：颠倒顺序一次扣1分，漏项一次扣1分，操作错误不得分。

沟通及服务态度部分：知识讲解及健康教育漏项一次扣0.5分，理论错误不得分；与患者无沟通不得分。

所有扣分不超过该部分操作的总分。

第十八节　24 小时尿蛋白定量标本的采集（参考）

（一）适应证

需测定 24 小时尿量，对尿液中的蛋白质进行定量。

（二）禁忌证

目前尚无严格禁忌证。

（三）物品准备

40%甲醛 2ml、量筒、尿杯、盛尿小桶、手表、化验单、笔、纸。

（四）患者准备

留取标本期间，要求少食或不食葱蒜等气味重的食物，避免因尿液气味重而不方便留取和检测。

（五）操作流程

1. 患者及环境准备：责任护士向患者讲解留取标本的目的、时间、方法、注意事项，取得患者的配合。

2. 物品及人员准备：备齐用物、护士衣帽整洁、洗手戴口罩。

3. 经双人核对医嘱、化验单及患者信息，确认无误，携尿杯至患者床边。

4. 患者身份核对无误，向患者解释。

5. 备好盛尿小桶,告知患者留取尿标本前将尿液排空,留取 24 小时尿液,时间为早上 7am 至次日早上 7am。

6. 将 7am 后留取的第一次尿液倒入量杯中测量,超过 300ml 后加入 40% 甲醛 2ml,且 24 小时尿液全部收集于盛尿小桶内。

7. 24 小时尿液混匀后倒入量杯测量,总尿量记录于化验单上。

8. 从 24 小时尿液中留取尿液标本,送检。

9. 操作完清理用物,整理床单位。

10. 洗手取口罩,医嘱签字,护理记录单记录。

💡 临床应用小贴士

在临床工作中,采集 24 小时尿蛋白定量标本时,遇到以下问题,该如何解决呢?

1. 患者应选择怎样的容器储存尿液?

答:需选择合适的容器,以保证化验结果的准确性。建议选用有一定抗酸性、耐腐蚀、易清洗、有盖子的广口容器来储存尿液。

2. 女性患者经期可以留取标本吗?

答:不能,需避开女性患者经期。

📋 案例与沟通

某病房,李某,男性,××岁,双下肢水肿,肾区疼痛,小便中白色泡沫多,为明确诊断,遵医嘱采集 24 小时尿蛋白定量标本。

场景——病房

护士甲:您好! 我是您的责任护士××,您尿常规结果显示尿蛋白阳性,为明确诊断,我现在要遵医嘱采集您的 24 小时尿液做尿蛋白定量检测,请您配合一下好吗?

患者:什么是 24 小时尿蛋白定量? 这个检查可以搞清楚我的病因吗?

护士甲:可以的,24 小时尿蛋白定量是指收集 24 小时内排出的所有尿液,并对尿液中的蛋白质进行定量的一种检测方法,辅助医生明确对您的诊断。★

患者:收集 24 小时的尿液,麻烦吗? 我要怎么配合?

护士甲:不麻烦,您放心我会告诉您正确的留取方法,您先休息一下,我去准备一下用物。

患者:好的。

场景——护士站

护士乙:患者姓名?

护士甲:李某。

护士乙:住院号?

护士甲:××。

护士乙:临时医嘱,采集 24 小时尿蛋白定量标本。

护士甲:立即执行。

场景——病房

护士甲:您好! 刚才跟您解释了要为您采集 24 小时尿蛋白定量标本,您准备好了吗?

患者:准备好了。

护士甲:请问您叫什么名字?

患者:李某。

护士甲:麻烦您把手腕带给我核对一下好吗?

患者:好的。

护士甲:现在是早上 7am,从现在开始留取 24 小时尿标本,请先将膀胱内尿液排尽,再开始计时,请问您需要协助吗? ★

患者:谢谢,我可以自理。

护士甲:给您一个小桶,从现在开始,您每次解的小便都收集在这个小桶里面,直到明天早上 7am 最后一次小便。您记住了吗? ★

患者:好的,我记住了。

护士巡视病房。

护士甲:现在 8am,您刚解了第一次小便是吗?

患者:是的,我装在小桶里了。

护士甲:好的,我现在用量杯筒测量一下。

护士甲:有 220ml,我现在盛尿小桶里加了 40% 甲醛 2ml,主要目的为了避免尿液中蛋白质变性,影响检查结果。此后每一次小便都集中到这个小桶中存放直至明天早上 7 点。 ★

患者:好的。

次日清晨。

护士甲:现在 7am 了,您解了最后一次小便吗? ★

患者:解了,还是装在小桶里。

护士甲:您的 24 小时总尿量为 2 100ml,送检的尿样也已经取好了,现在送检。请问您还有其他需要吗? ★

患者:没有其他需要,谢谢关心。

临床操作考点评分

操作内容		分值	测评			
			漏项	错误	颠倒	得分
准备评价(15 分)	1. 患者及环境准备	5				
	2. 物品及人员准备	5				
	3. 医嘱核对及患者身份确认	5				
操作评价(55 分)	1. 向患者讲解正确留取方法	7				
	2. 第一天 7am 排空膀胱	8				
	3. 7am 后第一次尿液超过 200ml 加甲醛	6				
	4. 盛尿小桶放置阴凉处	6				
	5. 次日 7am 解最后一次小便	8				
	6. 量杯测量总尿量并记录在化验单上	6				
	7. 摇匀所有收集的小便并取一杯送检	8				
	8. 操作完用物处理及记录结果	6				
沟通及服务态度(15 分)	1. 操作前对患者的知识讲解	5				
	2. 操作过程中与患者的沟通配合	5				
	3. 操作完毕健康教育指导	5				

续表

操作内容	分值	测评			
		漏项	错误	颠倒	得分
操作速度(5分)	5				
理论知识评价(10分):操作目的、注意事项	10				
总分(合计)	100				

评分依据

准备部分:漏项一次扣0.5分,准备错误不得分。

操作过程部分:颠倒顺序一次扣1分,漏项一次扣1分,操作错误不得分。

沟通及服务态度部分:知识讲解及健康教育漏项一次扣0.5分,理论错误不得分;与患者无沟通不得分。

所有扣分不超过该部分操作的总分。

小　结

本章节介绍了内科患者治疗护理过程中常用的专科护理操作技术。图文并茂,涵盖了内科的各个学科,内容科学,实用性和可操作性强,为新入职护士在学习内科操作技术时提供重要的参考。

第五章

外科护理操作技术

外科患者起病急、病情重、病程进展快,往往伴随剧烈疼痛等特征,患者及家属易发生恐惧、焦虑等护理问题。临床工作中,新护士需尽快熟练掌握观察和处理患者病情的知识、技能和沟通技巧,才能准确评估患者,及时给予正确、有效的护理措施,解除或缓解患者痛苦,稳定患者及家属情绪,促进患者康复,亦可减少医疗纠纷的发生。

本章节介绍了外科护理操作基本流程,护理经验及沟通技巧,将健康教育融入日常沟通中,帮助新护士掌握外科护理技术及人文关怀的内涵、提高新护士独立解决问题的能力,从而更好的适应外科临床护理工作。

第一节 更换引流袋

（一）适应证

手术后留置各种引流管。

（二）禁忌证

无。

（三）物品准备

治疗盘、治疗巾、一次性引流袋、血管钳、一次性橡胶手套、无菌纱布数块、0.5%活力碘、棉签、胶布、剪刀、弯盘、管道标识、必要时备屏风。

（四）患者准备

根据病情取舒适卧位。

（五）操作流程

1. 患者及环境准备:护士向患者讲解更换引流袋的目的、方法、注意事项,取得患者配合。拉下床栏,协助患者取舒适卧位。病房或检查室清洁安静,温湿度适宜,光线充足或配备照明,关闭门窗,必要时备屏风遮挡,保护患者隐私。

2. 物品及人员准备:备齐用物,护士衣帽整洁,洗手戴口罩。

3. 经双人核对患者床号、姓名、住院号及医嘱:更换引流袋、每日1次,确认无误。

4. 松开盖被,充分暴露引流管。

5. 携用物至患者床边,核对患者床号、姓名、住院号及医嘱:更换引流袋、每日1次。将治疗巾铺于引流管下,弯盘置于治疗巾上,检查无菌纱布及一次性引流袋的包装及有效期,剪开备用。

6. 戴手套,自上而下挤压引流管,观察引流管是否通畅。检查引流管管道标志是否存在,级别是否正确、是否清晰可见。血管钳夹闭引流管开口上端3~6cm处。

7. 用0.5%活力碘棉签围绕接口处环形消毒,以接口为起点向心方向纵向消毒2~3cm,更换棉签,围绕接口处环形消毒,再以接口为起点离心方向纵向消毒2~3cm。如图5-1、图5-2取一块无菌纱布包裹并分离引流管接头。用纱布包裹近心端引流管,上提引流袋延长管,观察引流液的颜色、性状及量,将引流袋放入黄色垃圾袋内。

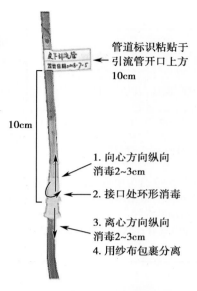

管道标识粘贴于
引流管开口上方
10cm

10cm

1. 向心方向纵向
消毒2~3cm

2. 接口处环形消毒

3. 离心方向纵向
消毒2~3cm
4. 用纱布包裹分离

图 5-1　更换引流管操作示意图

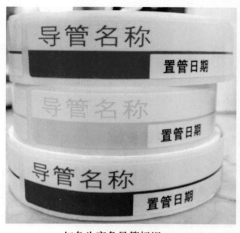

红色为高危导管标识
黄色为中危导管标识
蓝色为低危导管标识

图 5-2　管道风险标识

8. 再取 0.5% 活力碘棉签消毒引流管横截面,与无菌引流袋连接紧密,并妥善固定。严格执行无菌技术原则。

9. 松开血管钳,自上而下挤压引流管,检查是否通畅。

10. 撤除弯盘和治疗巾,脱手套。再次核对患者床号、姓名、住院号及医嘱:更换引流袋、每日1次。

11. 向患者进行健康指导。整理床单位,询问患者需求,协助患者取舒适卧位。

12. 清理用物,洗手、取口罩。作好护理记录。

💡 临床应用小贴士

在临床工作中,为患者更换引流袋时,遇到以下问题,该如何解决呢?

1. 更换引流管的过程中,引流管意外滑脱应该怎么处理?

答:更换过程中,如遇引流管意外滑脱,应:①高风险管道滑脱→通知医生并配合处理→记录处理过程→报告护士长及医生→填写不良事件表→24 小时内科室讨论及网络上报→讨论结果。②中风险管道滑脱→通知医生并配合处理→记录处理过程→填写不良事件表→一周内网络上报。③低风险管道滑脱→评估患者→通知医生处理或重新置管→对症处理及心理护理→一周内网络上报。

2. 临床工作中遇到深静脉导管和引流袋作为腹腔引流工具时,怎么预防由于引流管与引流袋的型号不匹配而常出现的连接困难或滑脱?

答:可以将深静脉导管连接端接上三通,使用无菌引流皮条连接三通和引流袋。肝硬化大量腹水患者常用腹腔置管间断引流的方法进行放腹水,近年临床上采用深静脉导管作为腹腔引流管进行引流。目前临床没有专门的医用连接工具连接深静脉导管与引流袋,传统的连接方法是使用 2ml 无菌注射器和胶布固定,容易渗液及脱开,增加感染风险。深静脉导管连接端接上三通,使用无菌引流皮条连接三通和引流袋。这种方法不仅不易滑脱而且还可以调控引流的速度。

3. 管道标识是什么? 如何评估管道风险?

答:管道标识是根据留置管道的作用大小,或脱管后对机体的危害程度,而粘贴不同颜色的标签,标签上注明管道的名称和置管的时间,其目的是警示和指引医护人员、患者及家属重视。危重患者带有多种管道,护理过程中为正确识别各个管道,常反复牵拉管道,增加管道滑脱的风险。管道标识使各个管道一目了然,医护人员可以迅速识别管道,降低管道滑脱风险,见表 5-1。

表 5-1　留置管道风险评估

项目	高风险管道	中风险管道	低风险管道	意识障碍		活动能力		护理操作			症状			精神症状		排泄
				躁动	模糊/昏迷	自如	协助	吸痰	搬运	其他	呛咳	呃逆	其他	恐惧	焦虑	失禁
分值	8	5	3	5	4/3	1	2	2	2	1	2	2	1	1	1	1

（1）管道评估分值=患者所有管道中的最高风险管道 1 根+意识+活动+护理+症状+精神+排泄分值。

（2）各种管道在第一时间贴上管道标志，并进行评分。

（3）评分≥8 分为高危人群，每班进行评估，并采取护理措施，并记录；评分 5~7 分为中危人群，每天进行评估，并采取护理措施；评分 3~4 分为低危人群，分别在置管前、病情变化时、拔管前进行评估，根据评估结果，采取相应护理措施。

（4）高风险管道：气管插管；气管切开管；T 管；胸管；PICC；CVP；漂浮导管；动脉置管。

（5）中风险管道：胃肠减压管；脑室引流管；腹腔引流管；皮下引流管；髓腔引流管；髓腔冲洗；各种造瘘管。

（6）低风险导管：氧管；尿管；胃管；静脉留置针等。

📋 案例与沟通

某病房，李某，女性，35 岁，阑尾炎手术后，有腹腔引流管一根，遵医嘱每日更换引流袋。

场景——病房

护士：李女士，您好，我是您的责任护士××，您今天是术后第一天，您昨天手术带回来的腹腔引流管需要为您更换连接的引流袋。您配合一下好吗？

患者：这个引流袋还没有装满，为什么要更换啊？

护士：及时更换引流袋可以预防逆行感染，也可以更加准确的记录每天引流液的颜色、性状和量，方便我们观察您的病情变化。★

患者：这个引流管会不会影响我的活动？平时有哪些注意事项呢？

护士：不会影响您的活动，只是在活动和夜间休息的时候要注意保持引流袋的位置低于您引流口的位置，防止引流液反流。平时注意妥善固定好您的引流管，不要牵拉、反折引流管，保持引流管的通畅就可以了。★

患者：那好吧，我明白了，现在我需要做些什么来配合你呢？

护士：您现在可以选择一个舒适的卧位躺好就行了。

患者：好的！

护士：现在房间的温湿度都很适宜，光线也很充足，但是为了保护您的隐私，我还是帮您把窗户关上吧！

护士：您可以先休息一下，我准备好用物就过来为您更换引流袋。

场景——治疗室

护士甲：患者姓名？

护士乙：李某。

护士甲：住院号？

护士乙：住院号××。

护士甲：临时医嘱：更换引流袋。

护士乙：每日 1 次。

场景——病房

护士：您好，我现在要为您更换引流袋了，请问您叫什么名字？★

患者：李某。

護士:麻烦您把腕带给我核对一下好吗? ★

患者:好的。

護士:李女士,现在用物已经备齐了,可以为您更换引流袋了。在我更换引流袋的过程中,如果您有任何不适请及时告知我。

患者:好的。

護士:可以了,引流袋已经更换完毕了。我现在先帮您将引流袋固定在床边,您要下床活动的时候一定记得将引流袋取下来。★

護士:您今天是术后第一天,引流液是150ml的红色血性液体。

患者:好的。

護士:您做的阑尾炎手术,这个手术术后需早期下床活动,这样可以有效的预防肠粘连等并发症。在您下床活动期间,请一定注意妥善固定您的引流管,不要牵拉、反折引流管;保持引流袋低于引流口平面。同时,请您避免做剧烈或者大幅度的活动。★

患者:好的,我会注意的!

護士:另外,引流袋上有刻度,500ml的引流袋里引流液超过300ml,您可以告诉我们来为您更换,不要自行倾倒。★

患者:好,我明白了! 谢谢你!

護士:如果有任何疑问或需求,可以随时找我!

临床操作考点评分

操作内容		分值	测评			
			漏项	错误	颠倒	得分
准备评价(10分)	1. 患者及环境准备	2				
	2. 物品及人员准备	3				
	3. 医嘱核对及患者身份确认	3				
	4. 操作前准备	2				
操作评价(55分)	1. 协助患者摆放体位	2				
	2. 评估引流管	10				
	3. 夹闭、分离引流管	10				
	4. 消毒引流管接头	10				
	5. 连接引流袋、固定引流袋	10				
	6. 松钳、检查引流管是否通畅	8				
	7. 操作完用物处理及记录结果	5				
沟通及服务态度(20分)	1. 操作前对患者的知识讲解	5				
	2. 操作过程中与患者的沟通配合	5				
	3. 操作完毕健康教育指导	10				
理论知识评价(10分):操作目的、注意事项		10				
操作速度(5分):15分钟		5				
总分(合计)		100				

操作内容	分值	测评			
		漏项	错误	颠倒	得分

评分依据

准备部分:漏项一次扣 0.5 分,准备错误不得分。

操作过程部分:颠倒顺序一次扣 1 分,漏项一次扣 1 分,操作错误不得分。

沟通及服务态度部分:知识讲解及健康教育漏项一次扣 0.5 分,理论错误不得分;与患者无沟通不得分。

所有扣分不超过该部分操作的总分。

第二节　灌　肠　法

一、大量不保留灌肠

(一)适应证

1. 各种肠道手术、检查前准备

2. 便秘

3. 中毒

4. 高热

(二)禁忌证

1. 消化道出血

2. 急腹症

3. 妊娠早期或有先兆流产者

4. 严重心血管疾病

(三)物品准备

治疗车上层:一次性灌肠器,灌肠液(常用生理盐水 500ml)、肛管一根、液体石蜡、棉签、卫生纸、一次性橡胶或薄膜手套、一次性看护垫、弯盘、水温计、手消毒液、剪刀。

治疗车下层:便盆、便盆巾、生活垃圾桶、医用垃圾桶。

(四)患者准备

患者着宽松衣裤,取右侧卧位,排空小便。

(五)操作流程

1. 患者及环境准备:责任护士向患者讲解灌肠的目的、方法、注意事项,取得患者配合,协助患者排空小便,取右侧卧位。保持病房或检查室清洁安静,温湿度适宜,光线充足或配备照明,关闭门窗,必要时备屏风遮挡,保护患者隐私。

2. 物品及人员准备:备齐用物,检查一次性无菌用物的有效期、包装是否完整。护士衣帽整洁,洗手戴口罩。

3. 经双人核对患者姓名、住院号及医嘱:生理盐水 500ml 大量不保留灌肠、立即执行,确认无误。

4. 治疗室加温灌肠液:取玻璃瓶装生理盐水 500ml 一瓶,核对溶液名称、浓度、剂量及有效期,检查溶液质量(瓶口有无松动、瓶体有无裂缝、溶液有无沉淀、变色、浑浊)及有效期,使用恒温水浴箱,设定温度39~41℃,加热后取出,擦净瓶体水渍,备用。

5. 携用物至患者床旁,核对患者姓名、住院号及医嘱:生理盐水 500ml 大量不保留灌肠、立即执行,再次解释操作的目的。

6. 将一次性看护垫铺在患者臀下,暴露肛门,弯盘置于患者臀部旁。

7. 剪开一次性灌肠器包装,取出,关闭活塞(图5-3)。灌肠器挂于输液架上,液面高于肛门约40~60cm。开启预热好的生理盐水,冲洗瓶口,倒入灌肠器上端口袋,排尽灌肠器内气体备用。

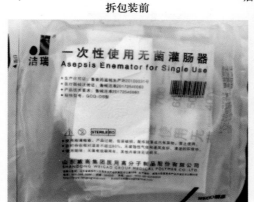

拆包装前

拆包装后

图 5-3　一次性灌肠器

8. 戴手套,连接肛管。

9. 棉签蘸液体石蜡,润滑肛管前端 3~5cm,排尽管内气体。

10. 插肛管:手垫纸巾分开臀部,嘱患者深呼吸,将肛管轻轻插入肛门 7~10cm,固定肛管。

11. 灌液:打开活塞,使液体缓缓流入。灌入液体过程中,密切观察一次性灌肠袋内液面下降速度以及患者的病情变化,若患者感觉便意、腹胀,指导患者放松,深呼吸。

12. 拔管:关闭活塞,用纸巾包裹肛管轻轻拔出,妥善处理用物。擦净肛门,脱下手套。

13. 协助患者取舒适卧位,保留 5~10 分钟再排便。卧床的患者,给予便盆。

14. 卧床患者排便后及时取出便盆,擦净肛门。观察大便的性状。再次核对患者姓名、住院号及医嘱:生理盐水 500ml 大量不保留灌肠、立即执行。

15. 清理好用物,为患者整理好床单位,作好健康指导,询问患者需求。

16. 洗手,作好执行医嘱的记录及护理记录。

二、小量不保留灌肠

(一)适应证

1. 便秘

2. 肠胀气

3. 消化系统非肠道手术前准备

(二)禁忌证

1. 消化道出血

2. 急腹症

3. 妊娠早期或有先兆流产者

4. 严重心血管疾病

(三)物品准备

治疗车上层:治疗盘、甘油灌肠剂 110ml 一支、血管钳、液体石蜡、弯盘、棉签、卫生纸、一次性治疗巾、一次性薄膜手套。

治疗车下层:便盆、便盆巾、医疗垃圾桶、生活垃圾桶。

（四）患者准备

患者着宽松衣裤,取右侧卧位,排空小便。

（五）操作流程

1. 患者及环境准备:同大量不保留灌肠。

2. 物品及人员准备:备好用物,检查甘油灌肠剂包装是否完整,溶液有无浑浊、沉淀、变色、是否在有效期内(图5-4)。护士衣帽整洁,洗手戴口罩。

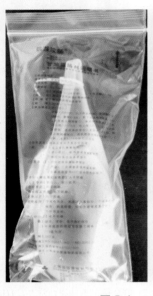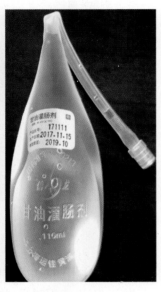

图 5-4　一次性灌肠液

3. 经双人核对患者姓名、住院号及医嘱:甘油灌肠剂 110ml 小量不保留灌肠、立即执行,确认无误。

4. 在治疗室,将甘油灌肠剂连同塑料包装一起放入恒温水浴箱,设定温度 38℃ 或直接放入 40℃ 的温水中加热,加热后取出,擦干备用。

5. 携用物至床边再次核对患者姓名、住院号及医嘱:甘油灌肠剂 110ml 小量不保留灌肠、立即执行。将一次性看护垫铺在患者臀下,盖好被子,暴露肛门,将弯盘置于患者臀部旁,纸巾放在一次性看护垫上。

6. 戴手套,去除甘油灌肠剂塑料包装,棉签蘸液体石蜡,润滑甘油灌肠剂自带的肛管前端3~5cm,排尽管内气体,用血管钳夹闭。

7. 用垫纸巾分开臀部,暴露肛门,嘱患者深呼吸,将甘油灌肠剂自带的肛管轻轻插入直肠7~10cm。固定肛管。

8. 松开血管钳,慢慢用力挤压甘油灌肠剂,直到甘油灌肠剂内溶液全部灌入直肠,灌入过程中注意观察患者病情变化。

9. 注毕,血管钳夹管,用卫生纸包裹肛管轻轻拔出。擦净肛门。

10. 撤去用物,脱手套。协助患者取舒适卧位,指导患者保留 10~20 分钟再排便。卧床患者,给予便盆。再次核对患者姓名、住院号及医嘱:甘油灌肠剂 110ml 小量不保留灌肠、立即执行。

11. 卧床患者排便后及时取出便盆,擦净肛门。观察大便的性状。

12. 清理好用物,为患者整理好床单位,作好健康指导,询问患者需求。

13. 洗手,作好执行医嘱的记录及护理记录。

三、保留灌肠

（一）适应证

1. 降温、镇静、催眠

2. 治疗肠道感染

（二）禁忌证

1. 肛门、直肠、结肠术后的患者

2. 排便失禁的患者

（三）物品准备

治疗车上层：治疗盘、注洗器、去渣中药一袋、肛管或 14 号吸痰管一根、血管钳、治疗碗一个、盛温开水小杯、小剪刀、手消毒液、弯盘、润滑剂（临床常用液体石蜡）、棉签、卫生纸、一次性看护垫、一次性橡胶或薄膜手套、10cm 高小垫枕。

治疗车下层：生活垃圾桶、医用垃圾桶。

（四）患者准备

患者着宽松衣裤，排空小便，取侧卧位。

（五）操作流程

1. 患者及环境准备：同大量不保留灌肠。

2. 物品及人员准备：备好用物，检查一次性用物有效期、包装是否完整，护士衣帽整洁，洗手戴口罩。

3. 经双人核对患者姓名、住院号及医嘱：去渣中药 150ml 保留灌肠、立即执行，确认无误。

4. 检查去渣中药熬制日期，是否在有效期内，外包装是否完整，有无渗漏。放入恒温水浴箱，设定温度 38℃或放入 40℃温水中加热。加热后取出，擦干备用。

5. 备齐用物至患者床边，核对患者姓名、住院号及医嘱：去渣中药 150ml 保留灌肠、立即执行。

6. 协助患者侧卧，取小垫枕抬高臀部 10cm，取出一次性看护垫铺在患者臀下，暴露肛门，将弯盘置于患者臀部旁，纸巾放在一次性看护垫上。

7. 剪开去渣中药外包装，冲洗袋口，倒入治疗碗内。戴手套，用注洗器吸取药液。连接肛管，排气，润滑肛管前端。

8. 垫纸巾分开臀部，暴露肛门，指导患者深呼吸，将肛管或 14 号吸痰管轻轻插入直肠 15~20cm。固定肛管。松开止血钳，缓缓注入灌肠液。

9. 注毕，止血钳夹管，取下注洗器再吸取溶液，松开血管钳再行灌注，如此反复，直至灌肠液注完。

10. 注入温开水 5~10ml，抬高肛管尾端，使管内溶液全部流入。

11. 拔管：止血钳夹管，用卫生纸包裹肛管轻轻拔除，分离肛管，妥善处理。擦净肛门。

12. 撤去用物，脱手套，协助患者舒适卧位。指导患者尽量保留灌肠液 1 小时以上再排便。

13. 协助患者穿上裤子。再次核对患者姓名、住院号及医嘱：去渣中药 150ml 保留灌肠。整理好床单位，询问患者需要，作好健康指导。

14. 清理用物。洗手，作好执行医嘱的记录及护理记录。

💡 临床应用小贴士

在临床工作中，为患者进行灌肠时，遇到以下几个问题，该如何解决呢？

1. 插肛管的过程中如果遇到阻力或灌入时不通畅，应该怎么处理？

答：如遇阻力过大，不可强行插入，须积极查找原因，去除阻力；或退出少许，旋转后缓缓插入，同时指导患者放松，深呼吸。插管前，应评估患者病情，有无直肠远端或低位肿瘤。插肛管时，须顺应肠道解剖，不可用力过猛，导致黏膜损伤。灌液受阻时，先检查肛管是否扭曲变形，肛管前端是否被异物阻塞。可调节肛管的位置。如肛管前端被异物阻塞，立即更换。

2. 灌肠过程中，患者突发昏迷或癫痫该如何处理？

答：灌肠过程中，患者突发昏迷或癫痫，是由于体液丢失，造成水、电解质紊乱、体液平衡失调，导致脑细胞肿胀。轻者表现可为淡漠、嗜睡、恶心、呕吐，低钾血症在临床上可表现为肌无力；严重者可出现木僵、昏迷甚至癫痫发作。一般高龄患者更常见，因此在给予高龄患者反复进行大量不保留灌肠过程中，要密切观察患者生命体征，注意询问患者感受，及时发现患者异常情况。患者发生昏迷或癫痫时，首先保护患者安全,拉起床栏,防止坠床,将纱布包裹压舌板垫在上下齿之间;其次,不可离开患者,按呼叫器或请家属立即通知医生抢救;医生到来前,解开患者衣领、袖口,头偏向一侧,清理口鼻分泌物,保持呼吸道通畅;给予吸氧及心电监护;对症处理及配合医生进行抢救。

3. 有控制能力的患者,在灌肠初期出现腹胀或便意时,应该怎么处理?

答:可适当放低灌肠袋位置,指导患者深呼吸,以减轻不适;如患者的腹胀或便意加强,可暂停片刻。

4. 临床也有用一次性吸痰管灌肠的患者,请问哪些患者需要使用一次性吸痰管灌肠呢? 为什么?

答:使用一次性吸痰管灌肠适用于小儿患者、肠炎及肠道出血风险较高的患者及行保留灌肠的患者。一次性吸痰管较传统肛管长且材质柔软,可使灌肠液充分进入直肠,提高保留灌肠的成功率;可减轻肛管对直肠的刺激,减轻患者痛苦。

5. 三种灌肠方法有什么区别吗?

答:三种灌肠方法各有相同,亦有不同,详见表5-2。

表 5-2　三种灌肠方法

操作项目 区分类别	大量不保留灌肠	小量不保留灌肠	保留灌肠
灌肠溶液	(1)生理盐水 (2)0.1%~0.2%的肥皂水 (3)肝性脑病患者禁止使用肥皂水 (4)充血性心力衰竭的患者禁止使用生理盐水	(1)甘油灌肠剂 (2)"1、2、3"溶液 (3)植物油	(1)去渣中药溶液 (2)10%水合氯醛溶液 (3)2%小檗碱溶液 (4)抗生素溶液
灌肠液温度	(1)一般情况为 39~41℃ (2)高热患者使用 28~32℃的生理盐水 (3)中暑患者使用 4℃的冰生理盐水	38℃	38℃
单次灌入量	(1)成人一般为 500~1 000ml (2)小儿 200~500ml (3)伤寒患者每次不超过 500ml	100~200ml	不超过 200ml
插管深度	7~10cm	7~10cm	15~20cm
液面距肛门高度	(1)一般为 40~60cm (2)伤寒患者灌肠液面不超过肛门 30cm	(1)甘油灌肠剂挤压注入 (2)"1、2、3"溶液灌肠液面距肛门 30cm	注洗器缓慢注入
灌肠液体内保留时间	5~10 分钟	10~20 分钟	1 小时以上
体位	侧卧	侧卧	(1)灌肠时臀部垫高 10cm (2)慢性细菌性痢疾的患者选择左侧卧位 (3)阿米巴痢疾的患者选择右侧卧位

📋 案例与沟通

某病房,赵某,男性,50 岁,胃癌,拟于明日行胃癌根治术,术前遵医嘱给予大量不保留灌肠。

场景——病房

护士:赵老师,您好! 我是您的责任护士××,您明天就要做手术了,我现在要为您进行灌肠,请您配合一下好吗?

患者:为什么要灌肠呢?

护士:因为您明日就要进行手术了,为了清除肠道内粪便,减少肠内细菌数量,防止麻醉后大便污染手术台及术后并发症的发生,所以需要为您进行灌肠。(也可以说:给结肠炎患者灌肠可使药液进入直肠或者结肠,被肠黏膜吸收,从而达到治疗慢性肠炎的目的。)★

患者:灌肠过程难不难受啊?

护士:灌肠是将灌肠液从您的肛门灌入,帮助您清洁肠道。在插入肛管以及灌肠的过程中可能会有点不适的感觉,您放心,我会动作轻柔的。如果您有任何不适可以随时告诉我,我会根据您的情况适当的调节灌液速度和液面的高度,并指导您调整呼吸进行配合。如果您心慌、出冷汗、剧烈腹痛,请立即告诉我,我会停止灌肠。★

患者:如果我灌肠的时候有便意了怎么办?

护士:您有便意时,请尽量放松,同时做深呼吸来减轻不适。如果不能缓解,那我会减慢灌液的速度或者停止灌液片刻。★

患者:好的,我明白了,现在我需要做些什么来配合你呢?

护士:您现在可以先排尿、排便。

患者:好的。

护士:现在房间的温湿度都很适宜,光线也很充足,但是为了保护您的隐私,我还是帮您把窗户关上吧!

患者:谢谢你的关心!

护士:那我准备好用物就过来为您灌肠。

场景——治疗室

护士甲:患者姓名?

护士乙:赵某。

护士甲:住院号?

护士乙:住院号××。

护士甲:临时医嘱:生理盐水。

护士乙:500ml。

护士甲:大量不保留灌肠。

护士乙:立即执行。

场景——病房

护士:您好,我现在要为您灌肠了,请问您叫什么名字?★

患者:赵某。

护士:麻烦您把腕带给我核对一下好吗?★

患者:好的。

护士:赵老师,现在已经准备完毕,我要准备给您插肛管了,会有一点不舒服,请您忍耐一下。

患者:还好,有一点点胀胀的。

护士:您请放松,做深呼吸。

护士:好的,肛管已经插好了,现在开始灌液了,您有任何不适请及时告诉我。

患者:哦,我现在有点便意了。

护士:请您现在配合我深呼吸,我会减慢灌肠的速度,您感觉如何?

患者:好的。现在好多了。

护士:您还有其他的不舒服吗?

患者:没有了。

护士:灌肠结束了,我会动作轻柔地为您拔出肛管,请您放松好吗?

患者:好的。

护士:请您保留5~10分钟再去排便,这样可以充分软化粪便,利于您排便,使灌肠效果更好。一会儿我扶您去厕所吧。★

患者:好的,谢谢。

护士:您已经保留灌肠液5~10分钟,我扶您去厕所吧!您下床前要先把床栏放下,再下床;地上有水渍的时候不要赤脚下床,一定要穿防滑的拖鞋;入厕的时候缓慢蹲下、站起,以防止体位性低血压,如果发生紧急情况,您可以按扶手旁边的呼叫器(手指呼叫器让患者看到),您也可以大声呼救,我在外面等您! ★

患者:好的,谢谢你,我记住了。

护士:您现在大便已经排完了,感觉怎么样!

患者:感觉排空了。

护士:那好,如果您有任何疑问或需求,可以随时找我!

🚀 临床操作考点评分

操作内容		分值	测评			
			漏项	错误	颠倒	得分
准备评价(10分)	1. 患者及环境准备	2				
	2. 物品及人员准备	3				
	3. 医嘱核对及患者身份确认	2				
	4. 操作前准备	3				
操作评价(55分)	1. 加温灌肠液及物品准备	2				
	2. 协助患者摆放体位	4				
	3. 核对医嘱及患者信息	8				
	4. 连接灌肠装置、排气、润滑肛管	8				
	5. 插肛管、固定肛管、松止血钳	8				
	6. 灌液过程中观察患者病情变化	10				
	7. 灌液完毕夹管、分离肛管	5				
	8. 协助排便	5				
	9. 操作完用物处理及记录结果	5				
沟通及服务态度(20分)	1. 操作前对患者的知识讲解	5				
	2. 操作过程中与患者的沟通配合	5				
	3. 操作完毕健康教育指导	10				
操作速度(5分):20分钟		5				
理论知识评价(10分):操作目的、注意事项		10				
总分(合计)		100				

操作内容	分值	测评			
		漏项	错误	颠倒	得分

评分依据

准备部分:漏项一次扣0.5分,准备错误不得分。

操作过程部分:颠倒顺序一次扣1分,漏项一次扣1分,操作错误不得分。

沟通及服务态度部分:知识讲解及健康教育漏项一次扣0.5分,理论错误不得分;与患者无沟通不得分。

所有扣分不超过该部分操作的总分。

第三节　冷　　敷

（一）适应证

1. 局部软组织损伤的初期。

2. 急性损伤初期(24小时内)。

3. 炎症早期。

4. 高热。

（二）禁忌证

1. 组织损伤、破裂。

2. 血液循环障碍。

3. 冷过敏。

4. 深部有化脓病灶。

5. 感觉障碍、昏迷以及年老体弱者。

6. 糖尿病。

7. 急性损伤24小时后。

（三）物品准备

治疗盘、根据患处面积大小选择合适的冰袋、冰袋套、凡士林、纱布、棉签、一次性治疗巾、手消毒液、医疗垃圾桶、治疗车。

（四）患者准备

取舒适卧位。

（五）操作流程

1. 患者及环境准备:责任护士向患者讲解冷敷的目的、方法、注意事项,取得患者配合。病房或检查室清洁安静,温湿度适宜,光线充足或配备照明,关闭门窗,必要时备屏风遮挡,保护患者隐私。

2. 物品及人员准备:备齐用物,护士衣帽整洁,洗手戴口罩。

3. 经双人核对患者姓名、住院号及医嘱:冰袋冷敷+部位30分钟、每日4次,确认无误。

4. 患者取舒适卧位,再次核对患者姓名、住院号及医嘱:冰袋冷敷30分钟、每日4次。

5. 松开盖被,暴露患处,垫一次性治疗巾于受敷部位下,受敷部位涂凡士林,盖上一层纱布。

6. 将冰袋表面水渍擦干,套上冰袋套,敷于患处,持续30分钟。

7. 冷敷过程中持续观察患者局部皮肤的变化以及患者的反应。

8. 操作后处理:擦干冷敷部位,擦掉凡士林,协助患者取舒适卧位,作好健康指导,整理床单位。按要求处理用物。

9. 再次核对患者姓名、住院号及医嘱:冰袋冷敷30分钟、每日4次。

10. 记录冷敷的部位、时间、效果、患者的反应等,并作好执行医嘱的记录。

临床应用小贴士

1. 冰袋使用过程中护士应重点观察什么？

答：在使用冰敷的过程中，应注意观察患者局部皮肤情况，如有颜色变青紫、感觉麻木、疼痛、局部僵硬、皮下产生硬结以及水疱形成，应该立即停止冰敷。

2. 使用冰袋冷敷持续时间最长可以达到多久？如果患者因病情，需要长时间冷敷怎么处理？

答：患者感觉舒适、安全，未诉不适的情况下，冰敷持续时间不超过 30 分钟；持续冷敷时间超过 1 小时易产生冷疗的"继发效应"——小动脉扩张 10~15 分钟，从而加重肿胀。患者因病情，需长时间冰敷，可间隔 1 小时再重复使用，以免发生冷疗继发效应。

3. 冷敷过程中发生的局部压疮应该怎么预防和处理？

答：冷敷前评估冷敷部位后选择合适的冰袋；冷敷时告知患者避免将冰袋压在身体下；掌握好冷疗的时间，定时更换冰敷部位。在冰敷过程中，密切观察患者冰敷部位的情况。如已发生局部压疮，应立即移走冰袋，并按压疮进行处理。

4. 冷敷过程中应如何预防局部冻伤？

答：冷敷前，评估患者病情、受敷部位皮肤的情况，以及受敷部位是否适合冰敷。同一部位冷疗时间不能超过 30 分钟。进行冷敷时，密切观察患者局部皮肤的颜色和感觉。一旦发现局部冻伤，应立即停止冷疗，轻者保暖后可逐渐恢复，重者通知医生处理。

5. 哪些部位禁用冷敷？

答：禁用冷敷的部位包括：枕后、耳部、阴囊处、心前区、腹部、足底。

案例与沟通

某病房，钱某，女性，28 岁，左脚踝关节扭伤四小时，脚踝红肿，遵医嘱给予冷敷。

场景——病房

护士：钱女士，您好，我是您的责任护士××，您的脚踝扭伤了，脚踝出现了红肿，我现在为您进行局部冷敷，请您配合一下可以吗？

患者：冷敷是起什么作用的呢？

护士：冷敷能够让您受伤部位的血管收缩，减少充血，降低患处皮下组织的温度，抑制神经感受器，达到减轻疼痛、消肿的目的。★

患者：冷敷大概要持续多长时间呢？冷敷的时候难不难受？

护士：冷敷只在您受伤时间算起 24 小时内，24 小时后就要改为热敷了。每次冷敷的时间不超过 30 分钟。在冷敷治疗的最初阶段，您的肢体大约有 5 分钟不舒适和麻木的感觉，坚持一段时间这种感觉就会消失的。★

患者：冷敷的时候我需要注意些什么呢？

护士：冷敷的时候我会随时观察您局部皮肤的情况，您有任何不适也可以及时告诉我。如果您觉得不能耐受时，我会帮您移开冰袋，间隔一段时间再为您冷敷。冷敷的时候冰袋一定不能直接与您的皮肤接触，可使用干毛巾包裹冰袋，以防发生冻伤。您有糖尿病吗？有没有对冷过敏呢？★

患者：这些都没有。现在我需要做些什么来配合你呢？

护士：您现在选择一个舒适的体位休息即可。

患者：好的。

护士：现在房间的温湿度都很适宜，光线也很充足，但是为了保护您的隐私，我还是帮您把窗户关上吧！

患者:谢谢你的关心。

护士:那我准备好用物就过来帮您冷敷。

场景——治疗室

护士甲:患者姓名?

护士乙:钱某。

护士甲:住院号?

护士乙:住院号××。

护士甲:临时医嘱:冰袋冷敷。

护士乙:左踝关节。

护士甲:30分钟。

护士乙:每日4次。

场景——病房

护士:您好,我现在要为您冷敷了,请问您叫什么名字? ★

患者:钱某。

护士:麻烦您把腕带给我核对一下好吗? ★

患者:好的。

护士:钱女士,现在用物已经准备好了,我要为您冷敷了,您准备好了吗?

患者:嗯,我准备好了,可以开始。

护士:好的,刚敷上去可能有点凉,您如果有什么不适请及时告知我。

患者:我现在感觉脚踝那里凉凉的,有点麻麻的感觉。

护士:刚开始冷敷是会有一点不舒适的感觉,过一会儿就好了。冷敷的过程中请不要将冰袋压在身体下面,以免发生压疮。 ★

患者:好的。

护士:如果在冷敷的过程中有什么不适,请及时告诉我。

护士:现在冷敷完毕了,您感觉怎么样?

患者:我现在感觉疼痛比之前减轻了很多。

护士:您的脚踝暂时不要活动。我用枕头帮你把脚踝垫高,略高于平躺时心脏的位置,可以促进下肢血液回流,有利于消除肿胀。我会每隔六个小时来为您进行冰敷一次。 ★

患者:好的,谢谢!

护士:如果您还有别的疑问或需求,可以随时找我!

📝 临床操作考点评分

操作内容		分值	测评			
			漏项	错误	颠倒	得分
准备评价(10分)	1. 患者及环境准备	2				
	2. 物品及人员准备	3				
	3. 医嘱核对及患者身份确认	2				
	4. 操作前准备	3				
操作评价(55分)	1. 根据病情选择冰袋	10				
	2. 核对医嘱及患者信息	7				

操作内容		分值	测评			
			漏项	错误	颠倒	得分
操作评价(55分)	3. 协助患者摆放体位	8				
	4. 放置冰袋	10				
	5. 操作中观察局部皮肤情况	8				
	6. 操作后协助取舒适卧位	6				
	7. 操作完用物处理及记录结果	6				
沟通及服务态度(20分)	1. 操作前对患者的知识讲解	5				
	2. 操作过程中与患者的沟通配合	5				
	3. 操作完毕健康教育指导	10				
理论知识评价(10分):操作目的、注意事项		10				
操作速度(5分):30分钟		5				
总分(合计)		100				

评分依据

准备部分:漏项一次扣0.5分,准备错误不得分。

操作过程部分:颠倒顺序一次扣1分,漏项一次扣1分,操作错误不得分。

沟通及服务态度部分:知识讲解及健康教育漏项一次扣0.5分,理论错误不得分;与患者无沟通不得分。

所有扣分不超过该部分操作的总分。

第四节　压疮预防与护理

（一）适应证

1. 长期卧床,无自主更换体位能力的患者。

2. 手术时间超过4小时。

3. 大手术后制动的患者及骨折后取被动体位的患者。

4. 使用量表进行压疮风险评估为有压疮风险的患者。Norton 评分≤14 分、Braden≤18 分、Waterlow 评分≥10 分,未出现压疮者。

（二）禁忌证

1. 全身大面积烧伤。

2. Ⅰ期及以上压疮局部禁用。

3. 局部关节或骨突处有破溃,如枕骨粗隆、耳部、颊部、肩及肩胛、肘、脊椎隆突、骶尾、髂脊、坐骨结节、膝关节的内外侧、内外踝、足跟。

4. 皮肤有皮疹、皮损等。

（三）物品准备

按摩液/油（临床常用赛肤润,无赛肤润可用松节油或润肤油代替）、弯盘、翻身卡、必要时备屏风、酌情备小毛巾、床单。

（四）患者准备

患者排尿、排便后为宜,根据患者病情取合适卧位。

（五）操作流程

1. 患者及环境准备：责任护士向患者讲解预防压疮的目的、方法、注意事项，取得患者配合，协助患者排便。病房清洁安静，温度 26°~28°，湿度在 45%~65%，光线充足，关闭门窗，必要时备屏风遮挡，保护患者隐私。

2. 物品及人员准备：备齐用物，护士衣帽整洁，洗手戴口罩，态度亲切。

3. 经双人核对患者姓名、住院号及医嘱：预防压疮护理，每日 2 次，确认无误。

4. 携用物至患者床旁，再次核对患者床姓名、住院号及医嘱：预防压疮护理，每日 2 次。

5. 移开床旁柜 15~20cm，移开床旁椅，挂翻身卡于适当处。

6. 松开被尾，解开衣扣，松裤带，给予温水擦浴（见温水擦浴章节，此处略）。将压疮预防用具移至床旁椅。

7. 取适量按摩液于手心，双手并拢，轻轻摩擦，均匀涂抹至皮肤上直至完全吸收，涂抹时注意观察患者皮肤情况。涂抹顺序依次为：双侧耳郭，按摩枕部→对侧肩、肘、腕及手指关节→对侧髋、膝、内外踝、足跟及足趾关节→近侧肩、肘、腕及手指关节→近侧髋、膝、内外踝、足跟及足趾关节，边涂抹边握住关节，用拇指轻轻按摩。

8. 协助患者取左侧卧位，露出背部，观察背部皮肤受压情况，用浴巾盖好。取适量按摩液于手心，双手并拢，轻轻摩擦，用大小鱼际均匀涂抹至皮肤上，边涂抹边轻轻按摩，直至完全吸收，涂抹顺序依次为：骶尾椎沿脊柱至第七颈椎→臀上沿脊柱两侧至肩胛→肩胛转下至腰部。

9. 协助患者穿好衣裤，根据患者病情及皮肤受压情况取合适体位，在高危部位采取减压措施，记录翻身卡。核对患者姓名、住院号及医嘱：预防压疮护理，每日 2 次。

10. 为患者整理床单位，还原床旁桌椅，开门窗，撤去屏风。

11. 操作完毕清理用物，作好健康指导。

12. 作好执行医嘱的记录及护理记录，作好书面及床旁交接班。

💡 **临床应用小贴士**

在临床工作中，为患者进行预防压疮护理时，遇到以下问题，该如何解决呢？

1. 压疮的预防和护理过程中，如何预防患者发生皮肤破损？

答：①协助患者更换体位时，避免拖拉。②涂抹按摩液时，力度适中。③保持床单位清洁干燥。④选择合适减压产品。⑤密切观察患者皮肤情况，如有异常，及时处理。

2. 发现患者皮肤压红，该怎么处理？

答：立即解除该部位压力，30 分钟后观察压红是否消退。如未消退，须缩短翻身间隔时间，减少该部位受压时间。

3. 减压措施有哪些？

答：减压措施有体位变换、减压敷料、支撑面、自我减压法等。支撑面是专门设计的特殊装置，对组织负荷、压力再分布、微循环和/或其他治疗功能做出调整。自我减压法又称主动减压法，是通过教会患者采取一定的方式减轻局部的压力来预防压疮的发生。

4. 一般多长时间翻身一次？有些不能翻身的患者该怎么办呢？

答：临床常规 2 小时翻身一次。配合减压措施时可延长至 2~3 小时。不能翻身的患者，可以采取自我减压法。

5. 如何判断哪些患者需要进行压疮的预防和护理呢？

答：首先，入院患者均需进行压疮风险评估，普通成人患者使用 Braden 量表、普通老年患者选用 Norton 量表、重症患者选用 Waterlow 量表。平诊患者入院 4 小时内，急诊抢救或急诊手术患者入院 12 小时内须完成压疮风险评估。完成风险评估后，根据评估分值来确定患者是否需要采取干预措施。Braden 评分≤18 分，Norton 评分≤14 分，Waterlow 评分≥10 分时，需要进行压疮的预防和护理。

📋 案例与沟通

某病房,杨某,男性,70岁,于昨日上午在全麻下行胃大部切除术,行晨间护理后,给予压疮的预防和护理。

场景——病房

护士:杨老,您好,我是您的责任护士××,您手术以后需要两小时翻身一次,换个体位,我们会给您做压疮的预防措施,请您配合一下好吗?

患者:为什么要翻身呢? 翻动的时候伤口牵拉着,很痛。

护士:您如果一直以一种姿势卧床,受压的皮肤特别是骨突处很容易因长时间受压导致血液循环障碍,局部组织缺血、缺氧,营养不良,导致溃烂坏死。压疮就是这样产生的,产生压疮之后,皮肤破溃也会很痛的,我希望能帮助您预防压疮,顺利康复。我也知道您翻动时会很痛,但我会轻柔缓慢地给您翻身,尽量减轻您的疼痛感。★

患者:压疮的预防措施是什么? 过程难受不难受啊,需要多久?

护士:我们会在您比较容易出现压疮的地方涂抹按摩油,轻轻按摩,比如骨突处、耳郭、枕后等,这个过程没有任何痛苦的。只是在帮助您翻身的时候伤口牵拉会有点痛。整个过程大约30分钟,我会尽量让您感到舒适,您放心!

患者:好吧。

护士:你还有什么需要帮助的吗?

患者:没有了。

护士:现在房间的温湿度都很适宜,光线也很充足,但是为了保护您的隐私,我还是帮您把窗户关上吧!

患者:谢谢你的关心。

护士:那我准备好用物就过来给您进行预防压疮护理。

场景——治疗室

护士甲:患者姓名?

护士乙:杨某。

护士甲:住院号?

护士乙:住院号××。

护士甲:临时医嘱:预防压疮护理。

护士乙:关节骨突处、背部及骶尾部。

护士甲:每日2次。

护士乙:立即执行。

场景——病房

护士:您好,杨老,我现在要为您做受压皮肤的按摩,您看可以吗?

患者:可以的。

护士:请问您叫什么名字? ★

患者:杨某。

护士:麻烦您把腕带给我核对一下好吗? ★

患者:好的。

护士:杨老,我现在要解开您的衣扣,为您涂抹上肢,如果您觉得冷或其他不适,请及时告诉我好吗?

患者:好的! 不冷,也没有不舒服的感觉。

护士:上、下肢已经涂抹完了。现在我要帮您翻身,按摩后背,可能翻身的过程会有点疼,我尽量慢一点,减轻您的疼痛。您能配合我一下吗? ★

患者:可以的,你可一定要慢点,真的很疼。

护士:好的,我会尽量慢的。您面向我翻身,我先协助您屈膝(把腿弓起来),我的两手会分别放在您的肩部和臀部,帮助您完成翻身,这个过程中您如有任何不适,还请及时告诉我。★

患者:好的。

护士:我现在要从您的臀裂上方开始,沿着脊柱往上到颈部,再转至肩胛至腰部,为您按摩整个背部,您如果感到不适,请及时告诉我,好吗?

患者:好的。

护士:已经做完了,您觉得怎么样?

患者:挺舒服的。

护士:压疮预防护理操作可以加快血液循环,促进您的康复。您在有体力的情况下,尽量活动您的四肢,平时需要加强营养,营养不良是压疮发生的重要危险因素。★

患者:好的,我知道了!

护士:我们会两小时来为您更换一次体位,直至您可以自行翻身。★

患者:好,谢谢你的讲解,我明白了!

护士:如果有任何疑问或需求,可以随时找我!

☑ 临床操作考点评分

	操作内容	分值	测评			
			漏项	错误	颠倒	得分
准备评价(10分)	1. 患者及环境准备	2				
	2. 物品及人员准备	3				
	3. 医嘱核对及患者身份确认	3				
	4. 操作前准备	2				
操作评价(55分)	1. 协助患者摆放体位	2				
	2. 涂抹上肢的顺序	10				
	3. 涂抹下肢的顺序	10				
	4. 涂抹背部的顺序	10				
	5. 操作中皮肤观察	7				
	6. 操作后取合适卧位	6				
	7. 高危部位减压措施合理	8				
	8. 操作完用物处理及记录结果	2				
沟通及服务态度(20分)	1. 操作前对患者的知识讲解	5				
	2. 操作过程中与患者的沟通配合	5				
	3. 操作完毕健康教育指导	10				
理论知识评价(10分):操作目的、注意事项		10				
操作速度(5分):30分钟		5				

操作内容	分值	测评			
		漏项	错误	颠倒	得分
总分(合计)	100				

评分依据

准备部分:漏项一次扣 0.5 分,准备错误不得分。

操作过程部分:颠倒顺序一次扣 1 分,漏项一次扣 1 分,操作错误不得分。

沟通及服务态度部分:知识讲解及健康教育漏项一次扣 0.5 分,理论错误不得分;与患者无沟通不得分。

所有扣分不超过该部分操作的总分。

第五节　膀胱冲洗

(一) 适应证

1. 泌尿系统手术前准备。

2. 长期留置尿管。

3. 前列腺及膀胱手术后。

4. 膀胱炎及膀胱肿瘤的治疗。

(二) 禁忌证

1. 尿路梗阻。

2. 膀胱急性炎症。

(三) 物品准备

治疗盘、一次性无菌治疗巾、膀胱冲洗密闭装置一套/膀胱冲洗器或 50ml 注射器一个、35~37℃冲洗溶液(临床常用生理盐水)500~3 000ml、治疗执行单、膀胱冲洗标志牌、无菌纱布两块、输液架、0.5%活力碘、卵圆钳、手套 2 双、棉签、弯盘、速干手消毒液、必要时备屏风。

(四) 患者准备

排大便,取平卧位或半卧位。

(五) 操作流程

1. 患者及环境准备:责任护士评估患者尿管引流情况、自理能力及配合程度,排尽膀胱中的尿液。向患者讲解膀胱冲洗的目的、方法、注意事项,取得患者配合,协助患者取平卧位。保持环境清洁安静,温湿度适宜,光线充足或配备照明,关闭门窗,必要时备屏风遮挡,保护患者隐私。

2. 患者准备:护士衣帽整洁,洗手、戴口罩。

3. 经双人核对患者姓名、住院号及医嘱:生理盐水 500ml 膀胱冲洗,立即执行,确认无误。

4. 物品准备:取生理盐水 500ml 一瓶/袋,核对溶液名称、浓度、剂量及有效期,检查溶液有无浑浊、变色、沉淀,瓶口有无松动/包装有无破损。将生理盐水溶液放入恒温水浴箱,设定温度 37℃。加热完毕后取出擦干,开启冲洗溶液瓶盖(封口),消毒待干。检查冲洗装置的完整性,包装有无破损、漏气。剪开冲洗装置/冲洗器包装,夹闭活塞,取出针头插入瓶塞至针头根部。开放式膀胱冲洗时,用冲洗器抽取冲洗溶液,放入无菌治疗巾备用。

5. 携用物到患者床边,核对患者姓名、住院号及医嘱:生理盐水 500ml 膀胱冲洗,立即执行,作好解释工作。

6. 协助患者取平卧位,贴/挂好膀胱冲洗标志。

7. 将准备好的冲洗溶液挂于输液架上,冲洗溶液高度距床面约 60cm,排气,检查冲洗管路中空气是否排尽(开放式膀胱冲洗时,无此步骤)。再次核对患者床号、姓名、住院号及医嘱:生理盐水 500ml 膀胱冲洗,立即执行。

8. 戴手套,将无菌巾铺于导尿管接口下,自上而下挤压导尿管,观察导尿管是否通畅,管道标志是否存在、级别是否正确、是否清晰可见。卵圆钳夹闭导尿管开口上端3~6cm处。

9.(1)密闭式膀胱冲洗法:①密闭式持续冲洗法:使用三腔尿管进行导尿的患者使用此法,见图5-5。同引流管消毒方法消毒三腔导尿管冲洗接口,打开接口的小盖子,消毒接口横截面后,与冲洗装置连接。松开卵圆钳,打开活塞,检查冲洗液滴入是否通畅。根据排出液颜色调节冲洗速度,排出颜色越深,冲洗速度越快,一般为80~100滴/分钟,最快可至140滴/分钟。②密闭式间断冲洗法:使用三腔尿管或普通尿管进行导尿的患者均可用此法。消毒分离导尿管与尿袋(同引流管消毒分离方法),将尿袋提起观察尿液颜色、性质、量,放入医疗垃圾箱内;消毒导尿管出口横截面,连接导尿管与冲洗装置。松开卵圆钳打开活塞,检查溶液滴入是否通畅。

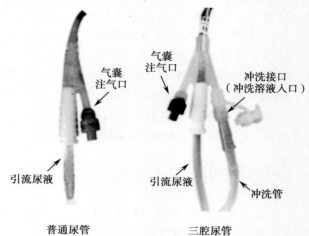

图 5-5　两种尿管引流、注气、冲洗通道示意图

根据医嘱调节冲洗速度,待患者有尿意或冲洗溶液滴入200~300ml后,夹闭活塞。使用卵圆钳夹闭导尿管,分离导尿管与冲洗装置,分别消毒尿管内口及尿袋口,连接集尿袋,待冲洗溶液在膀胱内保留15~30分钟后,松开卵圆钳,排出冲洗溶液。如此反复进行。③操作完毕后,脱手套、洗手。观察患者冲洗期间的反应,准确记录出入量。④冲洗完毕后,携治疗盘至患者床边,再次核对患者床号、姓名、住院号及医嘱:生理盐水500ml膀胱冲洗,作好解释。⑤洗手、戴手套,关闭活塞,用卵圆钳夹闭导尿管,消毒分离导尿管与冲洗装置,方法同引流管消毒分离,使用三腔尿管时,分离导尿管与冲洗装置后,消毒接口横截面,盖紧外盖;普通导尿管,消毒出口横截面,连接尿管和新的集尿袋。

(2)开放式冲洗法:用卵圆钳夹闭导尿管,消毒分离导尿管与尿袋(方法同引流管消毒分离),观察尿液的颜色、性质、量,放入医疗垃圾桶。消毒导尿管出口横截面,用无菌纱布托住,连接开放式膀胱冲洗器,松开卵圆钳,将抽好的冲洗器内溶液缓慢注入导尿管。推注完毕后,使冲洗溶液自然流出或用冲洗器吸出。冲洗完毕后,消毒导尿管内口、横截面、外口,连接新的集尿袋。

10. 协助患者清洁外阴部,固定好尿管,脱手套。核对患者姓名、住院号及医嘱:生理盐水500ml膀胱冲洗,立即执行。

11. 协助患者取舒适卧位,为患者整理床单位,进行健康指导,询问患者需求。

12. 清理用物,洗手、取口罩。

13. 作好执行医嘱的记录及护理记录。

临床应用小贴士

在临床工作中,为患者进行膀胱冲洗时,遇到以下问题,该如何解决呢?

1. 膀胱冲洗过程中,患者突然出现痉挛性疼痛、小便从尿道口溢出或冲洗液反流,该如何处理?

答:提示患者出现膀胱痉挛:①应立即停止冲洗,检查冲洗溶液,冲洗溶液温度过低或冲洗溶液滴入速度过快可能导致膀胱痉挛。②作好心理护理,缓解紧张情绪,指导患者深呼吸或屏气呼吸。③遵医嘱给于镇静剂或经导尿管向膀胱内注射局麻药,可快速缓解患者疼痛。④操作过程中严格执行无菌操作,防止逆行感染。

2. 膀胱冲洗时,冲洗溶液滴速过慢或不滴,该怎么办?

答:冲洗溶液不滴或滴速过慢可以考虑以下情况:①尿管反折。保持尿管通畅,避免受压和反折。②血块堵塞。严格控制冲洗溶液的温度,保持35~37℃,能防止血液凝集成块,预防尿管堵塞。发生血块堵塞,可以先挤压尿管数次,观察是否通畅;如挤压无效,可更换尿管或通知医生处理。③溶液悬挂过低,压力过小。保持溶液液面距离床面 60cm。④膀胱痉挛。作好心理护理,缓解紧张情绪,指导患者深呼吸或屏气呼吸。遵医嘱给予镇静剂或经尿管向膀胱内注射局麻药。

3. 膀胱冲洗过程中,引流出的冲洗液越来越红,该怎么办?

答:立即通知医生,遵医嘱加快冲洗速度,并给予止血药。

4. 临床常用的冲洗溶液有哪些?

答:临床常用生理盐水、5%碳酸氢钠溶液。生理盐水有预防感染,解除尿道阻塞,保持尿管通畅的作用。5%碳酸氢钠溶液用于碱化尿液,是因为:正常情况下,肠液一般偏碱性,小肠黏膜在偏碱性的环境中受到的刺激较小,而尿液偏酸性。回肠代膀胱术后,为了防止尿液刺激新膀胱和造瘘口,导致新膀胱及吻合口感染、狭窄,需使用 5%碳酸氢钠溶液碱化尿液。

📋 案例与沟通

某病房,孙某,男性,55 岁,经尿道前列腺电切术后,为了防止出血和出现膀胱痉挛等并发症,遵医嘱给于持续膀胱冲洗。

场景——病房

护士:孙总,您好,我是您的责任护士××,您做了手术后需要进行持续膀胱冲洗,请您配合一下好吗?

患者:我为什么要做膀胱冲洗呢?

护士:因为前列腺手术后易发生出血和出现膀胱痉挛等并发症,为了预防并发症的发生,防止感染和血凝块堵塞尿管,需要进行膀胱冲洗。★

患者:冲洗过程难不难受啊? 痛吗?

护士:您可以放心,这个操作不会有任何疼痛的感觉。只会在冲洗的过程中因为膀胱受到刺激您会有想排小便的感觉,请您放轻松,如果有任何不适您可以随时告诉我。

患者:膀胱冲洗时,我有哪些注意事项呢?

护士:冲洗时您在床上的活动尽量缓慢,防止尿管反折或牵扯尿管导致疼痛;请您不要随意调节冲洗溶液的滴速,以免引起不适。★

患者:膀胱冲洗要冲多久啊?

护士:我们会根据流出液的颜色和性质减缓冲洗速度,当冲洗液速度小于 30 滴/分钟,冲洗液澄清时,就会停止冲洗了。★

患者:那好吧,我明白了,现在我需要做些什么来配合你呢?

护士:您先排便,然后选择舒适的卧位配合就可以了。

患者:好的!

护士:现在房间的温湿度都很适宜,光线也很充足,但是为了保护您的隐私,我还是帮您把窗户关上吧!

患者:谢谢你的关心!

护士:那我准备好用物就过来为您做膀胱冲洗。

场景——治疗室

护士甲:患者姓名?

护士乙:孙某。

护士甲:住院号?

护士乙:住院号××。

护士甲:临时医嘱:生理盐水。

护士乙:500ml。

护士甲：密闭式持续膀胱冲洗。

护士乙：60滴/分钟。

护士甲：立即执行。

场景——病房

护士：您好,我现在要为您做膀胱冲洗了,请问您叫什么名字?

患者：孙某。

护士：麻烦您把腕带给我核对一下好吗?

患者：好的。

护士：现在冲洗装置已经连接好了,开始冲洗了,这个过程中您有任何不适请及时告诉我,好吗?

患者：没有不舒服,还好!

护士：冲洗期间请您尽量避免下床活动,床上翻身活动时尽量缓慢。如果您有下床的需要,可随时告诉我,我将暂时停止冲洗。★

患者：好的,我知道了!

护士：膀胱冲洗已经结束了。您留置有尿管,平时活动要注意避免牵拉尿管,减少机械刺激;需要保持尿袋低于膀胱的位置,防止尿液反流;注意保持会阴部清洁,防止逆行感染;多饮水,防止尿液过浓,排尿过程中尿液冲刷尿道也能防止泌尿系统感染。★

患者：好的,我知道了,谢谢!

护士：如果有任何疑问或需求,可以随时找我!

临床操作考点评分

操作内容		分值	测评			
			漏项	错误	颠倒	得分
准备评价(10分)	1. 患者及环境准备	3				
	2. 物品及人员准备	2				
	3. 医嘱核对及患者身份确认	3				
	4. 操作前准备	2				
操作评价(55分)	1. 冲洗溶液准备	8				
	2. 协助患者摆放体位	2				
	3. 冲洗前准备	8				
	4. 开始冲洗(密闭式持续冲洗法、密闭式间断冲洗法、开放式冲洗法任选其一)	20				
	5. 冲洗过程中的观察与评估	3				
	6. 冲洗完毕后尿管及冲洗装置的处理	6				
	7. 冲洗完毕后患者的处置	5				
	8. 操作完用物处理及记录结果	3				
沟通及服务态度(20分)	1. 操作前对患者的知识讲解	5				
	2. 操作过程中与患者的沟通配合	5				
	3. 操作完毕健康教育指导	10				
理论知识评价(10分):操作目的、注意事项		10				

操作内容	分值	测评			
		漏项	错误	颠倒	得分
操作速度(5分):10分钟	5				
总分(合计)	100				

评分依据

准备部分:漏项一次扣0.5分,准备错误不得分。

操作过程部分:颠倒顺序一次扣1分,漏项一次扣1分,操作错误不得分。

沟通及服务态度部分:知识讲解及健康教育漏项一次扣0.5分,理论错误不得分;与患者无沟通不得分。

所有扣分不超过该部分操作的总分。

第六节　更换造口袋

(一)适应证

1. 直肠癌根治术后暂时造口或永久造口(肠造口)。

2. 肠梗阻术后暂时造口(肠造口)。

3. 膀胱癌根治术后输尿管皮肤造口(泌尿造口)。

4. 回肠膀胱腹壁造口(泌尿造口),见图5-6。

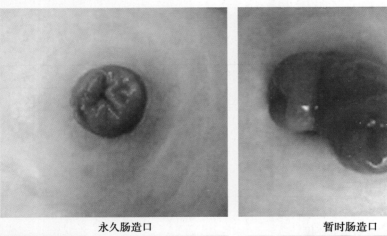

永久肠造口　　　　　　　　暂时肠造口

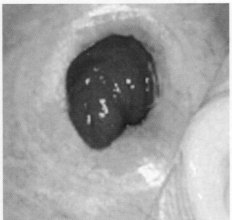
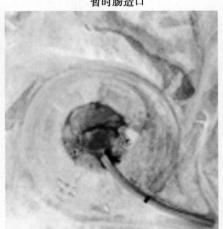

回肠代膀胱泌尿造口　　　　　　　　输尿管皮肤造口

图5-6　各种造口

（二）禁忌证

胶黏剂过敏者

（三）物品准备

治疗盘、肠造口袋/泌尿造口袋（图5-7）、造口专用测量尺（图5-8）、放有两把镊子及若干温湿棉球的换药碗、一次性治疗巾、笔、剪刀、手套一双、弯盘、必要时备屏风、装少量液体石蜡小杯。泌尿造口另备棉签、碘酒、尿袋。

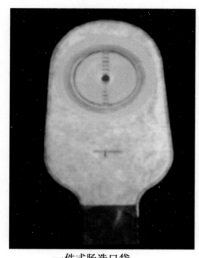
一件式肠造口袋

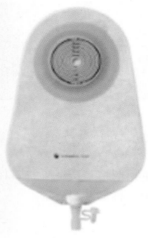
一件式泌尿造口袋

图 5-7　肠造口袋与泌尿造口袋

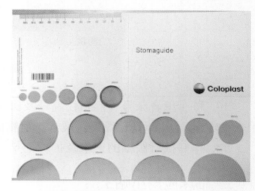
图 5-8　造口测量尺

（四）患者准备

空腹或餐后两小时更换，取平卧位或半卧位。

（五）操作流程

1. 患者及环境准备：责任护士向患者讲解更换造口袋的目的、方法、注意事项，取得患者配合。病房或检查室清洁安静，温湿度适宜，光线充足或配备照明，关闭门窗，必要时备屏风遮挡，保护患者隐私。评估造口以及周围皮肤情况。

2. 物品及人员准备：备齐用物，护士衣帽整洁，洗手戴口罩、态度亲切。

3. 经双人核对患者床号、姓名、住院号及医嘱：更换肠造口袋/泌尿造口袋、立即执行，确认无误。

4. 备齐用物至患者床边，核对患者床号、姓名、住院号及医嘱：更换肠造口袋/泌尿造口袋。戴手套，绷紧造口袋上方皮肤，从造口袋上方开始，自上而下移除造口袋。

5. 观察排泄物的颜色、量及性状。

6. 清洁：使用温湿棉球从外向内清洁造口及造口周围皮肤，待干。观察造口及皮肤，有无发红、破溃，评估是否需要使用造口粉、皮肤保护膜或防漏膏。

7. 测量：用造口专用测量尺，以造口基底为准，测量造口大小（图5-9）。

8. 裁剪：根据测量所得大小，在造口袋底盘上用笔描出接近造口形状的线，注意不规则造口的方向，然后进行裁剪。裁剪时大小比实际测量大小大1~2mm。裁剪好后，用手将裁剪处磨平。

9. 已经拆线愈合的造口，用棉签蘸取液体石蜡润滑示指和中指，缓慢插入造口肠管至第二指关节进行造口扩张，停留3~5分钟，回肠造口、回肠代膀胱造口、输尿管造口根据患者造口大小选择一个手指或小指进行扩张肠管，以患者能耐受为宜。

10. 封闭肠造口袋出口。泌尿造口袋，取碘酒棉签，消毒出口接头内口及横截面，连接尿袋。

11. 粘贴：去除造口袋底盘上的胶纸，由下而上粘贴至皮肤上，先压内圈，再向外环状压平、压紧。

12. 脱手套，协助患者穿松紧适宜的衣裤，防止过紧的衣裤影响造口血液循环。

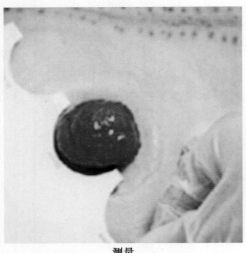 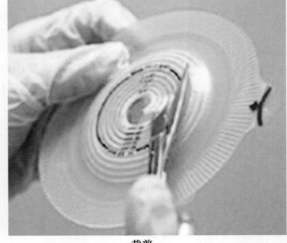

测量　　　　　　　　　　　　　　　　　　　裁剪

图 5-9　造口底盘的测量和裁剪

13. 核对患者床号、姓名、住院号及医嘱:更换肠造口袋/泌尿造口袋,清理用物,为患者整理床单位,作好健康指导,询问患者需求,观察排泄物的颜色、性质及引流量。

14. 作好执行医嘱的记录及护理记录。

临床应用小贴士

在临床工作中,为患者更换肠造口袋时,遇到以下问题,该如何解决呢?

1. 更换造口袋时,造口周围皮肤出现发红、破溃,该怎么办?

答:造口周围皮肤出现发红、破溃,多因造口底盘未完全黏附皮肤或密封差,粪便过稀,导致粪便渗漏引起粪水性皮炎;部分患者皮肤敏感,与造口底盘黏胶接触后引起过敏性皮炎。预防:①造口底盘裁剪大小适宜。②底盘粘贴好后,患者制动 10~15 分钟。③底盘粘贴时间不宜过长,一般 7 天为宜。④造口袋内粪便及时清理,特别是粪便较为稀薄时,增加清理频率。处理:①彻底清洁造口及周围皮肤,待干。②合理使用造口粉、皮肤保护膜及防漏膏。③粘贴底盘后,用指腹轻轻按压底盘 10~15 分钟,使黏胶在体温的作用下粘贴的更牢固。

2. 更换造口袋时,发现造口颜色变深,甚至有些发黑,是为什么,该怎么办?

答:造口颜色变深、发黑,提示出现造口缺血坏死。主要原因是造口血液循环不良,造口荷包过小、腹带压迫及造口底盘口过小等因素有关,可直接导致造口感染坏死。因此,护理时须去除或避免可能加重造口缺血坏死的因素,如拆除围绕造口的纱布、拆除或避免腹带压迫造口,保持底盘大小适宜,裁剪底盘时大小比实际测量大小大 1~2mm。

3. 更换造口袋时,造口出血怎么办?

答:造口出血,少量时可用无菌纱布压迫止血;出血较多时,可用肾上腺素溶液浸湿纱布加压止血;发现活动性出血时,通知医生给予缝针止血。

4. 造口为什么要扩张,多长时间扩张一次?

答:造口扩张是为了预防术后造口瘢痕形成,导致造口狭窄。一般术后 7~10 天开始,每日 1~2 次,每次 3~5 分钟,坚持 3 个月,以后每 1~3 个月扩张一次。

5. 清理造口可以用碘酒、酒精等消毒液吗?

答:不能。消毒液易刺激黏膜,导致黏膜损伤。只能使用温水或温生理盐水清理。

6. 造口袋为什么要空腹或餐后两小时更换?

答:因为造口处大便或尿液会难以控制的流出。餐后刺激肠蠕动,不自主排便、排尿会更为频繁。在我们为患者更换造口袋时,大便或尿液不断流出不仅污染了已清洁的皮肤,还会影响造口袋的粘贴效果。因此,造口袋的更换宜在空腹或餐后两小时。更换造口袋时,为了防止水便或尿液溢出,临床常常在造口上放一个干棉球,以吸收水便或尿液。

7. 不同部位的肠造口排泄物性质有什么不同吗,饮食上有特殊要求吗?

答:肠造口分回肠造口和结肠造口:①回肠造口排泄物为黏稠绿色液体状,内含大量消化酶,量大且不规律,对造口周围皮肤刺激大,易引起造口周围皮肤炎。因此,回肠造口患者需多喝水,以稀释肠液,减少肠液对造口及周围皮肤的刺激;少吃玉米、蘑菇,进食细嚼慢咽,防止食物堵塞造口。②结肠造口排泄物为黄色或绿色软条状。结肠造口患者不宜食用粗纤维食物,如萝卜、红薯等,防止肠梗阻的发生。

8. 肠造口袋应多久排放一次?

答:肠造口袋排放不需定时,根据患者进食量可估算排放时间,一般排泄物至造口袋 1/3~1/2 时即可排放。

📋 案例与沟通

某病房,周某,男性,57 岁,直肠癌根治术后/膀胱癌根治术+回肠膀胱造口术后,留有一直径 32mm 的结肠造口/22mm 泌尿造口,遵医嘱给予患者更换造口袋。

场景——病房

护士:周先生,您好,我是您的责任护士××,您肚子上有一个造口,我来为您更换一个造口袋,接引您排出的粪便/尿液,请您配合一下好吗?

患者:你能给我详细讲解一下这个造口吗,为什么要用这个袋子呢?

护士:肠造口是因为疾病治疗的需要,将一段肠管从腹腔拉出,将开口缝合在腹壁上,完全代替肛门进行排便。使用造口袋接引您排出的粪便,可以防止异味和粪便污染衣物。(也可说:回肠膀胱造口是指因疾病治疗的需要,取一段回肠管与输尿管连接,将回肠管的开口缝合在腹壁上,完全代替膀胱进行排尿。)造口袋不会对您日常生活产生很大影响的,您放心!

患者:造口袋用上了之后还需要经常更换吗?

护士:造口袋一般粘贴 5~7 天就要更换,皮肤和底盘粘贴时间过长,大便/尿液容易渗漏,易引起皮肤炎症。★

患者:那我出院以后也需要用造口袋吗? 我不会更换可怎么办啊?

护士:您以后确实需要一直使用造口袋,我会告诉您如何更换造口袋的,您不要担心!

患者:更换造口袋需要多久啊? 过程难受不难受啊?

护士:整个操作大概需要 15~20 分钟左右,不会痛的。

患者:好吧,我明白了,现在我需要做些什么来配合你呢?

护士:您先休息会儿,我去准备用物。

患者:好的!

护士:现在房间的温湿度都很适宜,光线也很充足,但是为了保暖和保护您的隐私,我还是帮您把窗户关上吧!

患者:谢谢你的关心!

护士:那我准备好用物就过来为您更换造口袋。

场景——治疗室

护士甲:患者姓名?

护士乙:周某。

护士甲:住院号?

护士乙:住院号××。

护士甲:临时医嘱:更换一件式肠造口袋/更换一件式泌尿造口袋。

护士乙:立即执行。

场景——病房

护士:您好,周先生,我现在要为您更换造口袋了,请问您叫什么名字? ★

患者:周某。

护士:麻烦您把腕带给我核对一下好吗? ★

患者:好的。

护士:现在我已经将您的造口周围清理好了,需要待干一会,您自己在清理之后也要这样,防止黏胶贴不牢固。★

患者:好的。

护士:这是一个专门测量造口大小的测量尺,我已经测量好了,是 32mm/22mm,造口底盘上有刻度,先根据造口的形状沿着刻度作好描线,再裁剪,裁剪的时候要比我们测量的值大 1~2mm。裁剪太大,粪水沾染皮肤,会导致皮肤粪水性皮炎,皮肤会破溃、疼痛;裁剪太小,影响造口的血液循环,造口会发生感染坏死。★

患者:是这样啊,我知道了!

护士:粘贴好造口袋之后,您不要立刻活动,用手轻压造口袋底盘 10~15 分钟,平卧 10 分钟之后再活动,让底盘粘贴的更牢固。★

患者:好的,我明白了!

护士:好了,造口袋已经为您换好了,您学会了吗? ★

患者:这个我可能还要自己试试才行!

护士:没问题,下次更换造口袋的时候,我还会再教您,或者让您试试,您可以自己感受一下!

患者:造口袋用了以后会不会影响我日常生活? 平时有哪些注意事项呢?

护士:不会影响您的活动,您可以正常工作生活,只是不要穿过紧的衣物或者用皮带勒住造口;避免做增加腹内压的活动,如提重物;还要避免长期慢性咳嗽,因为咳嗽也会引起腹内压增高。★

患者:我在饮食方面有什么要注意的,有没有要忌口的?

护士:饮食方面没有要忌口的,肠造口可以少量多餐,吃清淡易消化的食物,食物选择可以多样化,保持膳食营养均衡。虽然没有忌口的食物,但是需要避免或少食一些这样的食物:①容易引起胀气的食物(红薯、洋葱等)。②容易引起异味的食物(大蒜、豆类等)。③容易引起造口阻塞的食物(玉米、干果等)。泌尿造口需要多饮水,以冲淡尿液,减少尿液对造口和皮肤的刺激,饮食可少量多餐,吃清淡易消化的食物,食物选择可以多样化,保持膳食营养均衡。★

患者:好的,我知道了,谢谢你!

护士:如果有任何疑问或需求,可以随时找我!

📡 临床操作考点评分

操作内容		分值	测评			
			漏项	错误	颠倒	得分
准备评价(10分)	1. 患者及环境准备	2				
	2. 物品及人员准备	3				
	3. 医嘱核对及患者身份确认	3				
	4. 操作前准备	2				

操作内容		分值	测评			
			漏项	错误	颠倒	得分
操作评价(55分)	1. 协助患者摆放体位	3				
	2. 移除造口袋并观察排泄物	8				
	3. 清洁及观察造口及周围皮肤	10				
	4. 测量造口大小	8				
	5. 裁剪造口袋并封闭造口袋	10				
	6. 粘贴造口袋	8				
	7. 协助患者着合适衣裤	4				
	8. 操作完用物处理及记录结果	4				
沟通及服务态度(20分)	1. 操作前对患者的知识讲解	5				
	2. 操作过程中与患者的沟通配合	5				
	3. 操作完毕健康教育指导	10				
理论知识评价(10分):操作目的、注意事项		10				
操作速度(5分):20分钟		5				
总分(合计)		100				

评分依据

准备部分:漏项一次扣0.5分,准备错误不得分。

操作过程部分:颠倒顺序一次扣1分,漏项一次扣1分,操作错误不得分。

沟通及服务态度部分:知识讲解及健康教育漏项一次扣0.5分,理论错误不得分;与患者无沟通不得分。

所有扣分不超过该部分操作的总分。

第七节　胸腔闭式引流的护理

（一）适应证

1. 开胸术后或胸膜腔镜术后需常规引流。

2. 中量、大量气胸,开放性气胸,张力性气胸,血胸,脓胸。

3. 大量胸腔积液。

（二）禁忌证

1. 应用抗凝剂、凝血机制障碍者。

2. 体质衰弱、病情危重者。

（三）物品准备

治疗盘、治疗巾、一次性胸腔引流瓶、玻璃瓶装无菌生理盐水500ml、两把血管钳、橡胶手套、无菌纱布3块、0.5%活力碘、棉签、胶布、弯盘、剪刀。必要时备屏风、红色管道标志。

（四）患者准备

取半卧位。

（五）操作流程

1. 患者及环境准备:责任护士向患者讲解更换胸腔闭式引流瓶的目的、方法、注意事项,取得患者配合。评估患者病情、伤口及胸管引流情况。病房或检查室清洁安静,温湿度适宜,光线充足或配备照明,关闭门窗,必要时备屏风遮挡,保护患者隐私。

2. 物品及人员准备:备齐用物,护士衣帽整洁,洗手戴口罩。

3. 经双人核对患者姓名、住院号及医嘱:更换胸腔密闭式引流瓶、每日 1 次,立即执行,确认无误。

4. 备清洁干燥的治疗盘及治疗台,将治疗盘放于适当处。核对玻璃瓶装生理盐水药名、浓度、剂量及有效期,检查瓶体有无裂缝,瓶口有无松动,对光检查溶液有无沉淀、浑浊、变色。检查一次性胸腔引流瓶的有效期、包装是否完整。取出胸瓶,将胸瓶放于治疗台上。

5. 将无菌生理盐水倒入胸腔引流瓶内,连接长管并固定,保持长管浸没液面 3~4cm。检查无菌纱布有效期、包装是否完整,取一块无菌纱布将胸管接头包裹,固定。

6. 在胶布上写上时间、日期、水量及签名,在瓶体的液面水平处作好标记,清理治疗台面。

7. 携用物至患者床边,核对患者姓名、住院号及医嘱:更换胸腔密闭式引流瓶、每日 1 次。拉下床栏,松开盖被,暴露胸管。

8. 将治疗巾铺在引流管下方,将弯盘放于治疗巾上。从近心端向远心端挤压引流管,观察管道标志是否清晰、完整。用两把血管钳对向夹住引流管,撕开胶布。

9. 戴手套,消毒并分离引流接头,方法同更换引流袋。用无菌纱布包裹近心端引流接头,观察引流液的颜色、性状及量,将更换下来的胸腔引流瓶放入黄色垃圾袋内。

10. 用 0.5% 活力碘棉签消毒引流接头横截面,连接的新胸腔引流瓶,用胶布黏牢,妥善固定胸瓶于低于胸腔出口平面高度 60~100cm 处。

11. 松开血管钳,挤压引流管,观察长管内水柱是否随呼吸波动。管道标志不完整、字迹不清晰时需更换新的管道标志。

12. 清理用物,脱手套。

13. 为患者整理床单位,指导患者有效咳嗽或深呼吸,作好健康指导,询问患者需求。

14. 作好执行医嘱的记录及护理记录。

临床应用小贴士

在临床该工作中,为患者更换胸腔闭式引流瓶时,遇到以下问题,该如何解决呢?

1. 胸瓶长玻璃管中水柱没有波动,是什么情况? 应该怎么处理?

答:胸瓶长玻璃管内水柱没有波动分为两种情况:①引流不畅。②肺已经完全扩张。应密切观察病情转变情况,如果患者出现气促、胸闷等肺受压症状或者胸部检查提示胸腔内仍有液、气体存在,则提示引流管堵塞,可反复挤压引流管以解除堵塞。反复挤压后仍不能通畅时,应立即通知医生处理。

2. 患者胸腔引流管胸壁处皮肤隆起,按压出现捻发感是怎么回事?

答:发生了皮下气肿。需仔细观察皮下气肿的范围:①局限性皮下气肿。可自行吸收,不需做特殊处理。②广泛性皮下气肿。患者会出现疼痛、呼吸困难,此时应立即通知医生,并配合医生行皮下切开引流术。

3. 胸腔引流管脱出时,该怎么处理? 如何预防脱管?

答:立即用手封闭伤口处的皮肤(不要直接触及伤口),消毒处理后,用凡士林纱布或厚层纱布封闭伤口,同时立刻告知医生,协助医生做进一步处理。告知患者在发生胸腔引流管脱管时,立即用手掌按压伤口,避免用力呼吸,按呼叫铃向医务人员求救,医务人员到达前切勿松开伤口,防止发生气胸。为了预防脱管,可使用厚实棉布料自制一个可以放置胸腔闭式引流瓶的手袋,在患者下床时可轻易地将胸腔闭式引流瓶提起,防止胸腔引流管滑脱。

4. 肺压缩严重,分次引流的患者,为何引流液体一次不超过 1 000ml?

答:一次引流液体超过 1 000ml,易导致胸腔内压骤降,引起肺复张后肺水肿。

5. 有胸瓶的患者,在搬动患者时需要注意什么?

答:在搬运患者前用血管钳双向夹闭引流管,防止空气进入胸腔。搬动完毕,先将引流瓶安置低于胸壁引流口平面 60~100cm 的位置,妥善固定,再松开血管钳。

6. 胸管拔管后,我们的临床观察要点是什么?

答:胸管拔管 24 小时内,应密切观察患者有无呼吸困难、胸闷、发绀;切口有无漏气、渗液、出血和皮下气肿等。

📋 案例与沟通

某病房,李某,男性,28 岁,自发性气胸,已行胸腔闭式引流术,遵医嘱更换胸腔引流瓶。

场景——病房

护士:李先生,您好,我是您的责任护士××,您已经做了胸腔闭式引流术,我现在要为您更换胸腔引流瓶,请您配合一下好吗?

患者:一定要用这个引流瓶吗?

护士:是的,一定要用的。使用这种胸腔引流瓶是为了平衡胸腔的压力,排出胸腔里的气体和液体,以促进肺复张,预防肺受压和纵隔移位。★

患者:更换这个引流瓶需要多久? 痛吗?

护士:更换胸腔引流瓶大约需要 20 分钟,没有痛苦的,您放心!

患者:用了这个引流瓶之后,会不会影响我活动啊?

护士:会部分影响,但在医务人员指导下,您是可以活动的,需要您缓慢变换体位,以免牵拉胸腔引流管,导致疼痛或引流管脱出。注意胸瓶必须低于您胸壁引流口平面 60~100cm 的位置,保持水封瓶里的长玻璃管浸没水中 3~4cm,且始终保持直立,这样能避免液体或者空气进入胸腔。★

患者:好吧,我记住了。现在我需要做些什么来配合你呢?

护士:我给您把床头稍微摇高一点,您躺好就可以了。

患者:好的。

护士:现在房间的温湿度都很适宜,光线也很充足,但是为了保护您的隐私,我还是都您把窗户关上吧!

患者:谢谢你的关心!

护士:那我准备好用物就过来为您更换胸腔引流瓶。

场景——治疗室

护士甲:患者姓名?

护士乙:李某。

护士甲:住院号?

护士乙:住院号××。

护士甲:临时医嘱:更换胸腔引流瓶。

护士乙:每日 1 次。

场景——病房

护士:您好,我现在要为您更换胸腔引流瓶了,请问您叫什么名字?

患者:李某。

护士:麻烦您把腕带给我核对一下好吗?

患者:好的。

护士:李先生,现在用物已经准备完毕,我要准备给您换胸瓶了,我会先夹闭您的引流管。

患者:好的。

护士:我先查看您的伤口敷料有无渗血;再从近心端向远心端挤压引流管,观察引流管是否通畅,请您配合一下好吗?

患者:好的。

护士:您的伤口敷料干燥、引流管通畅、管道标志完整,我现在要用两只血管钳夹闭您的引流管开始更换了。

患者:好的。

护士:李先生,胸腔引流瓶已经为您更换好了,瓶里的引流液我们会观察和记录,请您不要自己倾倒液体,如果您有什么不舒服可以告诉我,我会过来帮您处理的。★

患者:我还有什么需要注意的吗?

护士:您还需要坚持每天做有效咳嗽。

患者:你说让我坚持有效咳嗽,但是咳嗽的时候伤口很疼,为什么要坚持做有效咳嗽呢?

护士:坚持有效咳嗽是很重要的,通过有效咳嗽可以尽早排出肺内的痰液,促使肺复张,这样有利于胸腔积气、积液的排出,而且能预防肺部感染等并发症的发生。★

患者:我什么时候能拔管呢?

护士:根据你的情况,在不发生感染等并发症的情况下,拔管在72小时左右。当然,这也要根据你引流液颜色、量及肺复张等情况来决定,引流液变浅、引流瓶中没有气体溢出、24小时引流液<50ml、脓液<10ml、无呼吸困难、气促等不适症状、胸部检查提示肺复张良好,就可以拔管了。★

患者:我明白了!

护士:另外,您在床上活动或者下床活动的时候,要小心处理胸腔引流管,防止管道从身体里脱出。一旦发生胸腔引流管脱出时,您要立即用手掌按住伤口,避免用力呼吸,按呼叫铃向我们求助,医务人员达到前切勿松开伤口,防止发生气胸。我们为您制作了一个手袋,我将胸腔引流瓶放在这个手袋里,您下床的时候可以提着手袋散步,可以有效防止脱管。★

患者:好的,我知道了,谢谢你!

护士:我会每天来为您更换胸腔引流瓶的。如果您有任何疑问或需求,可以随时找我!

📡 临床操作考点评分

操作内容		分值	测评			
			漏项	错误	颠倒	得分
准备评价(10分)	1. 患者及环境准备	2				
	2. 物品及人员准备	2				
	3. 医嘱核对及患者身份确认	3				
	4. 操作前准备	3				
操作评价(60分)	1. 检查无菌物品及物品准备	5				
	2. 备胸瓶	8				
	3. 协助患者摆放体位	5				
	4. 评估胸管、夹管、分离引流管	12				
	5. 消毒	10				
	6. 连接新的胸瓶及妥善固定	10				
	7. 松钳、观察引流及胸壁皮肤情况	8				
	8. 操作完用物处理及记录结果	2				

操作内容		分值	测评			
			漏项	错误	颠倒	得分
沟通及服务态度 （15分）	1. 操作前对患者的知识讲解	5				
	2. 操作过程中与患者的沟通配合	5				
	3. 操作完毕健康教育指导	5				
理论知识评价（10分）：操作目的、注意事项		10				
操作速度（5分）：20分钟		5				
总分（合计）		100				

评分依据

准备部分：漏项一次扣 0.5 分，准备错误不得分。

操作过程部分：颠倒顺序一次扣 1 分，漏项一次扣 1 分，操作错误不得分。

沟通及服务态度部分：知识讲解及健康教育漏项一次扣 0.5 分，理论错误不得分；与患者无沟通不得分。

所有扣分不超过该部分操作的总分。

第八节　呼吸功能锻炼技术

（一）适应证

1. 外科大手术前呼吸道准备。

2. 手术康复锻炼。

3. 慢性阻塞性肺疾病、哮喘及其他慢性呼吸系统疾病。

4. 慢性实质脏器疾病。

（二）禁忌证

1. 有活动性内出血及低血压。

2. 咯血、气胸、肋骨骨折及肺水肿。

3. 病情不稳定，感染未控制。

4. 不稳定心绞痛或近期心肌梗死。

5. 动脉高压或充血性心力衰竭，呼吸衰竭。

（三）物品准备

痰盂、卫生纸、必要时备蜡烛或气球。

（四）患者准备

餐前 30 分钟或餐后 2 小时进行，取半卧位、端坐位或立位。

（五）操作流程

1. 患者及环境准备：责任护士向患者讲解呼吸功能锻炼的目的、方法、注意事项，取得患者配合。病房或检查室清洁安静，温湿度、光线适宜。

2. 物品及人员准备：备齐用物，护士衣帽整洁，洗手戴口罩、态度和蔼。

3. 经双人核对医嘱及患者信息，确认无误。

4. 缩唇呼吸：可取卧位、坐位或立位。

（1）患者平静呼吸，用鼻吸气，从口呼出。

（2）吸气后屏气 2 秒，再呼气。

（3）呼气时缩嘴唇或做口哨状，持续 4~6 秒。

(4)呼吸气流量和缩唇口型大小,以能使距离口唇15cm左右处蜡烛火焰随气流倾斜又不熄灭为宜。

(5)呼与吸时间比为2∶1。

(6)每天3~4次,每次15~30分钟。

5. 腹式呼吸:可取卧位、坐位或立位。

(1)两手分别放于前胸和上腹。吸气时,上腹对抗该手的压力,慢慢鼓起至最高点,屏气1~2秒;呼气时,腹部下陷,放于腹部的手轻微加压用力。

(2)呼吸时,胸廓尽量保持不动,呼气时腹部尽力回收,呼气时间4~6秒。

(3)呼与吸时间之比为3∶1或2∶1。

(4)呼吸频率10次/分左右,每日2次,每次10~15分钟。

6. 全身性呼吸体操训练:可取卧位、坐位或立位。

(1)长呼吸:身体直立,全身肌肉放松,用鼻吸气,口呼气;先练深长呼气,直到把气呼尽。然后自然吸气,呼与吸时间之比为2∶1或3∶1,已不头晕为度。呼吸频率以每分钟16次左右为宜。

(2)腹式呼吸:见第5点。

(3)动力呼吸:随着呼气和吸气做两臂放下和上举。

(4)抱胸呼吸:直立位,两臂在胸前交叉压紧胸部,身体前倾呼气,两臂慢慢上抬吸气。

(5)压腹呼吸:直立位,双手叉腰,拇指朝后,其余四指压在上腹,身体前倾呼气,两臂慢慢上抬吸气。

(6)弯腰呼吸:取立位,双臂腹前交叉,向前弯腰时呼气,上身还原两臂向双侧分开时吸气。

7. 操作完毕,清理用物,为患者整理床单位,作好健康指导,询问患者需求,咳出痰液的患者,观察痰液的颜色、性质及量。

8. 作好执行医嘱的记录及护理记录。

💡 临床应用小贴士

在临床工作中,为患者进行呼吸功能锻炼时,遇到以下问题,该如何解决呢?

1. 操作中患者出现发绀、气促怎么办?

答:患者出现发绀、气促,提示呼吸道有梗阻的情况,应立即停止呼吸功能锻炼,给予吸痰、吸氧。

2. 高位截瘫的患者肋间麻痹、咳嗽无力,该如何为患者进行呼吸功能锻炼?

答:腹肌收缩无力的患者,护士可双手按压患者上腹帮助患者呼气。

3. 腹式呼吸锻炼过程中,患者感到头晕是怎么回事? 该怎么处理?

答:患者感到头晕,是因为深吸气以后,呼气过慢,导致血氧含量骤然升高,影响脑细胞代谢。所以,在操作过程中,须严格控制患者的呼与吸比例,呼气不可过快或过慢。呼气过快达不到呼吸功能锻炼的效果;呼气过慢则引起患者头晕不适。

📋 案例与沟通

某病房,张某,女性,55岁,在我院体检行肺CT发现"肺占位病变",拟于三日后在全麻下行肺癌根治术,遵医嘱给予患者行呼吸功能锻炼。

场景——病房

护士:您好,张阿姨,我是您的责任护士××,您三日后需要进行胸腔手术,我给您做呼吸功能锻炼,请您配合一下好吗?

患者:什么是呼吸功能锻炼?

护士:呼吸功能锻炼,是通过缓慢呼吸的方法,增加肺泡通气量,使呼吸效率提高并缓解呼吸困难,使呼吸肌群的耐受力和力量增强,能促进您术后肺功能的恢复,缩短您的住院时间和康复时间。★

患者:呼吸功能锻炼需要多久啊? 过程难不难受啊?

护士:整个操作大概需要30分钟左右,您只要配合就可以,不会有太大的痛苦。

患者:呼吸功能锻炼时我有哪些需要配合你的地方呢?

护士:您听我的口令,请您吸气的时候,你一边吸气一边鼓肚子,胸部不动;请您呼气的时候,嘴唇缩起,像吹口哨一样,呼出的速度标准以前方15cm处蜡烛火焰不熄灭为准,慢慢把气呼出就可以了。★

患者:就今天做一次吗?

护士:不是,您术前这三天和术后,我们都会帮您做这个锻炼,每日2次,每次30分钟。

患者:那好吧,我明白了!

护士:现在房间的温湿度都很适宜,光线也很充足。

护士:那我准备好用物就过来协助您做呼吸功能锻炼。

场景——护士站

护士甲:患者姓名?

护士乙:张某。

护士甲:住院号?

护士乙:住院号××。

护士甲:临时医嘱:呼吸功能锻炼。

护士乙:立即执行。

场景——病房

护士:您好,我现在要协助您做呼吸功能锻炼,请问您叫什么名字?

患者:张某。

护士:麻烦您把腕带给我核对一下好吗?

患者:好的。

护士核对腕带及治疗单信息无误开始准备操作。

护士:那么我们现在就要开始了,首先我们要做的是缩唇呼吸,过程中有任何不适,您都可以停下来告诉我,好吗?

患者:好的!

护士:现在请您听我的口令,用鼻子吸气(默数1,2),嘴唇缩起,像吹口哨一样呼气(默数1,2,3,4)。好了,这样就完成了一次呼吸,您配合得非常好! 我们继续!

护士:我们已经完成了缩唇呼吸锻炼,现在我们要进行腹式呼吸锻炼,我会把手放在您的胸腹部,帮助您进行锻炼,您看可以吗?

患者:好的,可以!

护士:过程中有任何不适,您都可以停下来告诉我,好吗?

患者:好的!

护士:那么您现在听我的口令,用鼻吸气,一边吸一边鼓肚子,胸部不动(默数1,2);好的,现在用口呼气,嘴唇缩起,慢慢把气呼出来,肚子尽量回缩(默数1,2,3,4)。您做得很好,就是这样! 如果您可以坚持,数到6更好。我们需要至少做10组呼吸,继续努力! ★

患者:谢谢你的鼓励!

护士:本次的呼吸功能锻炼已经结束了,感谢您的配合! 术前您要注意保暖,预防上呼吸道感染。★

患者:好的,谢谢你的提醒,我明白了!

护士:你也可以按照我刚才教您的方法自己做呼吸练习。如果您有任何疑问或需求,可以随时找我!

🕖 临床操作考点评分

操作内容		分值	测评			
			漏项	错误	颠倒	得分
准备评价(10分)	1. 患者及环境准备	2				
	2. 物品及人员准备	3				
	3. 医嘱核对及患者身份确认	3				
	4. 操作前准备	2				
操作评价(60分)	1. 协助患者摆放体位	5				
	2. 缩唇呼吸法	10				
	3. 腹式呼吸法	15				
	4. 全身性呼吸体操锻炼	15				
	5. 操作中的观察	10				
	6. 操作完用物处理及记录结果	5				
沟通及服务态度(20分)	1. 操作前对患者的知识讲解	5				
	2. 操作过程中与患者的沟通配合	5				
	3. 操作完毕健康教育指导	10				
理论知识评价(5分):操作目的、注意事项		5				
操作速度(5分):10分钟		5				
总分(合计)		100				

评分依据

准备部分:漏项一次扣0.5分,准备错误不得分。

操作过程部分:颠倒顺序一次扣1分,漏项一次扣1分,操作错误不得分。

沟通及服务态度部分:知识讲解及健康教育漏项一次扣0.5分,理论错误不得分;与患者无沟通不得分。

所有扣分不超过该部分操作的总分。

第九节　医用弹力袜的使用

（一）适应证

1. 恢复下肢静脉手术后的功能,防止静脉曲张的再次复发。

2. 消除各种手术后的水肿,促进伤口愈合。

3. 消除妊娠晚期孕妇的下肢水肿,预防妇女产后下肢静脉血液回流障碍引起的下肢静脉曲张和深静脉血栓形成。

4. 消除由静脉曲张、下肢静脉血液回流障碍引起的肿胀、酸痛,使变黑硬化的皮肤逐渐转好,溃疡皮肤愈合,使曲张程度转轻的迂曲静脉恢复原状。

5. 预防长期卧床患者的下肢深静脉血栓形成。

6. 对长时间站立、坐位、重体力劳动者可减轻下肢酸胀不适,预防下肢静脉曲张。

（二）禁忌证

1. 腿部患有皮炎,静脉结扎（手术后即刻使用）,坏疽、近期进行皮肤移植者。

2. 由于严重的动脉硬化引起的腿部血液循环不良。

3. 由充血性心力衰竭引起的下肢大面积水肿或肺水肿。

4. 下肢严重变形。

（三）物品准备

医用弹力袜、专业软尺、速干手消毒液,必要时备指甲剪、润肤霜、屏风。

（四）患者准备

1. 了解医用弹力袜使用的目的、过程及配合要点。

2. 测量腿围:短袜需测量患肢脚踝外周径和小腿最大周径;长袜需在短袜测量基础上增加腿中部周径;周径计算单位均为厘米,如果患者各部位测得周径与弹力袜相应周径不完全匹配,则以小腿最大周径为参考选择。

3. 采取良好的坐姿,坐时双膝勿交叉过久;休息或卧床时抬高患肢30°~40°。

（五）操作流程

1. 患者及环境准备:责任护士向患者讲解医用弹力袜使用目的、方法、注意事项,取得患者配合,指导或协助患者穿戴医用弹力袜。检查患者是否有趾甲过长、脚跟皲裂情况,根据需要予以修剪指甲,涂擦润肤霜。病房或检查室清洁安静,温湿度适宜,光线充足或配备照明,关闭门窗,必要时备屏风遮挡,保护患者隐私。

2. 物品及人员准备:备齐用物,护士衣帽整洁,洗手戴口罩。

3. 核对医嘱及患者信息。

4. 检查医用弹力袜的压力梯度、长短、周径、完整性。

5. 指导患者将手伸进弹力袜直到脚后跟处。

6. 协助患者抓住弹力袜后跟中间,将弹力袜由内向外翻出。

7. 指导患者将弹力袜小心套在脚上和后跟处,确保脚后跟正好位于弹力袜后跟处。

8. 协助患者将袜子拉过脚踝和小腿至大腿。

9. 指导患者弹力袜防滑带应位于臀沟,使之平滑。

10. 协助患者拉直弹力袜脚尖部位,使弹力袜脚踝和脚背部位平整,确保患者脚尖舒适。

11. 向患者行健康宣教,整理床单位,询问患者需要,协助患者取舒适卧位,处理用物并记录。

💡 临床应用小贴士

在临床该工作中,为患者应用弹力袜时,遇到以下问题,该如何解决呢?

1. 所有的患者只能选用同一规格的弹力袜吗?

答:选购弹力袜以前,需要测量三个数值:脚踝的直径、小腿最大直径（小腿肚最粗的地方）、腿的长度,然后根据这个尺码选择相应的尺寸。如果无法判断自己到底该选择哪一种,建议到医院咨询血管外科医生。

2. 医用弹力袜使用寿命是多久?

答:因为弹力袜里含有橡胶成分,而橡胶容易老化造成弹力梯度下降,所以无论穿的频率怎么样,建议半年更换一双,最长不能超过一年。

3. 医用弹力袜该如何保养?

答:在穿脱弹力袜时、不要让钻饰或长指甲刮伤弹力袜。勤剪手脚指甲,在干燥的季节要预防脚后跟皮肤皲裂,避免刮伤弹力袜。此外还要经常检查鞋内是否平整,防止杂物造成弹力袜不必要的磨损,延长使用寿命。洗涤要用中性洗涤剂在温水中水洗,不要拧干,用手挤或用干毛巾吸除多余的水分,于阴凉处晾干,勿置于阳光下或人工热源下晾晒或烘烤。

4. 医用弹力袜整天穿着会不会过紧而血流不畅?

答:不会。原则上,弹力袜只是在白天腿部承受站立或久坐不动时才需要穿戴。也就是说,弹力袜的穿戴可以和普通袜子一样,早上起床穿上,晚上睡觉脱下。不能 24 小时穿着,否则对皮肤没有好处,容易引起瘙痒、皮疹等。坐长途汽车、国际航班时可在上车前或登机前穿上,下车或下飞机后脱掉。

📋 案例与沟通

　　某病房,徐某,男性,68 岁,于 30 年前无明显诱因逐渐出现双下肢蚯蚓状突起。久站加重,休息后可缓解。近日来,患者出现左下肢酸胀症状明显加重,为进一步治疗来我院就诊,门诊以"双下肢静脉曲张"收入我院。自发病以来,患者精神状况良好,体力情况良好,食欲食量良好,睡眠情况良好,体重无明显变化,大小便正常。

　　场景——病房

　　护士:您好,我是您的责任护士××。因为您双下肢已经有酸胀症状,为避免病情进一步发展加重,现给您使用弹力袜以缓解因血液回流障碍引起的肿胀、酸痛。★

　　患者:弹力袜需要穿多久啊? 会不会勒的不舒服?

　　护士:弹力袜只是在白天腿部承受站立或久坐不动时才需要穿戴。也就是说,弹力袜的穿戴可以和普通袜子一样,早上起床穿上,晚上睡觉脱下。您放心,松紧度以能伸入一手指为宜,因此不会勒的不舒服。

　　患者:好的。

　　护士:为了保证弹力袜的效果,需要您平卧并将腿抬高。我来协助您躺好,这样您舒服么?

　　患者:可以。

　　护士:我先帮您把窗户关上,好吧?

　　患者:谢谢。

　　护士:您叫什么名字?

　　患者:徐某。

　　护士:住院号××。

　　护士:现在我要准备协助您穿弹力袜了,您先将手伸进袜子直到脚后跟处。

　　患者:好的,感觉袜子有一点紧。

　　护士:穿的时候是有点紧,请配合我,放松一点。

　　患者:好的。

　　护士:然后您抓住弹力袜后跟中间,将袜子由内向外翻出,将弹力袜小心套在您的脚上和后跟处,确保脚后跟正好位于袜子后跟处。最后将弹力袜拉过脚踝和小腿至大腿。

　　患者:恩,好的。

　　护士:这边有一个固定带可以调整弹力袜的松紧。

　　患者:好的。

　　护士:弹力袜已经穿好了,感觉舒服么?

　　患者:感觉挺舒适的,酸胀感也减轻了很多。

护士:您在穿或脱弹力袜时,不要让首饰或长指甲刮伤弹力袜。请勤剪手脚指甲,在干燥的季节要预防脚后跟皮肤皲裂,避免刮伤弹力袜。此外还要经常检查鞋内是否平整,防止杂物造成弹力袜不必要的磨损。★

患者:好的,我会注意的。

护士:另外洗涤要用中性洗涤剂在温水中水洗,不要拧干,用手挤或用干毛巾吸除多余的水分,于阴凉处晾干,勿置于阳光下或人工热源下晾晒或烘烤。★

患者:哦,谢谢你的讲解,我明白了。

护士:我为你把被子盖好(整理床单位),请问您还有什么别的需要吗?

患者:没有了。

护士:那谢谢您的配合,您有什么需要可以按呼叫铃,我也会随时来巡视的。

临床操作考点评分

操作内容		分值	测评			
			漏项	错误	颠倒	得分
准备评价(15分)	1. 患者及环境准备	5				
	2. 物品及人员准备	5				
	3. 医嘱核对及患者身份确认	5				
操作评价(55分)	1. 协助患者摆放体位	5				
	2. 检查医用弹力袜的完整性	5				
	3. 指导患者穿上弹力袜	20				
	4. 指导患者弹力袜防滑带位于臀沟,使之平滑	10				
	5. 指导患者调整弹力袜,保持患者舒适	10				
	6. 操作完用物处理及记录结果	5				
沟通及服务态度评价分15分:	1. 操作前对患者的知识讲解	5				
	2. 操作过程中与患者的沟通配合	5				
	3. 操作完毕健康教育指导	5				
操作速度(5分)		5				
理论知识评价(10分):操作目的、注意事项		10				
总分(合计)		100				

评分依据

准备部分:漏项一次扣0.5分,准备错误不得分。

操作过程部分:颠倒顺序一次扣1分,漏项一次扣1分,操作错误不得分。

沟通及服务态度部分:知识讲解及健康教育漏项一次扣0.5分,理论错误不得分;与患者无沟通不得分。所有扣分不超过该部分操作的总分。

第十节 脑室引流护理技术

（一）适应证

1. 颅内压增高出现脑危象或脑疝。

2. 脑室内出血、蛛网膜下腔出血。

3. 脑积水。

4. 颅内感染须经脑室注入药物。

5. 颅内压监测。

（二）禁忌证

1. 硬膜下囊肿或脑脓肿患者。

2. 弥散性脑脓肿或脑水肿所致脑室受压缩小者，穿刺困难，引流很难奏效。

3. 脑血管畸形，可引起大出血。

4. 有严重颅高压、视力<0.1者，可引起失明。

5. 脑室内巨大占位病变。

（三）物品准备

治疗盘、皮尺、电筒、活力碘、棉签、弯盘、剪刀、胶布、一次性无菌脑室引流装置（或无菌引流袋）、无菌换药碗内盛无菌纱布及无菌镊、卵圆钳或止血钳、一次性无菌治疗巾、手套、绷带、医用垃圾袋。

（四）患者准备

向患者或家属解释脑室引流的目的或意义，协助患者平卧于床上。

（五）操作流程

1. 核对医嘱，核对患者姓名、住院号、床号，评估患者。

2. 洗手，戴口罩，准备用物。

3. 携用物至患者床旁，再次核对。

4. 取合适体位，戴手套，垫治疗巾于脑室引流管与引流袋连接口下，取卵圆钳夹闭引流管。

5. 取一次性无菌引流袋检查有效期及有无破损，剪开引流袋外包装，拧紧接口处塑料帽，将引流袋悬挂于已测量的高度（或与原高度一致），一般引流管开口高于侧脑室平面10~15cm，以维持正常颅内压。

6. 取无菌纱布包裹无菌引流袋与脑室引流管的连接处并分离。

7. 将引流袋连接管前端向上提起，使引流液全部流入引流袋内，观察引流液颜色、性状及量。将换下的引流袋置于医用垃圾袋内。

8. 消毒脑室引流管连接面处内口及外口，并取无菌纱布包裹。

9. 取一次性无菌引流袋，去除连接端塑料帽，将新引流袋与脑室引流管连接牢固。

10. 妥善固定引流袋，松卵圆钳，观察引流是否通畅。

11. 撤治疗巾，更换头部无菌治疗巾。

12. 脱手套。

13. 协助患者取舒适卧位，整理床单位，询问患者需要。

14. 处理用物。

15. 洗手，取口罩。

16. 记录。

💡 **临床应用小贴士**

1. 在进行更换引流袋过程中从哪几个方面进行病情观察？

答：（1）意识状态：意识判断可根据格拉斯哥昏迷评分表。

（2）瞳孔：观察瞳孔的大小、形状、两侧是否对称，然后用手电筒来检查瞳孔对光线刺激的反应。

（3）生命体征。

2. 如何妥善固定引流袋？

答：（1）高度：引流管开口高于侧脑室平面 10~15cm。

（2）长度：以患者左或右翻身侧卧时不紧绷为宜。

3. 如何进行引流液的观察？

答：（1）引流管通畅时，引流管内的脑脊液平面随心脏跳动而上下波动，波动幅度为 10mm 左右。

（2）一般情况下，24 小时引流量不超过 500ml。脑脊液分泌量为 0.3~0.6ml/min，24 小时约 400~500ml。若引流量日渐减少，提示脑脊液循环通路逐渐恢复。引流量应控制在每日 500ml 以内，若有引起脑脊液分泌增多的因素（如颅内感染），引流量可适当增加，同时注意预防水、电解质失衡。

（3）控制引流速度：脑室引流早期要特别注意引流速度，切忌过多过快。

（4）正常脑脊液无色透明、无沉淀。术后 3~4 日引流液可略呈血性，引流脑脊液颜色逐渐变浅为正常，以后转为橙黄色。

4. 对患者如何进行拔管宣教？

答：（1）按病情需要，按期拔管。因为引流时间长可增加颅内感染机会。

（2）拔管时间：开颅术后一般引流 3~4 日，不宜超过 5~7 天。

（3）拔管时机：一般脑脊液颜色转清，经复查头颅 CT 确认脑室内血肿消失，脑脊液循环通畅，则可考虑拔管。

（4）拔管前：拔管前先夹闭引流管观察 24 小时，若患者无头痛、呕吐等症状，无意识障碍加深，生命体征稳定即可拔除引流管，否则，重新放开引流。

（5）拔管后：除需继续注重上述特征外，还必须注重穿刺口有无脑脊液溢出，如有脑脊液渗漏，及时报告医生，并注重保持敷料清洁干燥，避免颅内感染。

📋 案例与沟通

某病房，杜某，女性，69 岁，因蛛网膜下腔出血入院，患者脑室引流术后，留置脑室引流管，神志清楚，精神差，生命体征平稳。双侧瞳孔等大等圆约 2.5mm 对光反射灵敏，四肢肌力 4 级。留置右侧脑室引流管，胃管、尿管。给予鼻饲饮食，二便可。遵医嘱进行脑室引流袋的更换。

场景——病房

护士甲：您好，我是你的责任护士××，您术后留置脑室引流管，为了防止逆行感染，保持引流通畅，需要每日更换一次引流袋，按医嘱嘱我现在要给你更换脑室引流袋，请你配合一下可以吗？

患者：可以。这个过程难受吗？

护士甲：基本没有感觉，我只是在这个引流管的连接处更换引流袋。我会指导你进行配合，不会有太大的痛苦。

患者：好的，谢谢你。

护士甲：那我观察一下你的瞳孔可以吗？

患者：可以。

护士甲：您的瞳孔等大，在正常范围，生命体征也是正常的，你近期还有头疼，呕吐吗？

患者：没有。

护士甲：那我再看一下你的伤口和引流液情况可以吗？

患者：可以。

护士甲：你的伤口完好，无渗血渗液，引流管通畅，固定完好，引流出 300ml 淡血性液体，属于正常范围。

患者：好的。

护士甲：那您先休息，我去准备用物，过会过来帮您更换引流袋。

场景——病房

护士甲：您叫什么名字？

患者：杜某。

护士甲：住院号××。

护士甲：现在帮您摆好体位，我给您铺个治疗巾防止污染床单。

患者：好的。

护士甲：新的引流袋我已经放在测量好的位置了，换下来的是300ml淡血性引流液，在正常范围内，不用担心。

患者：好的。

护士甲：现在引流袋已经为您更换完毕，也为您妥善固定了，这个引流袋是悬挂于距侧脑室10~15cm高度，所以您平常就不能动这个引流袋，伤口敷料要保持清洁干燥，您不可抓挠伤口，您在进行活动时要避免引流管牵拉、滑脱、扭曲、受压。同时这个引流袋是一天更换一次，明天的这个时候我还会再为您进行更换的。

患者：哦，谢谢你的讲解，我明白了！

护士甲：如果有任何疑问或需求，可以随时找我！

临床操作考点评分

操作内容		分值	测评			
			漏项	错误	颠倒	得分
准备评价（15分）	1. 患者及环境准备	5				
	2. 物品及人员准备	5				
	3. 医嘱核对及患者身份确认	5				
操作评价（55分）	1. 协助患者摆放体位	5				
	2. 将新的引流袋悬挂于已测量的高度	8				
	3. 引流液全部引入引流袋并观察颜色，形状及量	10				
	4. 消毒脑室引流管	10				
	5. 妥善固定，并观察引流是否通畅	10				
	6. 更换头部无菌治疗巾垫	6				
	7. 操作完用物处理及记录结果	6				
沟通及服务态度（15分）	1. 操作前对患者的知识讲解	5				
	2. 操作过程中与患者的沟通配合	5				
	3. 操作完毕健康教育指导	5				
操作速度（5分）		5				
理论知识评价（10分）：操作目的、注意事项		10				
总分（合计）		100				

续表

操作内容	分值	测评			
		漏项	错误	颠倒	得分

评分依据

准备部分:漏项一次扣0.5分,准备错误不得分。

操作过程部分:颠倒顺序一次扣1分,漏项一次扣1分,操作错误不得分。

沟通及服务态度部分:知识讲解及健康教育漏项一次扣0.5分,理论错误不得分;与患者无沟通不得分。

所有扣分不超过该部分操作的总分。

第十一节　T管引流的护理操作技术

(一)适应证

1. 原发性或继发性胆总管结石、胆道蛔虫、肿瘤等行胆总管探查术后。

2. 肝外胆管扩张、管径在1.2~1.5cm以上。

3. 胆总管内脓性胆汁、血性胆汁或泥沙样胆汁。

4. 肝总管坏死、穿孔。

5. 肝外梗阻性黄疸。

(二)禁忌证

无绝对禁忌证。

(三)物品准备

治疗盘,弯盘,治疗巾,一次性引流袋,止血钳一把,手套,0.5%活力碘,棉签,无菌纱布,管道标志,必要时备屏风。

(四)患者准备

患者取平卧位,保持舒适。

(五)操作流程

1. 患者及环境准备:责任护士评估患者病情、伤口及引流情况,向患者及家属解释此操作的目的,取得配合。病房清洁安静,温湿度适宜,光线充足或配备照明,关闭门窗,必要时备屏风遮挡,保护患者隐私。

2. 护士衣帽整洁,洗手戴口罩,备齐用物。

3. 双人核对医嘱及患者信息。

4. 协助患者取卧位,松开盖被,暴露T管。

5. 戴手套。检查治疗巾的有效期、包装完整性,将治疗巾垫于T管下方。

6. 置弯盘于治疗巾上方,从近心端向远心端挤捏引流管,用止血钳夹住T管接口上方2/3处。

7. 检查一次性引流袋的有效期、包装完整性。取出并拧紧出口,置于治疗巾上。

8. 取一块无菌纱布包裹T管与引流袋衔接处,将T管和引流袋分离。另取一块无菌纱布包裹T管接口,用污染的纱布包裹引流袋接头后将引流袋放入黄色垃圾袋内,注意观察引流液的颜色、性状和量。

9. 取一根棉签蘸取0.5%活力碘由内向外螺旋消毒T管接口内侧面至横截面一次;另取一根棉签消毒横截面至导管外口一次。

10. 连接新的引流袋并妥善固定。

11. 松开止血钳,并挤捏T管;将管道标志贴在管口接头上10cm处。指导患者保持引流管通畅;撤去弯盘和治疗巾,脱手套;再次核对患者信息。

12. 向患者行健康宣教,整理床单位,询问患者需要,协助患者取舒适卧位,处理用物并记录。

临床应用小贴士

在临床工作中,为患者进行 T 管护理时,遇到以下问题,该如何解决呢?

1. 分离引流袋有哪些技巧可以较少引起引流液外漏?

答:分离时,将引流管前端向上提起,使引流液全部流入引流袋内,避免引流液外漏。

2. 如何放置引流管,以避免胆汁逆流?

答:平卧时引流管的远端不可高于腋中线,坐位、站立或行走时不可高于腹部手术切口,以防止胆汁逆流。

3. 胆汁外漏该如何处理?

答:及时更换敷料,可局部皮肤涂抹造口护肤粉或氧化锌软膏;也可以使用皮肤保护膜隔离后应用造口袋保护引流管周围皮肤,减少胆盐对皮肤的刺激。

4. T 管引流液的颜色、性状和量该如何观察?

答:正常成人每日分泌胆汁 800~1 200ml,呈黄绿色、清亮、无沉渣、有一定黏性。术后 24 小时内引流量约 300~500ml,恢复饮食后可增至 600~700ml,以后逐渐减少至每日 200ml 左右。如引流液为血性,考虑胆道出血;如胆汁过多,提示胆道下端有梗阻的可能;如胆汁浑浊,应考虑结石残留或胆管炎症未被控制;如胆汁突然减少甚至无胆汁流出,则可能管道受压、扭曲、折叠、阻塞、脱出或肝衰竭。

5. T 管引流的并发症有哪些?

答:出血;胆瘘。

案例与沟通

某病房,李某,男性,53 岁,因"急性梗阻性脓性胆管炎,胆总管结石",在持续硬膜外麻醉下行"肝胆总管切开取石,T 管引流术",术后 3 日,遵医嘱进行 T 管引流护理。

场景——病房

护士甲:您好,我是您的责任护士××,请告诉我一下您的姓名,好吗?

患者:李某。

护士甲:今天是您手术后的第三天,感觉如何?

患者:伤口有些疼。

护士甲:让我看看您的眼睛,嗯,巩膜没有黄染,最近没有发热。您术后恢复得还挺好的。

患者:护士,我这个管子是做什么用的?

护士甲:您之前因为胆总管梗阻导致胆汁淤积,引起了胆总管感染,手术放置这个引流管是为了引流胆汁,控制感染。为了防止逆行感染,需要保持引流通畅,每日更换引流袋。等会儿我给您换个新的引流袋,希望您能配合一下。★

患者:可以。

护士甲:我先帮您把窗户关上,好吧?

患者:谢谢。

护士甲:如果您想去卫生间,现在就可以去,我去准备更换引流袋的用物,等会儿来为您进行操作。

患者:好的。

护士甲:您叫什么名字?

患者:李某。

护士甲:住院号××。

护士甲:现在我协助您躺好,这样您舒服吗?

患者:还好。

护士甲:我要打开您的被子查看切口引流部位。您觉得这样冷吗?

患者:不冷。

护士甲:您的切口敷料干燥,无渗血渗液。如果引流口有液体渗出,我会为您更换敷料。现在我要铺一块治疗巾在您的引流管下方,请您把胳膊放到胸前,暂时不要放下来以免碰到引流管。★

患者:好的。

护士甲:我现在已经把旧的引流袋取下来了,引流出来的胆汁颜色有些浑浊,总共有550ml。

患者:护士,我的胆汁正常吗?

护士甲:因为您之前胆总管感染,所以胆汁的颜色会有些浑浊,不过医生已经为您用了治疗药物,请您放心配合我们治疗。我们也会随时观察您的情况变化。

护士甲:为保证您的引流部位不发生逆行感染,我们会每日或者根据您的引流情况随时更换引流袋,希望您配合。

患者:好的。

护士甲:引流袋已经换好了,引流很通畅,引流管固定在这儿,您看方便吗? ★

患者:可以。

护士甲:让我再次核对一下您的腕带好吗?

患者:可以。

护士甲:您在平时活动和休息时一定要注意避免发生引流液逆流。

患者:那要放在什么位置比较合适?

护士甲:您在平卧时引流管的远端不可高于腋中线,坐位、站立或行走时不可高于腹部手术切口。 ★

患者:好的,谢谢!

护士甲:平时,您在活动的过程中要注意不要将管路打结、扭曲、折叠,以免导致引流不畅。 ★

患者:好的。护士,我这个管子要留多久呀?

护士甲:我们这个引流管一般留置2~3周后,医生会评估您的病情恢复情况,考虑是否拔管,您不用过于担心。

患者:好的,谢谢!

护士甲:我为你把被子盖好(整理床单位),请问您还有什么别的需要吗?

患者:没有了。

护士甲:那谢谢您的配合,您有什么需要可以按呼叫铃,我也会随时来巡视的。

临床操作考点评分

操作内容	分值	测评			
		漏项	错误	颠倒	得分
准备评价(15分) 1. 患者及环境准备	5				
2. 物品及患者准备	5				
3. 医嘱核对及患者身份确认	5				

操作内容	分值	测评			
		漏项	错误	颠倒	得分
操作评价(55分)　1. 协助患者摆放体位	5				
2. 评估患者切口敷料及引流液的性质、颜色和量,检查导管引流情况	10				
3. 放置治疗巾及新的引流袋(检查引流袋)	5				
4. 止血钳夹闭引流管	5				
5. 用无菌纱布包裹引流管接口处,分离引流袋,避免引流液回流	10				
6. 消毒引流管接口处	5				
7. 连接新的引流袋	5				
8. 再次核对	4				
9. 操作完用物处理及记录结果	6				
沟通及服务态度(15分)　1. 操作前对患者的知识讲解	5				
2. 操作过程中与患者的沟通配合	5				
3. 操作完毕健康教育指导	5				
操作速度(5分)	5				
理论知识评价(10分):操作目的、注意事项	10				
总分(合计)	100				

评分依据

准备部分:漏项一次扣0.5分,准备错误不得分。

操作过程部分:颠倒顺序一次扣1分,漏项一次扣1分,操作错误不得分。

沟通及服务态度部分:知识讲解及健康教育漏项一次扣0.5分,理论错误不得分;与患者无沟通不得分。

所有扣分不超过该部分操作的总分。

第十二节　全胃肠外营养液的配制技术

(一)适应证

胃肠道功能严重障碍或衰竭的患者,无法进行肠内营养时,采用肠外营养。肠外营养适应证需要结合临床进行科学的评估。

(二)禁忌证

1. 胃肠道功能正常能获得足够的营养。

2. 估计应用时间不超过5天。

3. 患者伴有严重的水电解质紊乱、酸碱失衡、出凝血功能紊乱或休克时应暂缓使用,待肠内环境稳定后再考虑为肠外营养。

4. 已进入临终期或不可逆昏迷等患者不宜应用胃肠外营养。

（三）物品准备

治疗盘、碘酒、酒精、棉签、无菌纱布、无菌手套、弯盘、速干手消毒液、一次性治疗巾、一次性注射器、一次性三升营养袋、砂轮、锐器盒、黄色垃圾桶。

（四）患者及环境准备

1. 配制人员要求：

（1）严格按照医嘱选取药物。配制前阅读药品说明书，了解药物的理化性质、用法、用量，确保用药合理规范，杜绝配伍禁忌。

（2）严格执行三查七对。

（3）衣帽整洁，洗手，戴口罩和手套。

2. 配制环境要求：

（1）清洁配制室。用有效消毒溶液消毒净化台台面、传递箱内舱、治疗车及地面。开启净化台。

（2）清洁输液瓶表面，将输液瓶放置于治疗台面并贴好输液贴。经传递箱递入配液室。

（3）若未设配液中心，配制在治疗室进行。配制过程严格按照无菌操作原则，配制前对治疗室台面、地面湿式清理，消毒液擦拭消毒，操作前30分钟进行空气消毒，停止人员走动。

（五）操作流程

1. 打印配制单：患者住院号、姓名、科别、床号、病情、配制日期及药品用量。处方一般由脂肪乳、氨基酸、维生素、微量元素、葡萄糖、生理盐水、氯化钾、硫酸镁、胰岛素等组成。

2. 双人核对信息（患者住院号、姓名、科别、床号、配制日期及用量等）。

3. 双人处方审查：全胃肠外营养液的配制处方主要依据临床医嘱处方制订，配制前首先审查处方的合理性，有无配伍禁忌，剂量是否合理等，计算葡萄糖及胰岛素用量；将医嘱处方用药名称、规格、数量详细登记在配制单上，经核对无误，双签字。

4. 检查营养袋外包装有无破损，检查所有营养液有无变质、浑浊，有无絮状物，安瓿有无裂缝。双人查对各种药品名称、剂量、浓度、有效期等。

5. 按常规弹、消、锯、消、折安瓿。打开注射器抽吸药液。

6. 配制液体。

（1）将微量元素和电解质制剂分别加入氨基酸溶液及葡萄糖溶液内。

（2）将水溶性维生素、磷酸盐制剂加入葡萄糖溶液内。

（3）用脂溶性维生素乳剂稀释水溶性维生素后加入脂肪乳内。

（4）将配制好的氨基酸溶液及配制好的葡萄糖溶液同时混入营养袋内，并用肉眼检测液体有无沉淀。

（5）将配制好的脂肪乳加入已装有氨基酸溶液及葡萄糖的营养袋内。

7. 排出多余空气，封口，用无菌纱布包扎进液接头。

8. 完成配制后，贴标签，复查有无渗漏及破损，肉眼检查混合液有无分层或颜色、沉淀等变化。

9. 处理用物并记录。

💡 临床应用小贴士

1. 如何保证全胃肠外营养液的成分的稳定？

答：当 pH 值下降到 5.0 以下时，脂肪乳的稳定性受到影响，因葡萄糖液为酸性溶液，所以不能直接与脂肪乳混合，否则会破坏脂肪乳的稳定性；氨基酸具有缓冲和调节 pH 值的作用，故营养液中应添加高浓度的氨基酸；为保证稳定性应控制电解质的量；磷制剂与钙制剂有配伍禁忌应分别在不同的溶液内稀释后方能够混合，以免产生磷酸钙沉淀；不可在营养液内加入其他药物。

2. 配制好的全胃肠外营养液如何正确使用？

答：配好的全胃肠外营养液应无菌封口并保存在4℃冰箱内备用，超过24小时不得使用。输液导管及输液袋每12~24小时更换一次。一般成人首次输注速度为60ml/h，次日为80ml/h，第三日100ml/h。输液浓度由低浓度开始逐渐增加。

3. 全胃肠外营养液各离子浓度控制范围是多少？

答：因阳离子可中和脂肪颗粒中磷脂的负电荷，使脂肪颗粒相互靠近，发生聚集和融合，最终导致水油分层，故在全胃肠外营养液配制中应控制一价阳离子的浓度小于150mmol/L 镁离子浓度应小于3.4mmol/L；钙离子的浓度应小于1.7mmol/L。

临床操作考点评分

操作内容		分值	测评			
			漏项	错误	颠倒	得分
准备评价（15分）	1. 按规定着装，洗手、戴口罩	5				
	2. 物品准备齐全	5				
	3. 按医嘱备药	5				
操作评价（55分）	1. 查药名、剂量、浓度及有效期；对光检查液体有无变色、浑浊、沉淀及絮状物，安瓿有无裂缝	15				
	2. 按常规弹、消、锯、消、折安瓿。打开注射器抽吸药液后放入无菌巾内	10				
	3. 严格按照无菌技术及药物顺序配制液体	20				
	4. 操作完用物处理及记录结果	10				
理论知识评价（15分）	1. 为保证全胃肠外营养液的成分的稳定，应有哪些注意事项	5				
	2. 配制好的全胃肠外营养液使用注意事项有哪些	5				
	3. 全胃肠外营养液各离子成分浓度范围是多少	5				
操作速度（5分）　15分钟（根据营养液内容物情况酌情增减时间）		5				
理论知识评价（10分）：操作目的、注意事项		10				
总分（合计）		100				

评分依据

准备部分：漏项一次扣0.5分，准备错误不得分。

操作过程部分：颠倒顺序一次扣1分，漏项一次扣1分，操作错误不得分。

理论知识评价部分：配液知识漏项一次扣0.5分，理论错误不得分。

所有扣分不超过该部分操作的总分。

小 结

本章节介绍了全胃肠外营养液配制的临床护理技术,操作过程中应严格无菌操作。遵守液体配制原则,液体应尽量现用现配,以保证为患者提供最佳的治疗。充分体现优质护理服务的宗旨和内涵,对提高新入职护士的专业护理能力具有指导意义。

第六章

妇产科护理技术

妇产科护理作为临床护理的一大板块,包含对女性患者、孕产妇及新生儿的各项护理,本章节主要针对临床上妇科和产科常用护理技术进行讲解,包含各项护理技术的适应证、禁忌证、操作流程、临床操作中常见问题、临床操作中的护患沟通和人文关怀,对于初入临床的新入职护士有很好的引导作用,从操作要点、解决问题的方法、临床沟通技巧等各方面指导新入职护士进行工作,尽快适应临床工作,避免进入常见的操作误区。

第一节　妇科基本护理技术

一、会阴擦洗

(一)适应证

1. 留置尿管的女性患者。

2. 会阴手术术后患者或会阴部有伤口的女性患者。

3. 长期卧床的患者。

(二)禁忌证

无

(三)物品准备

治疗车、会阴擦洗包(弯盘、无菌治疗碗、镊子2把、无菌干棉球若干)、0.5%活力碘、一次性护理垫、速干手消毒液、无菌手套、大浴巾,必要时备便盆。

(四)患者准备

责任护士核对患者身份(腕带信息),评估患者会阴情况,向患者讲解会阴擦洗的目的、方法、注意事项,取得患者配合,指导或协助患者清洁外阴。

(五)操作流程

1. 环境准备:病房或检查室清洁安静,温湿度适宜,光线充足或配备照明,关闭门窗,必要时备屏风遮挡,保护患者隐私。

2. 物品及人员准备:备齐用物,将0.5%活力碘按照"倒取无菌溶液"的方法倒入治疗碗内浸润棉球,预留2个干棉球。护士衣帽整洁,洗手戴口罩。

3. 经双人核对医嘱及患者信息,确认无误。

4. 携用物至床旁,再次核对患者信息。

5. 评估患者会阴情况,解释并取得理解和配合。

6. 松开被尾,协助患者脱去对侧裤腿,盖在近侧腿部,并盖上浴巾,对侧腿用棉被遮盖,取膀胱截石位,双膝屈曲向外分开,暴露会阴部,作好保暖工作。

7. 戴手套,臀下垫一次性治疗巾,将弯盘置于患者的会阴下方,盛有消毒棉球无菌治疗碗置于其两大腿中间。

8. 擦洗:两手各持一把镊子,一把用于夹取无菌的消毒棉球,另一把接过棉球进行擦洗。擦洗顺序:

会阴伤口→尿道口(留置尿管患者还需擦洗尿管)→阴道口→对侧小阴唇→近侧小阴唇→对侧大小阴唇间→近侧大小阴唇间→对侧大阴唇→近侧大阴唇→会阴体至肛门。按由内向外、自上而下、先对侧后近侧的原则进行擦洗。擦洗过程中注意询问患者有无不适,会阴伤口是否疼痛。

9. 用干棉球擦干会阴,先对侧后近侧,以会阴部无残留活力碘为原则。

10. 擦洗完毕,撤去用物。

11. 脱手套,撤浴巾,协助患者穿好衣裤,取舒适卧位。

12. 清理用物,洗手,取口罩,记录。

临床应用小贴士

在临床工作中,进行会阴擦洗时,遇到以下问题,该如何解决呢?

1. 患者会阴部水肿,该如何处理?

答:首先评估会阴部水肿的程度,根据疾病及手术相关知识查找会阴部水肿的原因,及时汇报医生,可遵医嘱使用50%硫酸镁或95%酒精进行局部湿热敷。其次行会阴擦洗或指导患者清洗会阴部时动作宜轻柔,以免造成局皮肤破损引起感染。

2. 为会阴部手术术后患者或会阴部有伤口的患者行会阴擦洗时,发现伤口周围组织有炎性渗出,伤口出现红肿该如何处理?

答:行会阴擦洗时先评估患者会阴伤口的愈合情况,及时告知医生并配合医生进行相应处理,行会阴擦洗时应动作宜轻柔,避免引起患者不适,同时指导患者及时更换会阴垫,日常生活中大小便后及时清洁会阴,保持伤口清洁干燥。

案例与沟通

根据临床实际操作进行操作过程中各项情景的设置,包括如何评估、核对及与患者的沟通交流、注意事项的讲解、健康教育的实施,标注★号的为主要扣分项目及重点项目。(案例由老师提供给学生)

某病房,张某,女性,40岁,昨日已行子宫肌瘤剔除术。医生开具长期医嘱:每日行会阴擦洗一次。

场景——病房

护士甲:您好,我是您的责任护士××,请问您叫什么名字?

患者:张某。

(护士查看患者腕带上的姓名及住院号进行核对。)

护士甲:张女士,因为术后您的尿管需要留置两天,我需要帮您进行会阴擦洗,会阴擦洗的目的是为了保持您会阴部和肛门的清洁,促进舒适,最重要的是防止尿路和盆腔的逆行感染。★

患者:哦,明白了!现在我需要做些什么来配合你呢?

护士甲:您现在可以初步清洁一下外阴,需要我协助您吗?

患者:我可以自己清洁会阴部,不需要帮忙!

护士甲:现在房间的温湿度都很适宜,光线也很充足,由于会阴擦洗需要暴露您的会阴,待会我会关上窗户,使用屏风,保护您的隐私,作好保暖工作,请您放心!

患者:谢谢你的关心!

护士甲:那我准备好用物就过来帮您擦洗。

场景——病区治疗室-双人核对

护士乙:患者姓名?

护士甲:张某。

护士乙:住院号。

护士甲:住院号××。

护士乙:长期医嘱:会阴擦洗。

护士甲:每日1次。

场景——病房。

护士甲:您好,我现在要为您进行会阴擦洗了,请问您叫什么名字?

患者:张某。

护士甲:麻烦您把腕带再给我核对一下好吗?

患者:好的。

护士甲:现在帮您脱去裤腿,两腿弓起外展,给您铺好垫单,准备擦洗了,擦洗时会有一点点凉,请您放松。感觉冷不冷? 消毒液接触皮肤的时候有刺痛感吗? ★

患者:还好,不冷也没有不舒服,谢谢关心。

护士甲:现在已经擦洗完毕,谢谢您的配合。残留在会阴部的消毒液已经用干棉球蘸干了,不会沾上衣裤,现在我帮您穿好衣裤吧!

患者:好的,谢谢。

护士甲:子宫肌瘤剔除术后会有少许阴道出血,记得经常更换卫生垫,同时在大小便以后清洁干净会阴部及肛门,保持会阴部的清洁,防止感染,在尿管拔除前我们会每天为您进行会阴消毒一次。★

患者:哦,谢谢你的讲解,我明白了!

护士甲:如果有任何疑问或需求,可以随时找我!

📍 临床操作考点评分

操作内容		分值	测评			
			漏项	错误	颠倒	得分
准备评价(15分)	1. 患者及环境准备	5				
	2. 物品及人员准备	5				
	3. 医嘱核对及患者身份确认	5				
操作评价(55分)	1. 会阴评估	5				
	2. 协助患者摆放体位	10				
	3. 开会阴擦洗包	10				
	4. 会阴擦洗及擦洗顺序	15				
	5. 擦洗后撤去用物	5				
	6. 协助患者取舒适卧位	5				
	7. 操作完用物处理及记录结果	5				
沟通及服务态度(15分)	1. 操作前对患者的知识讲解	5				
	2. 操作过程中与患者的沟通配合	5				
	3. 操作完毕健康教育指导	5				
操作速度(5分)		5				
理论知识评价(10分):操作目的、注意事项		10				
总分(合计)		100				

操作内容	分值	测评			
		漏项	错误	颠倒	得分

评分依据

准备部分:漏项一次扣0.5分,准备错误不得分。

操作过程部分:颠倒顺序一次扣1分,漏项一次扣1分,操作错误不得分。

沟通及服务态度部分:知识讲解及健康教育漏项一次扣0.5分,理论错误不得分;与患者无沟通不得分。

所有扣分不超过该部分操作的总分。

　　二、会阴湿热敷

　　(一)适应证

　　1. 各种原因引起的会阴水肿。

　　2. 会阴血肿。

　　3. 会阴伤口硬结。

　　4. 会阴伤口早期感染。

　　(二)禁忌证

　　会阴水肿合并活动性出血、伤口感染严重、伤口感染呈弥散性、污染伤口、陈旧性伤口

　　(三)物品准备

　　治疗车、橡胶单及一次性看护垫各1块、消毒弯盘1个、无菌治疗碗1个、镊子2把、棉垫1块、消毒干纱布若干块、消毒棉签数包、无菌手套、医用凡士林、预热的50%硫酸镁溶液(温度41~48℃)、温度计。

　　(四)患者准备

　　责任护士核对患者身份(腕带信息),评估患者会阴水肿程度,向患者讲解会阴湿热敷的目的、方法、注意事项,取得患者配合,协助患者排空膀胱,必要时清洁外阴。

　　(五)操作流程

　　1. 环境准备:病房或检查室清洁安静,温湿度适宜,光线充足或配备照明,关闭门窗,必要时备屏风遮挡,保护患者隐私。

　　2. 物品及人员准备:备齐用物,将预热的50%硫酸镁溶液按倒取无菌溶液的方法倒入无菌治疗碗内浸润消毒纱布,复测温度41~48℃。护士衣帽整洁,洗手戴口罩。

　　3. 经双人核对医嘱及患者信息,确认无误。

　　4. 携用物至床旁,再次核对患者信息。

　　5. 评估患者会阴水肿程度,解释并取得理解和配合。

　　6. 协助患者脱去对侧裤腿,盖在近侧腿部,取膀胱截石位,双膝屈曲向外分开,暴露会阴部,注意作好保暖工作。

　　7. 在患者臀下垫橡胶中单及一次性治疗巾。

　　8. 戴手套,在湿热敷部位薄涂一层凡士林,覆盖无菌干纱布。

　　9. 轻轻覆盖上浸泡好50%硫酸镁溶液的湿纱布,并盖上棉垫保温。湿热敷过程中询问患者有无不适,是否能耐受湿热敷的温度。

　　10. 每隔3~5分钟更换湿纱布一次,也可在棉垫外放置热水袋,延长热敷时间至15~30分钟。

　　11. 湿热敷完毕,移除纱布和棉垫,观察局部皮肤状况。

　　12. 协助患者穿好衣裤,取舒适卧位。

　　13. 清理用物,洗手,取口罩,记录。

临床应用小贴士

在临床工作中,进行会阴湿热敷时,遇到以下问题,该如何解决呢?

1. 会阴湿热敷的面积、温度如何把握?

答:湿热敷面积为病损面积的2倍,温度控制在41~48℃。

2. 休克、虚脱、昏迷及手术后感觉不敏感的患者可以使用湿热敷吗? 该注意哪些问题?

答:对于休克、虚脱、昏迷及手术后感觉不敏感的患者,湿热敷是可行的,但是必须严格控制温度及严密观察,防止烫伤的发生。

案例与沟通

根据临床实际操作进行操作过程中各项情景的设置,包括如何评估、核对及与患者的沟通交流、注意事项的讲解、健康教育的实施,标注★号的为主要扣分项目及重点项目。(案例由老师提供给学生)

某病房,刘某,女性,23岁,穿刺取卵术后因卵巢过度刺激综合征入院,会阴部水肿明显。医生开具临时医嘱:会阴湿热敷一次。

场景——病房

护士甲:您好,我是您的责任护士××,请问您叫什么名字?

患者:刘某。

护士同时查看患者腕带上的姓名及住院号进行核对。

护士甲:因为现在您会阴部水肿明显,我需要帮您进行湿热敷,请您配合一下好吗?

患者:湿热敷疼不疼啊?

护士甲:湿热敷不疼,我们会用41~48℃的50%硫酸镁溶液浸泡无菌纱布覆盖在您的会阴部,促进局部血液循环,减轻局部肿胀。★

患者:哦,明白了! 现在我需要做些什么来配合你呢?

护士甲:您现在可以排空膀胱,初步清洁一下外阴,需要我协助您吗?

患者:我可以自己清洁会阴部,不需要帮忙!

护士甲:现在房间的温湿度都很适宜,光线也很充足,稍后进行湿热敷时需要暴露您的会阴,我会关闭窗户,使用屏风,保护您的隐私,作好保暖工作,请您放心!

患者:谢谢你的关心!

护士甲:那我准备好用物就过来帮您做治疗。

场景——病区治疗室-双人核对

护士乙:患者姓名?

护士甲:刘某。

护士乙:住院号?

护士甲:住院号××。

护士乙:临时医嘱:会阴湿热敷。

护士甲:一次,立即执行。

场景——病房

护士甲:您好,我现在要为您进行会阴湿热敷了,请问您叫什么名字?

患者:刘某。

护士甲:麻烦您把腕带再给我核对一下好吗?

患者:好的。

护士甲:现在准备开始湿热敷了,我帮您脱去裤腿,请两腿弓起外展,接下来给您铺好垫单,我先帮您的会阴部涂一层凡士林保湿,然后用50%硫酸镁溶液进行湿热敷,温度41~48℃,如果您觉得凉或者是热可以告诉我,每次热敷3~5分钟,我会为您更换新的湿纱布,请您放松。★

患者:好的。

护士甲:刚才敷上的纱布差不多有5分钟了,温度可能没有刚敷上去的时候热,随着水分的挥发,湿敷纱布会变干,我需要为您更换一块纱布,您觉得温度怎么样? 是冷还是热?

患者:温度刚好适宜。

护士甲:湿热敷了30分钟,今天的治疗就结束了,谢谢您的配合,我已经帮您清洁好会阴部的硫酸镁溶液和凡士林,平时请注意保持会阴部的清洁干燥,清洗会阴部的时候动作应轻柔,防止局部皮肤破溃引起感染。★

患者:哦,谢谢你的讲解,我明白了!

护士甲:如果有任何疑问或需求,可以随时找我!

临床操作考点评分

	操作内容	分值	测评			
			漏项	错误	颠倒	得分
准备评价(15分)	1. 患者及环境准备	5				
	2. 物品及人员准备	5				
	3. 医嘱核对及患者身份确认	5				
操作评价(55分)	1. 会阴评估	5				
	2. 协助患者摆放体位	10				
	3. 热敷前的物品及皮肤准备	10				
	4. 热敷过程	15				
	5. 擦洗后撤去用物	5				
	6. 协助患者取舒适卧位	5				
	7. 操作完用物处理及记录结果	5				
沟通及服务态度(15分)	1. 操作前对患者的知识讲解	5				
	2. 操作过程中与患者的沟通配合	5				
	3. 操作完毕健康教育指导	5				
操作速度(5分)		5				
理论知识评价(10分):操作目的、注意事项		10				
总分(合计)		100				

评分依据

准备部分:漏项一次扣0.5分,准备错误不得分。

操作过程部分:颠倒顺序一次扣1分,漏项一次扣1分,操作错误不得分。

沟通及服务态度部分:知识讲解及健康教育漏项一次扣0.5分,理论错误不得分;与患者无沟通不得分。

所有扣分不超过该部分操作的总分。

三、阴道擦洗

（一）适应证

1. 阴道炎。

2. 宫颈炎。

3. 盆腔手术术前准备。

（二）禁忌证

有活动性阴道出血的患者。

（三）物品准备

治疗车、阴道擦洗包（无菌治疗碗、长镊子1把、无菌干棉球若干）、窥阴器1把、持物钳1把、0.5%活力碘、石蜡棉球一包、一次性看护垫、速干手消毒液、无菌手套、大浴巾、站灯。

（四）患者准备

责任护士核对患者身份（腕带信息），评估患者会阴情况，询问患者性生活史及生育史，向患者讲解阴道擦洗的目的、方法、注意事项，取得患者配合，指导或协助患者排空膀胱。

（五）操作流程

1. 环境准备：检查室清洁安静，温湿度适宜，光线充足或配备照明，关闭门窗，必要时备屏风遮挡，保护患者隐私。

2. 物品及人员准备：备齐用物，将0.5%活力碘按"倒取无菌溶液"的方法倒入治疗碗内浸润棉球，预留2个干棉球。护士衣帽整洁，洗手戴口罩。

3. 经双人核对医嘱及患者信息，确认无误。

4. 携用物至检查床旁，再次核对患者信息。

5. 评估患者会阴情况，再次询问患者性生活史及生育史，解释并取得理解和配合。

6. 协助患者躺上妇科检查床，臀下垫一次性治疗巾。脱去患者对侧裤腿，盖在近侧腿部，并盖上浴巾，取膀胱截石位，双膝屈曲向外分开，暴露会阴部，作好保暖工作。

7. 开站灯，戴手套。

8. 外阴消毒：用长镊夹取活力碘棉球初步消毒外阴。消毒顺序为：阴道口→对侧小阴唇→近侧小阴唇→对侧大小阴唇间→近侧大小阴唇间→对侧大阴唇→近侧大阴唇，每次夹取一个棉球。

9. 放置窥阴器：选择合适型号的窥阴器，检查窥阴器，闭合两叶，用液体石蜡润滑窥阴器两叶并将其调至闭合状态，与阴道口呈45°角插入阴道内，动作宜轻柔。

10. 调整窥阴器方向，撑开窥阴器两叶，充分暴露阴道宫颈及阴道侧壁。

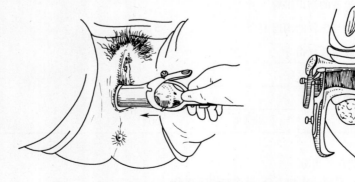

图6-1　窥阴器放置完毕的正面及侧面观

11. 使用活力碘棉球进行擦洗，拭去阴道分泌物，观察宫颈及阴道壁是否有病变。擦洗顺序：宫颈口→宫颈→宫颈四周（特别是后穹窿）→阴道左右壁→闭合两叶回撤窥阴器，旋转窥阴器90°暴露阴道前后壁进行擦洗。操作过程中注意询问患者有无不适，遇到患者不适应及时调整窥阴器角度，减轻患者不适。

12. 使用干棉球蘸干阴道内残留的活力碘溶液,检查擦洗是否干净。

13. 擦洗完毕,闭合窥阴器两叶,取出,撤去用物。

14. 脱手套,撤浴巾,协助患者穿好衣裤。

15. 清理用物,关站灯,洗手,取口罩,记录。

临床应用小贴士

在临床工作中,进行阴道擦洗时,遇到以下问题,该如何解决呢?

1. 所有的女性患者只能选用同一规格的窥阴器吗?

答:针对不同的女性应该按照实际情况选择大小合适的窥阴器,对于未分娩过的年轻女性或老年妇女选择型号较小的窥阴器,对于阴道壁膨出者选择型号较大的窥阴器,以减轻操作中的患者不适,并能够充分暴露阴道及宫颈,避免阴道分泌物残留。

2. 行阴道擦洗前护士应注意什么?

答:①行阴道擦洗前必须询问患者是否有性生活史,避免损伤处女膜。②询问患者近期有无活动性阴道出血、有没有行诊刮、清宫、宫颈活检、宫颈利普刀等手术,避免盆腔逆行感染及局部出血。

3. 拟行阴道擦洗时遇到患者月经来潮或者有不明活动性出血应该怎么办?

答:护士应停止操作,立即通知医生,防止逆行感染或进一步加重出血。

4. 行阴道擦洗过程中上窥阴器遇到阻力或患者抵触该如何处理?

答:护士应暂停操作,避免使用蛮力,可在了解患者病情的前提下为患者讲解操作目的,缓解患者焦虑,先行双合诊了解阴道情况,更换合适规格的窥阴器。

5. 行阴道擦洗过程中无法暴露宫颈该怎么办?

答:可行双合诊了解宫颈位置,调整窥阴器方向或更换合适规格的窥阴器。

案例与沟通

根据临床实际操作进行操作过程中各项情景的设置,包括如何评估、核对及与患者的沟通交流、注意事项的讲解、健康教育的实施,标注★号的为主要扣分项目及重点项目。(案例由老师提供给学生)

某病房,王某,女性,38 岁,已婚已育,3 日后拟行卵巢囊肿剥除术,在完善术前准备的过程中医生开具长期医嘱:每日行阴道擦洗一次。

场景——病房

护士甲:您好,我是您的责任护士××,请问您叫什么名字?

患者:王某。

护士同时查看患者腕带上的姓名及住院号进行核对。

护士甲:因为过几天您会进行卵巢囊肿剥除手术,术前医生要求每日为您行阴道擦洗一次,请您配合一下好吗?

患者:好的。

护士甲:请问您有过性生活吗?

患者:有的,但是为什么要做阴道擦洗啊?

护士甲:为了清理阴道分泌物,防止术后盆腔感染,这对于您的术后恢复非常重要。★

患者:哦,明白了! 现在我需要做些什么来配合你呢?

护士甲:您现在可以排空膀胱,然后到妇科检查室等候。

患者:好的,我立刻过来!

护士甲:检查室温湿度都很适宜,光线也很充足,稍后行阴道擦洗时需要暴露会阴,我会使用屏风,保护您的隐私,作好保暖工作,请您放心!

患者:谢谢你的关心!

护士甲:那我准备好用物就过来帮您消毒。

场景——病区治疗室-双人核对

护士乙:患者姓名?

护士甲:王某。

护士乙:住院号?

护士甲:住院号××。

护士乙:长期医嘱:阴道擦洗。

护士甲:每日1次。

场景——妇科检查室

护士甲:您好,我现在要为您进行阴道擦洗了,请问您叫什么名字?

患者:王某。

护士甲:麻烦您把腕带再给我核对一下好吗?

患者:好的。

护士甲:再次跟您确认一下您有性生活史吗? 或者生育过孩子吗? ★

患者:哦,有的,我的孩子就是顺产的。

护士甲:我已经帮您铺好垫单,现在请您躺上检查床,脱去裤腿,我会帮您盖上浴巾,请您两腿弓起外展,消毒完外阴就会开始阴道擦洗了,放置窥阴器的时候会有一些难受,消毒宫颈的时候触碰到宫颈会有酸胀感,但是不疼,消毒阴道壁的时候基本不疼,我为您选了一个合适的窥阴器,请您放松。★

患者:好的,哎呀,有一些疼。

护士甲:好的,我现在停止放置窥阴器,您休息一下。我现在给您做一个双合诊的阴道检查,看一下阴道情况,恩,分泌物不多,宫颈稍偏后,放置窥阴器会让您觉得不舒服,我会尽量动作轻柔一些的。

患者:现在感觉好多了,谢谢!

护士甲:宫颈后穹窿处有少许分泌物,平时要注意会阴部的清洁。现在宫颈和阴道左右壁已经擦洗干净了,我会调整窥阴器方向再擦洗阴道前后壁,会有一点点不舒服,请您配合。您感觉怎么样? 如果不舒服就告诉我。★

患者:还好,没有不舒服,我以后会注意会阴部卫生的。

护士甲:现在擦洗完了,谢谢您的配合。残留在阴道内消毒液已经用干棉球蘸干了,您起床时不会打湿衣裤。

患者:好的,谢谢。

护士甲:术前的阴道擦洗您会觉得有些不适,但是这是保持阴道清洁度的一种方式,也有利于术后盆腔感染的防治,并且通过擦洗时观察到的阴道分泌物的性质、颜色都可以反映一定的病情变化。★

患者:哦,谢谢你的讲解,我明白了!

护士甲:如果有任何疑问或需求,可以随时找我!

📝 临床操作考点评分

操作内容		分值	测评			
			漏项	错误	颠倒	得分
准备评价（15分）	1. 患者及环境准备	5				
	2. 物品及人员准备	5				
	3. 医嘱核对及患者身份确认	5				
操作评价（55分）	1. 会阴评估	5				
	2. 协助患者摆放体位	10				
	3. 开阴道擦洗包	5				
	4. 初步清洁外阴	5				
	5. 阴道内擦洗	15				
	6. 擦洗完撤去用物	5				
	7. 协助患者取舒适卧位	5				
	8. 操作完用物处理及记录结果	5				
沟通及服务态度（15分）	1. 操作前对患者的知识讲解	5				
	2. 操作过程中与患者的沟通配合	5				
	3. 操作完毕健康教育指导	5				
操作速度（5分）		5				
理论知识评价（10分）：操作目的、注意事项		10				
总分（合计）		100				

评分依据

准备部分：漏项一次扣0.5分，准备错误不得分。

操作过程部分：颠倒顺序一次扣1分，漏项一次扣1分，操作错误不得分。

沟通及服务态度部分：知识讲解及健康教育漏项一次扣0.5分，理论错误不得分；与患者无沟通不得分。

所有扣分不超过该部分操作的总分。

四、阴道冲洗

（一）适应证

1. 无性生活史的女性。

2. 阴道萎缩的老年妇女。

（二）禁忌证

有活动性阴道出血的患者。

（三）物品准备

治疗车、无菌治疗碗1个、会阴擦洗包1个、0.5%活力碘、50ml注射器1个，一次性尿管1根、石蜡棉球一包、橡胶中单、一次性看护垫、速干手消毒液、无菌手套、大浴巾、水温计、便盆、站灯。

（四）患者准备

责任护士核对患者身份（腕带信息），评估患者会阴情况，询问患者性生活史及生育史，向患者讲解阴道冲洗的目的、方法、注意事项，取得患者配合，指导或协助患者排空膀胱。

（五）操作流程

1. 环境准备：检查室清洁安静，温湿度适宜，光线充足或配备照明，关闭门窗，必要时备屏风遮挡，保护患者隐私。

2. 物品及人员准备：备齐用物，将0.5%活力碘按取无菌溶液的方法倒入治疗碗200~300ml，用水温计测量溶液温度41~43℃，同时打开会阴擦洗包，将无菌棉球浸泡0.5%活力碘。护士衣帽整洁，洗手戴口罩。

3. 经双人核对医嘱及患者信息，确认无误。

4. 携用物至检查床旁，再次核对患者信息。

5. 评估患者会阴情况，再次询问患者性生活史及生育史，解释并取得理解和配合。

6. 协助患者躺上妇科检查床，臀下垫橡胶中单及一次性治疗巾。

7. 脱去患者对侧裤腿，盖在近侧腿部，并盖上浴巾，取膀胱截石位，双膝屈曲向外分开，暴露会阴部，作好保暖工作，臀下放置便盆，开站灯。

8. 外阴消毒：戴手套，用长镊夹取消毒液的棉球初步消毒外阴。消毒顺序为：阴道口→对侧小阴唇→近侧小阴唇→对侧大小阴唇间→近侧大小阴唇间→对侧大阴唇→近侧大阴唇，每次夹取一个棉球。

9. 准备尿管：用液体石蜡棉球润滑尿管前端，用50ml注射器抽取0.5%活力碘，并与尿管连接，排净尿管内的空气。

10. 阴道冲洗：左手拇指和示指分开小阴唇，暴露阴道口，缓缓将尿管插入阴道内，缓慢将消毒液注入阴道内，注意压力及速度，推注完毕反折尿管，分离注射器及尿管，再次抽取0.5%活力碘，连接尿管同上述步骤再次推注，直至阴道内流出的液体无分泌物为止。操作过程中询问患者有无不适。

11. 冲洗完毕取出尿管，扶患者坐起，待阴道内液体流尽后，用无菌干棉球将外阴及阴道口擦干。

12. 脱手套，撤浴巾，协助患者穿好衣裤。

13. 清理用物，关站灯，洗手，取口罩，记录。

💡 临床应用小贴士

在临床工作中，进行阴道冲洗时，遇到以下问题，该如何解决呢？

1. 为什么行阴道冲洗时推注速度不宜过快？

答：阴道冲洗时推注速度过快容易使消毒液或分泌物倒流至宫腔内，同时消毒液对阴道局部作用时间不充足，无法起到消毒和冲洗分泌物的作用。

2. 行阴道冲洗前护士必须注意什么？

答：行阴道冲洗前必须询问患者是否有性生活史，近期有无活动性阴道出血，有没有行诊刮、清宫、宫颈活检等手术，避免盆腔逆行感染。

3. 拟行阴道冲洗时遇到患者月经来潮或者有不明活动性出血应该怎么办？

答：应暂停操作，立即通知医生，防止逆行感染。

4. 行阴道冲洗过程中向阴道内推送尿管时遇到阻力或患者抵触时该如何处理？

答：应暂停操作，避免使用蛮力，可在了解患者病情的前提下为患者讲解操作目的，缓解患者焦虑，或与管床医生沟通找出受阻原因。

📋 案例与沟通

根据临床实际操作进行操作过程中各项情景的设置，包括如何评估、核对及与患者的沟通交流、注意事项的讲解、健康教育的实施，标注★号的为主要扣分项目及重点项目。（案例由老师提供给学生）

某病房，林某，女性，21岁，3日后拟行卵巢囊肿剥除术，在完善术前准备的过程中医生开具长期医嘱：每日行阴道冲洗一次。

场景——病区患者床边

护士甲：您好，我是您的责任护士××，请问您叫什么名字？

患者:林某。

护士同时查看患者腕带上的姓名及住院号进行核对。

护士甲:因为 3 日后你会进行卵巢囊肿剥除手术,医生为您开具了每日 1 次阴道冲洗,请您配合一下好吗?

患者:我没有结婚可以做阴道冲洗吗?

护士甲:没有过性生活对吧? 所以医生开具的医嘱是阴道冲洗而不是擦洗,我们使用普通导尿管来进行阴道冲洗,而不是使用窥阴器,目的是清理阴道分泌物,防止术后盆腔感染,这对于您的术后恢复非常重要。正常处女膜是可以容纳一个小指头的大小,普通尿管是不会损伤处女膜的。★

患者:哦,明白了! 现在我需要做些什么来配合你呢?

护士甲:您现在可以排空膀胱,然后到妇科检查室等候。

患者:好的,我立刻过来!

护士甲:检查室温湿度都很适宜,光线也很充足,稍后行阴道冲洗时需要暴露会阴,我会使用屏风,保护您的隐私,作好保暖工作,请您放心!

患者:谢谢你的关心!

护士甲:那我准备好用物就过来帮您进行阴道冲洗。

场景——病区治疗室-双人核对

护士乙:患者姓名?

护士甲:林某。

护士乙:住院号?

护士甲:住院号××。

护士乙:长期医嘱:阴道冲洗。

护士甲:每日 1 次。

场景——妇科检查室。

护士甲:您好,我现在要为您进行冲洗消毒了,请问您叫什么名字?

患者:林某。

护士甲:麻烦您把腕带再给我核对一下好吗?

患者:好的。

护士甲:再次跟您确认一下您没有性生活史对吗? ★

患者:是的,没有。

护士甲:我已经帮您铺好垫单,现在请您躺上检查床,脱去裤腿,我会帮您盖上浴巾,请您两腿弓起外展,因为消毒液在冲洗过程中会流出来,所以还要在臀下放一个便盆。消毒完外阴就会开始放置尿管进行冲洗了,放置尿管的时候会有一些不适,消毒液冲洗的时候会有流动感,请您放松。★

患者:好的,我会配合你的。

护士甲:现在冲洗的感觉如何? 温度怎么样? 有没有不舒服?

患者:没有不舒服,谢谢。

护士甲:现在冲洗完了,谢谢您的配合。消毒液有一些会留在阴道内,我扶您坐起来,保持一会儿坐姿,让阴道内的消毒液全部流出来,以免打湿衣裤。★

患者:好的,谢谢。

护士甲:现在消毒液差不多流尽了,帮您清洁一下阴道口。术前的阴道冲洗是保持阴道清洁度的一种方式,也有利于术后盆腔感染的防治。★

患者:哦,谢谢你的讲解,我明白了!

护士甲:如果有任何疑问或需求,可以随时找我!

临床操作考点评分

操作内容		分值	测评			
			漏项	错误	颠倒	得分
准备评价(15分)	1. 患者及环境准备	5				
	2. 物品及人员准备	5				
	3. 医嘱核对及患者身份确认	5				
操作评价(55分)	1. 会阴评估	5				
	2. 协助患者摆放体位	10				
	3. 打开外阴擦洗包	5				
	4. 初步清洁外阴	5				
	5. 阴道冲洗	15				
	6. 擦洗完撤去用物	5				
	7. 协助患者取舒适卧位	5				
	8. 操作完用物处理及记录结果	5				
沟通及服务态度(15分)	1. 操作前对患者的知识讲解	5				
	2. 操作过程中与患者的沟通配合	5				
	3. 操作完毕健康教育指导	5				
操作速度(5分)		5				
理论知识评价(10分):操作目的、注意事项		10				
总分(合计)		100				

评分依据

准备部分:漏项一次扣0.5分,准备错误不得分。

操作过程部分:颠倒顺序一次扣1分,漏项一次扣1分,操作错误不得分。

沟通及服务态度部分:知识讲解及健康教育漏项一次扣0.5分,理论错误不得分;与患者无沟通不得分。

所有扣分不超过该部分操作的总分。

五、坐浴

(一)适应证

1. 外阴、阴道手术或子宫切除术术前进行局部清洁。

2. 辅助治疗外阴、阴道非特异性炎症。

(二)禁忌证

孕妇、有活动性阴道出血的患者(如:月经期、流产或产后7天内)

(三)物品准备

坐浴盆1个、预热的治疗溶液(温度41~43℃)、30cm高的坐浴架1个、无菌纱布数块、水温计。

(四)患者准备

责任护士核对患者身份(腕带信息),评估患者会阴情况,向患者讲解坐浴的目的、方法、注意事项,取得患者配合,协助患者排空膀胱,初步清洁外阴及肛周。

(五)操作流程

1. 环境准备:病房或检查室清洁安静,温湿度适宜,光线充足或配备照明,关闭门窗,必要时备屏风遮挡,保护患者隐私。

2. 物品及人员准备：备齐用物，根据患者病情选择合适的治疗溶液，按比例配制好溶液 1 000~2 000ml。护士衣帽整洁，洗手戴口罩。

3. 经双人核对医嘱及患者信息，确认无误。

4. 携用物至患者床旁，再次核对患者信息。

5. 评估患者会阴情况，解释并取得理解和配合。

6. 将坐浴盆放置于坐浴架上，倒入配制好的治疗溶液，复测温度 41~43℃。

7. 嘱患者排空膀胱后，协助患者将臀部及外阴浸泡于溶液中，持续 20 分钟。坐浴过程中注意观察患者的反应，询问患者有无不适。

8. 坐浴结束用无菌纱布擦干外阴部，撤去用物。

9. 协助患者穿好衣裤，取舒适体位。

10. 清理用物，洗手，取口罩，记录。

💡 临床应用小贴士

在临床工作中，进行坐浴时，遇到以下问题，该如何解决呢？

1. 哪些情况禁止坐浴？为什么？

答：月经期女性、有阴道流血者、孕妇及产后 7 天内妇女禁止坐浴，防止盆腔逆行感染。

2. 坐浴的温度和浓度为什么需要按比例严格配制？

答：坐浴温度 41~43℃，温度过高容易引起患者烫伤。浓度过低达不到治疗效果，浓度过高容易引起局部黏膜灼伤。

3. 临床上如何选择坐浴的治疗溶液？

答：①滴虫性阴道炎：0.5% 醋酸溶液、1% 乳酸溶液或 1∶5 000 高锰酸钾溶液。②真菌性阴道炎：2%~4% 碳酸氢钠溶液。③外阴炎及其他非特异性阴道炎或外科手术前准备：1∶5 000 高锰酸钾溶液；1∶1 000 苯扎溴铵溶液；0.02% 聚维酮碘溶液。

📋 案例与沟通

根据临床实际操作进行操作过程中各项情景的设置，包括如何评估、核对及与患者的沟通交流、注意事项的讲解、健康教育的实施，标注★号的为主要扣分项目及重点项目。（案例由老师提供给学生）

某病房，周某，女性，42 岁，非特异性外阴炎伴外阴瘙痒，医生开具长期医嘱：每日行 0.1% 聚维酮碘液坐浴一次。

场景——病房

护士甲：您好，我是您的责任护士××，请问您叫什么名字？

患者：周某。

护士同时查看患者腕带上的姓名及住院号进行核对。

护士甲：为了配合阴道炎的整体治疗，您每日需要进行坐浴一次，请您配合一下好吗？

患者：这个坐浴和我日常清理是一回事吗？

护士甲：日常清洁只有保持会阴清洁的作用，而坐浴除了保持您会阴部和肛门的清洁，促进舒适外，还可以通过水温和药液的作用，促进局部组织血液循环，减轻外阴局部炎症及疼痛，促进创面愈合和组织恢复。★

患者：哦，明白了！现在我需要做些什么来配合你呢？

护士甲：您现在可以排空膀胱，初步清洁一下外阴和肛门，如果不方便我可以协助您。

患者：好的，我可以自己清洁会阴部，不需要帮忙！

护士甲:现在房间的温湿度都很适宜,光线也很充足,稍后坐浴时需要暴露会阴,我会关闭窗户使用屏风,保护您的隐私,作好保暖工作,请您放心!

患者:谢谢你的关心!

护士甲:那我准备好用物就过来帮您坐浴。

场景——病区治疗室-双人核对

护士乙:患者姓名?

护士甲:周某。

护士乙:住院号?

护士甲:住院号××

护士乙:长期医嘱:0.1%聚维酮碘液坐浴

护士甲:每日1次。

场景——病房

护士甲:您好,我现在要为您进行坐浴了,请问您叫什么名字?

患者:周某。

护士甲:麻烦您把腕带再给我核对一下好吗?

患者:好的

护士甲:现在我已经把治疗溶液配制好了,温度42℃,现在帮您脱去裤腿,请您将臀部和外阴全部浸泡在溶液内,浸泡时间为20分钟,你感觉凉不凉?有没有刺痛感?

患者:温度适宜,没有刺痛感。

护士甲:现在坐浴时间到了,消毒液有一些会留在会阴部,已经用干纱布擦干了,不会沾上衣裤。

患者:好的,谢谢。

护士甲:每日1次的坐浴是配合您的其他治疗,促进局部组织的血液循环,起到杀菌消炎的作用,同时能减轻局部的疼痛和瘙痒,请您平时在大小便后也要注意外阴的清洁,勤更换会阴垫,穿透气的衣裤。★

患者:哦,谢谢你的讲解,我明白了!

护士甲:如果有任何疑问或需求,可以随时找我!

临床操作考点评分

操作内容		分值	测评			
			漏项	错误	颠倒	得分
准备评价(15分)	1. 患者及环境准备	5				
	2. 物品及人员准备	5				
	3. 医嘱核对及患者身份确认	5				
操作评价(55分)	1. 会阴评估	5				
	2. 协助患者摆放体位	10				
	3. 配制溶液及温度	15				
	4. 坐浴	10				
	5. 坐浴后撤去用物	5				
	6. 协助患者取舒适体位	5				
	7. 操作完用物处理及记录结果	5				

操作内容		分值	测评			
			漏项	错误	颠倒	得分
沟通及服务态度（15分）	1. 操作前对患者的知识讲解	5				
	2. 操作过程中与患者的沟通配合	5				
	3. 操作完毕健康教育指导	5				
操作速度（5分）		5				
理论知识评价（10分）：操作目的、注意事项		10				
总分（合计）		100				

评分依据

准备部分：漏项一次扣 0.5 分，准备错误不得分。

操作过程部分：颠倒顺序一次扣 1 分，漏项一次扣 1 分，操作错误不得分。

沟通及服务态度部分：知识讲解及健康教育漏项一次扣 0.5 分，理论错误不得分；与患者无沟通不得分。

所有扣分不超过该部分操作的总分。

第二节　产科基本护理技术

一、四步触诊

（一）适应证

妊娠中晚期孕妇。

（二）禁忌证

妊娠早期孕妇。

（三）物品准备

无菌手套 1 双，速干手消毒液。

（四）孕妇准备

责任护士核对孕妇身份（腕带信息），评估孕妇的自理能力、合作程度及耐受力，向孕妇讲解四步触诊的目的和方法，取得孕妇配合，协助孕妇排空膀胱。

（五）操作流程

1. 环境准备：病房或检查室清洁安静，温湿度适宜，光线充足或配备照明，关闭门窗，必要时备屏风遮挡，保护孕妇隐私。

2. 物品及人员准备：备齐用物，护士衣帽整洁，洗手戴口罩。

3. 经双人核对医嘱及孕妇信息，确认无误。

4. 携用物至孕妇床旁，再次核对孕妇信息，简单询问孕周及产检过程中有无特殊情况。

5. 协助孕妇取平卧位，暴露腹部（注意保护孕妇隐私），戴无菌手套，开始触诊，具体步骤如下：

6. 第一步：护士面向孕妇头部，两手置于宫底，了解子宫外形及宫底高度，两手指腹相对交替轻推，判断宫底的胎儿部分是胎头还是胎臀。

7. 第二步：护士面向孕妇头部，左右手分别放置于孕妇腹部左右侧，一手固定，另一手轻轻深按，两手交替，确定胎背的方位。

8. 第三步：护士面向孕妇头部，右手拇指与其他四指分开，置于耻骨联合上方，握住胎先露，进一步检查胎先露是胎头还是胎臀，左右推动确定是否衔接。

9. 第四步：护士面向孕妇足部，左右手平放在子宫下段胎先露两侧，并向骨盆入口方向向下深按，再次判断胎先露时胎头还是胎臀，并确定胎先露的入盆程度。

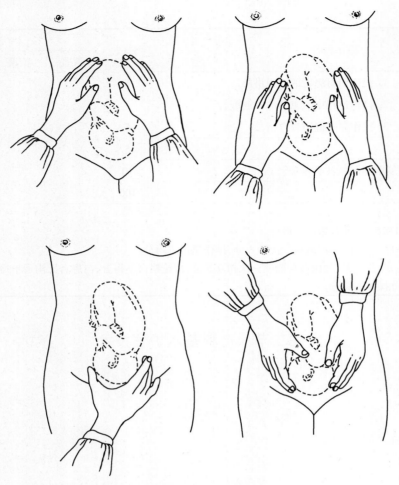

图 6-2　四步触诊法

10. 检查过程中注意观察有无产兆及孕妇的耐受程度,检查完毕告知孕妇检查结果,子宫大小是否与孕周相符、胎产式、胎方位、胎先露是什么、是否衔接及入盆程度。

11. 脱手套,协助孕妇穿好衣裤,取舒适体位。

12. 清理用物,洗手,取口罩,记录。

临床应用小贴士

在临床工作中,进行四步触诊时,遇到以下问题,该如何解决呢?

1. 四步触诊过程中孕妇不能耐受、出现子宫收缩或阴道出血应如何处理?

答:立即停止检查,指导孕妇左侧卧位、低流量吸氧、调整呼吸、听诊胎心并通知医生。

2. 如何判断宫底部分是胎头还是胎臀? 如果难以确认该如何确诊?

答:宫底部分如为胎头则硬而圆且有浮球感,如为胎臀则软而宽且形状不规则。如果触诊时难以确认需结合 B 超检查、肛诊或阴道检查进行确诊。

3. 触诊过程中如何判断胎背和胎肢?

答:触诊过程中触及平坦饱满者为胎背,可变形的高低不平部分为胎肢,有时可感觉到胎肢的活动。

4. 如何判断胎先露是否衔接?

答:如果胎先露高浮则表示未衔接,如已衔接,胎先露部分不能被推动。

📋 案例与沟通

根据临床实际操作进行操作过程中各项情景的设置,包括如何评估、核对及与患者的沟通交流、注意事项的讲解、健康教育的实施,标注★号的为主要扣分项目及重点项目。(案例由老师提供给学生)

某病房,王某,女性,42 岁,G_2P_0,孕 40 周入院待产,产前检查过程中行四步触诊。

场景——病房

护士甲:您好,我是您的责任护士××,请问您叫什么名字?

孕妇:王某。

护士同时查看孕妇腕带上的姓名及住院号进行核对。

护士甲:为了了解您的怀孕情况,我需要为您做一次产前检查,请您配合一下好吗? 您的产检过程中有没有特殊情况或者异常并发症?

孕妇:产检都挺正常的,那么这次的产前检查是判断孩子大小以及我能不能顺产对吗?

护士甲:简单地说这次产前检查的四步触诊是为了结合您的 B 超及实际孕周来判断您的胎产式、胎方位以及胎先露,是否已经入盆,为下一步的分娩方式提供诊断依据。★

孕妇:哦,明白了! 现在我需要做些什么来配合你呢?

护士甲:您现在可以排空膀胱,如果不方便我可以协助您。

孕妇:好的,我不需要帮忙!

护士甲:现在房间的温湿度都很适宜,光线也很充足,但是检查过程中需要暴露腹部,我会关上窗户,使用屏风,为您保暖,保护您的隐私,请您放心!

孕妇:谢谢你的关心!

护士甲:那我准备好用物就过来帮您检查。

场景——病区护士站-双人核对

护士乙:患者姓名?

护士甲:王某。

护士乙:住院号?

护士甲:住院号××。

护士乙:临时医嘱:产前检查四步触诊。

护士甲:一次,立即执行。

场景——病房

护士甲:您好,我现在要为您进行检查了,请问您叫什么名字?

孕妇:王某。

护士甲:麻烦您把腕带再给我核对一下好吗?

孕妇:好的。

护士暴露孕妇腹部,注意保暖。

护士甲:首先我要触诊一下宫底,请您放松配合我。子宫大小和您的实际孕周是相符的,宫底处摸起来软而宽,形状不规则,是胎臀,与您最后一次 B 超检查的结果也是相符的,胎产式是头先露。★

护士甲:现在我要确定一下胎背的方向是向前、向侧还是向后,右边平坦而饱满,胎背应该是向右侧的。★

护士甲:接下来我要看一下耻骨联合上方是不是胎头,这个操作会有一些不适,请您放松。嗯,是胎头,左右推动一下无法推动,胎头已经衔接了。★

护士甲:您现在感觉如何? 有没有不适?

孕妇:还好,没有不舒服。

护士甲:最后我来进一步核实一下刚才摸到的是不是胎头,确定是胎头无误,而且已经入盆了。★

护士甲:现在检查已经做完了,我将把触诊结果汇报给医生,请您耐心等待,稍后医生会与您沟通适合的分娩方式。

孕妇:哦,谢谢你的讲解,我明白了!

护士甲:如果有任何疑问或需求,可以随时找我!

📷 临床操作考点评分

操作内容		分值	测评			
			漏项	错误	颠倒	得分
准备评价(15分)	1. 孕妇及环境准备	5				
	2. 物品及人员准备	5				
	3. 医嘱核对及孕妇身份确认	5				
操作评价(55分)	1. 询问孕期产检情况	5				
	2. 第一步触诊	10				
	3. 第二步触诊	10				
	4. 第三步触诊	10				
	5. 第四步触诊	10				
	6. 协助孕妇取舒适体位	5				
	7. 操作完用物处理及记录结果	5				
沟通及服务态度(15分)	1. 操作前对孕妇的知识讲解	5				
	2. 操作过程中与孕妇的沟通配合	5				
	3. 操作完毕健康教育指导	5				
操作速度(5分)		5				
理论知识评价(10分):操作目的、注意事项		10				
总分(合计)		100				

评分依据

准备部分:漏项一次扣0.5分,准备错误不得分。

操作过程部分:颠倒顺序一次扣1分,漏项一次扣1分,操作错误不得分。

沟通及服务态度部分:知识讲解及健康教育漏项一次扣0.5分,理论错误不得分;与患者无沟通不得分。

所有扣分不超过该部分操作的总分。

二、阴道检查

(一)适应证

1. 临产的孕妇(包括各类孕周),了解骨盆、宫颈、软产道、胎先露等情况,鉴别难产。

2. 腹部触诊过程中无法判断胎先露。

(二)禁忌证

1. 不明原因阴道出血的孕妇。

2. 前置胎盘。

3. 外阴部有急性炎症者。

（三）物品准备

治疗车、一次性治疗巾、无菌手套 1 副、阴道检查包 1 个、0.5% 的活力碘、孔巾、无菌液体石蜡棉球数个、速干手消毒液、必要时备屏风。

（四）患者准备

责任护士核对孕妇身份（腕带信息），评估孕妇的自理能力、合作程度及耐受力，询问产检有无异常情况，向孕妇讲解阴道检查的目的、方法、注意事项，取得孕妇配合，指导或协助孕妇清洁外阴。

（五）操作流程

1. 环境准备：病房或检查室清洁安静，温湿度适宜，光线充足或配备照明，关闭门窗，必要时备屏风遮挡，保护孕妇隐私。

2. 物品及人员准备：备齐用物，将 0.5% 的活力碘按倒取无菌溶液的方法倒入阴道检查包的治疗碗内，浸润棉球。护士衣帽整洁，洗手戴口罩。

3. 经双人核对医嘱及孕妇信息，确认无误。

4. 携用物至床旁，再次核对孕妇信息，评估孕妇孕周大小、宫缩强度及间隔时间，有无阴道出血，孕期产检有无异常情况，解释并取得理解和配合。

5. 协助孕妇取平卧位，并脱去对侧裤腿，盖在近侧腿部，取膀胱截石位，双膝屈曲向外分开，暴露会阴部，臀下垫一次性治疗巾。

6. 带无菌手套，常规消毒外阴，顺序为：阴道口→对侧小阴唇→近侧小阴唇→对侧大小阴唇间→近侧大小阴唇间→对侧大阴唇→近侧大阴唇，铺孔巾。

7. 护士右手示指和中指并拢，以液体石蜡棉球润滑后缓慢伸入阴道内，检查宫颈管消失程度、宫口扩张情况、胎儿先露，胎先露下降情况、胎方位、产妇软产道及骨盆情况等。

8. 检查完毕，撤去用物。

9. 脱手套，协助孕妇穿好衣裤，取舒适卧位。

10. 清理用物，洗手，取口罩，根据检查结果继续观察产程进展或送产房生产，作好记录。

💡 临床应用小贴士

在临床工作中，进行阴道检查时，遇到以下问题，该如何解决呢？

1. 阴道检查过程中遇到孕妇宫缩期，该如何处理？

答：应立即停止阴道检查，指导孕妇深呼吸，减轻宫缩期的不适。

2. 产前不明原因阴道出血时能否行阴道检查？

答：不行，避免引起逆行感染，或加剧阴道出血。

📋 案例与沟通

根据临床实际操作进行操作过程中各项情景的设置，包括如何评估、核对及与患者的沟通交流、注意事项的讲解、健康教育的实施，标注★号的为主要扣分项目及重点项目。（案例由老师提供给学生）

某病房，李某，女性，27 岁，G_2P_0，孕 39^+ 周，规律宫缩 3 小时入院，临时医嘱：阴道检查一次。

场景——病房

护士甲：您好，我是您的责任护士××，请问您叫什么名字？

孕妇：李某。

护士同时查看孕妇腕带上的姓名及住院号进行核对。

护士甲:因为您入院时已经有宫缩了,为了准确判断您的产程进展情况,我需要帮您进行阴道检查,请您配合一下好吗?请问现在宫缩的时候会持续多长时间?间隔多久来一次?宫缩的时候有没有想解大便的感觉?有没有合并阴道出血?★

孕妇:3小时前就开始肚子疼,现在4、5分钟疼一次,每次差不多会持续30秒左右,疼的时候没有想解大便的感觉,有一点点见红。马上要做的这个阴道检查难不难受啊?

护士甲:会有一点点不舒服,我会尽量轻柔一点。

孕妇:哦,明白了!现在我需要做些什么来配合你呢?

护士甲:您现在可以初步清洁一下外阴,排空膀胱。

孕妇:好的!

护士甲:现在房间的温湿度都很适宜,光线也很充足,但是阴道检查需要暴露您的会阴部,我会关上窗户,使用屏风,注意保暖,保护您的隐私,请您放心!

孕妇:谢谢你的关心!

护士甲:那我准备好用物就过来帮您检查。

场景——病区护士站-双人核对

护士乙:患者姓名?

护士甲:李某。

护士乙:住院号?

护士甲:住院号××。

护士乙:临时医嘱:阴道检查。

护士甲:一次,立即执行。

场景——病房

护士甲:您好,我现在要为您进行阴道检查了,请问您叫什么名字?

孕妇:李某。

护士甲:麻烦您把腕带再给我核对一下好吗?

孕妇:好的。

护士甲:现在帮您脱去裤腿,两腿弓起外展,给您铺好垫单,首先要初步消毒一下,会有一点点凉但是不疼,请您放松。

孕妇:好的。

护士甲:刚触诊腹部,宫高和实际孕周相符,同时触诊到两次宫缩,差不多间隔4分钟一次,每次25秒左右,但是阴道分泌物没有很多,马上给您消毒。现在已经消毒完毕,马上要给您做阴道检查,会有一点点难受,请您张口呼吸。好的,现在宫口开大已经4cm了,胎先露是头,与宫颈贴合得非常好,您的骨盆条件也非常适合顺产。★

孕妇:那可以进产房了吗?

护士甲:是的,产程进展的过程就像一场马拉松,前一小段您已经凭借自己的意志力度过了,后续的进程还需要您的积极配合,您可以正常饮食,适当活动,注意定时排空膀胱有利于胎头下降,待宫口开大至6cm后的产程进展会非常快,加油。我现在帮您穿好衣物,请您带好产褥垫、食物和水,可以送您去产房待产了。★

孕妇:哦,谢谢你的讲解,我明白了!

临床操作考点评分

操作内容		分值	测评			
			漏项	错误	颠倒	得分
准备评价（15分）	1. 孕妇及环境准备	5				
	2. 物品及人员准备	5				
	3. 医嘱核对及孕妇身份确认	5				
操作评价（55分）	1. 孕周及宫缩评估	5				
	2. 协助孕妇摆放体位	10				
	3. 初步消毒	10				
	4. 阴道检查	15				
	5. 检查后撤去用物	5				
	6. 协助孕妇取舒适卧位	5				
	7. 操作完用物处理及观察、记录	5				
沟通及服务态度（15分）	1. 操作前对孕妇的知识讲解	5				
	2. 操作过程中与孕妇的沟通配合	5				
	3. 操作完毕健康教育指导	5				
操作速度（5分）		5				
理论知识评价（10分）：操作目的、注意事项		10				
总分（合计）		100				

评分依据

准备部分：漏项一次扣0.5分，准备错误不得分。

操作过程部分：颠倒顺序一次扣1分，漏项一次扣1分，操作错误不得分。

沟通及服务态度部分：知识讲解及健康教育漏项一次扣0.5分，理论错误不得分；与患者无沟通不得分。

所有扣分不超过该部分操作的总分。

三、按摩子宫

（一）适应证

1. 产后因子宫收缩乏力出血患者。

2. 顺产及剖宫产术后患者。

（二）禁忌证

孕妇

（三）物品准备

治疗车、一次性治疗巾、无菌手套1副、无菌消毒包1个、0.5%活力碘、速干手消毒液。

（四）患者准备

责任护士核对产妇身份（腕带信息），评估产妇的阴道出血量，询问分娩情况及手术过程，向产妇讲解按摩子宫的目的、方法，取得产妇配合。

（五）操作流程

1. 环境准备：病房或检查室清洁安静，温湿度适宜，光线充足或配备照明，关闭门窗，必要时备屏风遮挡，保护产妇隐私。

2. 物品及人员准备:备齐用物,将 0.5%活力碘按倒取无菌溶液的方法倒入无菌消毒包里的治疗碗内,浸润棉球备用。护士衣帽整洁,洗手戴口罩。

3. 经双人核对医嘱及产妇信息,确认无误。

4. 携用物至床旁,再次核对孕妇信息。

5. 评估产妇的阴道出血量,了解产妇有无产科并发症、分娩情况或手术过程及产后小便自解情况,解释并取得理解和配合。

6. 协助产妇取平卧位,协助产妇脱去裤子,取膀胱截石位,双膝屈曲向外分开,暴露会阴部,臀下垫一次性治疗巾,作好保暖工作。

7. 临床上有两种按摩方法,可按照具体情况进行选择:

(1)腹壁按摩子宫法:带无菌手套,一手按压耻骨联合上方使子宫抬起,另一手拇指在前壁,其余四指在后壁,在下腹部按摩并压迫宫底,按摩子宫应均匀而有节奏。

(2)腹壁-阴道按摩子宫法:带无菌手套,常规消毒外阴,顺序为:阴道口→对侧小阴唇→近侧小阴唇→对侧大小阴唇间→近侧大小阴唇间→对侧大阴唇→近侧大阴唇,一手伸入阴道,握拳置于阴道前穹窿,顶住子宫前壁,另一手在腹部按压子宫后壁,使宫体前屈,两手相对紧压并均匀有节律地按摩子宫。

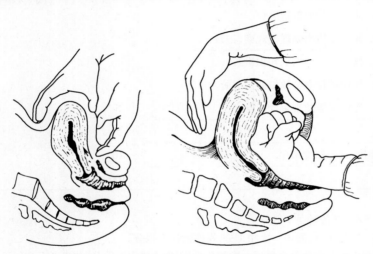

图 6-3　腹部子宫按摩法与腹部-阴道子宫按摩法

8. 按摩过程中观察产妇阴道出血量。

9. 检查完毕,撤去用物,保留产褥垫便于评估出血量。

10. 脱手套,协助产妇穿好衣裤,取舒适卧位。

11. 清理用物,洗手,取口罩,作好记录。

临床应用小贴士

在临床工作中,进行按摩子宫时,遇到以下问题,该如何解决呢?

1. 在临床工作中如何选择按摩子宫的方法?

答:胎盘娩出后、产妇顺产及剖宫产回室后出现产后出血,首选腹壁子宫按摩法。按摩效果不佳时改选腹壁-阴道按摩子宫法,同时可配合使用宫缩剂。

2. 按摩子宫有效的标准是什么?

答:子宫轮廓清楚、阴道或子宫切口出血减少。

案例与沟通

根据临床实际操作进行操作过程中各项情景的设置,包括如何评估、核对及与患者的沟通交流、注意事项的讲解、健康教育的实施,标注★号的为主要扣分项目及重点项目。(案例由老师提供给学生)

某病房,吴某,女性,27 岁,G_2P_2,孕 39^+ 周,自然分娩一男活婴,4 000g,总产程 1 小时 30 分,产后回室 30 分钟阴道出血约 500ml,遵医嘱行子宫按摩。

场景——病房

护士甲:您好,我是您的责任护士××,请问您叫什么名字?

产妇:吴某。

护士同时查看孕妇腕带上的姓名及住院号进行核对。

护士甲:因为您产后出血很多,我需要帮您进行子宫按摩,减少产后出血,请问您生完孩子后小便自解了吗? ★

产妇:小便已经解了两次了,按摩子宫会不会很疼。

护士甲:会有一点点不舒服,我会尽量轻柔一点。

产妇:哦,明白了!

护士甲:现在房间的温湿度都很适宜,光线也很充足,但是按摩子宫会暴露您的腹部,同时还需要暴露会阴部来观察出血量和按摩效果,所以我会关上窗户,使用屏风,为您保暖,保护您的隐私,请放心!

产妇:谢谢你的关心!

护士甲:那我准备好用物就过来帮您检查。

场景——病区护士站-双人核对。

护士乙:患者姓名?

护士甲:吴某。

护士乙:住院号?

护士甲:住院号××。

护士乙:临时医嘱:子宫按摩。

护士甲:一次,立即执行。

场景——病房。

护士甲:您好,我现在要为您进行子宫按摩了,请问您叫什么名字?

产妇:吴某。

护士甲:麻烦您把腕带再给我核对一下好吗?

产妇:好的。

护士甲:现在帮您脱去裤腿,两腿弓起外展,给您铺好垫单。您的阴道出血量比月经量稍多一点,还有不少血凝块,是顺产的第二胎吧? 是不是生得比较快,宝宝应该不小吧?

产妇:是的,一个小时前在家里疼得比较厉害就来医院了,来了半个小时就生了,宝宝有八斤。

护士甲:我现在要用右手顶住您的子宫下段,另一手放在宫底握住宫底对着进行按摩,请您放松。觉得冷不冷? ★

产妇:不冷,有一点点疼。

护士甲:再按摩了一会儿,阴道出血减少了很多,请放松,这个过程是会有一些疼的,是子宫收缩痛,可以有效减少产后出血。现在子宫质硬,轮廓清楚。因为您是经产妇,产程太快,婴儿又是巨大儿,所以很容易引起产后出血,请多饮温热水,保持小便通畅,有利于子宫收缩,减少产后出血。★

产妇:哦,谢谢你的讲解,我明白了!

临床操作考点评分

操作内容		分值	测评			
			漏项	错误	颠倒	得分
准备评价(15分)	1. 产妇及环境准备	5				
	2. 物品及人员准备	5				
	3. 医嘱核对及产妇身份确认	5				
操作评价(55分)	1. 产程及病史评估	5				
	2. 协助产妇摆放体位	10				
	3. 子宫按摩	15				
	4. 按摩完效果评估	10				
	5. 按摩后撤去用物	5				
	6. 协助产妇取舒适卧位	5				
	7. 操作完用物处理及记录结果	5				
沟通及服务态度(15分)	1. 操作前对产妇的知识讲解	5				
	2. 操作过程中与产妇的沟通配合	5				
	3. 操作完毕健康教育指导	5				
操作速度(5分)		5				
理论知识评价(10分):操作目的、注意事项		10				
总分(合计)		100				

评分依据

准备部分:漏项一次扣0.5分,准备错误不得分。

操作过程部分:颠倒顺序一次扣1分,漏项一次扣1分,操作错误不得分。

沟通及服务态度部分:知识讲解及健康教育漏项一次扣0.5分,理论错误不得分;与患者无沟通不得分。

所有扣分不超过该部分操作的总分。

四、胎心音听诊术

（一）适应证

妊娠18周以后的孕妇。

（二）禁忌证

无。

（三）物品准备

治疗车、清洁治疗盘1个、便携式胎心听诊仪1台、耦合剂、纸巾、弯盘、速干手消毒液。

（四）患者准备

责任护士核对孕妇身份(腕带信息),评估孕妇的孕周大小、胎方位、胎动及腹部皮肤情况,向孕妇讲解胎心听诊的目的、方法,取得产妇配合。

（五）操作流程

1. 环境准备:病房或检查室清洁安静,温湿度适宜,光线充足或配备照明,关闭门窗,必要时备屏风遮挡,保护孕妇隐私。

2. 物品及人员准备:备齐用物,护士衣帽整洁,洗手戴口罩。

3. 经双人核对医嘱及孕妇信息,确认无误。

4. 携用物至床旁,再次核对孕妇信息。

5. 评估孕妇的孕周大小、胎方位、胎动及腹部皮肤情况,解释并取得理解和配合,必要时协助孕妇排空膀胱。

6. 协助孕妇取平卧位,暴露腹部,作好保暖工作。

7. 判断胎背的位置,并在相应部位涂上耦合剂,用胎心多普勒探头置于胎背处听诊,听到如钟表"滴答"声,计数 1 分钟,选择宫缩间歇期听诊。

8. 读取胎心计数,告知孕妇听诊结果及正常胎心率的范围为 110~160 次/分。

9. 听诊完毕,用纸巾拭去孕妇腹部耦合剂。

10. 协助孕妇穿好衣裤,取舒适卧位。

11. 清理用物,洗手,取口罩,作好记录。

💡 临床应用小贴士

在临床工作中,进行胎心听诊时,遇到以下问题,该如何解决呢?

1. 胎心听诊时,胎心<110 次/分或者>160 次/分该怎么处理?

答:护士首先应判断胎心听诊时是否在胎动或宫缩时,如果不是,触诊孕妇脉搏,仔细询问孕妇产检过程有无异常,指导孕妇左侧卧位,汇报医生,遵医嘱进行相应的处理。

2. 胎心听诊时如何区别胎心音、腹主动脉杂音、脐带血流音和孕妇脉搏?

答:胎心音呈双音,似钟表"滴答"声,速度较快,其余血流杂音类似于吹风样,节律没有胎心音快,若孕妇脉搏较快时可一边听诊胎心一边数孕妇脉搏判断是否同步。

3. 双胎或多胎胎心听诊时如何判断是否为同一胎心?

答:双胎或多胎胎心听诊时胎背之间应间隔一定距离(>10cm),避免听诊为同一胎心,可使用多台胎心多普勒同时听诊,判断胎心节律是否同步。

📋 案例与沟通

根据临床实际操作进行操作过程中各项情景的设置,包括如何评估、核对及与患者的沟通交流、注意事项的讲解、健康教育的实施,标注★号的为主要扣分项目及重点项目。(案例由老师提供给学生)

某病房,张某,女性,27 岁,G_1P_1,孕 39$^+$周入院待产,遵医嘱每日行胎心听诊 Q4 小时。

场景——病房

护士甲:您好,我是您的责任护士××,请问你叫什么名字?

孕妇:张某。

护士同时查看孕妇腕带上的姓名及住院号进行核对。

护士甲:入院以后我们每 4 个小时需要监测胎心一次,密切观察您产程进展和胎心变化,请您配合一下好吗? 请问您小便自解了吗? ★

孕妇:小便已经解了。

护士甲:现在房间的温湿度都很适宜,光线也很充足,但是检查过程中需要暴露腹部,我会关上窗户,使用屏风,为您保暖,保护您的隐私,请您放心!

孕妇:谢谢你的关心!

护士甲:那我准备好用物就过来帮您检查。

场景——病区护士站-双人核对

护士乙：患者姓名？

护士甲：张某。

护士乙：住院号？

护士甲：住院号××。

护士乙：长期医嘱：胎心听诊。

护士甲：每 4 小时一次。

场景——病房

护士甲：您好，我现在要为您进行胎心听诊了，请问您叫什么名字？

孕妇：张某。

护士甲：麻烦您把腕带再给我核对一下好吗？

孕妇：好的。

护士甲：现在帮您暴露腹部，首先要进行一下触诊确定胎背的位置，请您放松，不觉得冷吧？ ★

孕妇：还好，不冷。

护士甲：右边比较宽而且平坦，应该是胎背，现在我要在这里涂一些耦合剂，会有一点点凉。现在听到"滴答滴答"的类似钟表的双音了吧，这就是宝宝的胎心音，胎心率是 135～140 次/分，在正常范围内。 ★

孕妇：宝宝的胎心比我们大人快很多哦。

护士甲：是的，正常胎心在 110～160 次/分之间，是类似钟表"滴答"的双音，在宝宝胎动的时候或者宫缩的时候会有一定的改变，如果持续性过高或者过低都是不正常的，我们会汇报医生进行处理。 ★

孕妇：哦，谢谢你的讲解，我明白了！

📌 临床操作考点评分

	操作内容	分值	测评			
			漏项	错误	颠倒	得分
准备评价（15 分）	1. 孕妇及环境准备	5				
	2. 物品及人员准备	5				
	3. 医嘱核对及孕妇身份确认	5				
操作评价（55 分）	1. 孕周及病史评估	5				
	2. 协助孕妇摆放体位	10				
	3. 胎心听诊	15				
	4. 听诊完毕评价及告知孕妇	10				
	5. 听诊完后撤去用物	5				
	6. 协助孕妇取舒适卧位	5				
	7. 操作完用物处理及记录结果	5				
沟通及服务态度（15 分）	1. 操作前对孕妇的知识讲解	5				
	2. 操作过程中与孕妇的沟通配合	5				
	3. 操作完毕健康教育指导	5				

操作内容	分值	测评			
		漏项	错误	颠倒	得分
操作速度（5分）	5				
理论知识评价（10分）：操作目的、注意事项	10				
总分（合计）	100				

评分依据

准备部分：漏项一次扣0.5分，准备错误不得分。

操作过程部分：颠倒顺序一次扣1分，漏项一次扣1分，操作错误不得分。

沟通及服务态度部分：知识讲解及健康教育漏项一次扣0.5分，理论错误不得分；与患者无沟通不得分。

所有扣分不超过该部分操作的总分。

五、胎心监测技术

（一）适应证

妊娠满32周的孕妇。

（二）禁忌证

无。

（三）物品准备

治疗车、清洁治疗盘1个、胎心监护仪1台、耦合剂、纸巾、弯盘、速干手消毒液。

（四）患者准备

责任护士核对孕妇身份（腕带信息），评估孕妇的孕周大小、胎方位、胎动及腹部皮肤情况，向孕妇讲解胎心监测的目的、方法，取得孕妇配合。

（五）操作流程

1. 环境准备：病房或检查室清洁安静，温湿度适宜，光线充足或配备照明，关闭门窗，必要时备屏风遮挡，保护孕妇隐私。

2. 物品及人员准备：备齐用物，护士衣帽整洁，洗手戴口罩。

3. 经双人核对医嘱及孕妇信息，确认无误。

4. 携用物至床旁，再次核对孕妇信息。

5. 评估孕妇的孕周大小、胎方位、胎动及腹部皮肤情况，解释并取得理解和配合，必要时协助孕妇排空膀胱。

6. 协助孕妇取平卧位或坐位，暴露腹部，作好保暖工作。

7. 判断宫底和胎背的位置，在宫体接近宫底放置宫压监测探头，将胎心多普勒探头置于胎背处听诊，听到如钟表"滴答"声，在胎心最响亮部位涂上耦合剂，使用松紧度合适的腹带固定好宫压探头和胎心探头。

8. 在监护仪上选择开始和打印，连续描记胎心30分钟。告知孕妇胎心监测结果：胎心率的波动范围、有无宫缩或宫缩持续及间隔时间、宫缩时胎心率的变化（有无加速和减速），并将检测结果告知医生。

9. 听诊完毕，取下监护探头，用纸巾拭去孕妇腹部耦合剂。

10. 协助孕妇穿好衣裤，取舒适卧位。

11. 清理用物，洗手，取口罩，作好记录。

💡 **临床应用小贴士**

在临床工作中，进行胎心监测时，遇到以下问题，该如何解决呢？

1. 胎心监测时，胎心<110次/分或者>160次/分该怎么处理？

答:首先判断胎心听诊时是否在胎动或宫缩时,如果不是,触诊孕妇脉搏,仔细询问孕妇产检过程有无并发症,指导孕妇左侧卧位,低流量吸氧半小时后再进行胎心听诊,若不缓解,立即报告医生进行进一步处理。

2. 胎心监测时何为反应型?

答:反应型胎心监测的胎心基线为110~160次/分,胎心变异6~25次/分,无减速或偶发减速变异持续短于30秒,20分钟内≥2次加速超过15次/分,持续15秒。

3. 胎心监测时何为无反应型?该如何处理?

答:无反应型胎心监测的胎心过缓<110次/分或过快>160次/分,胎心变异≤5次/分或≥25次/分,变异减速持续超过60秒,20分钟内<1次或加速超过15次/分,持续15秒。应立即报告医生,遵医嘱低流量吸氧30分钟后复测胎心监护,结合产检结果全面评估胎儿状况,进行胎儿生物物理评分,及时终止妊娠。

📋 案例与沟通

根据临床实际操作进行操作过程中各项情景的设置,包括如何评估、核对及与患者的沟通交流、注意事项的讲解、健康教育的实施,标注★号的为主要扣分项目及重点项目。(案例由老师提供给学生)

某病房,张某,女性,27岁,G_1P_0,孕39$^+$周入院待产,遵医嘱每日行胎心监护一次。

场景——病房

护士甲:您好,我是您的责任护士××,请问您叫什么名字?

孕妇:张某。

护士同时查看孕妇腕带上的姓名及住院号进行核对。

护士甲:入院以后我们每日进行胎心监护一次,密切观察您产程进展、胎心变化和宫缩频率之间的关系,请您配合一下好吗?请问您小便自解了吗?★

孕妇:小便已经解了。

护士甲:现在房间的温湿度都很适宜,光线也很充足,但是检查过程中需要暴露腹部,我会关上窗户,使用屏风,为您保暖,保护您的隐私,请您放心!

孕妇:谢谢你的关心!

护士甲:那我准备好用物就过来帮您检查。

场景——病区护士站-双人核对

护士乙:患者姓名?

护士甲:张某。

护士乙:住院号?

护士甲:住院号××

护士乙:长期医嘱:胎心监测。

护士甲:每日1次。

场景——病区患者床边

护士甲:您好,我现在要为您进行胎心监测了,请问您叫什么名字?

孕妇:张某。

护士甲:麻烦您把腕带再给我核对一下好吗?

孕妇:好的

护士甲:现在帮您暴露腹部,首先要进行一下触诊确定宫底和胎背的位置,请您放松,不觉得冷吧?★

孕妇:还好,不冷。

护士甲:宫底大约脐上四指的样子,腹部右边比较宽而且平坦,应该是胎背,现在我要在宫底处放置宫压监测探头,在胎背处涂一些耦合剂,会有一点点凉,然后放置胎心监测探头,用腹带固定好,不觉得很紧吧? ★

孕妇:还好,不凉,也不觉得腹带绑得紧。

护士甲:胎心监测的时间大约30分钟,您听到"滴答滴答"的类似钟表的双音就是宝宝的胎心音,胎心率是135~140次/分,在正常范围内。监测过程中胎动有4次,每次胎动的时候胎心音有加速超过15次/分,整个监护过程中没有宫缩,监护结果非常好,是反应型的。 ★

孕妇:哦,那就是说明宝宝在宫内的反应还不错吧?

护士甲:是的,整个监护的30分钟内,宝宝的胎心在135~140次/分之间,在宝宝胎动的时候胎心有加速表示胎儿的耐受程度很好,而且整个监护过程中没有测到宫缩,说明还没有进入产程。 ★

孕妇:哦,谢谢你的讲解,我明白了!

临床操作考点评分

操作内容		分值	测评			
			漏项	错误	颠倒	得分
准备评价(15分)	1. 孕妇及环境准备	5				
	2. 物品及人员准备	5				
	3. 医嘱核对及孕妇身份确认	5				
操作评价(55分)	1. 孕周及病史评估	5				
	2. 协助孕妇摆放体位	10				
	3. 胎心监测	15				
	4. 胎心监测完毕评价及告知孕妇	10				
	5. 胎心监测后撤去用物	5				
	6. 协助孕妇取舒适卧位	5				
	7. 操作完用物处理及记录结果	5				
沟通及服务态度(15分)	1. 操作前对孕妇的知识讲解	5				
	2. 操作过程中与孕妇的沟通配合	5				
	3. 操作完毕健康教育指导	5				
操作速度(5分)		5				
理论知识评价(10分):操作目的、注意事项		10				
总分(合计)		100				

评分依据

准备部分:漏项一次扣0.5分,准备错误不得分。

操作过程部分:颠倒顺序一次扣1分,漏项一次扣1分,操作错误不得分。

沟通及服务态度部分:知识讲解及健康教育漏项一次扣0.5分,理论错误不得分;与患者无沟通不得分。

所有扣分不超过该部分操作的总分。

六、胎动计数

（一）适应证

妊娠 18~20 周以后的初产妇,妊娠 16~18 周以后的经产妇。

（二）禁忌证

无。

（三）物品准备

胎动记录本、笔、速干手消毒液。

（四）患者准备

责任护士核对孕妇身份(腕带信息或门诊病历信息),评估孕妇的孕周大小,了解胎儿胎动较活跃的时间段、胎动与孕妇饮食及作息时段的关系,向孕妇讲解自计胎动的目的、方法,取得孕妇配合,必要时排空膀胱。

（五）操作流程

1. 环境准备:病房或检查室清洁安静,温湿度适宜,光线充足或配备照明,关闭门窗,必要时备屏风遮挡,保护孕妇隐私。

2. 物品及人员准备:备齐用物,护士衣帽整洁,洗手戴口罩。

3. 核对医嘱及孕妇信息,确认无误。

4. 携用物至床旁,再次核对孕妇信息,评估孕妇的孕周大小,解释并取得理解和配合,必要时协助孕妇排空膀胱。

5. 协助孕妇取平卧位或坐位。

6. 指导孕妇将手放置在宫底或者腹部两侧胎儿肢体处,对胎动较为敏感的孕妇可自行感觉胎动,选择在胎儿活跃时段(进食后、孕妇活动时、睡前等)进行胎动计数。

7. 每日早、中、晚 3 次进行胎动计数,每次统计 2 小时内的胎动次数,相加乘以 2 即为 12 小时胎动计数,统计 2 小时内胎动次数,告知孕妇胎动计数 ≥6 次/2 小时为正常,<6 次/2 小时或减少50% 者提示胎儿缺氧可能。

8. 胎动计数完毕协助孕妇取舒适卧位,胎动计数异常者及时告知医生,遵医嘱指导孕妇取左侧卧位,低流量吸氧 30 分钟后重新计数。

9. 洗手,取口罩,在孕妇胎心记录本上及临产记录上作好记录。

💡 临床应用小贴士

在临床工作中,进行胎动计数时,遇到以下问题,该如何解决呢?

1. 正常胎动范围是什么?

答:胎动计数 ≥6 次/2 小时为正常,<6 次/2 小时或减少 50% 者提示胎儿缺氧可能。

2. 胎动计数异常时该如何处理?

答:胎动计数异常者及时告知医生,遵医嘱指导孕妇取左侧卧位,低流量吸氧 30 分钟后重新计数。若以上处理后胎动计数依然异常,汇报医生结合产检结果全面评估胎儿状况,进行胎儿生物物理评分,及时终止妊娠。

📋 案例与沟通

根据临床实际操作进行操作过程中各项情景的设置,包括如何评估、核对及与患者的沟通交流、注意事项的讲解、健康教育的实施,标注★号的为主要扣分项目及重点项目。(案例由老师提供给学生)

某病房,李某,23岁,G₁P₀,孕24周行产前检查,接诊护士遵医嘱指导孕妇自记胎动。

场景——产科门诊诊室

护士:您好,我是您的接诊护士××,请问您叫什么名字?

孕妇:李某。

护士同时查看孕妇门诊病历上的姓名及门诊号进行核对。

护士:目前您已经24周了,请问您是怀孕多久开始自觉有胎动的? 一般胎动会发生在哪些时段?

孕妇:大约20周左右。在我活动、饭后和睡前胎动会比较明显,平躺的时候比坐着的时候明显。

护士:嗯,初产妇大约就是20周左右开始自觉有胎动的,胎动的时段会和母亲的作息习惯有关联。因为除了产检的时候会对胎儿情况进行监测,那么平时就只能通过胎动情况来判断胎儿在宫内的情况,所以自记胎动非常重要,现在我就来指导您如何进行胎动计数。★

孕妇:好的。

场景——产科门诊检查室

护士:现在房间的温湿度都很适宜,光线也很充足,待会我会使用屏风保护您的隐私,请放心!

孕妇:谢谢你的关心!

护士:您好,我现在要为您进行胎动计数指导了,请问您叫什么名字?

孕妇:李某。

护士:麻烦您把门诊病历给我核对一下好吗?

孕妇:好的。

护士:因为您平躺时胎动明显,我们可以选择平卧位,那么胎动的时候您是自己可以明显感受到还是需要将手放置在肚子上才能感受到?

孕妇:胎动的时候自己就可以明显感觉到。

护士:好的,如果感觉不明显,可以将手放置在宫底或者腹部两侧胎儿肢体处。一般胎动计数会选择早、中、晚胎儿活动最明显的时段,比如进食、活动或者睡前,计数时间为2小时,相加乘以2即为12小时胎动计数,2小时内胎动次数,≥6次/2小时为正常。★

孕妇:哦,好的,我现在开始计数。

护士:现在2小时内的胎动计数为10次,在正常胎动范围内,说明宝宝的反应都很好。以后每天在家选择早、中、晚3个时段进行计数,作好相应的记录,在产检时反馈给医生,作好孕期自我监护非常重要。★

孕妇:哦,谢谢您的讲解,我明白了,回家后我会根据您的指导每天进行胎动计数的。

🧭 临床操作考点评分

操作内容		分值	测评			
			漏项	错误	颠倒	得分
准备评价(15分)	1. 孕妇及环境准备	5				
	2. 物品及人员准备	5				
	3. 医嘱核对及孕妇身份确认	5				
操作评价(55分)	1. 孕周及胎动时段评估	5				
	2. 协助孕妇摆放体位	5				
	3. 胎动计数	15				

续表

操作内容		分值	测评			
			漏项	错误	颠倒	得分
操作评价(55分)	4. 胎动计数完毕评价及告知孕妇	10				
	5. 胎动异常时紧急处理	10				
	6. 协助孕妇取舒适卧位	5				
	7. 记录	5				
沟通及服务态度 (15分)	1. 操作前对孕妇的知识讲解	5				
	2. 操作过程中与孕妇的沟通配合	5				
	3. 操作完毕健康教育指导	5				
操作速度(5分)		5				
理论知识评价(10分):操作目的、注意事项		10				
总分(合计)		100				

评分依据

准备部分:漏项一次扣0.5分,准备错误不得分。

操作过程部分:颠倒顺序一次扣1分,漏项一次扣1分,操作错误不得分。

沟通及服务态度部分:知识讲解及健康教育漏项一次扣0.5分,理论错误不得分;与患者无沟通不得分。

所有扣分不超过该部分操作的总分。

七、宫缩观察

(一)适应证

孕期各阶段临产孕妇。

(二)禁忌证

无

(三)物品准备

无菌手套一副,速干手消毒液。

(四)患者准备

责任护士核对孕妇身份(腕带信息),评估孕妇的孕周大小,了解产程进展,向孕妇讲解宫缩观察的目的、方法,取得孕妇配合,协助孕妇排空膀胱。

(五)操作流程

1. 环境准备:病房或检查室清洁安静,温湿度适宜,光线充足或配备照明,关闭门窗,必要时备屏风遮挡,保护孕妇隐私。

2. 物品及人员准备:备齐用物,护士衣帽整洁,洗手戴口罩。

3. 经双人核对医嘱及孕妇信息无误。

4. 携用物至床旁,再次核对孕妇信息。评估孕妇的孕周大小,了解产程进展情况(宫缩开始的时间、程度、是否伴有阴道出血),解释并取得理解和配合,协助孕妇排空膀胱。

5. 协助孕妇取平卧位,必要时暴露腹部,作好保暖工作。

6. 戴手套,将手放置在宫底,记录宫体变硬的起始时间,达到极期的时间、极期持续的时间,宫体硬度开始消失至完全松弛的时间,以及下一次宫缩来临的时间,连续监测3次以上宫缩期及间歇期,观察宫缩及间歇期是否有规律,宫缩强度是否一致,宫缩期是否伴有阴道出血、胎膜破裂等情况,指导孕妇调整呼吸以适应宫缩期和间歇期,顺利适应产程进展。

7. 若已经有规律宫缩,强度适宜,可继续观察产程进展,若宫缩不规律,可告知医生作好进一步处理。

8. 宫缩计数完毕,脱手套,协助孕妇取舒适卧位。

9. 洗手,取口罩,在临产记录上作好记录。

临床应用小贴士

在临床工作中,进行宫缩计数时,遇到以下问题,该如何解决呢?

1. 何为规律宫缩?

答:产程开始时,宫缩持续时间较短(约 30 秒)且弱,间歇期较长(5~6 分钟),随着产程进展,持续时间渐长(50~60 秒),强度增加,间歇期缩短(2~3 分钟),宫口接近开全时,宫缩持续时间可达 1 分钟或更长,间歇期仅 1~2 分钟。

2. 如何判断强直性子宫收缩? 该如何处理?

答:强直性子宫收缩表现为子宫强烈收缩,失去节律性,宫缩无间歇,孕妇多烦躁不安,持续性腹痛,拒按,胎位触诊不清,胎心听不清,部分可出现病理性缩复环和血尿。一旦确诊为强直性子宫收缩,应立即使用宫缩抑制剂,如 25% 硫酸镁 20ml 加入 5% 葡萄糖溶液 20ml 内缓慢静推,不少于 5 分钟,合并产道梗阻者应立即行剖宫产。

案例与沟通

根据临床实际操作进行操作过程中各项情景的设置,包括如何评估、核对及与患者的沟通交流、注意事项的讲解、健康教育的实施,标注★号的为主要扣分项目及重点项目。(案例由老师提供给学生)

某病房,萧某,女性,28 岁,G_1P_0,孕 39^+ 周临产,宫口开大 3cm,急诊入院进产房,接诊护士进行宫缩计数。

场景——病房

护士甲:您好,我是您的接诊护士××,请问您叫什么名字?

孕妇:萧某。

护士同时查看孕妇腕带上的姓名及住院号进行核对。

护士甲:目前您宫口开大已经 3cm 了,我需要了解一下您的宫缩情况,要为您进行宫缩计数,请您配合一下好吗? 现在我先扶您去解小便吧! ★

孕妇:好的,谢谢。

护士甲:现在房间的温湿度都很适宜,光线也很充足,等会宫缩计数的时候可能需要暴露腹部,我会关上窗户,使用屏风,为您保暖,保护您的隐私,请放心!

孕妇:谢谢你的关心!

场景——病区护士站-双人核对

护士乙:患者姓名?

护士甲:萧某。

护士乙:住院号?

护士甲:住院号××。

护士乙:临时医嘱:宫缩计数。

护士甲:一次,立即执行。

场景——病房

护士甲:您好,我现在要为您进行宫缩计数了,请问您叫什么名字?

孕妇:萧某。

护士甲:麻烦您把腕带再给我核对一下好吗?

孕妇:好的。

护士甲:宫缩计数是为了准确判断宫缩的强度,请您平躺一会。请问您是什么时候开始觉得肚子发硬发紧的? 是一开始就很痛还是慢慢逐渐增强的? ★

孕妇:大约 2 小时前有一些肚子发硬,只觉得隐隐的痛,之后就越来越强,有时候是 6 分钟一次,有时候是 5 分钟一次。

护士甲:阵痛的时候有没有阴道出血、阴道流水或者有很想解大便的感觉? ★

孕妇:都没有。

护士甲:那我现在把手放置在您的宫底处进行宫缩计数,要连续记录 3 次以上宫缩期及间歇期,请您配合一下,宫缩来临的时候如果不能忍受请深呼吸来配合,千万不要顺着宫缩向肛门处用力,在产程进展过程中过早用力不利于产程的顺利进行。 ★

孕妇:好的,我会尽力调整呼吸。

护士甲:我在过去的 15 分钟内记录到了 4 次宫缩,比较规律,持续时间大约 40 秒左右,间隔 3 分钟左右一次,强度较强,我们可以暂时不做处理,继续观察产程的进展,如果宫缩持续增强,不久就可以分娩,如果宫缩逐渐减弱甚至变得不规律,我们会通知医生进行处理,请您继续在宫缩时调整呼吸,可以正常进食、解小便以及进行一些可耐受的活动。 ★

孕妇:哦,谢谢你的讲解,我明白了!

📡 临床操作考点评分

	操作内容	分值	测评			
			漏项	错误	颠倒	得分
准备评价(15分)	1. 孕妇及环境准备	5				
	2. 物品及人员准备	5				
	3. 医嘱核对及孕妇身份确认	5				
操作评价(55分)	1. 孕周及产程进展评估	5				
	2. 协助孕妇摆放体位	5				
	3. 宫缩计数	15				
	4. 宫缩计数完毕评价及告知孕妇	10				
	5. 宫缩异常时紧急处理	10				
	6. 协助孕妇取舒适卧位	5				
	7. 记录	5				
沟通及服务态度(15分)	1. 操作前对孕妇的知识讲解	5				
	2. 操作过程中与孕妇的沟通配合	5				
	3. 操作完毕健康教育指导	5				
操作速度(5分)		5				
理论知识评价(10分):操作目的、注意事项		10				
总分(合计)		100				

操作内容	分值	测评			
		漏项	错误	颠倒	得分

评分依据

准备部分:漏项一次扣0.5分,准备错误不得分。

操作过程部分:颠倒顺序一次扣1分,漏项一次扣1分,操作错误不得分。

沟通及服务态度部分:知识讲解及健康教育漏项一次扣0.5分,理论错误不得分;与患者无沟通不得分。

所有扣分不超过该部分操作的总分。

八、新生儿二次断脐

（一）适应证

新生儿出生后48~72小时,脐带结扎根部干燥良好者。

（二）禁忌证

胶质脐带或脐带结扎根部干燥不良者

（三）物品准备

治疗盘、无菌拆线盘、无菌纱布、云南白药药粉、护脐用品、75%酒精、无菌棉签、弯盘。

（四）患者准备

床边核对新生儿与母亲信息是否正确,核实新生儿出生时间,初步评估新生儿脐部干燥程度。新生儿处于安静状态、喂奶后一小时或熟睡时进行。

（五）操作流程

1. 环境准备:室温保持26~28℃,光线充足,关门窗。

2. 护士准备:衣帽整洁,洗手、戴口罩。

3. 经双人核对医嘱,核对治疗单与新生儿登记本信息。床边核对新生儿信息及母亲信息,确认无误,向家属解释操作目的,取得家属的同意。

4. 推新生儿至治疗室,再次核对新生儿信息与治疗单,洗手戴口罩。

5. 打开新生儿襁褓,暴露脐部,注意保暖。新生儿哭闹或不配合者可请另一名护士协助暴露脐部,防止操作中误伤新生儿。

6. 左手拿无菌持物镊提起脐带残端。

7. 右手用无菌棉签蘸取75%酒精消毒脐带根部、脐窝及脐周皮肤,待干,无菌剪刀沿脐带根部剪断(图6-4)。

8. 用无菌干棉签拭去创面血迹,清理脐窝内残留的血渍,若出血多可在创面撒上云南白药粉止血。

9. 用护脐带包扎新生儿脐部。

10. 帮新生儿穿好襁褓。

11. 再次核对新生儿信息。

12. 推新生儿至产妇床旁,核对产妇信息,交待注意事项。

13. 处理用物,洗手取口罩。

14. 作好记录。

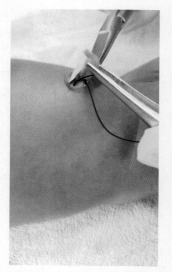

图6-4 新生儿二次断脐

临床应用小贴士

在临床工作中,为新生儿进行二次断脐,遇到以下问题,该如何解决呢?

1. 新生儿断脐后,若创面出血多该如何处理?

答:断脐后,如果创面出血较多,应局部按压脐部正上方片刻,截断血液供应,立即喷撒云南白药粉于创面,再用护脐用品加压包扎,密切观察出血情况。

2. 在为新生儿断脐的过程中,如何避免锐器误伤新生儿?

答:尽量选择在新生儿安静或熟睡的状态下进行操作,避免饥饿、大便等哭闹情况下,以免新生儿抵触,手脚舞动频繁,增加误伤的可能。还可请其他护理人员辅助,将新生儿手足进行遮挡,充分暴露脐部,可避免剪刀误伤新生儿皮肤。操作时,应在光线充足的环境下,轻微细致的进行修剪,勿操作幅度过大。

📋 案例与沟通

根据临床实际操作进行操作过程中各项情景的设置,包括如何评估、核对及与患者的沟通交流、注意事项的讲解、健康教育的实施,标注★号的为主要扣分项目及重点项目。(案例由老师提供给学生)

某病房,吴某,女性,29岁,G_1P_0,孕39周,于2日前顺产一女活婴,Apgar评分:9~10分。医生今日开具医嘱:新生儿二次断脐。

场景——护士甲携治疗单来到32床床旁。

护士甲:您好,我是您的责任护士××,请问您叫什么名字?

产妇:你好,我叫吴某。

护士甲:请让我分别核对一下您和宝宝的手腕带信息。

产妇:好的。

护士甲:核对无误。吴某,你好,宝宝出生已经满48小时了,医生早上查房,看过宝宝的脐带,干燥的还不错,所以医生开了为宝宝进行二次断脐的医嘱。就是我们将宝宝干枯的脐带从根部剪掉,缩短脐带自然脱落的时间,降低脐部的感染和脐带脱落时引起出血的概率。您能理解吗? ★

产妇:这个是必需的吗?

护士甲:如果您想让宝宝的脐带自然脱落,可能这个过程会比较长,出院回家护理较为困难,在断脐的过程中出现出血也难以应对。如果回家护理不当,容易造成宝宝脐部感染或者出血。为了预防出血及感染,最好还是进行二次人工断脐。 ★

产妇:好的,我们也没经验,还是你们处理比较专业一些。

护士甲:好的,宝宝睡的挺熟的,正好适合,您是多久前喂奶的呢?

产妇:吃了有一个多小时了。

护士甲:那我将宝宝推到治疗室,断完脐再送回来。

产妇:好的。

场景——治疗室

护士甲推新生儿至治疗室,与护士乙进行双人核对。

护士乙:产妇姓名?

护士甲:吴某。

护士乙:产妇住院号?

护士甲:住院号××。

护士乙:临时医嘱:新生儿二次断脐。

护士甲:立即执行。

护士甲按无菌原则及操作规程进行二次断脐,再次核对无误。

场景——病房

护士甲将新生儿送回病房,并核对母亲信息无误。

护士甲:宝宝的脐带已经断好了,出血不多,今天尽量让宝宝少哭,避免哭闹引起腹内压增高,引起脐部出血。

产妇:好的,知道了,我还需要注意什么吗?

护士甲:您还需要注意24小时内不要自行为宝宝洗澡,尿不湿不要高于脐部,以免护脐带被大小便污染,不要按摩宝宝的腹部,注意观察一下护脐带有没有渗血渗液的痕迹,我们也会经常过来观察宝宝的脐部情况的。★

产妇:好的,我会注意的。

护士甲:谢谢您的配合,如果您还有什么需要可以随时按铃呼叫我。

产妇:好的。

临床操作考点评分

操作内容		分值	测评			
			漏项	错误	颠倒	得分
准备评价(15分)	1. 新生儿及环境准备	5				
	2. 物品及人员准备	5				
	3. 医嘱核对及新生儿身份确认	5				
操作评价(55分)	1. 床边核对母亲及新生儿信息	5				
	2. 洗手戴口罩	2				
	3. 打开襁褓,评估脐部,注意保暖	5				
	4. 左手拿无菌持物镊提起脐带残端	5				
	5. 消毒脐带根部、脐窝、脐周皮肤	5				
	6. 右手用无菌剪刀沿根部剪断	8				
	7. 抹药、护脐带包扎	5				
	8. 穿好襁褓	2				
	9. 再次核对新生儿信息	5				
	10. 送回病房,核对母亲信息	5				
	11. 交待注意事项	5				
	12. 处理用物,洗手取口罩,记录	3				
沟通及服务态度(15分)	1. 操作前对家属的知识讲解	5				
	2. 操作过程中与新生儿的沟通	5				
	3. 操作完毕健康教育指导	5				
操作速度(5分)		5				
理论知识评价(10分):操作目的、注意事项		10				
总分(合计)		100				

评分依据

准备部分:漏项一次扣0.5分,准备错误不得分。

操作过程部分:颠倒顺序一次扣1分,漏项一次扣1分,操作错误不得分。

沟通及服务态度部分:知识讲解及健康教育漏项一次扣0.5分,理论错误不得分;与新生儿无沟通不得分。

所有扣分不超过该部分操作的总分。

九、母婴皮肤早接触

（一）适应证

1. 正常足月新生儿。
2. 稳定的早产儿或低体重儿,不需特殊治疗或转科治疗者。
3. 母亲无传染性疾病或其他严重并发症不需抢救或特殊治疗者。

（二）禁忌证

1. 新生儿窒息、产伤或其他并发症
2. 经复苏抢救需转儿科者
3. 高危母亲抢救者
4. 母亲有皮肤病者

（三）物品准备

干净毛巾、温水、小毛毯。

（四）患者准备

核对产妇信息,分娩后清洗产妇胸前皮肤。

（五）操作流程

1. 环境准备:室温保持 28~30℃,光线充足,多人同时分娩备好屏风保护产妇隐私。
2. 护士准备:衣帽整洁,洗手、戴口罩。
3. 护士于产床旁等待产妇娩出新生儿。
4. 新生儿娩出后由助产士断脐后经初步处理,评估无异常交由护士。
5. 护士将新生儿抱至产妇身旁,核对新生儿腕带与产妇手腕带信息无误,让产妇充分面对新生儿正面,将新生儿的面部与产妇面部贴近,进行面部接触,再解开产妇衣扣,充分暴露胸部(已初步清洁),将新生儿趴放于产妇胸前进行胸腹皮肤接触,协助产妇环抱新生儿,注意新生儿头偏向一侧,并为新生儿保暖,密切观察新生儿的面色及呼吸。
6. 完成早接触后,将新生儿用襁褓包好,产妇在产房观察 2 小时后,与新生儿一起送回病房。

💡 临床应用小贴士

在临床工作中,在进行母婴皮肤早接触过程中,遇到以下问题,该如何解决呢?

当遇到产妇抵触母婴皮肤早接触时,该如何处理?

答:应提前作好产妇的健康宣教,让其了解母婴早接触的优点。当新生儿出生后,产妇抵触皮肤早接触时,应主动弄清楚原因,比如:产妇会阴部侧切或撕裂伤痛,或者产妇对新生儿性别期待不一致短时间内无法接受等等,作好相应的解释工作,若产妇仍旧拒绝,应暂停操作,以免产妇情绪激动,引发产后出血。

📋 案例与沟通

根据临床实际操作进行操作过程中各项情景的设置,包括如何评估、核对及与患者的沟通交流、注意事项的讲解、健康教育的实施,标注★号的为主要扣分项目及重点项目。（案例由老师提供给学生）

某病房,张某,女性,38 岁,G_1P_0,孕 40 周,出现规律下腹痛 3 小时入院,护士遵医嘱收治入院。现孕妇宫缩 4~5 分钟一次,持续 20 秒,宫口未开,于病房待产。

场景——病房

护士洗手,着装整齐,来到××床旁。

护士:您好,我是您的责任护士××,您现在宫缩痛还能忍受吗?

孕妇:还好,有点痛但还能忍受。

护士:好的,待会您进入产房生产我会陪同在您旁边,您听说过母婴早接触吗?

孕妇:我在网上看到过,但不是太了解。

护士:让我为您介绍一下,母婴早接触就是指宝宝出生后30分钟内,就让宝宝跟您进行肌肤的接触不少于30分钟,有利于宝宝保持体温,减少哭闹,获得安全感,并且通过肌肤的接触刺激您泌乳,更可以增进您和宝宝母子间感情。★

孕妇:这么多好处啊,那我也可以试一试吗?

护士:您的检查报告显示您身体健康,只要宝宝平安顺利的分娩,我就会将宝宝抱给您进行早接触的。

孕妇:好的,谢谢你。

护士:不客气。

场景——产房

张某宫口开大3公分后送入产房待产,于6小时后顺利分娩一活男婴,Apgar评分:9~10分。

护士:恭喜您,平安顺利的生下一个可爱的宝宝,现在我帮您解开衣扣,将宝宝抱过来可以吗?

产妇:可以的,快抱过来让我看看宝宝。

护士:宝宝来了,您看他可爱吗?让我先核对一下宝宝和您的手腕带信息,核对无误。现在我让宝宝趴在您的胸前,您用双手把宝宝环抱住,对,就是这样,宝宝听着您的心跳声会觉得很有安全感的。

产妇:好可爱。

护士:您可以跟宝宝说话哦,我也会在旁边观察宝宝的,请您别担心。

30分钟后。

护士:您好,早接触差不多时间到了,我把宝宝抱去婴儿台穿衣服好吗?您需要在产房观察2小时,到时候宝宝和您一起回病房。回去后,您还可以像这样经常与宝宝进行皮肤的接触,如有什么需要可以随时叫我。★

产妇:好的。

📷 临床操作考点评分

操作内容		分值	测评			
			漏项	错误	颠倒	得分
准备评价(15分)	1. 环境准备	5				
	2. 物品及人员准备	5				
	3. 医嘱核对及产妇身份确认	5				
操作评价(55分)	1. 作好产妇的解释工作,取得配合	5				
	2. 新生儿体位	20				
	3. 护士指导产妇环抱新生儿	10				
	4. 注意观察新生儿的面色及呼吸	5				
	5. 注意产妇及新生儿的保暖	5				
	6. 早接触结束,护士将新生儿包好	5				
	7. 产妇于产房观察2小时后,与新生儿一起送回病房。	5				

续表

操作内容		分值	测评			
			漏项	错误	颠倒	得分
沟通及服务态度（15分）	1. 操作前对产妇的知识讲解	5				
	2. 操作过程中与产妇的沟通	5				
	3. 操作完毕健康教育指导	5				
操作速度（5分）		5				
理论知识评价（10分）：操作目的、注意事项		10				
总分（合计）		100				

评分依据

准备部分：漏项一次扣 0.5 分，准备错误不得分。

操作过程部分：颠倒顺序一次扣 1 分，漏项一次扣 1 分，操作错误不得分。

沟通及服务态度部分：知识讲解及健康教育漏项一次扣 0.5 分，理论错误不得分；与新生儿无沟通不得分。

所有扣分不超过该部分操作的总分。

十、母乳喂养技巧

（一）适应证

凡无母乳喂养禁忌证的均可进行母乳喂养。

（二）禁忌证

1. 母亲重度心力衰竭、严重肝肾功能障碍、乳房单纯疱疹病毒感染、乳腺炎、精神病、癫痫、急慢性传染病（如艾滋病、肝炎、肺结核等）、吸毒、母亲接受化疗药物或一些特别的药物治疗期间、母亲接受放射性核素诊断检查或治疗期间等。

2. 新生儿有严重高胆红素血症、半乳糖血症、苯丙酮尿症等。

（三）物品准备

必要时备吸奶器、乳头皲裂油。

（四）患者准备

核对产妇信息（至少同时使用两种身份识别方法，如母亲姓名、住院号等），产妇着宽松舒适的衣物，新生儿沐浴完毕，更换清洁衣物及尿布。

（五）操作流程

1. 环境准备：关门窗，视具体情况使用床帘或屏风。

2. 护士准备：衣帽整洁，洗手、戴口罩。

3. 核对产妇信息，向产妇及家属作好解释和准备工作（必要时备屏风）。

4. 评估产妇分娩方式、身体状况及乳房充盈情况，了解产妇对母乳喂养方法的掌握程度，评估新生儿的喂哺方式，黄疸程度，大小便情况。

5. 指导产妇洗净双手，协助产妇清洁乳房及乳头，注意评估乳头有无内陷及皲裂。

6. 洗手、戴口罩，备齐用物至产妇床旁。

7. 再次核对产妇信息，协助取舒适体位，一般为坐位或侧卧位，暴露乳房，注意保护隐私及保暖。

8. 新生儿与母亲胸贴胸，腹贴腹，下颌贴乳房。

9. 产妇一手环抱新生儿，一手拇指在上，其余四指在下，轻托住乳房，将乳头和大部分乳晕放入新生儿口中进行喂养。哺乳时乳头应放在新生儿舌头上方，用一手扶拖并挤压乳房，协助乳汁分泌。

10. 判断新生儿的衔接情况，观察新生儿的吸吮能力，判断是否为有效吸吮。

11. 喂哺结束后，用示指轻轻向下按压新生儿下颌，避免在口腔负压情况下拉出乳头引起乳头损伤。

12. 将新生儿抱起轻拍背部 1~2 分钟，排出胃内空气，以防吐奶。

13. 协助产妇穿好衣服,新生儿取侧卧位。

14. 整理用物,洗手,取口罩,作好相应的记录。

💡 临床应用小贴士

在临床工作中,进行母乳喂养的指导时,遇到以下问题,该如何解决呢?

1. 产妇乳汁分泌不足,该如何处理?

答:要鼓励产妇坚持母乳喂养,虽然奶量不多,仍坚持让新生儿多吸吮,刺激乳房排空及产奶,注意休息,睡眠应充足。饮食要丰富,身体条件允许的情况下多吃含蛋白质、脂肪、糖类丰富的食物,多吃新鲜水果和蔬菜,保证维生素的摄入,同时汤类食物也必不可少,可多喝鸡汤、鱼汤等,还可遵医嘱口服中西药物或辅助针灸治疗。

2. 产妇哺乳时,诉新生儿吸吮时乳头疼痛感强,该如何处理?

答:首先应指导产妇掌握正确的哺乳姿势,在新生儿含吮前,可先挤出少量乳汁,使乳晕变软,哺乳后,再次挤出少量乳汁涂抹乳晕和乳头,再让其自然干燥。如产妇疼痛感剧烈,可使用乳头罩等辅助用品帮助其缓解疼痛。

3. 产妇乳头内陷,该如何处理?

答:乳头内陷者(图6-5)可指导产妇每天练习乳头十字操,具体操作方法是:用毛巾热敷乳头,清洁双手后,将两拇指平行放在乳头两侧,慢慢由乳头向两侧拉开,牵拉乳晕皮肤及皮下组织(图6-6),然后两拇指放于乳头上下两侧,慢慢纵向牵拉(图6-7),再用拇指、示指和中指捏住乳头轻轻向外牵拉(图6-8),反复进行,一般10分钟左右,可促使长乳头形成,便于新生儿的含接,以利做到有效的吸吮。如效果不佳,也可借助乳头牵引器或乳头保护罩协助,使乳头通过新生儿的吸吮把乳头吸长。如内陷严重影响哺乳,可使用吸奶器吸出乳汁,再喂哺新生儿。

4. 产妇胀奶,该如何预防及处理?

答:(1)让新生儿尽早吸吮,出生后半小时内就可让新生儿吸吮,可促进乳房排空及产奶。保证每侧乳房每隔2~3小时要得到吸吮一次。

(2)每次哺乳,都应尽量排空两侧乳房,让新生儿吸尽一侧再吸吮另一侧。

(3)如果乳汁分泌过多,应用吸奶器把多余的奶吸空。

(4)奶胀还可通过冷、热敷,按摩,中药等疗法缓解。

5. 如何防止新生儿吐奶?

答:指导产妇掌握正确的哺乳姿势,按需哺乳,不宜过勤,每次尽量让新生儿吃饱。哺乳完应竖抱新生儿,轻轻拍新生儿的后背,让其打嗝排出胃内空气,吃奶后不宜马上让新生儿仰卧,应当侧卧一段时间,再改为仰卧。

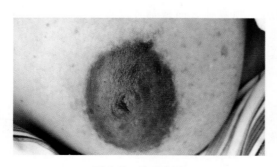

图6-5　乳头内陷

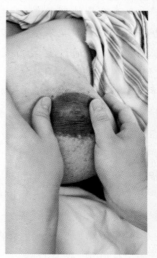

图6-6　横向牵拉乳晕

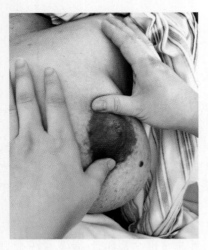

图 6-7　纵向牵拉乳晕

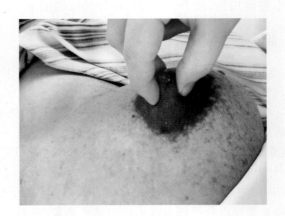

图 6-8　提拉乳头

📋 案例与沟通

根据临床实际操作进行操作过程中各项情景的设置,包括如何评估、核对及与患者的沟通交流、注意事项的讲解、健康教育的实施,标注★号的为主要扣分项目及重点项目。(案例由老师提供给学生)

某病房,刘某,女性,30 岁,G_2P_0,孕 39 周。于昨日顺产一女活婴,Apgar 评分:9～10 分。护士拟对其进行母乳喂养的指导。

场景——病房

护士:您好,请问您叫什么名字?

产妇:你好,我叫刘某。

护士:请允许我核对一下您和宝宝的手腕带信息。

产妇:好的。

护士:核对无误,我叫××,是您的责任护士,恭喜您平安顺利的生下这么可爱的宝宝。

产妇:谢谢。

护士:现在喂奶还顺利吗? 宝宝吃的怎么样?

产妇:还不是特别熟练,我感觉奶不多,她吸的我乳头好痛,都有点不想喂了。

护士:您要对母乳喂养有信心哦,母乳的营养丰富,利于宝宝消化吸收,能提高宝宝的免疫力,增强抵抗力,并且通过宝宝的吸吮,可以刺激您的子宫收缩,利于子宫的复旧等等,优点实在是太多了,您可要坚定信心哦! ★

产妇:是的,我其实知道好处不少,就是觉得难以坚持。

护士:没关系,我待会会看看您母乳喂养的情况,您有什么问题都可以提出来的。宝宝的黄疸值在正常范围内,今天宝宝大小便都解了吗?

产妇:都已经解了。

护士:您下床活动了吗?

产妇:下过床了,在走廊上走动了的。

护士:顺产恢复起来是快一些的。(关门窗,拉起床帘)请让我评估一下您的乳房情况,还可以,乳房没有硬结,乳头也没有内陷。需要我帮您清洗双手和乳房、乳头吗?

产妇:不用了,我自己来。

护士:好的,那我先去准备一下,待会过来再详细跟您讲解一下母乳喂养的技巧。

产妇:好的。

场景——病房

护士回治疗室,洗手戴口罩,备齐用物再次回到××床旁。关门窗,拉床帘。

护士:您好,都清洗干净了吗?

产妇:洗干净了。

护士:请让我再次核对一下您和宝宝的手腕带信息,核对无误。现在我们开始喂奶好吗?

产妇:好的。

护士:您是想躺着还是坐着呢?

产妇:坐着吧。

护士:好的,那我帮您摇起床头,请您将衣服解开,暴露乳房。

产妇:好的。

护士:我把宝宝从婴儿床抱给您,记得有个口诀就是三贴近,您与宝宝是胸贴胸,腹贴腹,下颌贴乳房的,对就是这样,做得很好。★

护士:然后您另一只手拇指在上,其余四指在下,托住乳房,将乳头和大部分乳晕放入宝宝的舌头上方,让宝宝进行吸吮,手可以轻轻进行挤压,协助乳汁分泌。★

产妇:原来乳晕也要塞进去,这样是好多了,不那么疼了呢。

护士:这样乳头就不容易吸破了。

产妇:就是奶量感觉不够。

护士:您只要坚持让宝宝多吸吮,每次都尽量排空,可以刺激乳房泌乳的,同时注意加强营养,多吃些鱼肉、鸡蛋等高蛋白的食物,可以喝一些有利于产奶的汤水,比如鸡汤、鱼汤等等,奶量会慢慢增多的。★

产妇:好的,我试试看。

护士:左侧的吸空了,我们再换另一侧让宝宝吸,宝宝吃得很欢哦,真棒!

产妇:今天是比昨天吃得好一些,谢谢你的指导。

护士:不客气。宝宝吃完了吧,吃完后不要直接将乳头拉出容易损伤乳头皮肤,将示指轻轻向下按压宝宝的下颌,对,这样,然后再将乳头拉出。然后挤出一点乳汁涂抹乳头,自然干燥,您也可以准备乳头保护油进行涂抹。如果您渐渐的奶量比较多,宝宝一次吃不完,可以准备吸奶器将奶吸尽,一是利于乳房再次产奶,二是避免乳汁淤积可以预防乳腺炎。★

产妇:好的,现在把宝宝放进婴儿床上吧。

护士:这样会容易导致宝宝吐奶哦。您或者家属可以像这样竖抱起宝宝,掌心呈空心掌,然后轻拍宝宝的背部1~2分钟,让宝宝打嗝,这样可以排出吸奶时可能吸进的空气,预防吐奶。★

产妇:好的,让我试试。

护士:对,您做得很正确。宝宝打嗝了呢。这时可以将宝宝放进婴儿床上了,一般刚吃完奶让宝宝侧躺,防止吐奶堵塞呼吸道。★

产妇:好的,我知道了。

护士:我帮您穿好衣服。(再次核对产妇及新生儿手腕带信息无误)整个哺乳的过程就是这样的,您掌握的也不错,回家以后也可以按照这个方法喂奶。如果您还有什么问题可以随时按铃呼叫我的。

产妇:好的,谢谢。

临床操作考点评分

操作内容		分值	测评			
			漏项	错误	颠倒	得分
准备评价(15 分)	1. 产妇、新生儿准备	5				
	2. 环境准备	5				
	3. 产妇身份核对	5				
操作评价(55 分)	1. 核对产妇信息,作好解释工作	5				
	2. 评估产妇分娩方式、身体状况、乳房情况,了解产妇对母乳喂养掌握程度、评估新生儿喂哺方式、黄疸程度、大小便状况	5				
	3. 洗手、戴口罩,备齐用物,再次核对产妇信息	5				
	4. 协助产妇取舒适体位,暴露乳房	5				
	5. 指导哺乳姿势及手势	10				
	6. 观察新生儿吸吮能力	3				
	7. 哺乳结束,指导正确拉出乳头	3				
	8. 指导轻拍新生儿背部,拍嗝	5				
	9. 协助产妇穿好衣物	2				
	10. 指导协助新生儿卧位	5				
	11. 整理用物,洗手取口罩	2				
	12. 记录	5				
沟通及服务态度(15 分)	1. 操作前对产妇的知识讲解	5				
	2. 操作过程中与产妇的沟通	5				
	3. 操作完毕健康教育指导	5				
操作速度(5 分)		5				
理论知识评价(10 分):操作目的、注意事项		10				
总分(合计)		100				

评分依据

准备部分:漏项一次扣 0.5 分,准备错误不得分。

操作过程部分:颠倒顺序一次扣 1 分,漏项一次扣 1 分,操作错误不得分。

沟通及服务态度部分:知识讲解及健康教育漏项一次扣 0.5 分,理论错误不得分;与新生儿无沟通不得分。

所有扣分不超过该部分操作的总分。

十一、新生儿沐浴

(一) 适应证

1. 正常足月新生儿。

2. 32~36 周早产儿、低体重儿,体重 2kg 以上,生命体征稳定,住院期间无须特殊处置者。

(二) 禁忌证

1. 新生儿饥饿或喂奶后一小时内。

2. 早产儿或低体重儿病情未稳定前。

3. 体温不升,或频繁呕吐,病情不明的新生儿。

4. 皮肤感染如脓疱疮、疖肿等或烫、烧伤、外伤等其他病情短时间内不能接触水的。

（三）物品准备

操作台、毛巾垫、沐浴设备(必要时备水温计)、沐浴露、小毛巾、大浴巾、干净内衣、护脐用品、纸尿裤、按摩油、酒精、无菌棉签。

（四）患者准备

核对新生儿信息(至少同时使用两种身份识别方法,如母亲姓名、住院号等),沐浴在停止喂奶一小时后进行。

（五）操作流程

1. 环境准备:室温保持 24~28℃,水温 34~42℃,关好门窗,避免过堂风,室内光线充足。

2. 护士准备:衣帽整洁,洗手及修剪指甲,避免佩戴锐利的胸牌等物品。

3. 再次核对新生儿信息。

4. 洗手,再次检查热水装置,将水温调至适宜温度。

5. 抱新生儿于操作台上,再次核对新生儿标牌、手腕带。

6. 打开包被,脱去内衣及纸尿裤,观察全身皮肤有无异常情况(胎记、抓痕、皮疹等),用毛巾裹住全身,注意保暖。

7. 初生新生儿头发及肢体的血迹和胎脂较为丰富者可使用液状液体石蜡或润肤油初步清理。

8. 擦洗面部:一只手扶住新生儿头部,另一只手用小毛巾蘸清水由眼内眦向外擦洗双眼,按从上到下的顺序洗净面部。

9. 将新生儿双耳郭反折盖住耳孔(图 6-9),清洗头部。

10. 解开毛巾,用沐浴露依次洗净新生儿颈部、上肢及前胸部后背部。

11. 用毛巾包住新生儿胸部,暴露腹部及下肢,依次洗净臀部、下肢、腹股沟、外生殖器等,特别注意皮肤皱褶处的胎脂、排泄物等。

12. 洗完后用干净的大浴巾擦干皮肤。

13. 用 75%酒精消毒脐带根部并更换护脐用品。

14. 必要时用按摩油涂抹颈下、腋下、腹股沟等皮肤皱褶处。

15. 为新生儿穿好尿裤、内衣及棉包被。

16. 再次核对新生儿信息,送至产妇床旁。

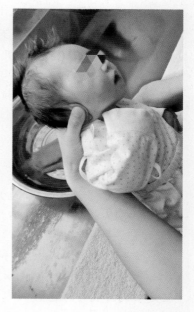

图 6-9 反折新生儿耳郭盖住耳孔

💡 临床应用小贴士

在临床工作中,为新生儿沐浴,遇到以下问题,该如何解决呢?

1. 新生儿第一次沐浴时,身上的胎脂该如何处理?

答:新生儿身上的胎脂,应用毛巾轻轻清洗,严禁用力揉搓皮肤,如难以清洗,可用液状液体石蜡或润肤油浸润后再用毛巾轻轻擦拭,尤其注意新生儿皮肤皱褶处的胎脂的清理,可分多次清洗。

2. 沐浴时,新生儿头皮皮脂结痂,该如何处理?

答:新生儿头皮皮脂结痂,不要用力清洗,可局部涂抹液状液体石蜡或润肤油浸润软化,待次日轻轻用梳子梳去结痂后再进行清洗。

3. 沐浴前发现新生儿全身有红疹,应如何处理?

答:脱去新生儿衣物后发现红疹,应立即停止沐浴活动,注意保暖,请医生看新生儿,经医生评估后再进行沐浴,必要时遵医嘱进行药浴或沐浴完遵医嘱涂抹药膏,并向家属交待,密切观察。

4. 沐浴时,发现新生儿呛奶应如何处理?

答:立即停止沐浴,注意保暖。将新生儿脸侧向一边或侧卧,以免吐奶流入咽喉及气管,清除新生儿口腔内的奶块,以免发生误吸。密切观察新生儿面色有无发绀,呼吸是否急促或不畅,如发生紧急情况,立即通知医生,并必要时给氧,并使用负压吸引装置,吸引出气道内的奶,畅通呼吸道。

5. 沐浴时,新生儿发生寒战,呼吸急促,应如何处理?

答:立即停止沐浴,注意保暖,并请医生看新生儿,必要时给氧,并将新生儿置于保暖红外辐射台上,遵医嘱进行进一步的处理。

6. 沐浴时,新生儿抵触情绪较重,极度不配合,应如何处理?

答:如果新生儿哭闹严重,应停止操作,对其进行安抚,使其平静,以免新生儿激动引起吐奶造成窒息等不良后果。

📋 案例与沟通

根据临床实际操作进行操作过程中各项情景的设置,包括如何评估、核对及与患者的沟通交流、注意事项的讲解、健康教育的实施,标注★号的为主要扣分项目及重点项目。(案例由老师提供给学生)

某病房,张某,女性,27 岁,G_1P_0,孕 38 周。于昨日顺产一男活婴,Apgar 评分:9~10 分。根据医生的医嘱,每日进行新生儿沐浴一次。

场景——治疗室

治疗室护士甲、乙双人核对医嘱。

护士乙:产妇姓名?

护士甲:张某。

护士乙:住院号?

护士甲:住院号××。

护士乙:长期医嘱:新生儿沐浴。

护士甲:每日 1 次。

场景——病房

护士甲准备好用物,洗手戴口罩,携治疗单来到 31 病床旁。

护士甲:早上好,我叫××,是您的责任护士,今天由我来负责您和宝宝的护理和治疗。请问宝宝是多久前喂奶的呢?

产妇:你好,喂完奶有一个多小时了。

护士甲:好的,请让我核对一下您和宝宝的信息(产妇姓名、住院号)核对无误。我将推宝宝去沐浴室洗澡。您看可以吗?

产妇:可以的。

护士甲:沐浴不仅可以清洁宝宝的皮肤,促进宝宝舒适,避免感染,也有利于我们观察宝宝全身的情况。★

产妇:好的,现在天气挺冷的,宝宝会不会洗感冒啊?

护士甲:请您放心,沐浴室的室温和洗澡的水温我们都已经调节至合适的温度,宝宝在里面既不会冷,也不会被水烫到,我们也会注意随时为宝宝保暖的。

产妇:好的,谢谢。

护士甲:我为宝宝洗完澡会立即将宝宝送回病房,请您放心。

产妇:好的。

护士甲推婴儿车至沐浴室,再次核对婴儿信息,核对无误,进行沐浴,沐浴结束,核对无误将婴儿送回病房。

场景——病房

护士甲:宝宝已经沐浴完毕了,洗的香喷喷的呢,宝宝很棒,好像很享受似的。

产妇:是吗? 我看看,哇,洗完澡变帅气了不少啊,看起来干净多了。

护士甲:请让我再次核对一下您和宝宝的信息是否一致(核对手腕带,信息一致),核对无误。宝宝皮肤状况看起来不错,肚脐部位没有红肿,也没有红屁股,四肢可灵活了,手舞足蹈的。

产妇:谢谢你们。过几天我们出院了,回去洗澡需要注意些什么呢?

护士甲:不客气。您在家中为宝宝洗澡,需要注意不要在喂完奶一小时内进行,以免发生吐奶,气候如果寒冷,有条件的情况下,开空调。洗澡水温度需适宜,一般在34~42℃之间,可以购买一个水温计方便调节水温。★

产妇:好的,水温计我们已经准备了。

护士甲:在宝宝脐带未脱落前,洗完澡注意保持脐部的干燥和清洁,以免感染。清洗头皮的时候,注意不要让水流入宝宝的耳中,以免引起中耳炎等疾病,可以像我这样清洗的时候反折宝宝的耳郭盖住耳孔。您的宝宝体重略重,清洗的时候尤其要注意皮肤皱褶处的清洁,洗完后,也要注意将皮肤皱褶处的水分轻轻蘸干,保持干燥,以免引起皮疹。★

产妇:有这么多需要注意的啊,好的,我记下了。

护士甲:如果您还有什么需要,可以随时按铃呼叫我的。

产妇:好的。

临床操作考点评分

操作内容		分值	测评			
			漏项	错误	颠倒	得分
准备评价(15分)	1. 新生儿及环境准备	5				
	2. 物品及人员准备	5				
	3. 医嘱核对及新生儿身份确认	5				
操作评价(55分)	1. 洗手,检查热水装置,将水温调至合适的温度	5				
	2. 置新生儿于操作台,核对无误后,脱去衣物及纸尿裤,观察新生儿全身,用毛巾包裹身体	5				
	3. 清洗面部	5				
	4. 清洗头部及颈部	5				
	5. 清洗上肢及前胸后背	5				
	6. 用毛巾包裹胸部,暴露腹部及下肢	3				
	7. 清洗臀部、下肢、腹股沟、外生殖器等,注意皮肤皱褶处及排泄物的清理	5				
	8. 洗完后,用干净大浴巾擦干全身	2				
	9. 用75%酒精消毒脐带根部并更换护脐用品	5				
	10. 必要时涂抹润肤油于皮肤皱褶处	5				
	11. 为新生儿穿好衣裤及纸尿裤,注意保暖	5				
	12. 送至病房,核对母婴信息	5				

操作内容		分值	测评			
			漏项	错误	颠倒	得分
沟通及服务态度 (15分)	1. 操作前对家属的知识讲解	5				
	2. 操作过程中与新生儿的沟通	5				
	3. 操作完毕健康教育指导	5				
操作速度(5分)		5				
理论知识评价(10分):操作目的、注意事项		10				
总分(合计)		100				

评分依据

准备部分:漏项一次扣 0.5 分,准备错误不得分。

操作过程部分:颠倒顺序一次扣 1 分,漏项一次扣 1 分,操作错误不得分。

沟通及服务态度部分:知识讲解及健康教育漏项一次扣 0.5 分,理论错误不得分;与新生儿无沟通不得分。

所有扣分不超过该部分操作的总分。

十二、新生儿脐部护理

(一)适应证

保持脐部清洁,预防脐炎发生。

(二)禁忌证

脐疝、脐部外翻、脐部赘生物

(三)物品准备

治疗盘、75%酒精、无菌棉签、护脐用品、弯盘。

(四)患者准备

核对新生儿信息(至少同时使用两种身份识别方法,如母亲姓名、住院号等),新生儿沐浴或换尿布后。

(五)操作流程

1. 环境准备:室温保持 26~28℃,光线充足。

2. 护士准备:衣帽整洁,洗手、戴口罩。

3. 双人核对医嘱,携治疗卡至床旁,与家属核对新生儿信息(床号、姓名、性别、住院号),作好解释,推新生儿至治疗室。

4. 洗手,戴口罩。

5. 打开新生儿襁褓,暴露脐部,并注意保暖。

6. 评估新生儿脐部。

7. 将气门芯上棉线轻轻牵拉抬起,用75%酒精环形消毒脐带根部及断端2~3次(图6-10),再用棉签擦干。

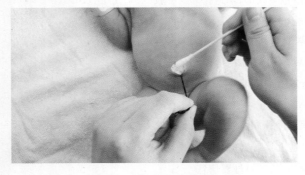

图 6-10　新生儿脐部消毒

8. 用护脐用品包扎脐部。

9. 为新生儿穿好衣物。

10. 将新生儿推至母亲身旁,并核对手圈、胸牌、母亲床号、姓名、住院号。向家属交代注意事项。

11. 洗手,处理用物。

12. 作好记录。

💡 临床应用小贴士

在临床工作中,为新生儿进行脐部护理时,遇到以下问题,该如何解决呢?

1. 为新生儿进行脐部护理,该如何观察脐部有无异常呢?

答:进行脐部护理时,应观察脐部及周围的皮肤有无红肿、渗血、渗液或者有异常的气味。如果发现异常,应及时通知医生,并密切进行观察和处理,谨防脐炎等的发生。

2. 进行脐部护理时,若结扎线脱落该如何处理?

答:评估脐部结扎时间,以及局部是否干燥结痂,若未满48小时,应重新进行结扎。

3. 进行脐部护理时,若新生儿哭闹厉害,该如何处理?

答:如新生儿哭闹严重,应立即停止操作,对新生儿进行安抚。

📋 案例与沟通

根据临床实际操作进行操作过程中各项情景的设置,包括如何评估、核对及与患者的沟通交流、注意事项的讲解、健康教育的实施,标注★号的为主要扣分项目及重点项目。(案例由老师提供给学生)

某病房,张某,女性,27岁,G_1P_0,孕38周。于昨日顺产一男活婴,Apgar评分:9~10分。根据医生的医嘱,每日进行新生儿脐部护理一次。

场景——治疗室

治疗室,护士进行双人核对医嘱。

护士乙:产妇姓名?

护士甲:张某。

护士乙:住院号?

护士甲:住院号××。

护士乙:长期医嘱:新生儿脐部护理。

护士甲:每日1次。

场景——病房

护士甲携治疗单来到31病床旁。

护士甲:您好,请问您叫什么名字?

产妇:你好,我叫张某。

护士甲:请让我核对一下您的信息(姓名,住院号)核对无误。张某您好,我是您的责任护士××,恭喜您当了妈妈,恢复的怎么样了今天?

产妇:还可以,能自己下床走动,宝宝不大,昨天生的不是特别费力。

护士甲:您真是一名勇敢的妈妈。宝宝怎么样呢?还乖吗?

产妇:还挺乖的,除了吃就是睡,不怎么闹腾。

护士甲:好的,请让我核对一下宝宝的手腕带信息(母亲姓名、住院号),核对无误。根据医生的医嘱,我们每天要对宝宝的脐部进行护理,可以保持脐部的清洁,预防脐炎的发生。您看可以吗?★

产妇：好的。

护士甲：好的，那么我先推宝宝去沐浴间，护理完再送宝宝回来。

产妇：好的。

场景——新生儿沐浴间

护士甲护理完新生儿脐部，将新生儿送回病房。

护士甲：您好，宝宝的脐部已经护理完，我将宝宝送回来了。请让我核对一下您的信息好吗？（核对家长及宝宝信息无误）。★

产妇：谢谢，宝宝的脐部还好吧？

护士甲：不客气。宝宝的脐部干燥的还不错，局部也没有红肿等异常情况发生，我已经重新进行消毒，并用护脐带进行了包扎，请您放心。★

产妇：那我还需要注意什么吗？

护士甲：平时您需要注意：脐带未脱落前不要强行牵拉，尿片不要超越脐部，如果护脐带被大、小便污染或者有渗血迹，请您及时告知我们为宝宝更换，以免造成脐部感染，如果您发现宝宝脐部有异味或者分泌物也随时告知我们。★

产妇：好的，我会注意的。

护士甲：如果您有什么需要可以随时呼叫我。

产妇：好的。

⏎ 临床操作考点评分

操作内容		分值	测评			
			漏项	错误	颠倒	得分
准备评价（15分）	1. 新生儿及环境准备	5				
	2. 物品及人员准备	5				
	3. 医嘱核对及患者身份确认	5				
操作评价（60分）	1. 与家属核对信息	5				
	2. 置新生儿于操作台，打开襁褓，暴露脐部，注意保暖	5				
	3. 评估新生儿脐部	10				
	4. 消毒脐部	10				
	5. 用护脐用品包扎脐部	5				
	6. 为新生儿穿好衣物	5				
	7. 送新生儿至病房，再次核对信息	10				
	8. 向家属交待注意事项	5				
	9. 洗手，处理用物	2				
	10. 记录	3				
沟通及服务态度（15分）	1. 操作前对家长的解释	5				
	2. 操作过程中对新生儿的态度	5				
	3. 操作完毕对家长的健康教育指导	5				

操作内容	分值	测评			
		漏项	错误	颠倒	得分
操作速度(5分)	5				
理论知识评价(5分):操作目的、注意事项	5				
总分(合计)	100				

评分依据

准备部分:漏项一次扣0.5分,准备错误不得分。

操作过程部分:颠倒顺序一次扣1分,漏项一次扣1分,操作错误不得分。

沟通及服务态度部分:知识讲解及健康教育漏项一次扣0.5分,理论错误不得分;与新生儿无沟通不得分。

所有扣分不超过该部分操作的总分。

十三、新生儿臀部护理

(一)适应证

预防及治疗新生儿红臀。

(二)禁忌证

臀部皮炎严重感染。

(三)物品准备

温水盆、浴巾、40W 鹅颈灯或红外线灯、治疗盘、棉质尿布、植物油(鱼肝油或25%氧化锌软膏)。

(四)患者准备

新生儿解完大小便以后。

(五)操作流程

1. 环境准备:室温保持 24~26℃,光线充足,温暖舒适。

2. 护士准备:衣帽整洁,洗手、戴口罩。

3. 护士双人核对医嘱及治疗单无误。至病房核对新生儿信息(如母亲姓名、住院号等),确认无误,向家属解释操作目的。

4. 评估新生儿臀部情况。

5. 备齐用物至床边,向新生儿家属解释,取得配合,注意保暖。

6. 轻度红臀:

(1)加强预防措施,保持臀部清洁、干燥。

(2)臀部皮肤涂植物油。

(3)轻兜尿布或勤更换尿不湿。

(4)在季节或室温条件允许时,可仅垫尿布于臀下,使臀部暴露于空气中。

7. 重度红臀的护理:

(1)备齐用物,核对信息。

(2)用温水清洗新生儿臀部。

(3)将新生儿横放于床上,将清洁尿布垫于臀下,用尿布遮住男婴会阴部,侧卧,暴露红臀部位。

(4)打开电源,调好灯距(一般距离患处30~40cm),护士用前臂内侧试温,以温热感为宜,两手扶持新生儿保持体位,禁止离开,以防意外。

(5)照射时间约 20 分钟。

(6)照射完毕,将蘸有药膏的棉签在皮肤上轻轻滚动,均匀涂抹。

(7)更换清洁尿布,盖好被褥。

8. 再次核对新生儿信息,处理用物,洗手并记录。

临床应用小贴士

在临床工作中,为新生儿进行臀部护理,遇到以下问题,该如何解决呢?

1. 新生儿大小便后,家长为清洗干净局部皮肤,使用肥皂,你该如何处理?

答:应向新生儿家长作好健康宣教,告知一般清水清洗即可,新生儿皮肤柔嫩,使用肥皂,碱性较强,会增加对新生儿局部皮肤的刺激。

2. 为新生儿行臀部护理清洗臀部时,如新生儿哭闹十分厉害,该如何处理?

答:应用温和轻柔的语气安抚新生儿,也可让家长哄抱安抚新生儿,然后再进行清洗,如臀部无皮炎可以让新生儿坐于盛有温水的盆中进行清洗。

案例与沟通

根据临床实际操作进行操作过程中各项情景的设置,包括如何评估、核对及与患者的沟通交流、注意事项的讲解、健康教育的实施,标注★号的为主要扣分项目及重点项目。(案例由老师提供给学生)

某病房,张某,女性,24 岁,G_1P_0,孕 40 周。于三日前剖宫产分娩一男活婴,Apgar 评分:8~9分。男婴臀部皮肤裹尿不湿范围,出现片状红斑,儿科医生诊断为轻度红臀,现医生根据会诊意见,开具医嘱:新生儿臀部护理。

场景——病房

护士甲来到 21 病床旁。

护士甲:您好,我是您的责任护士××,儿科的医生刚刚过来看过宝宝的屁股的红斑,确诊为轻度的红臀,也就是我们常说的红屁股。

产妇:是的,医生来看过了,严重吗? 怎么会这样呢? 宝宝这样一定很疼很难受的,我不知道该怎么办?

护士甲:请您别担心。红屁股是婴儿常见的皮肤病,因为宝宝的皮肤比较娇嫩,而小屁股经常裹着尿不湿,局部皮肤透气性差,经常被尿渍粪渍侵染,如果不及时更换尿不湿,便会在大小便的刺激下很容易并发炎症的,最常见的就是红屁股。只要好好的护理,宝宝很快就会好的。根据医生的医嘱,我将对宝宝的屁股进行护理,也会跟你讲解一些相关的知识的。★

产妇:好的,谢谢你。

护士甲:不客气。请允许我核对一下宝宝的手腕带信息(母亲姓名、住院号)核对无误。我先评估一下宝宝臀部的皮肤状况可以吗?

产妇:好的。

护士甲:宝宝之前拉过大便吗? 局部皮肤还有大便的痕迹,没有清洗干净,红斑范围也不是很大,没有破溃。病房为中央空调,室温已调节至 26℃,门窗已关闭。那么我先去准备用物,稍后过来好吗?

产妇:好的。

护士甲:待会我再帮宝宝清洗一下。

场景——治疗室

治疗室护士甲与护士乙双人核对医嘱。

护士乙:产妇姓名?

护士甲:张某。

护士乙:住院号?

护士甲:住院号××。

护士乙:临时医嘱:新生儿臀部护理。

护士甲:立即执行。

场景——病房

护士甲洗手,戴口罩,携用物再次来到××床旁。

护士甲:您好,现在我将对宝宝进行臀部护理,请问可以吗?

产妇:好的。

护士甲:请让我再次核对一下宝宝的信息,核对无误。宝宝真乖,阿姨现在帮你清洗一下小屁股好吗?(脱去新生儿裤子,取掉尿不湿)。

产妇:大便渍干了,用肥皂洗吧?更干净一些。

护士甲:为宝宝清洗屁股是不能使用肥皂的哦,肥皂中的氨对宝宝的皮肤刺激性比较大,其实用清水洗就足够了,像这种大便渍,用温热的清水像我这样轻轻浇洗,不要在皮肤上面反复擦拭,以免刺激皮肤造成发红或破溃。★

产妇:原来是这样,我们为了清洗的干净还特意用肥皂了,看来以后我们要注意了。

护士甲:好啦,洗干净了哦宝宝,清洗完后,我们一定要将臀部的皮肤处理干燥,可以用柔软的毛巾轻轻蘸干,像这样就可以了,也不要反复擦拭,注意动作一定要轻柔。★

产妇:好的。

护士甲:再用润肤油轻轻涂抹于臀部皮肤。今天挺温暖的,我们可以不急着跟宝宝穿上尿不湿,在床上垫一块隔尿垫让他的小屁屁暴露在空气中,有益于红臀的消退。平时在家中清洗完臀部,您可以适当的涂抹一下护臀霜,保护宝宝局部的皮肤。★

产妇:好的,谢谢你。

护士甲:不客气,请让我再次核对一下宝宝的信息,核对无误。如果您还有什么需要,可以随时按铃呼叫我,我先回去处理用物。

产妇:好的,谢谢。

📡 临床操作考点评分

操作内容		分值	测评			
			漏项	错误	颠倒	得分
准备评价(15分)	1. 新生儿及环境准备	5				
	2. 物品及人员准备	5				
	3. 医嘱核对及新生儿身份确认	5				
操作评价(55分)	1. 评估新生儿臀部皮肤,注意保暖	5				
	2. 视臀部皮肤情况,进行清洗。重度红臀需使用红外线灯进行照射,注意体位的摆放及灯距,护士应在旁守候	20				
	3. 清洗或照射完毕,使用植物油或药膏等涂抹臀部皮肤	10				
	4. 更换清洁尿布	10				
	5. 整理床单位	5				
	6. 处理用物,洗手并进行记录	5				

操作内容		分值	测评			
			漏项	错误	颠倒	得分
沟通及服务态度 （15分）	1. 操作前对家属的知识讲解	5				
	2. 操作过程中与新生儿及家属的沟通	5				
	3. 操作完毕健康教育指导	5				
操作速度(5分)		5				
理论知识评价(10分)：操作目的、注意事项		10				
总分(合计)		100				

评分依据

准备部分：漏项一次扣0.5分，准备错误不得分。

操作过程部分：颠倒顺序一次扣1分，漏项一次扣1分，操作错误不得分。

沟通及服务态度部分：知识讲解及健康教育漏项一次扣0.5分，理论错误不得分；与新生儿无沟通不得分。

所有扣分不超过该部分操作的总分。

十四、新生儿抚触技术

（一）适应证

1. 产后24小时的正常新生儿。

2. 产后72小时，不需要监护的早产儿。

（二）禁忌证

1. 疑有或确诊为骨折的新生儿。

2. 发热或需要监护的新生儿。

3. 皮肤有破溃或有皮疹、感染的新生儿。

（三）物品准备

治疗盘、护脐包、棉签、婴儿包被、大浴巾、湿巾、婴儿润肤油。

（四）患者准备

核对无误，新生儿应在沐浴后或两次喂奶之间进行。

（五）操作流程

1. 环境准备：室温保持28~30℃，湿度50%~60%，光线充足，冬天开暖气或空调，环境应安静、舒适，可播放柔和舒缓的音乐，确保新生儿在15分钟内不受打扰。

2. 护士准备：衣帽整洁，洗手、戴口罩。

3. 护士核对新生儿信息（母亲姓名、住院号），确认无误，向家属解释操作目的。

4. 洗手，铺干净的大浴巾于操作台。

5. 抱新生儿于操作台上，再次核对新生儿手腕带信息。

6. 打开包被，脱去内衣裤及纸尿裤，裸露其全身，观察全身皮肤情况，必要时清洗臀部，用毛巾裹住身体。

7. 护士先温暖双手，倒婴儿油于掌心揉搓开。

8. 抚触面部：将其仰卧，操作者两手拇指从新生儿前额中央向两侧推开，再向外上方滑动至耳垂，两手掌从前额发迹抚向枕后，两手中指分别停在耳后乳突部。

9. 抚触胸部：操作者双手放在两侧肋缘，右手向上滑向新生儿右肩，复原，左手以同样方法进行。

10. 抚触腹部：按顺时针方向按摩新生儿腹部3次，然后以I-L-U方式按摩。沿右上腹到右下腹书写I字母；将L字母倒写，沿横结肠下滑到乙状结肠及降结肠；U字开口朝右腹，在脐部范围进行。

11. 抚触上肢：将新生儿双手下垂，用一只手托住其胳膊，从上臂到手腕部用手掌轻轻搓滚，然后用大拇指指腹按摩手腕、手掌及捏拿手指。同法按摩另一只手。

12. 抚触下肢：按摩新生儿大腿、膝部、小腿，从大腿至脚踝轻轻搓滚，然后用指腹按摩脚踝及足底，捏拿脚趾。

13. 抚触背部：新生儿取俯卧位，头偏向一侧。操作者双手平放于新生儿背部，从颈部向下，由脊柱向两边按摩，至臀部，再从臀部向上迂回运动，反复4~6次。

14. 按摩完毕：整理用物，给新生儿穿好衣物，包好包被。妥善处理用物。

💡 临床应用小贴士

在临床工作中，为新生儿抚触，遇到以下问题，该如何解决呢？

1. 抚触开始新生儿哭闹不止，如何处理？

答：首先评估新生儿有无病理性不适，排除异常情况后，设法让其平静下来。操作者应温暖双手，面带微笑，可用亲切的语言安抚新生儿，抚触动作应轻柔，逐步缓解新生儿的不适应。如新生儿仍旧哭闹不止，配合度差，应终止操作。

2. 抚触过程中如新生儿发生吐奶，该如何处理？

答：及时将新生儿头部偏向一侧，用无菌纱布卷在手指上伸入口腔内甚至咽喉处，迅速清理其口腔，以保持呼吸道通畅；如新生儿面色青紫呼吸不畅，应立即通知医生，同时采用海姆立克急救法进行急救。必要时，吸氧、吸痰。

3. 抚触过程中发现新生儿肤色发生变化、抽搐或肌张力高，该如何处理？

答：立即终止操作，注意保暖，并立即通知医生查看新生儿，配合进行相应的处理。

📋 案例与沟通

根据临床实际操作进行操作过程中各项情景的设置，包括如何评估、核对及与患者的沟通交流、注意事项的讲解、健康教育的实施，标注★号的为主要扣分项目及重点项目。（案例由老师提供给学生）

某病房，吴某，女性，29岁，G_1P_0，孕39周。于前日15:00自然分娩一女活婴，Apgar评分：9~10分。婴儿于1.5小时前母乳喂养，现遵医嘱拟对婴儿实施新生儿抚触操作。

场景——治疗室

治疗室护士甲与护士乙双人核对医嘱。

护士乙：产妇姓名？

护士甲：吴某。

护士乙：住院号？

护士甲：住院号××。

护士乙：临时医嘱：新生儿抚触。

护士甲：立即执行。

场景——病房

护士甲携治疗单至病房。

护士甲：您好，我是您的责任护士××，恭喜您成为了一名新手妈妈，现在恢复的怎么样了？母乳还不错吧？宝宝最近一次喂养距离现在多久了？

产妇：你好，除了下面的伤口还会有一些疼之外，感觉还是蛮好的，母乳渐渐的也多了，上一次吃奶是一个半小时前。

护士甲：宝宝还挺乖巧的，平时哭闹吗？

产妇：还挺乖的，除了吃就是乖乖的睡觉。

护士甲：挺好的，宝宝出生到现在满24小时了，按观察记录，她吃的也挺好，大小便拉的也正常，按医生的医嘱可以进行抚触这个操作了。请问您对新生儿抚触有了解吗？

产妇：在孕妇学堂上有听过，好像对宝宝的生长发育有好处是吧？

护士甲：是的呢，我再向您介绍一下抚触的优点吧。抚触可以通过对新生儿皮肤的感官刺激，改善新生儿的睡眠，促进消化，促进体格发育和智能发育，您在家中也可以对宝宝进行抚触，可以增进你们母女的交流，让你和宝宝更加亲密。★

产妇：这么多好处啊，看来抚触我也多学习学习，抚触要多久呢？随时都可以吗？

护士甲：一般15分钟，在新生儿哭闹、饥饿，或者进食1小时内不要进行，以免宝宝发生吐奶等不适。★

家长：好的，我明白了。

护士甲：现在宝宝吃完奶有1.5小时了，这个是适宜的时机。我先核对一下您和宝宝的信息好吗？（护士核对产妇及新生儿的手腕带信息，产妇姓名、住院号），核对无误。那么我先去准备用物，等一下再过来。★

产妇：好的。

护士甲准备抚触室环境及用物，洗手、戴口罩，再次至××床旁。

护士甲：抚触室我已经准备好了，现在我们将宝宝一起带过去好吗？

产妇：好的。

护士甲：请允许我再次核对一下您和宝宝的信息，核对无误。（护士推婴儿车）请跟我一起来。

场景——抚触室

护士甲：请让我再次核对一下您和宝宝的信息好吗？（产妇姓名、住院号）核对无误。那我们先将宝宝放在抚触台上好吗？★

产妇：好的，这里面还是很暖和的，我还担心宝宝会着凉。

护士甲：不会的，房间的温度我们已经设置好，一般在28~30℃，如果是冬天，您在家还需要打开取暖器的。★

产妇：好的，我知道了。

护士甲：那我们现在开始了好吗？宝宝你准备好了吗？（护士全程需微笑与宝宝进行沟通）。

护士甲：宝宝，阿姨现在要跟你进行按摩了，不要害怕，会很舒服的呢。首先阿姨要脱掉你的衣服和尿不湿哦。

产妇：宝宝别怕，妈妈在旁边陪你哦。

护士甲：阿姨观察一下宝宝的身上皮肤状况哦，（翻看婴儿皮肤），宝宝很爱干净呢，小屁屁很干净，好啦，阿姨给你裹上毛巾。

产妇：如果我宝宝身上破口了还可以按摩吗？

护士甲：如果皮肤破溃了是不能抚触的，以免造成皮肤感染。★

产妇：好的。

护士甲：宝宝，我们先来按摩小脸，舒服吗？宝宝放松哦，不要紧张，阿姨一定会轻轻的。宝宝真美啊，大眼睛亮晶晶的。

护士甲：宝宝，现在我们来按摩胸部了哦，舒服吗？宝宝真棒，真勇敢！

护士甲：宝宝，我们开始按摩腹部了哦，宝宝小肚皮软绵绵的呢。

护士甲：宝宝，我们现在做胳膊操好吗？捏一捏，搓一搓，宝宝真灵活！

护士甲：宝宝，我们现在按摩腿腿了哦，宝宝长大了跑步快快的！

护士甲：宝宝，阿姨给你翻个身，按摩背部哈，宝宝实在是太棒了呢。

护士甲:好啦,宝宝,我们今天的按摩结束了,宝宝辛苦啦,很听话棒棒的,跟阿姨配合得很好,宝宝长大一定很聪明! 来,宝宝,阿姨帮你穿上尿不湿和衣服。

产妇:谢谢你护士,我在旁边看着觉得收获不少,请问还需要注意什么吗?

护士甲:不客气的。抚触的时间不宜过长,不超过15分钟,抚触结束,一定要注意保暖,以防宝宝感冒。现在我来送你们回病房,如果你还有什么需要,可以随时找我。★

临床操作考点评分

操作内容		分值	测评			
			漏项	错误	颠倒	得分
准备评价(15 分)	1. 新生儿及环境准备	5				
	2. 物品及人员准备	5				
	3. 医嘱核对及新生儿身份确认	5				
操作评价(55 分)	1. 评估新生儿全身皮肤	5				
	2. 抚触面部	8				
	3. 抚触胸部	8				
	4. 抚触腹部	8				
	5. 抚触上肢	8				
	6. 抚触下肢	8				
	7. 抚触背部	8				
	8. 整理用物	2				
沟通及服务态度 (15 分)	1. 操作前对家属的知识讲解	5				
	2. 操作过程中与新生儿的沟通	5				
	3. 操作完毕健康教育指导	5				
操作速度(5 分)		5				
理论知识评价(10 分):操作目的、注意事项		10				
总分(合计)		100				

评分依据

准备部分:漏项一次扣 0.5 分,准备错误不得分。

操作过程部分:颠倒顺序一次扣 1 分,漏项一次扣 1 分,操作错误不得分。

沟通及服务态度部分:知识讲解及健康教育漏项一次扣 0.5 分,理论错误不得分;与新生儿无沟通不得分。

所有扣分不超过该部分操作的总分。

小 结

本章节介绍了妇科及产科护理过程中常用的专科操作技术,从临床实践出发,将操作理论与实际操作场景相联系,重点突出临床应用中的重点、难点、操作遇到困难时的应对及处理,体现操作中的要点和人文沟通,突出实用,遵循以人为本的护理理念,用案例将护理技能和操作技术贯穿融合,为新入职护士在学习妇产科临床技术时提供全面的帮助。

第七章

儿科护理技术

儿童患者不同于成年患者,往往病情发展快,又无法随时用语言来表达自己的病痛,给诊疗、护理带来一定的困难,这就要求儿科护士必须具有敏锐的观察力、丰富的科学知识、精湛的护理技术、良好的沟通能力,能第一时间准确判断患儿的病情变化并做出正确的处理。准确知晓儿童生长发育过程中的变化及生理、心理和社会的需要从而给予患儿以全面的照护。

第一节　小儿静脉输液

（一）适应证

1. 需要补充水和电解质,预防和纠正水、电解质和酸碱平衡失调的患儿。

2. 需要增加血容量,改善微循环,维持血压治疗的患儿。

3. 需要输入药物达到解毒、控制感染、利尿和治疗疾病目的的患儿。

4. 需要补充营养,供给热量,促进组织修复,增加体重,获得正氮平衡的患儿。

（二）禁忌证

无。

（三）物品准备

治疗盘、0.5%活力碘、棉签、输液卡、弯盘、胶布、止血带、一次性输液器、一次性头皮针 2 个或一次性静脉留置针 2 个及透明敷贴 1 张、速干手消毒剂、医用垃圾桶、利器盒。

（四）患儿准备

患儿排大小便或更换尿不湿。

（五）操作流程

1. 患儿及环境准备:责任护士向患儿家属或较大年龄的患儿讲解静脉输液的目的、方法、药物的作用、不良反应及注意事项,取得患儿及家属的配合,指导家属为患儿及时更换尿不湿或协助年龄较大患儿在操作前排便;评估患儿浅表静脉情况及患儿的配合程度;病房或检查室清洁安静,温度维持在 22~24℃、湿度为 50%~60%为宜,光线充足或配备照明,关闭门窗。

2. 物品及人员准备:备齐用物,检查用物的质量及有效期,护士衣帽整洁,洗手戴口罩。

3. 经双人核对医嘱、输液卡及粘贴卡,确认无误。

4. 洗手,戴口罩。

5. 检查所有物品包装及输液袋是否完好,是否在有效期内。

6. 常规消毒输液袋橡皮塞,按医嘱配药。检查输液器,关闭调节器,剪开输液器外包装,取出输液管针头,取下针头保护套,将针头全部插入输液袋橡皮塞内。

7. 携用物至患儿床边,核对患儿信息,取舒适体位。

8. 挂输液袋于输液架上,排尽空气,关闭调节器,检查输液管内有无空气。

9. 选择合适的静脉(选择较粗直的浅表静脉,避开关节处,要及时听取家属在血管选择中的意见,注意保护和合理使用静脉,从远端小静脉开始)。

10. 在穿刺点上方 6~10cm 处扎止血带,常规消毒穿刺部位皮肤,消毒范围直径在 5cm 以上,待干。

11. 再次核对输液卡与药品是否一致,再次核对患儿信息,再次排气。

12. 提醒患儿家属协助固定好患儿,取下护针帽,左手绷紧皮肤,右手持针,以 15°~30° 沿静脉走向进针,见回血后将针头平行送入血管少许后,一手固定针头,一手先松开止血带和调节器,确定液体滴入通畅后,妥善固定。

13. 根据患儿年龄、病情、药物性质调节滴速。

14. 再次核对,在输液卡上记录输液时间、滴速、操作者姓名。

15. 整理用物,协助患儿取舒适体位,整理床单位,向患儿家属交待输液中的注意事项及不良反应,并根据情况进行健康教育。

16. 清理用物,洗手取口罩,记录。

17. 输液过程中加强巡视,观察输液反应和输液部位情况,及时更换输液,处理输液故障,保证患儿顺利完成输液治疗。

💡 临床应用小贴士

在临床工作中,为患儿进行静脉输液时,遇到以下问题,该如何解决呢?

1. 小儿应首选用何种静脉进行穿刺?

答:一般选择静脉血管时,宜选择富有弹性,易于触及、充盈良好、不易滑动且患儿家长易看护部位处的血管。<2 岁的患儿一般首选头皮静脉,常选颞浅静脉、额上静脉、耳后静脉等;>2 岁的患儿一般首选四肢静脉,手背静脉、足背静脉、大隐静脉等。

2. 新护士在小儿静脉穿刺失败的处理技巧有哪些?

答:(1)操作前,穿刺者评估患儿的穿刺难度,了解病儿是否肥胖儿,有无休克或重度脱水等导致血管不充盈的因素。

(2)穿刺者应保持良好的心理状态,避免不良情绪影响穿刺成功率。

(3)若 1 人穿刺失败 2 次,应诚恳地向家属解释,更换其他人员为患儿穿刺。

(4)对特别难穿刺的患儿,可采用静脉引路法先将 5ml 注射器抽吸 0.9% 氯化钠注射液,将头皮针与注射器相接,当针尖进入血管有落空感回抽有回血,则示穿刺成功。

(5)穿刺难度大又需长期穿刺的患儿,可用静脉留置针,保护好血管。

(6)肥胖及脱水、休克等末梢循环不好,穿刺难度大的患儿,可将病儿抱到治疗室,尽可能让家属回避,以免家长的不良情绪干扰护理人员的操作。

3. 学龄前儿童穿刺时不配合的情况,如何应对?

答:(1)护理人员热情接待患儿,运用昵称与肢体语言建立良好的信任关系,采取心理疏导方式表达关爱,讲解输液过程,消除患儿陌生感。

(2)对于胆怯、害怕疼痛而哭闹的患儿,让其他小朋友做榜样,和蔼耐心地给予抚慰,以减轻患儿恐惧的心理。对好胜患儿采用赞扬、奖励并用的方法,以鼓励、表扬为主激发其面对疼痛的勇气。

(3)根据小朋友喜欢看动画片的特点,播放电视热播的动画片,创造一个温馨的环境,以转移患儿注意力,稳定情绪,从而起到缓解疼痛的效果。

📋 案例与沟通

根据临床实际操作进行操作过程中各项情景的设置,包括如何评估、核对及与患者的沟通交流、注意事项的讲解、健康教育的实施,标注★号的为主要扣分项目及重点项目。(案例由老师提供给学生)

　　某病房,李某,男性,10 个月,因"咳嗽伴发热 3 天伴气促 1 天"入院,入院后体检:T:37.5℃,P:150 次/分,R:50 次/分,患儿精神可,可见刺激性干咳,轻微点头呼吸,双肺听诊呼吸音粗,可闻及湿啰音,X 线征象为双肺非特异性小斑片状肺实质浸润阴影,诊断为"支气管肺炎",静脉给予抗感染、止咳化痰、平喘治疗、雾化吸入等对症治疗。

场景——病房

　　护士甲:您好,我是您的责任护士××,您的孩子现在需要进行静脉输液治疗,您能配合我们吗?

　　患儿家属:好的,我的孩子待会会在什么部位穿刺啊?

　　护士甲:您别着急,我来看一下孩子的血管条件(评估患儿血管条件,根据患儿具体的血管条件,选择适宜穿刺的血管,若要输入刺激性药物避免在头部进行输液)。★

　　患儿家属:打针的过程难受吗?

　　护士甲:由于孩子年龄比较小,配合程度较差,待会需要您配合我固定好穿刺处局部的肢体,如果您配合的好,整个操作大概需要 10 分钟左右。您也知道穿刺是一项会带来疼痛感的操作,待会我会动作非常迅速和轻柔的,不会有太大的痛苦。由于治疗的需要,以及为了减少反复穿刺给您孩子带来的痛苦,所以待会儿会为孩子穿刺留置针。

　　患儿家属:留置针以后会不会影响孩子的活动?有哪些注意事项呢?

　　护士甲:您放心,一般不会影响孩子的活动,只是在活动的时候要注意不要让孩子抓挠、遇水和避免肢体长时间过度下垂就行,我们会定时冲管以观察留置针是否通畅的。

　　患儿家属:留置针需要留置多久呢?

　　护士甲:您如果把孩子看护的好,留置针最长可留置 72 小时,若过程中留置针出现渗漏、红肿等不适,就需要立即拔管了,这样就可以避免反复穿刺给孩子带来的痛苦了,您看行吗?

　　患儿家属:可以的,我也明白了,现在我需要做些什么来配合你呢?

　　护士甲:您现在可以帮孩子更换一下尿布,如果不方便我可以协助您。

　　患儿家属:好的,我自己可以完成,不需要帮忙!

　　护士甲:由于患儿年龄较小,麻烦您将孩子随我一起抱到操作室打针,操作室光线充足,治疗台更方便为患儿进行穿刺。

场景——治疗室

　　患儿家属:好的(随护士到治疗室)。

　　护士甲:您稍等片刻,那我准备好用物就过来。

按要求配药及物品准备

　　护士乙:患者姓名?

　　护士甲:李某。

　　护士乙:住院号?

　　护士甲:住院号××。

　　护士乙:临时医嘱:5%葡萄糖 30ml/静滴益保世灵 0.5g。

　　护士甲:立即执行。

场景——操作室

　　护士甲:您好,我现在要为孩子进行输液了,请问您孩子叫什么名字?★

　　患儿家属:李某。

　　护士甲:麻烦您把孩子的腕带再给我核对一下好吗?

　　患儿家属:好的。

　　护士甲:(核对患儿身份及所需药物)现在请您把孩子放到操作台上,请护士乙固定患儿上肢肘部的关节处,麻烦家长固定膝部的关节处。

患儿家属:好的。

护士甲:现在已经消毒完毕,我要准备给您的孩子打针了,会有一点不舒服,孩子会哭闹,麻烦您配合固定好肢体。

患儿家属:好的,麻烦尽量快一点。

护士甲:已经穿刺成功了,还要麻烦您继续固定好孩子,我把留置针给固定好。

患儿家属:好的,您的穿刺技术太好了。

护士甲:现在输液滴速都已经根据您孩子的年龄、病情和药物的性质调节好,请您不要随意调节滴速,我会经常巡视的,如果孩子有任何的不舒服的表现,请随时告诉我们(再次核对患儿身份及所需药物)。

患儿家属:好的,我会注意的!

护士甲:如果有任何疑问或需求,可以随时找我!

⚡ 临床操作考点评分

操作内容		分值	测评			
			漏项	错误	颠倒	得分
准备评价(15分)	1. 患儿及环境准备	5				
	2. 物品及人员准备	5				
	3. 医嘱核对及患者身份确认	5				
操作评价(55分)	1. 协助患儿摆放体位	5				
	2. 药物配制	10				
	3. 排气	10				
	4. 一次性穿刺成功率	10				
	5. 滴速的调节	7				
	6. 整个操作过程严格遵守无菌原则	8				
	7. 操作完用物处理及记录结果	5				
沟通及服务态度(15分)	1. 操作前对患儿家长的知识讲解	5				
	2. 操作过程中与患儿家长的沟通配合	5				
	3. 操作完毕健康教育指导	5				
操作速度(5分)		5				
理论知识评价(10分):操作目的、注意事项		10				
总分(合计)		100				

评分依据

准备部分:漏项一次扣0.5分,准备错误不得分。

操作过程部分:颠倒顺序一次扣1分,漏项一次扣1分,操作错误不得分。

沟通及服务态度部分:知识讲解及健康教育漏项一次扣0.5分,理论错误不得分;与患者无沟通不得分。

所有扣分不超过该部分操作的总分。

第二节 小儿静脉采血

（一）适应证

需要采集静脉血用于临床检查的患儿。

（二）禁忌证

无。

（三）物品准备

治疗盘、0.5%活力碘、棉签、采血试管、试管架、一次性采血针（2个）、棉垫1块。

（四）患儿准备

患儿排大小便或更换尿不湿。

（五）操作流程

1. 患儿及环境准备：责任护士向患儿家属或较大年龄的患儿讲解静脉采血的目的、方法及注意事项，取得患儿及家属配合，指导家长为患儿及时更换尿不湿或协助患儿在操作前排便；评估患儿穿刺部位情况（一般首选浅表静脉血管，其次可选择颈外静脉、股静脉），评估患儿的配合程度；评估患儿的心、肺功能，凝血功能；操作间清洁安静，温度维持在22～24℃、湿度为50%～60%为宜，光线充足或配备照明，关闭门窗。

2. 物品及人员准备：备齐用物，检查用物的质量及有效期，护士衣帽整洁，洗手戴口罩。

3. 双人核对医嘱与条形码是否一致，确认一致后，按要求准备正确的采血试管。

4. 将患儿带至操作间，再次核对患儿信息、采血项目。

5. 协助患儿卧于治疗台上，按要求取卧位。

6. 常规消毒患儿穿刺部位皮肤6cm，待干。若四肢静脉抽血按要求在穿刺部位上6cm系止血带，颈外静脉及股静脉穿刺则不需要系止血带。

7. 取出采血针，再次核对患儿身份，按静脉注射法将针头刺入静脉，按要求抽取所需的血标本后，左手以无菌棉球轻压穿刺处的同时快速拔出针头，按压止血。

8. 再次核对患儿信息及血标本。

9. 观察穿刺部位有无出血，送患儿回病房，协助患儿取舒适体位。

10. 清理用物，洗手取口罩，记录，将血标本及时送检。

💡 临床应用小贴士

在临床工作中，为患儿进行静脉采血时，遇到以下问题，该如何解决呢？

1. 常见血标本的种类？

答：（1）全血标本：测定血沉及血液中某些物质（如血糖、尿素氮、肌酐、尿酸、肌酸、血氨）的含量。

（2）血清标本：测定肝功能、血清酶、脂类、电解质等。

（3）血培养标本：培养检测血液中的病原菌。

2. 常见小儿静脉采血的部位？

答：（1）四肢浅静脉：常用肘部浅静脉，如贵要静脉、肘正中静脉、头静脉以及腕部、手背、足背部浅静脉。

（2）小儿头皮静脉：常用有额静脉、颞浅静脉、耳后静脉、枕静脉等。

（3）股静脉：位于股三角区，在股神经和股动脉内侧。

（4）颈外静脉。

3. 静脉采血中的注意事项？

答：（1）严格核对医嘱和检验单上患儿的姓名、住院号，检查试管是否正确以及有无破损，避免发生差错和标本损坏。

（2）采集生化标本时应在空腹时进行，采集标本的方法、量、时间必须准确，若同时采集多组检验项目，采血按顺序：血培养→无添加剂试管→凝血试管→枸橼酸钠试管→肝素试管→EDTA 试管→草酸盐试管→氟化钠试管，依次采血。按要求根据所需检验项目充分混合血液与试管内添加剂。（EDTA 试管：如血液分析、各类基因、ACTH）

（3）采集时，须严格执行无菌操作，一旦出现血肿，应立即拔针，局部加压按压。

（4）根据需要的血量以及患儿的病情、血管条件选择合适的抽血部位，有严重心肺疾病、出血倾向者、新生儿、垂危患儿切不可采取颈外静脉采血。

📋 案例与沟通

根据临床实际操作进行操作过程中各项情景的设置，包括如何评估、核对及与患者的沟通交流、注意事项的讲解、健康教育的实施，标注★号的为主要扣分项目及重点项目。（案例由老师提供给学生）

某病房，张某，男性，7 岁，因"眼睑水肿、少尿 4 天，加重半天"入院，入院后体检，T：36.8℃，P：102 次/分，R：30 次/分，BP：130/90mmHg，患儿神志清楚、精神差，眼睑、颜面及双下肢呈非凹陷性水肿，可见刺激性干咳，轻微点头呼吸，双肺听诊呼吸音清，未闻及湿啰音，心律齐，尿蛋白++，镜下可见大量红细胞，考虑诊断为"急性肾小球肾炎"，静脉给予抗感染、利尿、降压等对症治疗。

场景——病房

护士甲：您好，我是您孩子的责任护士××，现在根据孩子疾病的需要，需要抽血给孩子进行血液化验，您看可以吗？

患儿家属：抽血，那我孩子会不会贫血啊！

护士甲：您不用担心，抽取的血量足够进行检测就可以了，并不会影响孩子的疾病或者是生长发育。

患儿家属：能不能就在留置针里面抽点血？

护士甲：这个是不可以的，因为如果我们从进行过输液、甚至输血的留置针处采血的话，最终是会影响孩子的检查结果的。★

患儿家属：好的，那我知道了。

护士甲：小某，你好！我是你的责任护士，××阿姨。

患儿：××阿姨，您好！

护士甲：小某，读几年级了啊？

患儿：阿姨，我现在读二年级了。

护士甲：读二年级了，那你已经慢慢长成一个勇敢的小男生啦，现在，阿姨为了要弄清楚你为什么会生病，要跟你抽血做化验检查，你看你待会能配合阿姨吗？

患儿：阿姨，抽血疼不疼？

护士甲：抽血的疼痛感其实就和打针是一样的，你以前打过针吗？

患儿：嗯，打过的。

护士甲：阿姨想你以前打针的时候一定很勇敢。

患儿：是的，我很勇敢的，一下都没哭。

护士甲：真棒，那你待会配合好我行吗？如果抽血顺利，很快就可以结束。

患儿家属：现在我需要做些什么来配合你呢？

护士甲：不着急，我现在来看下孩子的情况（评估患儿的心、肺功能，凝血功能，血管条件，合作程度）。现在我去准备用物，您暂时不要给孩子进食，我准备好物品就来给孩子抽血。

患儿家属：好的。

场景——治疗室

双人核对医嘱★

护士甲：床号？

护士乙：××床。

护士甲：姓名？

护士乙：张某。

护士甲：住院号？

护士乙：××。

护士甲：检验项目？

护士乙：血常规、肝肾功能电解质、血沉。试管粘贴正确、标签清晰，试管无破损。

场景——病房

护士甲：我现在要为您的孩子抽血了，请问您孩子叫什么名字？

患儿家属：张某。

护士甲：麻烦您把孩子的腕带给我核对一下好吗？

患儿家属：好的。

护士甲：姓名张某，小某你平卧睡好，阿姨要在你肘窝处最粗的一根血管跟你抽血，你待会不要动，配合阿姨握紧拳头。

患儿：阿姨，是这样吗？

护士甲：是这样的，你做得很好。现在已经消毒完毕，再次核对患儿信息与抽血试管是否一致，小某，我现在要抽血了，你放心，阿姨会非常轻柔的。

患儿：好的，阿姨，麻烦您快一点。

护士甲：左手绷紧穿刺部位皮肤下方，右手持采血针15°~30°由静脉上方或侧方刺入，见回血后再顺静脉推进少许，固定针柄，插入真空采血试管，采血至刻度，上下颠倒3次摇匀血标本，依次留好标本，血已经抽完了，麻烦您按压穿刺处的部位，按住即可，不要揉搓。★

患儿家属：好的。

护士甲：（核对血标本，检查穿刺部位，有无出血），您可以给孩子进食早餐了，穿刺的部位我会定时观察的，如果有血肿，或孩子有任何不适，请及时告诉我。

患儿家属：好的，我会注意的！

护士甲：小某，你表现得真棒！

患儿：谢谢阿姨。

护士甲：血标本我会立即送检的，结果出来后会马上告诉您的！

患儿家属：好的，谢谢您！

护士甲：如果有任何疑问或需求，可以随时找我！

⚡ 临床操作考点评分

操作内容		分值	测评			
			漏项	错误	颠倒	得分
准备评价（15分）	1. 患儿及环境准备	5				
	2. 物品及人员准备	5				
	3. 医嘱核对及患儿身份确认	5				

操作内容		分值	测评			
			漏项	错误	颠倒	得分
操作评价(55分)	1. 协助患儿摆放体位	5				
	2. 试管的核对	10				
	3. 穿刺手法娴熟,抽血顺利	10				
	4. 注入试管的顺序及要领正确	5				
	5. 操作中患儿异常情况的观察	5				
	6. 整个操作过程严格遵守无菌原则	10				
	7. 穿刺处的观察	5				
	8. 操作完用物处理及记录结果	5				
沟通及服务态度(15分)	1. 操作前对患儿家长的知识讲解	5				
	2. 操作过程中与患儿家长的沟通配合	5				
	3. 操作完毕健康教育指导	5				
操作速度(5分)		5				
理论知识评价(10分):操作目的、注意事项		10				
总分(合计)		100				

评分依据

准备部分:漏项一次扣0.5分,准备错误不得分。

操作过程部分:颠倒顺序一次扣1分,漏项一次扣1分,操作错误不得分。

沟通及服务态度部分:知识讲解及健康教育漏项一次扣0.5分,理论错误不得分;与患者无沟通不得分。

所有扣分不超过该部分操作的总分。

第三节　小儿氧气雾化吸入

（一）适应证

1. 需要治疗呼吸道感染,消除炎症,减轻咳嗽,稀释痰液,帮助祛痰的患儿。

2. 需要改善通气功能,解除支气管痉挛,保持呼吸道通畅的患儿。

3. 需要预防呼吸道感染的患儿,常用于心、胸部手术前后。

（二）禁忌证

无。

（三）物品准备

治疗盘、雾化器1个、氧气流量表、治疗巾、毛巾、根据医嘱备药、一次性注射器、速干手消毒剂。

（四）患儿准备

患儿排大小便或更换尿不湿。

（五）操作流程

1. 患儿及环境准备:责任护士评估患儿的进食时间及肺部痰液情况,向患儿家长或较大年龄的患儿讲解雾化吸入的目的、方法、药物的作用、不良反应及注意事项,取得患儿及家长配合,指导家长为患儿及时更换尿不湿或协助年龄较大患儿在操作前排便;根据患儿的年龄、配合程度选择口含器或面罩;病房或检查室清洁安静,温度维持在22~24℃、湿度为50%~60%为宜,光线充足或配备照明,关闭门窗。

2. 物品及人员准备:备齐用物,检查用物的质量及有效期,护士衣帽整洁,洗手戴口罩。

3. 双人核对医嘱无误。

4. 洗手，戴口罩，按照医嘱正确配置雾化药液，备齐用物携至患儿床边。

5. 核对患儿信息，检查喷雾器装置是否完好，安装口含器或面罩，正确连接雾化装置，将药液注入储药瓶内。

6. 将流量表装于中心供氧设备带上，调节氧气流量为 5L/min（重症肺炎的患儿在原有氧流量的基础上，相应提高氧流量 1~2L/min，在进行雾化治疗时，可应用间歇雾化法，即一次雾化分为 2~3 次完成。）

7. 协助患儿取舒适体位，开始进行雾化吸入治疗。如雾化吸入时，患儿出现咳嗽、气促，可暂停雾化，给予拍背、吸痰、给氧等处理，待缓解后视患儿病情允许再行雾化吸入治疗。

8. 治疗结束，移去雾化器，关闭氧气。

9. 协助患儿洗脸、漱口或擦洗口鼻，取舒适体位。协助及指导家属为患儿进行有效的拍背，告知患儿家属雾化吸入后的注意事项。重症患儿必要时吸痰。

10. 整理物品，雾化器消毒处理，洗手，取口罩，记录。

临床应用小贴士

在临床工作中，为患儿进行雾化吸入时，遇到以下问题，该如何解决呢？

1. 雾化吸入时，怎么样让患儿配合，达到最佳的效果？

答：雾化吸入时，对不合作的患儿采用环抱式固定，采取面罩式雾化器；对于合作的患儿采取端坐位，可采用口含式或面罩式。使用口含器的患儿要指导其深吸气；若使用面罩的患儿，面罩要完全罩住口鼻，年长患儿指导用鼻吸气。

2. 雾化吸入后的注意事项有哪些？

答：雾化吸入后 30 分钟内禁止进食，以防止食物反流导致呛咳和窒息。每次吸入的时间不超过 10 分钟，雾化吸入后要及时洗脸，用清水漱口或喝水，以减少面部皮肤对药物的吸收，减轻咽部不适及药物在口咽部停留而造成白色念珠菌感染。

3. 小儿雾化吸入后如何进行有效拍背？

答：雾化吸入后可将患儿抱起取坐位，应一手托患儿胸部或者卧于床上，取侧卧位，面向操作者，操作者两手手指并拢，手背隆起手指关节微屈，呈 120°角，指腹与大小鱼际着落，利用腕关节用力，由下至上，由两侧到中央，有节律地叩击患儿背部，一般持续 5~10 分钟，手掌根部离开胸壁 3~5cm，手指尖部离开胸壁 10~15cm 为宜。叩击时发出空而深的"啪、啪"声响，则表明手法正确。可单手拍背，也可双手交替叩击。频率为 120~180 次/分。

案例与沟通

根据临床实际操作进行操作过程中各项情景的设置，包括如何评估、核对及与患者的沟通交流、注意事项的讲解、健康教育的实施，标注★号的为主要扣分项目及重点项目。（案例由老师提供给学生）

某病房，王某，男性，6 个月，因"咳嗽、流涕 3 天伴气促 3 小时"入院，入院后体检，T:37.0℃，P:165 次/分，R:60 次/分，患儿精神欠佳，可见明显鼻扇及三四症，双肺听诊可闻及广泛的哮鸣音，X 线征象为双肺非特异性小片状阴影，诊断为"毛细支气管炎"，静脉给予吸氧、平喘解痉、抗病毒治疗、雾化吸入等对症治疗。

场景——病房

护士甲：您好，我是您孩子的责任护士××，为了治疗孩子的呼吸道感染，帮助他缓解咳嗽，稀释痰液，现在要给孩子做雾化吸入，您看可以吗？

患儿家属:雾化是什么?

护士甲:雾化是用氧气连接这个雾化吸入装置,然后将药物放进这个药物储存罐内,通过高流量的氧气,将药液分散成雾状,随着孩子的正常呼吸,进入到呼吸道内发挥药效,这个是没有任何疼痛感的。★

患儿家属:哦,那我知道了。

护士甲:那我现在要听诊孩子肺部的情况,麻烦您配合我一下。

患儿家属:好的,这样侧卧可以吗?

护士甲:可以,您可以和孩子玩耍,避免他哭闹。您孩子最近一次是什么时候进食的?

患儿家属:大概一小时前。

护士甲:好的,孩子现在咳嗽比较频繁,双肺听诊呼吸音粗,可闻及湿啰音,适合做雾化吸入治疗。

患儿家属:那好吧,我明白了,现在我需要做些什么来配合你呢?

护士甲:您现在可以给孩子更换一下尿布,如果不方便我可以协助您。

患儿家属:好的,我可以自己完成!

护士甲:现在房间的温湿度都很适宜,光线也很充足,为了避免患儿受凉,我还是帮您把窗户关上吧!

患儿家属:谢谢你的关心!

护士甲:那我准备好用物就来。

场景——治疗室

按要求配药及物品准备。双人核对。

护士乙:患者姓名?

护士甲:王某。

护士乙:住院号?

护士甲:住院号××。

护士乙:生理盐水 5ml/雾化吸入。普米克令舒 1mg。

护士甲:立即执行。

场景——病房

护士甲:您好,我现在要为您孩子进行雾化吸入治疗,请问您孩子叫什么名字?

患儿家属:王某。

护士甲:麻烦您把孩子的腕带再给我核对一下好吗?

患者:好的。

护士甲:由于孩子年龄比较小,麻烦您把他环抱在怀里。

患儿家属:好的,是这样吗?

护士甲:是这样的,您把孩子抱好,可以跟他互动玩耍,我拿着雾化器给孩子做雾化,整个过程大约 10 分钟左右。若雾化时孩子出现剧烈咳嗽、气促等不适时,我们可以适当暂停。★

患儿家属:哦,谢谢你的讲解,我明白了!

护士甲:现在雾化已经做完了,我来协助您一起给孩子洗脸、漱口,减少药物在面部皮肤和咽部停留而造成的不适。★

患儿家属:好的,我去打水。

护士甲:现在我来指导您如何为孩子进行拍背好吗?

患儿家属:好的,您做,我跟着学。

护士甲:请将您的手指并拢,手背隆起手指关节微屈,呈120°角,指腹与大小鱼际着落,以手腕的力量迅速而规律的叩击患儿的背部,叩击时发出空而深的"啪、啪"声响,由下至上,由外至内,每分钟拍120~180次,每个部位1~3分钟,每次在餐后2小时或餐前30分钟为宜,拍背时应避开心脏、脊柱等部位,拍背过程中观察患儿的面色、呼吸等,并注意为孩子保暖,我给您示范一遍。★

患儿家属:好的,我基本学会了,谢谢。

护士甲:这是我们应该做的,如果您在给孩子拍背的过程中有任何疑问或需求,可以随时找我!

⚡ 临床操作考点评分

操作内容		分值	测评			
			漏项	错误	颠倒	得分
准备评价(15分)	1. 患儿及环境准备	5				
	2. 物品及人员准备	5				
	3. 医嘱核对及患儿身份确认	5				
操作评价(55分)	1. 协助患儿摆放体位	5				
	2. 正确选择及安装雾化装置	10				
	3. 按照医嘱将药液注入储药瓶内	5				
	4. 正确实施雾化吸入	10				
	5. 雾化吸入中的观察及特殊问题的正确处置	10				
	6. 操作完用物处理及记录结果	10				
	7. 操作完用物处理及记录结果	5				
沟通及服务态度(15分)	1. 操作前对患儿家长的知识讲解	5				
	2. 操作过程中与患儿家长的沟通配合	5				
	3. 操作完毕健康教育指导	5				
操作速度(5分)		5				
理论知识评价(10分):操作目的、注意事项		10				
总分(合计)		100				

评分依据

准备部分:漏项一次扣0.5分,准备错误不得分。

操作过程部分:颠倒顺序一次扣1分,漏项一次扣1分,操作错误不得分。

沟通及服务态度部分:知识讲解及健康教育漏项一次扣0.5分,理论错误不得分;与患者无沟通不得分。

所有扣分不超过该部分操作的总分。

第四节　小 儿 氧 疗

(一)适应证

需要纠正缺氧状态,提高动脉血氧分压(PaO_2)和动脉血氧饱和度(SaO_2),维持机体生命活动的各种疾病的患儿。

（二）禁忌证

无。

（三）物品准备

治疗盘、氧气装置 1 套（氧气流量表、一次性给氧装置（内含 100ml 无菌蒸馏水的湿化容器，吸氧管、用氧记录单）、管道标志、盛有冷开水的小杯、棉签、胶布、手电筒、笔、剪刀、"四防卡"、速干手消毒剂。

（四）患儿准备

患儿排大小便或更换尿不湿。

（五）操作流程

1. 患儿及环境准备：责任护士评估患儿的病情、年龄、观察患儿面色、呼吸。评估患儿的鼻腔情况（有无鼻部疾患、是否进行过鼻部手术、鼻腔黏膜是否完好、有无鼻塞），根据患儿病情选择合适的吸氧方式。向患儿家属讲解吸氧的目的、方法、注意事项、配合要点，取得患儿家属的同意及配合，指导家长为患儿及时更换尿不湿或协助年龄较大患儿在操作前排便；根据患儿的年龄、鼻腔的大小、病情选择合适的鼻导管；病房或检查室清洁安静，温度维持在 22~24℃、湿度为 50%~60% 为宜，光线充足或配备照明，关闭门窗。

2. 物品及人员准备：备齐用物，检查用物的质量及有效期，护士衣帽整洁，洗手戴口罩。

3. 双人核对医嘱及患儿信息，确认无误。

4. 备齐用物，携至患儿床边。再次向患儿家属讲解吸氧的目的、方法、注意事项、配合要点。

5. 协助患儿取舒适卧位。

6. 准备 2 根胶布。检查鼻腔有无分泌物、堵塞及异常，用棉签清洁鼻腔（避免棉签过湿导致患儿呛咳；年龄较小的患儿指导患儿家属固定患儿头部，避免患儿不配合造成鼻腔损伤。）

7. 安装氧气流量表于中心设备带上，将一次性给氧装置与其连接。

8. 开启流量表开关，检查氧气装置及一次性氧气管有无漏气、氧气流出是否流畅（检查氧管的方法有：将鼻塞放入盛有冷开水的小杯内，看有无气泡溢出；将鼻塞靠近手腕内侧，感觉有无气流冲出），根据病情调节氧流量。

9. 冷开水湿润鼻塞前端，将鼻塞塞入鼻孔，调节并固定，必要时用胶布采用"高桥"固定法，详见图 7-1。

10. 在用氧记录单上记录用氧时间、流量、签名并放置"四防卡"于适当处。贴管道标志，向患儿家属交待用氧中的注意事项。

11. 整理床单位，询问患儿家属需要。

12. 经常巡视病房，观察患儿病情和给氧效果，核对氧流量是否与用氧记录单相符，检查氧气管有无漏气等。观察患儿缺氧的改善情况，如面色、口唇颜色、呼吸频率、形态等。观察受压部位的皮肤情况，如有异常及时更换固定部位并处理。

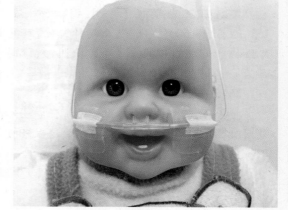

图 7-1 "高桥"固定法

13. 洗手，处理用物，作好记录。

14. 停氧前，先查看医嘱，核对医嘱及患儿信息，准备好物品至患儿床边，作好解释。

15. 撕去胶布，取下鼻塞，再关氧气流量表开关。

16. 检查并清洁鼻腔，必要时协助清洁面部。

17. 将患儿安置至舒适体位，整理床单位，询问患儿及家属需要。

18. 处理用物，记录。

临床应用小贴士

在临床工作中,为患儿进行吸氧时,遇到以下问题,该如何解决呢?

吸氧前需要评估哪些内容?

答:吸氧前需要评估患儿的病情,以判断缺氧的程度(缺氧程度和症状见表7-1)、患儿的年龄,以选择合适的给氧方式。要评估有无鼻部疾患,是否进行过鼻部手术,鼻腔黏膜是否完好。要观察患儿面色、呼吸频率及形态。

表 7-1　缺氧程度判断表

程度	发绀	呼吸困难	神志	血气分析	
				氧分压(PaO_2) mmHg	动脉血氧饱和度(SaO_2)%
轻度	不明显	不明显	清楚	>50	>80
中度	明显	明显	正常或烦躁不安	30~50	60~80
重度	显著	严重、三凹症明显	昏迷或半昏迷	<30	<60

案例与沟通

　　根据临床实际操作进行操作过程中各项情景的设置,包括如何评估、核对及与患者的沟通交流、注意事项的讲解、健康教育的实施,标注★号的为主要扣分项目及重点项目。(案例由老师提供给学生)

　　某病房,王某,男性,6个月,因"咳嗽、流涕3天伴气促3小时"入院,入院后体检,T:38.0℃,P:165 次/分,R:60 次/分,患儿精神欠佳,可见明显鼻扇及三凹症,双肺听诊可闻及广泛的哮鸣音,X 线征象为双肺非特异性小片状阴影,诊断为"毛细支气管炎",静脉给予吸氧、平喘解痉、抗病毒治疗、雾化吸入等对症治疗。

　　场景——病房

　　护士甲:您好,我是您孩子的责任护士××,由于您的孩子现在呼吸比较急促,为了减轻他的呼吸困难,纠正缺氧的症状,现在需要给孩子吸氧,您看可以吗?

　　患儿家属:好的,麻烦您。

　　护士甲:好的,我现在把床头摇高,以缓解他的呼吸困难的症状。您的孩子以前有没有做过鼻部手术。★

　　患儿家属:没有。

　　护士甲:我来看一下他的鼻腔黏膜情况,孩子的鼻腔黏膜完好,无鼻塞,无水肿,待会我给孩子使用鼻塞给氧,您现在可以先给孩子更换一下尿布,我去准备用物,马上就来。

　　患儿家属:好的。

　　场景——治疗室

　　护士乙:患儿姓名?

　　护士甲:王某。

　　护士乙:住院号?

　　护士甲:住院号××。

　　护士乙:临时医嘱:吸氧2L/min。

　　护士甲:立即执行。

场景——病房

护士甲:您好,我现在要为您孩子吸氧了,请问您孩子叫什么名字?

患儿家属:王某。

护士甲:麻烦您把孩子的腕带给我核对一下好吗?

患儿家属:好的。

护士甲:现在帮孩子摆好体位,麻烦您固定一下患儿头部,我现在要用湿棉签帮孩子清洁鼻腔。

患者家属:好的。

护士甲:现在孩子已经吸上氧了,在吸氧的过程中您要严格遵守"四防"要求,包括防火、防油、防热、防震。这个氧气流量开关,千万不要自己随便调节,如果调节不当很容易造成呼吸困难或者大量氧气在短时间内进入肺内造成肺部损伤。如果患儿在用氧的过程中有任何不适,您要马上告诉我。★

患儿家属:哦,谢谢你的讲解,我明白了!

护士甲:再次核对患儿信息,我也会经常来观察孩子情况的,您好好照顾孩子,如果有任何疑问或需求,可以随时找我!

📝 临床操作考点评分

	操作内容	分值	测评			
			漏项	错误	颠倒	得分
准备评价(15分)	1. 患儿及环境准备	5				
	2. 物品及人员准备	5				
	3. 医嘱核对及患儿身份确认	5				
操作评价(55分)	1. 协助患儿摆放体位	5				
	2. 操作前对患儿的正确评估	10				
	3. 正确检查氧气管有无漏气	10				
	4. 氧气管的正确固定	15				
	5. 正确巡视和观察	10				
	6. 操作完用物处理及记录结果	5				
沟通及服务态度(15分)	1. 操作前对患儿家长的知识讲解	5				
	2. 操作过程中与患儿家长的沟通配合	5				
	3. 操作完毕健康教育指导	5				
操作速度(5分)		5				
理论知识评价(10分):操作目的、注意事项		10				
总分(合计)		100				

评分依据

准备部分:漏项一次扣0.5分,准备错误不得分。

操作过程部分:颠倒顺序一次扣1分,漏项一次扣1分,操作错误不得分。

沟通及服务态度部分:知识讲解及健康教育漏项一次扣0.5分,理论错误不得分;与患者无沟通不得分。

所有扣分不超过该部分操作的总分。

第五节　小 儿 吸 痰

（一）适应证

需要保持呼吸道通畅,促进呼吸功能,改善通气的各种疾病的患儿。

（二）禁忌证

无。

（三）物品准备

治疗盘、电动吸痰器或中心吸引器 1 套、一次性吸痰管数根、无菌手套、治疗巾、无菌罐 1~2 个（为气管插管患儿吸痰需准备 2 个无菌罐）内盛有生理盐水约 100~150ml、弯盘、电筒、速干手消毒剂、听诊器、医疗垃圾桶、必要时备压舌板、开口器、舌钳。

（四）患儿准备

患儿排大小便或更换尿不湿。

（五）操作流程

1. 患儿及环境准备:责任护士评估患儿的病情（生命体征、意识、氧疗情况、SpO_2）、年龄、检查患儿口、鼻腔（询问有无鼻部疾患、有无进行鼻部手术、检查鼻腔、口腔黏膜是否完好），听诊患儿肺部情况。向患儿家属讲解吸痰的目的、方法、配合要点及操作中患儿可能出现的不适症状,取得患儿家属的同意及配合,指导家长为年龄较小的患儿更换尿不湿;根据患儿的年龄、鼻腔的大小选择合适的吸痰管;病房或检查室清洁安静,温度维持在 22~24℃、湿度为 50%~60% 为宜,光线充足或配备照明,关闭门窗。若抢救时无需解释。

2. 物品及人员准备:检查吸引器性能,将吸引器放于患儿床边,备齐其他用物,护士衣帽整洁,洗手戴口罩。

3. 双人核对医嘱及患儿信息,确认无误。

4. 备齐用物,携至患儿床边,再次核对患儿信息。

5. 协助患儿将头偏向操作者一侧,指导家属将患儿头部固定好,昏迷者可使用压舌板。铺治疗巾于胸前。

6. 吸痰前,先给予高流量氧气吸入 2 分钟。

7. 检查一次性吸痰管,打开包装。

8. 戴无菌手套,将吸痰管由包装袋中抽出顺时针盘于右手,将吸引器头端与吸痰管尾端相连,打开开关,调节合适的负压（儿童:≤400mmHg;婴幼儿:≤200mmHg;新生儿:≤100mmHg）

9. 检查吸引器是否通畅,同时润滑导管前端。

10. 一手反折吸痰管末端,另一手持吸痰管前端,轻轻插入口咽部,然后放松导管末端,吸痰时应旋转上提,吸尽口咽部分泌物,用生理盐水冲洗导管。

11. 更换手套及吸痰管,一手反折吸痰管末端,另一手持吸痰管前端,迅速将吸痰管通过口咽插入至气道内,然后放松导管末端,旋转上提吸痰管,吸尽气管内分泌物。每次吸痰时间应小于 15 秒,间歇 3~5分钟。痰液黏稠者,可增加叩背、雾化吸入等治疗。

12. 吸痰过程中应密切观察病情变化和痰液的情况。在吸痰过程中,当心率、呼吸、血压、SpO_2 明显变化时,应立即停止吸痰,待病情稳定后再次吸痰。

13. 吸痰完毕,继续高流量给氧 2 分钟。冲净吸引管,关闭吸引器,分离吸痰管,脱手套。

14. 将氧气流量调节至原流量。

15. 评估患儿吸痰效果,评估呼吸音有无改善、痰鸣音消失或减弱,SpO_2 升高。

16. 整理床单位,协助患儿取舒适体位。

17. 处理用物,洗手、取口罩,记录。

临床应用小贴士

在临床工作中,为患儿进行吸痰时,遇到以下问题,该如何解决呢?

1. 各个年龄阶段的患儿吸痰时的压力分别为多少?

答:儿童:≤400mmHg;婴幼儿:≤200mmHg;新生儿:≤100mmHg。

2. 各个年龄阶段的患儿吸痰时,应选用何种型号的吸痰管?

答:(1)6 号吸痰管:适用于 6 个月以内的患儿。

(2)8 号吸痰管:适用于 6 个月~6 岁

(3)10 号吸痰管:适用于 6~12 岁

(4)12 号吸痰管:12 岁以上

3. 在吸痰时,当患儿出现何种情况时,应立即停止吸痰?

答:在吸痰过程中,要严密观察患儿生命体征和血氧饱和度的变化,当出现心率波动在 120 次/分以上,或者 SpO_2 降至 90% 以下时,应立即停止吸痰,待病情稳定后再次吸引。

案例与沟通

根据临床实际操作进行操作过程中各项情景的设置,包括如何评估、核对及与患者的沟通交流、注意事项的讲解、健康教育的实施,标注★号的为主要扣分项目及重点项目。(案例由老师提供给学生)

某病房,王某,女性,7 个月,因"咳嗽伴发热 4 天伴气促 1 天"入院,入院后体检 T:38.0℃,P:155 次/分,R:65 次/分,SpO_2:89%,患儿精神欠佳,可见刺激性干咳,轻微点头呼吸,双肺听诊呼吸音粗,可闻及布满细湿啰音,X 线征象为双肺肺间质实质性浸润阴影,诊断为"肺炎",立即给予吸氧,物理降温,静脉给予抗感染、止咳化痰、平喘治疗、雾化吸入等对症治疗。

场景——病房

护士甲:您好,我是您孩子的责任护士××,由于您孩子现在呼吸困难,血氧饱和度比较低,呼吸道痰液多且痰液黏稠,再加上孩子比较小,没有咳痰的能力,所以现在要给孩子从口、鼻腔吸痰,以缓解她不适的症状,您看行吗?

患儿家属:必须要吸痰吗? 吸痰难受吗?

护士甲:是的,孩子现在的情况必须要吸痰,否则痰液长时间堵塞呼吸道,会持续加重呼吸困难的。吸痰可以有效帮助呼吸道通畅,减轻呼吸困难,吸痰时患儿会出现暂时性的哭闹、咳嗽、打喷嚏、气短等,但都是正常的现象,吸痰过后就会好转,我会非常轻柔的,尽量减轻患儿的痛苦,您看行吗? ★

患儿家属:好的,如果对我的孩子有好处,我们一定配合。

护士甲:谢谢您,您的孩子之前有过鼻部疾病吗? 做过鼻部手术吗?

患儿家属:没有。

护士甲:(评估患儿鼻腔和口腔情况,听诊肺部情况),您的孩子鼻腔及口腔黏膜都是完好的,肺部听诊可听到满肺的湿啰音,也就是说孩子的肺部感染还是比较严重的,所以说现在我们不仅要给孩子静脉使用抗感染、祛痰、止咳等药物治疗,还要经常为患儿变换体位、翻身拍背,必要时吸痰,保持呼吸道通畅。

患儿家属:好的。

护士甲:那我现在去准备用物。

患者儿家属:那好吧,我明白了,现在我需要做些什么来配合你呢?

护士甲:您可以给孩子更换一下尿布,需要我协助您吗?

患儿家属:我自己可以的!

护士甲:现在房间的温湿度都很适宜,光线也很充足,为了避免冷空气加重患儿咳嗽,我还是帮您把窗户关上吧!

患儿家属:谢谢你的关心!

场景——治疗室

护士乙:患者姓名?

护士甲:王某。

护士乙:住院号?

护士甲:住院号××。

护士乙:临时医嘱:口鼻腔吸痰。

护士甲:立即执行。

场景——病房

护士甲:您好,我现在要为您孩子吸痰了,请问您孩子叫什么名字?

患儿家属:王某。

护士甲:麻烦您把孩子的腕带再给我核对一下好吗?

患儿家属:好的。

护士甲:现在帮孩子摆好体位,您固定好孩子的头部,头偏向我这一侧,待会孩子会暂时性的哭吵,请你理解并放松一些,配合我们固定好孩子。

患儿家属:好的,麻烦您轻一点。

护士甲:我会非常轻柔的,我现在给孩子调高吸氧的流量,以减少待会孩子缺氧所引起的不适,现在准备吸痰了,您准备好了吗?

患儿家属:好了。

护士甲:在患儿吸气时,将吸痰管从鼻腔插入,先吸尽气管的痰液,再吸咽部,您看是不是很快就完成了,孩子整个过程生命体征都比较平稳,您配合得非常好,现在安抚一下孩子吧。

患儿家属:谢谢,吸出了很多痰吗?

护士甲:大概吸出了 3ml 左右白色黏稠的痰液,孩子现在生命体征比较平稳,呼吸困难的症状也比之前得到了改善。

患儿家属:那以后还需要再吸吗?

护士甲:这个要根据孩子的病情,如果痰液堵塞,引起呼吸困难就需要吸痰了,所以我们会给孩子配合翻身拍背、雾化吸入等方法使痰液稀释,您也要间断的给孩子多饮水。★

患儿家属:好的,我会注意的!

护士甲:现在我把氧气流量已经调至原来的流量,您先好好照顾孩子,我去处理用物。★

患儿家属:哦,谢谢你的讲解,我明白了!

护士甲:如果有任何疑问或需求,可以随时找我,我也会经常过来观察孩子的情况的!

📝 **临床操作考点评分**

操作内容		分值	测评			
			漏项	错误	颠倒	得分
准备评价（15分）	1. 患儿及环境准备	5				
	2. 物品及人员准备	5				
	3. 医嘱核对及患儿身份确认	5				
操作评价（55分）	1. 操作前的正确评估	5				
	2. 体位的正确摆放	5				
	3. 吸引装置的检测与吸痰管型号的选择	10				
	4. 吸痰过程中严格遵循无菌原则，手法熟练	15				
	5. 操作中病情的观察	10				
	6. 痰液量的观察	5				
	7. 操作完用物处理及记录结果	5				
沟通及服务态度（15分）	1. 操作前对患儿家长的知识讲解	5				
	2. 操作过程中与患儿家长的沟通配合	5				
	3. 操作完毕健康教育指导	5				
操作速度（5分）		5				
理论知识评价（10分）：操作目的、注意事项		10				
总分（合计）		100				

评分依据

准备部分：漏项一次扣0.5分，准备错误不得分。

操作过程部分：颠倒顺序一次扣1分，漏项一次扣1分，操作错误不得分。

沟通及服务态度部分：知识讲解及健康教育漏项一次扣0.5分，理论错误不得分；与患者无沟通不得分。

所有扣分不超过该部分操作的总分。

第六节　小儿灌肠

一、小儿保留灌肠

（一）适应证

1. 需要治疗肠道感染的患儿。

2. 需要镇静、催眠的患儿。

（二）禁忌证

1. 急腹症、消化道出血的患儿禁止灌肠。

2. 直肠、结肠和肛门手术后及大便失禁的患儿不宜灌肠。

（三）物品准备

治疗盘、50ml注射器、液状液体石蜡、棉签、卫生纸、清洁手套、治疗巾、弯盘、水温计、治疗碗（内盛装灌肠液）、肛管1~2根、水杯（内盛装温开水或生理盐水）、小垫枕、速干手消毒剂，必要时备屏风。

（四）患儿准备

患儿排大小便或更换尿不湿。

（五）操作流程

1. 患儿及环境准备:责任护士评估患儿的疾病(直肠、结肠和肛门手术后及大便失禁的患儿不宜灌肠)病情、年龄、进食物的时间、排便情况及肛周皮肤有无红臀及破溃,向患儿家属讲解灌肠的目的、方法、配合要点及操作中患儿可能出现的不适症状,取得患儿家属的同意及配合,指导家长为年龄较小的患儿更换尿不湿;根据患儿的年龄选择合适的肛管;病房或检查室清洁安静,温度维持在 22~24℃、湿度为 50%~60% 为宜,光线充足或配备照明,关闭门窗,必要时备屏风。若抢救时无需解释。

2. 物品及人员准备:备齐物,护士衣帽整洁,洗手戴口罩。

3. 双人核对医嘱无误。

4. 备齐用物,携至患儿床边。再次核对患儿信息,再次向患儿家属讲解保留灌肠的目的、方法、配合要点及操作中患儿可能出现的不适症状。

5. 便器上铺好便盆巾,放置在床旁椅上。

6. 松开床尾盖被,协助患儿取左侧卧位,双膝屈曲,退裤至膝部或者打开尿布,暴露臀部,将臀部移动至床沿,注意保护患儿隐私,注意保暖。

7. 将小垫枕将臀部抬高 10cm,治疗巾垫于臀下,弯盘放于臀旁,拉起对侧床栏,盖好被子。

8. 检查水温为 38℃,戴好手套,用注射器抽取药液。

9. 将注射器与肛管连接,排气,润滑肛管前端。

10. 一手分开臀部裂显露肛门,嘱患儿深呼吸,一手将肛管轻轻插入直肠,肛管插入深度为 15~20cm。

11. 扶住肛管,缓慢注入溶液。

12. 注药完毕,再注入 5~10ml 温开水,抬高肛管尾端,使管内药液全部流入,并维持原卧位 30 分钟。

13. 密切观察并询问患儿有何不适。

14. 擦净肛门,撤去用物。

15. 脱手套,协助患儿穿好裤子或尿布,取舒适体位。

16. 再次核对患儿信息,整理床单位,询问家属有无需求。

17. 洗手,取口罩,记录。

💡 临床应用小贴士

在临床工作中,为患儿进行保留灌肠时,遇到以下问题,该如何解决呢?

1. 在为不同年龄阶段的患儿实施保留灌肠时的液量分别为多少?

答:(1)小于 6 个月的患儿液量为 50ml。

(2)6 个月~1 岁的患儿液量为 100ml。

(3)1 岁以上的患儿液体总量应少于 200ml。

2. 在不同年龄阶段患儿灌肠时,肛管的型号应如何正确选择?

答:(1)患儿年龄小于 18 个月:10~12F。

(2)患儿年龄为 18 个月~5 岁:14~16F。

(3)患儿年龄为 5~12 岁:16~18F。

(4)患儿年龄大于 12 岁:18~22F。

3. 灌肠时宜采取何种体位?

答:一般患儿采取左侧卧位,双腿屈曲尽量往胸前靠,暴露臀部即可,阿米巴痢疾患儿的病变部位多见于盲肠部,应采取右侧卧位。

4. 如何保证药液在体内停留 30 分钟以上,从而保证用药效果?

答:灌肠后,维持原卧位 30 分钟,较小的患儿指导家长用手捏住患儿臀部两侧挤压肛门;较大患儿在灌肠前先嘱其排便,灌肠后嘱其床上平卧,深呼吸,尽量保留 1 小时以上再排便。

案例与沟通

　　根据临床实际操作进行操作过程中各项情景的设置,包括如何评估、核对及与患者的沟通交流、注意事项的讲解、健康教育的实施,标注★号的为主要扣分项目及重点项目。(案例由老师提供给学生)

　　某病房,王某,女性,7个月,因"咳嗽伴发热4天伴气促1天"入院,入院后体检 T:38.0℃,P:155次/分,R:65次/分,SpO_2:89%,患儿精神欠佳,可见刺激性干咳,轻微点头呼吸,双肺听诊呼吸音粗,可闻及布满细湿啰音,X线征象为双肺肺间质实质性浸润阴影,诊断为"肺炎",入院后立即给予吸氧,物理降温,静脉给予抗感染、止咳化痰、平喘治疗、雾化吸入等对症治疗,现患儿需外出行肺部CT检查,遵医嘱给予水合氯醛5ml保留灌肠。

　　场景——病房

　　护士甲:您好,我是您孩子的责任护士××,由于孩子待会需要外出行肺部CT检查,为了保证检查时患儿的安全,以及保证检查能够顺利进行,待会需要遵医嘱给孩子用一点让其睡觉的药物,您看行吗?

　　患儿家属:这个药物苦吗,对孩子有没有影响?

　　护士甲:这个药物是通过灌肠的方式给孩子使用的,这种方式是通过肠道对药物进行吸收,是很安全的一种给药方式,药量也是根据孩子的体重进行换算的,在孩子的耐受范围,您可以放心。

　　患儿家属:需要多久啊? 过程难受吗?

　　护士甲:注入药物的时间可能就3~5分钟,如果您配合好我的话,很快就可以完成。

　　患儿家属:那待会是怎么进行给药呢?

　　护士甲:您以前用过开塞露吧,这个方法基本和开塞露的使用方法一样,待会我会把一根细细的肛管轻轻地从孩子的肛门处插入,然后往肛管内注入药物。

　　患儿家属:那好吧,我明白了。

　　护士甲:孩子最近一次什么时候进食的?

　　患儿家属:有一个半小时了。

　　护士甲:今天什么时候解的大便。

　　患儿家属:大概1小时前,解了很多黄色的软便,挺正常的。

　　护士甲:那我现在协助您给孩子更换一下尿布,我顺便看一下孩子臀部及肛周的皮肤情况。

　　患儿家属:好的。

　　护士甲:您孩子臀部及肛门的皮肤都是完好的,也没有腹泻等不适,可以肠道用药,为了避免待会操作让患儿受凉,我现在帮您把窗户关上吧!

　　患儿家属:谢谢你的关心!

　　护士甲:那我准备好用物就过来。

　　场景——治疗室

　　护士乙:患者姓名?

　　护士甲:王某。

　　护士乙:住院号?

　　护士甲:××。

　　护士乙:临时医嘱:水合氯醛5ml保留灌肠。

　　护士甲:立即执行。

场景——病房

护士甲:您好,我现在要为您孩子灌肠了,请问您孩子叫什么名字?

患儿家属:王某。

护士甲:麻烦您把孩子的腕带再给我核对一下好吗?

患儿家属:好的。

护士甲:现在我们帮孩子取左侧卧位,打开尿不湿,暴露患儿臀部,将患儿移至床沿,用小软枕抬高患儿臀部10cm,您帮我扶住孩子的身体和膝部,可以吗,注意不要让孩子掉落下来。★

患儿家属:好的,没有问题,您尽量快点。

护士甲:好的,没问题,我去拉好对侧的床栏,现在给孩子盖好被子,避免受凉。

患儿家属:谢谢,您想的太周到了。

护士甲:现在开始操作了,您扶好孩子,先润滑肛管前端,然后一手分离臀裂显露肛门,一手将肛管螺旋式轻轻插入直肠,肛管插入深度为15~20cm,缓慢注入药物。宝宝表现的真棒,现在已经好了,妈妈现在您轻轻地捏住宝宝的臀部两侧,避免药液流出。★

患儿家属:是这样吗?是的,很好,您可以安抚一下孩子,让她保持安静,让药液保留的时间在体内保留30分钟以上。

护士甲:我现在去处理用物,待会就来。

患儿家属:好的。

护士甲:现在药物已经在孩子体内保留了30分钟以上,孩子也已经睡着了,我现在带你们去做肺部 CT 吧。

患儿家属:好的。

护士甲:我们帮孩子穿个外套,避免受凉。

患儿家属:谢谢您!

护士甲:不客气的!

临床操作考点评分

操作内容		分值	测评			
			漏项	错误	颠倒	得分
准备评价(15分)	1. 患儿及环境准备	5				
	2. 物品及人员准备	5				
	3. 医嘱核对及患儿身份确认	5				
操作评价(55分)	1. 协助患儿摆放体位、保暖	10				
	2. 戴手套,润滑导管	5				
	3. 肛管型号的选择	5				
	4. 灌肠液的正确配制	15				
	5. 正确插入肛管并注药,及时观察患儿病情变化	15				
	6. 操作完用物处理及记录结果	5				
沟通及服务态度(15分)	1. 操作前对患儿家长的知识讲解	5				
	2. 操作过程中与患儿家长的沟通配合	5				
	3. 操作完毕健康教育指导	5				

操作内容	分值	测评			
		漏项	错误	颠倒	得分
操作速度(5分)	5				
理论知识评价(10分):操作目的、注意事项	10				
总分(合计)	100				

评分依据

准备部分:漏项一次扣0.5分,准备错误不得分。

操作过程部分:颠倒顺序一次扣1分,漏项一次扣1分,操作错误不得分。

沟通及服务态度部分:知识讲解及健康教育漏项一次扣0.5分,理论错误不得分;与患者无沟通不得分。

所有扣分不超过该部分操作的总分。

二、小儿不保留灌肠

（一）适应证

1. 刺激肠蠕动,软化和清洁粪便,以达到清洁肠道的目的。

2. 排除肠内积气。

3. 为手术做准备,以减少手术中粪便的污染,降低并发症的发生。

（二）禁忌证

1. 肝性脑病的患儿禁用肥皂液灌肠,以减少氨的产生和吸收。

2. 充血性心力衰竭、水钠潴留的患儿禁用生理盐水灌肠。

3. 急腹症、消化道出血的患儿禁止灌肠。

4. 直肠、结肠和肛门手术后及大便失禁的患儿不宜灌肠。

（三）物品准备

治疗盘、一次性灌肠器1套、肛管1~2根,液状液体石蜡、棉签、卫生纸、清洁手套、治疗巾、弯盘、水温计、量杯、灌肠液、便盆及便盆巾、速干手消毒剂、医疗垃圾桶、输液架,必要时备屏风。

（四）患儿准备

患儿排大小便或更换尿不湿。

（五）操作流程

1. 患儿及环境准备:责任护士评估患儿的疾病（直肠、结肠和肛门手术后及大便失禁的患儿不宜灌肠）病情、年龄、进食物的时间、排便情况及肛周皮肤有无红臀及破溃,向患儿家属讲解灌肠的目的、方法、配合要点及操作中患儿可能出现的不适症状,取得患儿家属的同意及配合,指导家长为年龄较小的患儿更换尿不湿;根据患儿的年龄选择合适的肛管;病房或检查室清洁安静,温度维持在22~24℃、湿度为50%~60%为宜,光线充足或配备照明,关闭门窗,必要时备屏风。

2. 物品及人员准备:备齐用物,护士衣帽整洁,洗手戴口罩。

3. 双人核对医嘱认无误。

4. 备齐用物,在治疗室配置好灌肠溶液并测量水温,携至患儿床边。再次核对患儿信息,再次向患儿家属讲解不保留灌肠的目的、方法、配合要点及操作中患儿可能出现的不适症状。

5. 便器上铺好便盆巾,放置在床旁椅上。

6. 松开床尾盖被,协助患儿取左侧卧位,双膝屈曲,退裤至膝部或者打开尿布,暴露臀部,将臀部移动至床沿,注意保护患儿隐私,保暖。

7. 将治疗巾垫于臀下,弯盘放于臀旁,拉起对侧床栏,盖好被子。

8. 戴好手套,将灌肠器导管夹闭,用量杯将量好的灌肠液倒入灌肠器内,并挂于输液架上,应高于肛门40~60cm。

9. 连接肛管,排气,夹管,润滑肛管前端。

10. 一手分开臀部裂显露肛门,嘱患儿深呼吸,一手将肛管轻轻插入直肠。

11. 扶住肛管,打开活塞开关,缓慢注入溶液。

12. 护士一手始终扶住肛管前端,同时观察液体下降的速度及患儿有无病情变化,如患儿出现哭闹加剧,烦躁、出冷汗、气急等,应立即停止灌肠,并与医生联系,给予处理。

13. 当灌肠器内液体流尽,夹闭导管,用卫生纸包裹肛管轻轻拔出,擦拭肛门。

14. 撤去用物,嘱患儿尽量保留 5~10 分钟再排便,年龄较小的患儿可轻轻夹紧患儿两侧臀部数分钟,协助患儿排便。

15. 脱手套,协助患儿穿好裤子或尿布,取舒适体位。

16. 再次核对患儿信息,整理床单位,询问家属有无需求。

17. 洗手,取口罩,记录。

💡 临床应用小贴士

在临床工作中,为患儿进行不保留灌肠时,遇到以下问题,该如何解决呢?

1. 不同年龄阶段的患儿,在实施不保留灌肠时,每次的液量为多少?

答:(1)小于 18 个月的患儿液量:50~200ml

(2)18 个月~5 岁的患儿液量:200~300ml

(3)5~12 岁的患儿液量:300~500ml

2. 灌肠时宜采取何种体位?

答:一般患儿采取左侧卧位,双腿屈曲尽量往胸前靠,暴露臀部即可,阿米巴痢疾患儿的病变部位多见于盲肠部,应采取右侧卧位。

3. 不同年龄阶段患儿肛管插管的深度?

答:(1)小于 18 个月的患儿为:2.5~5cm

(2)18 个月~5 岁的患儿为:5cm

(3)5~12 岁的患儿为:5~7cm

(4)大于 12 岁的患儿为:7~10cm

4. 灌肠时若插管不顺,应如何处理?

答:插入肛管过程中,若无法插入时,可退出少许,旋转肛管后再缓慢插入或边注水边插入,勿用力,以防损伤肠黏膜。

📋 案例与沟通

　　根据临床实际操作进行操作过程中各项情景的设置,包括如何评估、核对及与患者的沟通交流、注意事项的讲解、健康教育的实施,标注★号的为主要扣分项目及重点项目。(案例由老师提供给学生)

　　某病房,王某,男性,11 个月,因"阵发性哭闹 6 小时,解果酱样大便 8 小时伴喷射性呕吐 3 次"由外院转入,入院后体检,T:37.5℃,P:125 次/分,R:35 次/分,患儿精神欠佳,腹部膨隆,腹软,右上腹可触及一腊肠样包块,质硬。心肺听诊无异常。行腹部 B 超显示"急性肠套叠",拟定明日行原发性肠套叠复位+肠切除回肠造瘘术。

　　场景——病房

　　护士甲:您好,我是您孩子的责任护士××,由于孩子明天要进行肠道手术,为了保证手术能够顺利进行,现在需要为您孩子进行肠道的清洁准备,您看行吗?

患儿家属:怎么清洁肠道啊,对孩子有没有影响?

护士甲:主要是用肛管从孩子的肛门内插入,从肛管内灌入一定量的生理盐水,生理盐水可以清洁肠道内的粪便,这样就可以减少手术中粪便的污染,降低手术后并发症的发生。您放心,我们每次灌肠的量都在孩子的耐受范围。

患儿家属:哦,需要做几次啊!

护士甲:这个要看孩子排出大便的性状来决定,如果排出的大便没有明显的粪质,就可以了。每次操作大概需要25分钟左右,可能给药的时间就5~10分钟,如果您配合好我的话,很快就可以完成。

患儿家属:那待会是怎么进行给药呢?

护士甲:您以前用过开塞露吧,这个基本和开塞露的使用方法一样,待会我会把一根细细的肛管轻轻地从孩子的肛门处插入,然后往肛管内注入药物。

患儿家属:那好吧,我明白了。

护士甲:今天什么时候解的大便。

患儿家属:大概8小时前,解了一些像草莓酱样的大便。

护士甲:好的,我知道了,那是果酱样大便,因为您的孩子现在检查出来发现是肠套叠,等手术后慢慢就会好起来的,您要放宽心,那我现在协助您给孩子更换一下尿布,我顺便看一下孩子臀部及肛周的皮肤情况。

患儿家属:好的。

护士甲:您孩子臀部及肛门的皮肤都是完好的,可以肠道用药,为了避免待会操作让患儿受凉,我现在帮您把窗户关上吧。

患儿家属:谢谢你的关心!

护士甲:那我准备好用物就过来。

场景——治疗室

护士乙:患者姓名?

护士甲:王某。

护士乙:住院号?

护士甲:住院号××。

护士乙:临时医嘱:生理盐水清洁灌肠。

护士甲:立即执行。

场景——病房

护士甲:您好,我现在要为您孩子灌肠了,请问您孩子叫什么名字?

患儿家属:王某。

护士甲:麻烦您把孩子的腕带再给我核对一下好吗?

患儿家属:好的。

护士甲:现在我们帮孩子取左侧卧位,打开尿不湿,暴露患儿臀部,将患儿移至床沿,您帮我扶住孩子的身体和膝部,可以吗,注意不要让孩子掉落下来。★

患儿家属:好的,没有问题,您尽量快点。

护士甲:好的,没问题,我去拉好对侧的床栏,现在给孩子盖好被子,避免受凉。

患儿家属:谢谢,您想的太周到了。

护士甲:再次核对患儿信息,现在开始进行操作了,您扶好孩子(先润滑肛管前端后,一手分离臀裂显露肛门,一手将肛管轻轻插入直肠,打开灌肠器活塞,使液体缓慢流入)。宝宝表现的真棒,妈妈你放心,孩子生命体征没有明显变化,四肢循环好,再坚持一下,马上就好。现在已经灌肠完毕了,妈妈现在您轻轻地捏住宝宝的臀部两侧,避免药液流出。★

患儿家属:是这样吗?

护士甲:是的,很好,您可以安抚一下孩子,让他保持安静,让药液在体内保留5~10分钟。

经过2~3次反复灌肠后:

护士甲:宝宝现在解的大便已经没有明显粪质了,手术前的肠道准备就已经完成了。为了避免术中食物反流引起窒息,从现在开始您就不能再给孩子喂食物和水了,您明白了吗?

患儿家属:好的,我清楚了。

护士甲:那我现在协助您跟孩子穿好尿布和衣服。

患儿家属:好的,谢谢您。

护士甲:那我现在去处理用物,我会经常看孩子的,如果您有任何不清楚的地方,可以随时按呼叫铃。

患儿家属:谢谢您!

护士甲:不客气的!

临床操作考点评分

操作内容		分值	测评			
			漏项	错误	颠倒	得分
准备评价(15分)	1. 患儿及环境准备	5				
	2. 物品及人员准备	5				
	3. 医嘱核对及患儿身份确认	5				
操作评价(55分)	1. 协助患儿摆放体位、保暖	10				
	2. 戴手套,润滑导管	5				
	3. 肛管型号的选择	5				
	4. 灌肠液的正确配制	15				
	5. 正确插入肛管的方法及深度,并注药,及时观察患儿病情变化	15				
	6. 操作完用物处理及记录结果	5				
沟通及服务态度(15分)	1. 操作前对患儿家长的知识讲解	5				
	2. 操作过程中与患儿家长的沟通配合	5				
	3. 操作完毕健康教育指导	5				
操作速度(5分)		5				
理论知识评价(10分):操作目的、注意事项		10				
总分(合计)		100				

评分依据

准备部分:漏项一次扣0.5分,准备错误不得分。

操作过程部分:颠倒顺序一次扣1分,漏项一次扣1分,操作错误不得分。

沟通及服务态度部分:知识讲解及健康教育漏项一次扣0.5分,理论错误不得分;与患者无沟通不得分。

所有扣分不超过该部分操作的总分。

第七节 新生儿心肺复苏

（一）适应证

保持新生儿气道通畅,建立呼吸,维持正常的循环。

（二）禁忌证

无。

（三）物品准备

治疗盘、氧气装置、新生儿呼吸气囊、负压吸引器、气管插管 2 根,新生儿喉镜、治疗巾、胶布、剪刀、胃管、吸痰管若干根。

（四）患儿准备

患儿心搏骤停为突发情况,无需特殊准备。

（五）操作流程

1. 物品及患者准备:备齐用物,护士衣帽整洁,洗手戴口罩。

2. 评估现场抢救环境的安全性。

3. 出生后在 5~6 秒内快速评估患儿(评估:①是否足月? ②是否有哭声或自主呼吸? ③肌张力好不好?)若其中任何 1 项,答案为否,立即进行初步复苏。

4. 初步复苏(20 秒):

（1）保暖:将新生儿放置在辐射保暖台上。

（2）体位:头轻度伸仰位。

（3）清理气道:吸球或吸管(8F 或 10F)先口后鼻清理分泌物,吸引负压不超过 100mmHg。

（4）擦干:快速擦干全身。

（5）刺激:用手拍打或手指弹新生儿的足底或摩擦背部 2 次,诱发其出现自主呼吸。

5. 如经过上述初步复苏后,新生儿仍无自主呼吸,心率<100 次/分,则需要气囊面罩 8~10L/分正压人工呼吸:

（1）正压人工呼吸 40~60 次/分(若胸外按压时,正压人工呼吸则 30 次/分)。

（2）经 30 秒 100%氧的充分人工呼吸后有自主呼吸,患儿心率≥100 次/分,可逐步减少并停止正压人工呼吸。

（3）经 30 秒 100%氧的充分人工呼吸后自主呼吸仍不充分或者心率<100 次/分时,需继续给予正压通气或进行气管插管。

（4）若心率<60 次/分时,继续正压人工呼吸的同时,开始胸外按压。

6. 必要时在喉镜下经口行气管插管。

7. 胸外按压:胸骨体下 1/3 进行按压,深度为前后胸直径的 1/3。

（1）拇指法:双手拇指端压胸骨,根据新生儿体型不同,双手拇指重叠或并列,双手环抱胸廓支撑背部。

（2）双指法:右手示、中两个手指尖放在胸骨上,左手支撑背部。

8. 30 秒后重新评估心率:若心率>100 次/分,并且肤色粉红,可停止操作,持续给予监护;若心率仍<60 次/分,除继续给予胸外按压外,应考虑使用肾上腺素。

💡 **临床应用小贴士**

在临床工作中,为新生儿进行心肺复苏时,遇到以下问题,该如何解决呢?

1. 新生儿心肺复苏气管插管的指征?

答:(1)呼吸暂停或抽气样呼吸。

（2）心率<100 次/分。

（3）持续性中心青紫。

2. 新生儿心肺复苏时应注意什么？

答：（1）医务人员急救意识要强，处理动作要迅速。

（2）持续气囊面罩人工呼吸因吸入大量空气，易使胃部充盈，应插入胃管，用注射器抽气或敞开胃管端口。

（3）胸外按压和正压人工呼吸同时施行时，按 3∶1，即 90 次/分按压和 30 次/分呼吸，2 秒内 3 次胸外按压∶1 次正压呼吸。

临床操作考点评分

操作内容		分值	测评			
			漏项	错误	颠倒	得分
准备评价（15 分）	1. 患儿及环境准备	5				
	2. 物品及人员准备	5				
	3. 医嘱核对及患儿身份确认	5				
操作评价（55 分）	1. 评估现场环境	5				
	2. 快速评估患儿	5				
	3. 初步复苏	15				
	4. 正确实施气囊面罩人工呼吸	10				
	5. 正确实施胸外按压	10				
	6. 复苏后的评估	5				
	7. 操作完用物处理及记录结果	5				
沟通及服务态度（15 分）	1. 操作前与同事间的配合讲解	5				
	2. 操作过程中与同事间的沟通配合	10				
操作速度（5 分）		5				
理论知识评价（10 分）：操作目的、注意事项		10				
总分（合计）		100				

评分依据

准备部分：漏项一次扣 0.5 分，准备错误不得分。

操作过程部分：颠倒顺序一次扣 1 分，漏项一次扣 1 分，操作错误不得分。

沟通及服务态度部分：知识讲解及健康教育漏项一次扣 0.5 分，理论错误不得分；与患者无沟通不得分。

所有扣分不超过该部分操作的总分。

第八节　更换尿布法

（一）适应证

1. 使婴幼儿保持臀部的清洁干燥。

2. 使婴幼儿舒适并预防红臀的发生。

（二）禁忌证

无。

（三）物品准备

治疗盘、婴儿湿纸巾、棉签、盆子（内盛38℃左右的温水）、小毛巾、纸尿裤、污物桶。

（四）患儿准备

无需准备

（五）操作流程

1. 患儿及环境准备：病房清洁安静，保持温度为22～24℃、湿度50%～60%为宜，光线充足或配备照明，关闭门窗。患儿家长准备好适宜患儿的纸尿裤。

2. 物品及人员准备：备齐用物，护士衣帽整洁，洗手戴口罩。

3. 携用物至患儿床旁。

4. 核对患儿信息，告知患儿家长更换纸尿裤的目的。

5. 洗手，戴口罩。

6. 松开下半身包被，注意保暖，揭开污尿裤，轻提患儿双足，使臀部抬高。

7. 松解尿裤，垫于臀下。

8. 将臀部残余的大便用婴儿湿纸巾擦净。

9. 将污尿裤丢入污物内。

10. 将患儿抱起，用温水清洗臀部并用小毛巾擦干。

11. 轻提患儿的双足，使臀部抬高，垫干净的纸尿裤于患儿臀下。

12. 用棉签蘸取护臀霜轻涂于患儿臀部，待干后，穿好尿不湿。

13. 协助整理患儿衣物，处理用物，洗手取口罩，记录。

💡 临床应用小贴士

在临床工作中，为患儿更换纸尿裤时，遇到以下问题，该如何解决呢？

1. 男婴和女婴更换纸尿裤时有什么不同？

答：女婴排尿后背部较湿，所以妈妈在垫纸尿裤时，背部要垫厚一些；男婴更多的时候是尿湿前面，妈妈要注意往前面多垫一些。

2. 如何预防红臀的发生？

答：保持皮肤干爽清洁是预防和治疗红臀的关键。具体措施包括：

（1）要选用清洁细软、吸水性强的纸尿裤，可为纯棉布，或一次性尿片。

（2）勤更换尿不湿，每次大小便后，应用温水洗净臀部，轻拭后给予护臀霜均匀涂抹，若有轻微红臀时，可使用5%鞣酸软膏或者红霉素软膏涂抹。

（3）注意尿布的清洁卫生，必须使用符合卫生要求的合格一次性尿片。若重复使用布尿片，应及时将尿布用肥皂清洗并用开水烫洗，冲洗净肥皂后，在太阳下晒干后再用；在阴雨天，可用熨斗烫干，这样可避免病菌感染。

📋 案例与沟通

　　根据临床实际操作进行操作过程中各项情景的设置，包括如何评估、核对及与患者的沟通交流、注意事项的讲解、健康教育的实施，标注★号的为主要扣分项目及重点项目。（案例由老师提供给学生）

　　某病房，患儿王某，女性，7个月，因"咳嗽伴发热4天伴气促1天"入院，入院后体检T：37.6℃，

P:155 次/分,R:65 次/分,SpO₂:89%,患儿精神欠佳,可见刺激性干咳,轻微点头呼吸,双肺听诊呼吸音粗,可闻及布满细湿啰音,X 线征象为双肺肺间质实质性浸润阴影,诊断为"肺炎",立即给予吸氧,物理降温,静脉给予抗感染、止咳化痰、平喘治疗、雾化吸入等对症治疗。

场景——病房

护士甲:您好,我是您的责任护士××,现在我协助您一起给宝宝更换一下纸尿裤吧,顺便我来看看她的臀部情况。

患儿家属:好的,谢谢您,我正准备给宝宝更换纸尿裤的。

护士甲:宝宝的体重是多少?

患儿家属:10kg。

护士甲:好的,现在我房间的温湿度都很适宜,光线也很充足,您稍等片刻,那我准备好用物就过来。

场景——治疗室

护士回治疗室准备用物。

场景——病房

护士甲:您好,我现在已经准备好物品,我们可以为宝宝更换尿布了,请问您宝宝叫什么名字?

患儿家属:王某。

护士甲:麻烦您把她的腕带再给我核对一下好吗?

患儿家属:好的。

护士甲:现在请您把宝宝放到床上,我们现在先解开她的脏尿裤,轻轻提起她的双足,使臀部抬高。

患儿家属:好的。

护士甲:宝宝解大便了,我们用湿纸巾将臀部擦净,注意要更换湿纸巾,不可重复擦拭哦。

患儿家属:好的,是这样吗?

护士甲:很好,妈妈平时主要在照顾宝宝吧,您非常熟练。

患儿家属:是的,这次要多跟你们学习,以后把宝宝照顾的更好。

护士甲:我们把宝宝抱起来,用温水清洗臀部并擦干,现在妈妈要学着观察宝宝臀部的情况,首先我们看局部皮肤是否完整,臀部、肛周有无发红、皮疹等异常情况。

患儿家属:好的。

护士甲:那现在轻提孩子的双足,将臀部抬高,为孩子臀部涂上护臀霜,把干净的纸尿裤穿好。您做得非常好,纸尿裤已经换好了,您看宝宝现在舒服了,这么开心。

患儿家属:是的,宝宝又可以开心的玩耍啦。

护士甲:我们现在先把床栏拉起来,保证宝宝的安全。然后我们看一下宝宝刚刚解的大便情况,妈妈要学会观察如何观察大便的颜色、量、性状等。★

患儿家属:看起来还挺正常,您说是吗?

护士甲:是的,宝宝现在是混合喂养,大便为黄色软便,还是比较正常的。如果宝宝腹泻的时候,您就要更加关注宝宝臀部的情况了。

患儿家属:好的,我会注意的,谢谢您!

护士甲:不客气,如果有任何疑问或需求,可以随时找我!

⏎ **临床操作考点评分**

	操作内容	分值	测评			
			漏项	错误	颠倒	得分
准备评价（15分）	1. 患儿及环境准备	5				
	2. 物品及人员准备	5				
	3. 医嘱核对及患儿身份确认	5				
操作评价（55分）	1. 协助患儿摆放体位，注意保暖	7				
	2. 按照患儿体重、年龄正确准备纸尿裤	8				
	3. 熟练更换纸尿裤	15				
	4. 及时观察患儿臀部及肛周皮肤情况，遇到异常情况能够正确处理	10				
	5. 及时观察患儿大便情况	10				
	6. 操作完用物处理及记录结果	5				
沟通及服务态度（15分）	1. 操作前对患儿家长的知识讲解	5				
	2. 操作过程中与患儿家长的沟通配合	5				
	3. 操作完毕健康教育指导	5				
操作速度（5分）		5				
理论知识评价（10分）：操作目的、注意事项		10				
总分（合计）		100				

评分依据

准备部分：漏项一次扣0.5分，准备错误不得分。

操作过程部分：颠倒顺序一次扣1分，漏项一次扣1分，操作错误不得分。

沟通及服务态度部分：知识讲解及健康教育漏项一次扣0.5分，理论错误不得分；与患者无沟通不得分。

所有扣分不超过该部分操作的总分。

第九节　人工喂养法

（一）适应证

1. 母亲因各种原因不能亲自喂哺的患儿。

2. 母乳不足时，需要依靠人工喂养供给患儿足够的营养。

（二）禁忌证

无。

（三）物品准备

治疗盘、干净的小毛巾或面巾纸、温热的牛奶、一次性奶瓶、尿布。

（四）患儿准备

患儿更换尿不湿。

（五）操作流程

1. 患儿及环境准备：责任护士向患儿家属人工喂养的目的、方法及注意事项，取得患儿家属配合；评估患儿的年龄、口腔黏膜情况、体重、病情、奶量等；指导家长为患儿及时更换尿不湿；病房清洁安静，保持温度为22~24℃、湿度50%~60%为宜，光线充足或配备照明，关闭门窗。

2. 物品及人员准备:备齐用物,护士衣帽整洁,洗手戴口罩。

3. 经双人核对患儿姓名、床号与奶瓶上的信息是否一致。

4. 洗手,戴口罩,配奶。

5. 携用物至患儿床边,再次核对患儿信息,取舒适体位。

6. 检查牛奶温度,用手腕内侧皮肤测试牛奶温度,注意奶嘴的大小及流速。

7. 颌下垫小毛巾,将患儿头偏向一侧或取侧卧位,将奶嘴送入患儿口中,在旁守护进食,随时用小毛巾擦拭患儿嘴角边溢出的奶,观察患儿的呼吸、面色、有无呛咳等异常情况。

8. 进食完毕后 30 分钟内,取侧卧位或将头偏向一侧,避免溢奶反流引起窒息。

9. 整理用物,洗手,取口罩。

10. 记录吃奶的情况,有无大小便及其他异常情况。

🔆 临床应用小贴士

在临床工作中,为患儿进行人工喂养时,遇到以下问题,该如何解决呢?

1. 奶嘴的正确选择?

答:奶嘴的流速以奶瓶倒置、奶水能一滴一滴连续滴出为宜。如果几秒钟奶水才会从奶瓶里滴出来一滴,那就说明奶嘴孔径太小了,宝宝吸起来会很费力气;如果倒置奶瓶后奶水呈线状流出不止,则说明孔径过大,宝宝有呛奶的危险。

2. 在家进行人工喂养时,发生呛奶,该如何处理?

答:(1)体位引流:对于发生呛奶的婴儿,出现咳嗽,但面色并未发青,属于呛奶程度较轻者,可将婴儿脸侧放一边,母亲用掌心拍打婴儿后背;对于发生呛奶导致面色发青的婴儿,属于呛奶程度重者,应将婴儿身体前倾 45°~60°,俯卧在母亲腿上,用掌心用力拍打婴儿背部,引流婴儿气管内空气排出。

(2)清理口腔:将婴儿气管内空气引流出后,患儿家长可取干净手帕缠绕在手指上,伸进婴儿口腔,清理奶水等残渣;也可用自动吸奶器,取其软管放入婴儿口腔,清理吸出奶汁等残渣。清理婴儿口腔,可有效防止婴儿呼吸再次吸入异物。

(3)刺激婴儿呼吸道:患儿家长可用掌心用力拍打婴儿背部、足底,刺激呼吸道咳出异物,保持气管畅通。

📋 案例与沟通

根据临床实际操作进行操作过程中各项情景的设置,包括如何评估、核对及与患者的沟通交流、注意事项的讲解、健康教育的实施,标注★号的为主要扣分项目及重点项目。(案例由老师提供给学生)

某病房,毛某,女性,3 个月,因"鼻塞、流涕 2 天伴发热半天"入院,入院后体检,T:37℃,P:150 次/分,R:40 次/分,患儿精神可,咽充血,双侧扁桃体 Ⅱ 度肿大,双肺听诊无明显异常,腹软,肝右肋下 3.5cm,质软,脾未及,诊断为"急性上呼吸道感染"。

场景——病房

护士甲:您好,我是您的责任护士××,由于您现在母乳量不足以满足孩子现在的奶量,所以在进食母乳的同时,我们给孩子喂哺一些牛奶,以满足孩子的生长发育,您看行吗?

患儿家属:好的,可是我不会用奶瓶喂奶怎么办?

护士甲:您别着急,我教您,您一下就可以学会的。

患儿家属:好的,麻烦您啦。

护士甲:我先看一下孩子的情况,孩子现在 3 个月,体重 6.5kg,发育是正常的,口腔黏膜也是完好的,那我现在先去配奶,待会就来。

患儿家属:那好吧,我明白了,现在我需要做些什么来配合你呢?

护士甲:您现在可以帮孩子更换一下尿布,如果不方便我可以协助您。

患儿家属:好的,我自己可以完成。

场景——治疗室

按要求配制牛奶,选择合适的奶嘴。

场景——病房

护士甲:您好,我现在要为孩子进行喂奶了,请问您孩子叫什么名字?

患儿家属:毛某。

护士甲:麻烦您把孩子的腕带再给我核对一下好吗?

患儿家属:好的。

护士甲:我们先测试牛奶的温度,再观察奶嘴的大小及流速,一切准备好了,现在可以将孩子抱起来,将他的头枕在您的手肘处,头偏向您这一侧,在颌下垫个小毛巾。★

患儿家属:好的,是这样吗?

护士甲:您现在可以将奶嘴放入孩子口中了。

患儿家属:好的。

护士甲:长期吃母乳的孩子可能刚开始不太习惯奶瓶喂养,所以刚开始我们要耐心,在喂食中可适当轻轻移动奶瓶,以刺激其吸吮。

患儿家属:好的。

护士甲:您把奶瓶后端不要拿得过低,要使奶嘴充满牛奶,不能有空气,否则宝宝很容易腹胀不舒服。在喂奶的过程中,要随时用面巾纸擦拭嘴角边流出的奶,如果每次溢奶过多,要注意奶嘴是否对孩子来说太大了。再就是要观察孩子的呼吸、面色、有无呛咳,为保证喂奶安全,最好都采用侧卧位。★

患儿家属:好的,我会注意的!

护士甲:如果有任何疑问或需求,可以随时找我!

📡 临床操作考点评分

操作内容		分值	测评			
			漏项	错误	颠倒	得分
准备评价(15分)	1. 患者及环境准备	5				
	2. 物品及人员准备	5				
	3. 医嘱核对及患儿身份确认	5				
操作评价(55分)	1. 正确评估患儿情况,及时更换尿裤	10				
	2. 奶粉的配制	15				
	3. 正确并熟练进行喂哺	15				
	4. 喂奶中患儿情况的观察	10				
	5. 操作完用物处理及记录结果	5				
沟通及服务态度(15分)	1. 操作前对患者的知识讲解	5				
	2. 操作过程中与患者的沟通配合	5				
	3. 操作完毕健康教育指导	5				

操作内容	分值	测评			
		漏项	错误	颠倒	得分
操作速度(5分)	5				
理论知识评价(10分):操作目的、注意事项	10				
总分(合计)	100				

评分依据

准备部分:漏项一次扣 0.5 分,准备错误不得分。

操作过程部分:颠倒顺序一次扣 1 分,漏项一次扣 1 分,操作错误不得分。

沟通及服务态度部分:知识讲解及健康教育漏项一次扣 0.5 分,理论错误不得分;与患者无沟通不得分。

所有扣分不超过该部分操作的总分。

第十节　新生儿气道护理

(一)适应证

需要保持呼吸道通畅,促进呼吸功能,改善通气的各种疾病的新生儿。

(二)禁忌证

无。

(三)物品准备

治疗盘、移动式或中心吸引器 1 套、一次性吸痰管数根、无菌手套、治疗巾、无菌罐 1~2 个(气管插管者吸痰需准备 2 个无菌罐)内盛有生理盐水约 100~150ml、弯盘、电筒、速干手消毒剂、听诊器、医疗垃圾桶。

(四)患儿准备

患儿排大小便或更换尿不湿。

(五)操作流程

1. 患儿及环境准备:责任护士评估新生儿的病情(生命体征、意识、氧疗情况、SpO_2)、年龄、检查口、鼻腔,听诊患儿肺部情况。向患儿家属讲解气道护理的目的、方法、配合要点及操作中患儿可能出现的意外情况,取得患儿家属的同意及配合;为新生儿更换尿不湿;病房或检查室清洁安静,保持温度为 24~26℃、湿度 50%~60% 为宜,光线充足或配备照明,关闭门窗。若抢救时无需解释。

2. 物品及人员准备:检查吸引器性能,将吸引器放于床边,备齐其他用物,护士衣帽整洁,洗手戴口罩。

3. 双人核对医嘱确认无误。

4. 备齐用物,携至患儿床边。再次核对患儿信息,根据新生儿的情况选择合适的气道护理方法。

(1)翻身:适用于有呼吸系统疾病患儿,目的是预防或治疗肺内分泌物堆积,促进受压部位的肺扩张。一般要求每 2 小时变换体位 1 次。

(2)叩背:叩背适用于肺炎,肺膨胀不全、气管插管及拔管后的新生儿,其目的是通过胸壁的震动,促进肺循环,促使小气道内的分泌物松动,易于进入较大的气道,有助于吸痰。方法:半握空拳法或使用拍击器,从外周向肺门轮流反复拍击,使胸部产生相应的震动。拍击的速度与强度视患儿具体情况而定,一般新生儿的拍击速度为 100 次/分。但若有颅内出血、心力衰竭及早产儿不主张叩背。

(3)口鼻腔吸痰

1)操作前洗手、戴手套,患儿取侧卧位或头转向一侧。

2)协助患儿将头偏向操作者一侧,指导家属将患儿头部固定好,昏迷者可使用压舌板。铺治疗巾于胸前。

3）吸痰前,先给予6~10L/分高流量氧气吸入2分钟。

4）检查一次性吸痰管,打开包装。

5）戴无菌手套,将吸痰管抽出顺时针盘于右手,将吸引器头端与吸痰管尾端相连,打开开关,调节合适的负压新生儿压力≤100mmHg。

6）检查吸引器是否通畅,同时润滑导管前端。

7）一手反折吸痰管末端,另一手持吸痰管前端,插入口咽部,然后放松导管末端,吸痰时应旋转上提,吸尽口咽部分泌物,用生理盐水冲洗导管。

8）更换手套及吸痰管,一手反折吸痰管末端,另一手持吸痰管前端,迅速将吸痰管通过口咽插入至气道内,然后放松导管末端,旋转上提吸痰管,吸尽气管内分泌物。每次吸痰时间应小于15秒,间歇3~5分钟。痰液黏稠者,可增加叩背、雾化吸入等治疗。

9）吸痰过程中应密切观察患儿的病情变化和痰液的情况。在吸痰过程中,当心率、呼吸、血压、SpO_2明显变化时,应立即停止吸痰,待病情稳定后再次吸痰。

10）吸痰完毕,继续高流量给氧2分钟。冲净吸引管,关闭吸引器,分离吸痰管,脱手套。

11）将氧气流量调节至原流量。

12）评估患儿吸痰效果,评估呼吸音有无改善、痰鸣音消失或减弱,SpO_2升高。

（4）气管插管吸痰

1）建议两人操作,操作前洗手、戴手套,患儿取侧卧位或头转向一侧。

2）铺无菌治疗巾于患儿胸前。

3）检查一次性吸痰管,打开包装。

4）戴无菌手套,将吸痰管抽出顺时针盘于右手,将吸引器头端与吸痰管尾端相连,打开开关,调节合适的负压,新生儿压力≤100mmHg。

5）给纯氧2分钟,检查吸引器是否通畅,同时润滑导管前端。

6）一手反折吸痰管末端,另一手持吸痰管前端,插入口咽部,然后放松导管末端,吸痰时应旋转上提,吸尽口咽部分泌物,用生理盐水冲洗导管。

7）更换手套及吸痰管,左手分离呼吸机与人工气道,将呼吸机接头放于无菌治疗巾上。

8）一手反折吸痰管末端,另一手持吸痰管前端,将吸痰管沿气管导管插入气道内,然后放松导管末端,旋转上提吸痰管,吸尽气管内分泌物。

9）吸痰过程中应密切观察新生儿的病情变化和痰液的情况。在吸痰过程中,当患儿心率、呼吸、血压、SpO_2明显变化时,应立即停止吸痰,待病情稳定后再次吸痰。

10）吸痰完毕,立即连接呼吸机,继续给纯氧2分钟。冲净吸引管,关闭吸引器,分离吸痰管,脱手套。

11）评估患儿吸痰效果,评估呼吸音有无改善、痰鸣音消失或减弱,SpO_2升高。

5. 整理床单位,协助患儿取舒适体位。

6. 处理用物,洗手、取口罩,记录。

💡 临床应用小贴士

在临床工作中,为新生儿进行气道护理时,遇到以下问题,该如何解决呢?

在吸痰时,当新生儿出现何种情况时,应立即停止吸痰?

答:在吸痰过程中,要严密观察新生儿生命体征和血氧饱和度的变化,当出现心率波动在120次/分以上,或者血氧饱和度降至90%以下时,应立即停止吸痰,待病情稳定后再次吸引。

临床操作考点评分

操作内容		分值	测评			
			漏项	错误	颠倒	得分
准备评价(15分)	1. 患儿及环境准备	5				
	2. 物品及人员准备	5				
	3. 医嘱核对及患儿身份确认	5				
操作评价(50分)	1. 操作前的正确评估	5				
	2. 体位的正确摆放,注意保暖	5				
	3. 吸引装置的检测	7				
	4. 吸痰过程中严格遵循无菌原则,手法熟练	13				
	5. 操作中病情的观察	10				
	6. 痰液量的观察	5				
	7. 操作完用物处理及记录结果	5				
沟通及服务态度(20分)	1. 操作前与同事分工配合的沟通	5				
	2. 操作过程中与同事间的沟通配合	15				
操作速度(5分)		5				
理论知识评价(10分):操作目的、注意事项		10				
总分(合计)		100				

评分依据

准备部分:漏项一次扣0.5分,准备错误不得分。

操作过程部分:颠倒顺序一次扣1分,漏项一次扣1分,操作错误不得分。

沟通及服务态度部分:知识讲解及健康教育漏项一次扣0.5分,理论错误不得分;与患者无沟通不得分。

所有扣分不超过该部分操作的总分。

第十一节　暖箱的使用

(一)适应证

新生儿或早产儿提供一个温度和湿度适宜的环境,保持体温的稳定,促进生长发育,提高存活率。

(二)禁忌证

无。

(三)物品准备

暖箱、床单、灭菌用水或蒸馏水、纸尿裤。

(四)患儿准备

患儿无需准备。

(五)操作流程

1. 环境准备:病房清洁安静,保持温度为24~26℃、湿度50%~60%为宜,光线充足或配备照明,关闭门窗。

2. 物品及人员准备:备齐用物,护士衣帽整洁,洗手戴口罩。

3. 评估新生儿的胎龄、出生体重、日龄、测量体温。

4. 铺床单,关好暖箱操作窗及暖箱门,锁好暖箱滑轮。

5. 将灭菌用水加入暖箱水槽中至水位指示线。

6. 接通电源,打开电源开关,根据新生儿的体重及出生日龄设置暖箱预热温度。

7. 调节暖箱湿度,维持在 55%~65%。

8. 核对患儿信息,为新生儿穿单衣,穿好尿不湿,放入暖箱内,锁好暖箱门。

9. 加强巡视,定时测量患儿体温,根据体温调节暖箱的温度,并作好记录。一切护理操作尽量集中进行,尽量减少打开箱门,以免箱内温度波动。

临床应用小贴士

在临床工作中,为患儿使用暖箱时,遇到以下问题,该如何解决呢?

1. 新生儿暖箱使用中,温度的设置原则为?

答:(1)<1 000g 的新生儿暖箱温度设置为:34~36℃。

(2)1 000~1 500g 的新生儿暖箱温度设置为:32~34℃。

(3)1 500~2 000g 的新生儿暖箱温度设置为:30~32℃。

(4)>2 000g 的新生儿暖箱温度设置为:28~30℃。

2. 新生儿出暖箱的指征?

答:(1)新生儿体重已达 2 000g 以上,体温稳定 3 天以上,且能用奶瓶或胃管喂养,一般情况良好者。

(2)新生儿在停止加温的暖箱内,室温维持在 24~26℃时,能维持正常体温者。

(3)新生儿在暖箱内生活了 1 个月以上,体重虽不到 2 000g,但一般情况良好者。

3. 简述暖箱使用中应如何维护及保养?

答:(1)暖箱应避免阳光直射,冬季避开热源及冷空气对流处。

(2)使用暖箱时室温不宜过低。

(3)每日清洁暖箱,更换蒸馏水或灭菌用水。

(4)治疗护理集中进行,如需要出暖箱时应注意保暖。

(5)每周更换暖箱并进行彻底消毒,定期进行细菌学监测。

(6)经常巡视,发现异常及时处理。

临床操作考点评分

操作内容		分值	测评			
			漏项	错误	颠倒	得分
准备评价(15分)	1. 患儿及环境准备	5				
	2. 物品及人员准备	5				
	3. 医嘱核对及患儿身份确认	5				
操作评价(55分)	1. 评估患儿情况	5				
	2. 暖箱的预热	10				
	3. 患儿入箱前的准备	10				
	4. 正确放入暖箱,并经常巡视观察	15				
	5. 出箱	10				
	6. 操作完用物处理及记录结果	5				
沟通及服务态度(15分)	1. 操作前与同事分工配合的沟通	5				
	2. 操作过程中与同事间的沟通配合	10				

操作内容	分值	测评			
		漏项	错误	颠倒	得分
操作速度(5分)	5				
理论知识评价(10分):操作目的、注意事项	10				
总分(合计)	100				

评分依据

准备部分:漏项一次扣0.5分,准备错误不得分。

操作过程部分:颠倒顺序一次扣1分,漏项一次扣1分,操作错误不得分。

沟通及服务态度部分:知识讲解及健康教育漏项一次扣0.5分,理论错误不得分;与患者无沟通不得分。

所有扣分不超过该部分操作的总分。

第十二节　辐射抢救台的使用

（一）适应证

为刚分娩出的新生儿、待抢救的危重新生儿、需要进行暴露躯体诊治操作的新生儿,提供一个开放温暖的局部区域,便于医护人员观察、抢救、护理新生儿。

（二）禁忌证

无。

（三）物品准备

辐射式新生儿抢救台、皮肤温度探头、床单。

（四）患儿准备

患儿无需准备。

（五）操作流程

1. 患儿及环境准备:新生儿无需特殊准备;病房光线充足或配备照明,关闭门窗,室温要高于24～26℃,湿度为50%～60%。

2. 物品及人员准备:备齐用物,护士衣帽整洁,洗手戴口罩。

3. 双人核对患儿身份,确认无误。评估:评估患儿母亲:孕母妊娠史、健康史、本次妊娠状况、孕周。评估患儿:胎龄、体重、日龄、需检查或诊疗项目。

4. 铺床单、拉起并固定床档,锁紧辐射式新生儿抢救台滑轮。

5. 接通电源,打开电源开关,检查辐射式新生儿抢救台是否处于备用状态,预热温度调节在32～33℃,预热患儿衣物。

6. 选择合适的温度调节方式,设置腹部体表温度或辐射热量。

7. 将新生儿放置于已预热的辐射台上,摆好体位,穿好纸尿裤。

8. 将皮肤温度探头粘贴于新生儿体表,肤温控制36～36.5℃,为患儿盖好浴巾。

9. 经常巡视,监测新生儿体温变化,在护理或诊疗完成后,根据新生儿的情况及时转入暖箱。

临床应用小贴士

在临床工作中,为新生儿在辐射抢救台进行操作时,遇到以下问题,该如何解决呢?

1. 为新生儿在辐射抢救台进行操作或诊疗时有哪些注意事项?

答:(1)两侧的床档应保持完整和直立,防止对流辐射散热。

(2)辐射床上的新生儿,不宜包裹过多、过紧,应穿单衣。体重<1 500g的患儿,为避免体液丢失过多,

应对其躯干、四肢覆盖保鲜膜。

（3）皮肤探头是用来随时监测体温的，若使用不当也会带来不良后果，要经常观察探头粘贴处的皮肤情况，定时更换探头的部位。另备好体温表，必要时用体温表监测体温。

✓ 临床操作考点评分

操作内容		分值	测评			
			漏项	错误	颠倒	得分
准备评价（15分）	1. 患儿及环境准备	5				
	2. 物品及人员准备	5				
	3. 医嘱核对及患儿身份确认	5				
操作评价（50分）	1. 评估患儿情况	10				
	2. 辐射台的准备	10				
	3. 患儿的正确处置	15				
	4. 经常巡视观察	10				
	5. 操作完用物处理及记录结果	5				
沟通及服务态度（20分）	1. 操作前与同事分工配合的沟通	5				
	2. 操作过程中与同事间的沟通配合	15				
操作速度（5分）		5				
理论知识评价（10分）：操作目的、注意事项		10				
总分（合计）		100				

评分依据

准备部分：漏项一次扣 0.5 分，准备错误不得分。

操作过程部分：颠倒顺序一次扣 1 分，漏项一次扣 1 分，操作错误不得分。

沟通及服务态度部分：知识讲解及健康教育漏项一次扣 0.5 分，理论错误不得分；与患者无沟通不得分。

所有扣分不超过该部分操作的总分。

第十三节 蓝光治疗仪的使用

（一）适应证

用于治疗新生儿高胆红素血症的患儿，主要是通过荧光灯照射，使患儿体内未结合胆红素转变成易于从胆汁和尿中排出体外的异构体和光红素异构体，从而降低新生儿血胆红素。

（二）禁忌证

无。

（三）物品准备

暖箱、光疗灯、床单、治疗盘、温湿度计、眼罩、纸尿裤、速干手消毒剂。

（四）患儿准备

患儿无需准备。

（五）操作流程

1. 患儿及环境准备：新生儿无需特殊准备；病房光线充足或配备照明，关闭门窗，室温要高于23℃，湿度为55%~65%。

2. 物品及人员准备：备齐用物，护士衣帽整洁，洗手戴口罩。

3. 测量患儿的胆红素数值，皮肤黏膜黄染部位，患儿的精神状态。

4. 双人核对医嘱单确认光疗的时间、是否用药，核对患儿信息，确认无误。

5. 暖箱预热：加蒸馏水或灭菌用水至水位标志线，铺好床单，接通电源，调节温湿度，预热暖箱。

6. 光疗灯准备：检查光疗灯的使用时间，开光疗灯，检查是否处于备用状态。

7. 再次洗手。

8. 为患儿修剪指甲，戴上黑色的眼罩，更换纸尿裤，覆盖会阴处。

9. 脱去患儿衣物，将患儿置于暖箱中央，完全暴露患儿皮肤。

10. 经常巡视，需观察患儿体温、皮肤情况、大便、有无抽搐等异常情况的发生。

11. 单面光疗需每2~4小时翻身一次。

12. 光疗结束后，要关闭光疗灯，断开电源。

13. 给患儿更换纸尿裤，去除眼罩，穿好衣服，视患儿病情决定是否出暖箱。

14. 物品的处理、洗手、取口罩，记录。

💡 临床应用小贴士

在临床工作中，为患儿进行蓝光治疗时，遇到以下问题，该如何解决呢？

蓝光治疗时的注意事项有哪些？

答：（1）光疗过程中要随时观察患儿眼罩、会阴遮盖物完好，皮肤无破损。

（2）保证水分及营养供给。

（3）最好在空调病室内进行，冬天要注意保暖，夏天防止过热。

（4）光疗灯管应保持清洁并定时更换。

（5）光疗过程中要注意观察患儿体温，发现体温高于正常及时调低暖箱的温度。

（6）注意观察患儿皮肤情况，注意有无皮疹，必要时遵医嘱停止光疗。

（7）注意观察患儿大便情况，及时更换尿裤。

（8）注意观察患儿神志、反应及精神状态，发现抽搐及时配合医生使用镇静、止痉药物。

📡 临床操作考点评分

操作内容		分值	测评			
			漏项	错误	颠倒	得分
准备评价（15分）	1. 患儿及环境准备	5				
	2. 物品及人员准备	5				
	3. 医嘱核对及患儿身份确认	5				
操作评价（50分）	1. 患儿黄疸情况的评估	10				
	2. 暖箱及光疗灯的准备	10				
	3. 患儿的正确放置	10				
	4. 光疗期间患儿情况的护理与观察	15				
	5. 操作完用物处理及记录结果	5				

操作内容		分值	测评			
			漏项	错误	颠倒	得分
沟通及服务态度（20分）	1. 操作前与同事分工配合的沟通	5				
	2. 操作过程中与同事间的沟通配合	15				
操作速度（5分）		5				
理论知识评价（10分）：操作目的、注意事项		10				
总分（合计）		100				

评分依据

准备部分：漏项一次扣0.5分，准备错误不得分。

操作过程部分：颠倒顺序一次扣1分，漏项一次扣1分，操作错误不得分。

沟通及服务态度部分：知识讲解及健康教育漏项一次扣0.5分，理论错误不得分；与患者无沟通不得分。

所有扣分不超过该部分操作的总分。

第十四节 经皮黄疸仪的使用

（一）适应证

定量检测新生儿黄疸情况。

（二）禁忌证

无。

（三）物品准备

辐射式新生儿抢救台、皮肤温度探头、床单。

（四）患儿准备

患儿无需准备。

（五）操作流程

1. 患儿及环境准备：患儿无需特殊准备；病房光线充足或配备照明，关闭门窗，室温要高于23℃，湿度为55%~65%。

2. 物品及人员准备：备齐用物，护士衣帽整洁，洗手戴口罩。

3. 双人核对医嘱无误，检查黄疸仪性能，确认仪器性能良好，电能充足，处于备用状态。

4. 携仪器至患儿床旁，核对患儿身份，向患儿家属解释操作目的及配合方法，取得其理解与辅助。

5. 打开孩子的包被，解开上衣，暴露患儿胸部胸骨上端，使用仪器依次检测患儿的前额眉心之间、面颊和胸骨上端。操作过程中注意遮挡患儿眼睛，以防对患儿视力的损伤。取三次测量结果的平均值即为黄疸数值。

6. 操作前再次核对确认患儿。依次检测患儿前额眉心之间、面颊和胸骨上端。操作过程中注意遮挡患儿眼睛，以防对患儿视力的损伤。

7. 取三次测量结果的平均值即为黄疸数值。

8. 再次核对患儿无误。

9. 协助患儿家属整理患儿衣服、包被，为其整理床单位。

10. 交待注意事项，洗手取口罩，记录。

临床应用小贴士

在临床工作中,为患儿进行经皮黄疸仪的使用,遇到以下问题,该如何解决呢?

患儿在经皮黄疸仪的使用中的注意事项?

答:(1)向患儿家长解释生理性黄疸的相关知识。出生后 2~3 天出现黄疸,4~5 天最明显,10~14 天消退,一般情况良好,消除家长的紧张情绪。

(2)若黄疸出现早(出生后 24 小时内),黄疸持续时间长(大于两周),黄疸退而复现,提示病理性黄疸,应积极配合医生进行相关治疗,因高黄疸不利于患儿智力及生长发育。

(3)指导家长尽早喂养,多食母乳,刺激肠蠕动,促进胎粪的排出,注意保暖,低体温影响胆红素与白蛋白的结合。

(4)操作过程中注意保护患儿的眼睛,因黄疸仪光谱会对孩子视力有损害。

(5)密切观察病情,预防胆红素脑病的早期征象如反应低下、嗜睡、肌张力减低、活动减少、吸吮力减低等。

案例与沟通

根据临床实际操作进行操作过程中各项情景的设置,包括如何评估、核对及与患者的沟通交流、注意事项的讲解、健康教育的实施,标注★号的为主要扣分项目及重点项目。(案例由老师提供给学生)

某病房,李某,男性,7 天,因"全身皮肤黏膜黄染 3 天",患儿 G_1P_1,孕 39^{+5} 周自然分娩出生,出生体重 3 200g,出生时羊水清,Apgar 评分 9~10 分。入科后体检:T:36.1℃,P:160 次/分,R:60 次/分,精神可,面部黄染,前囟平软,腹软,肌张力可。

场景——病房

护士甲:您好,我是您的责任护士××,您的孩子现在需要进行黄疸的检测,您看可以吗?

患儿家属:是需要抽血吗?

护士甲:暂时还不需要,由于您们才刚刚入院,我们要对孩子的情况进行一个初步的了解,现在先用仪器通过孩子的皮肤测量经皮的黄疸指数。如果测量结果有异常的时候才需要抽血进行检测。★

患儿家属:好的。那需要我怎么配合您!

护士甲:您好,我现在要为您的孩子经皮测量黄疸指数了,请问您孩子叫什么名字?

患儿家属:李某。

护士甲:麻烦您把孩子的腕带给我核对一下好吗?　★

患儿家属:好的。

护士甲:为了避免孩子待会受凉,我现在把窗户关上,现在房间的温湿度都很适宜,光线也很充足。由于孩子年龄比较小,配合程度较差,待会需要您的配合。

患儿家属:没有问题。

护士甲:您的孩子经皮黄疸指数为 12.5mg/dl,属于轻度黄疸,您不要太担心,您尽量多用母乳喂养,刺激孩子的肠蠕动,促进胎粪的排出这样有利于黄疸的消退。

患儿家属:好的,那我还要注意什么?

护士甲:我们还要多观察黄疸的程度。一般来说,爸妈可以在自然光线下,观察新生儿皮肤黄染的程度,如果仅仅是面部黄染,为轻度黄疸;躯干部皮肤黄染,为中度黄疸;如果四肢和手足心也出现黄染,为重度黄疸。如果孩子出现反应低下、嗜睡、吃奶差,您要及时告诉我们。★

患儿家属:哦,谢谢你的讲解,我明白了!

护士甲:如果有任何疑问或需求,可以随时找我!

临床操作考点评分

操作内容		分值	测评			
			漏项	错误	颠倒	得分
准备评价(15分)	1. 患儿及环境准备	5				
	2. 物品及人员准备	5				
	3. 医嘱核对及患儿身份确认	5				
操作评价(55分)	1. 患儿一般情况的评估	10				
	2. 黄疸检测仪的准备及检查	15				
	3. 正确的测量	15				
	4. 测量中患儿情况的观察	10				
	5. 操作完用物处理及记录结果	5				
沟通及服务态度(15分)	1. 操作前对患儿家长的知识讲解	5				
	2. 操作过程中与患儿家长的沟通配合	5				
	3. 操作完毕健康教育指导	5				
操作速度(5分)		5				
理论知识评价(10分):操作目的、注意事项		10				
总分(合计)		100				

评分依据

准备部分:漏项一次扣0.5分,准备错误不得分。

操作过程部分:颠倒顺序一次扣1分,漏项一次扣1分,操作错误不得分。

沟通及服务态度部分:知识讲解及健康教育漏项一次扣0.5分,理论错误不得分;与患者无沟通不得分。

所有扣分不超过该部分操作的总分。

小　　结

　　本章节不仅介绍有儿科基础护理技术、抢救技术,还有新生儿专科护理技术,立足临床,突出实用,遵循以人为本的护理理念,用案例将护理技能和操作技术贯穿融合,能正确引导读者不断提高知识应用能力、操作执行能力、人文关怀能力等。

第八章

手术室护理技术

概述

本章节围绕手术室新入职护士应掌握的护理操作技术要求,从手术室一系列无菌技术操作规范和基本的手术配合技术两方面展开,共分为十个小节。每小节分为操作目的、操作准备、操作流程三部分,以常见问题的提出及回答为辅佐,附上临床操作考点评分标准,旨在为手术室新护士培训提供专科护理技术相关知识和操作规范,以规范手术过程中的专科护理技术,保障患者权益,同时为手术室护士操作技能培训及考核提供参考。

第一节 外科手消毒揉搓法

(一)操作目的

1. 清除或者杀灭指甲、手、前臂的污垢和暂居菌,减少常居菌,抑制手术过程中手表面微生物的生长,防止病原微生物在医患之间传播,有效预防手术部位感染发生。

2. 进行外科手术或者其他按外科手术洗手要求的操作之前。

(二)物品准备

洗手池、非手触式(感应)水龙头、洗手用水、清洁剂、消毒剂、无菌毛巾/无菌擦手纸、计时装置、镜子、洗手流程及说明图示。

(三)操作流程

1. 环境准备:操作环境是否符合要求,评估感应水龙头、自动出液器、镜子。

2. 物品及人员准备:备齐用物,检查外科手消毒用物是否在有效期内;着装符合手术室要求,口罩帽子佩戴规范;摘除首饰,指甲平短、清洁;不佩戴人工指甲或涂指甲油;挽起衣袖至肘上 10cm。

3. 清洗双手:流动水冲洗双手→腕部→前臂→肘→上臂下 1/3 段。

4. 取 3~5ml 洗手液涂抹双手及前臂至肘上 10cm 处,彻底搓揉(七步洗手法)。顺序:①掌心相对,手指并拢,相互揉搓。②手心对手背沿指缝相互揉搓,交换进行。③掌心相对,双手交叉指缝相互揉搓。④弯曲手指使关节在另一掌心旋转揉搓,交换进行。⑤右手握住左手大拇指旋转揉搓,交换进行。⑥将五个手指尖并拢放在另一个手掌心旋转揉搓,交换进行。⑦环行揉搓腕部,前臂至肘上 10cm 处,换手进行重复动作。

5. 流动水冲洗双手、前臂和上臂下 1/3,手抬高让水顺手、上臂向肘部流下,不可倒流,不要在水中来回移动手臂。

6. 擦干手、手臂:取无菌毛巾(无菌擦手纸)→擦干双手→将毛巾对折成三角形搭在一侧手臂上→另一只手握住两角顺势向上至肘部擦干,取另一块无菌毛巾,同法擦干另一侧。

7. 消毒双手(图 8-1):①取 2ml 洗手消毒液于左手掌心(步骤 1)。②右手指尖于左手掌内擦洗(步骤 2)。③左手掌将剩余的洗手消毒液均匀涂抹右手的手掌→指蹼→指缝→手背→前臂→肘上 10cm(步骤 3)。④取 2ml 洗手消毒液于右手掌心,步骤同①②③。⑤最后再取 2ml 消毒液,掌心相对,进行揉搓(步骤 4)。⑥手心对手背沿指缝相互揉搓,交换进行(步骤 5)。⑦双手沿指缝揉搓(步骤 6)。⑧弯曲指关节,双手相扣进行揉搓(步骤 7)。⑨一手握另一手大拇指旋转揉搓(步骤 8)。⑩将剩余的消毒液均匀涂抹双手至腕部,不断揉搓,直至消毒液干燥(步骤9)。

8. 双手悬空置胸前,呈上举姿势,保持在胸腰段入手术间,手不可外展,不可触碰非无菌物品。

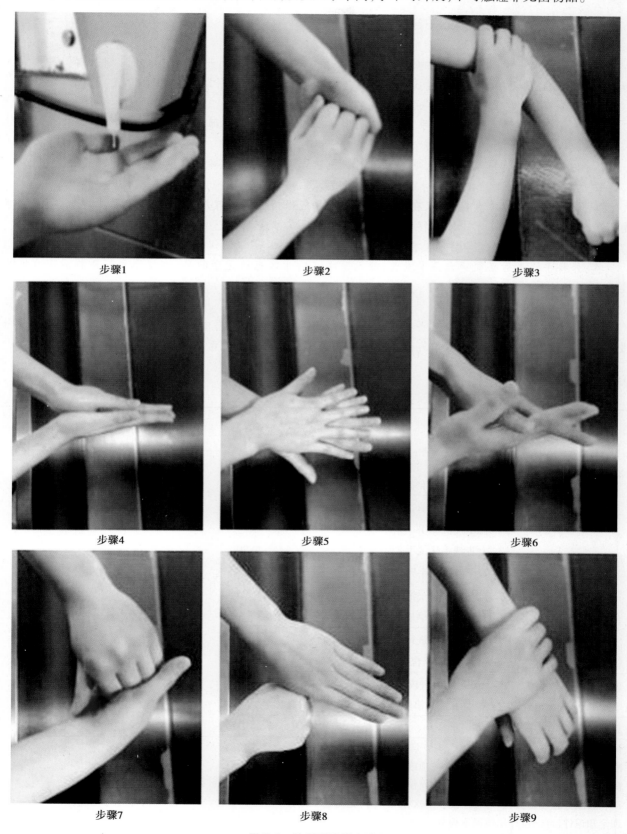

步骤1　　　　　　　　步骤2　　　　　　　　步骤3

步骤4　　　　　　　　步骤5　　　　　　　　步骤6

步骤7　　　　　　　　步骤8　　　　　　　　步骤9

图 8-1　外科手消毒方法

临床应用小贴士

在外科手消毒过程中出现以下问题怎么解决?

1. 外科手消毒剂没有标注开启日期可以用吗?

答:已开启但未标明开启日期的消毒剂不能使用。外科手消毒剂开启后应标明日期、时间,易挥发的醇类产品开瓶后的使用期不得超过30天,不易挥发的产品开瓶后使用期不得超过60天。

2. 手上有破溃能正常进行外科手消毒吗?

答:手臂有破溃不可进行外科手消毒,防止传播病原菌,造成手术部位感染。

3. 在外科手消毒时的着装要求?

答:刷手服上衣需系入裤子内,冲洗双手时避免溅湿衣裤,打湿衣裤后需重新更换后再进行操作。

4. 为什么在洗手时要始终保持手尖向上姿势?

答:外科手消毒的重点在于手,在整个过程中双手应保持位于胸前并高于肘部,使手尖向上,使流动水由指尖流向肘部,不可在水中来回移动手臂,避免倒流污染。

5. 双手外科手消毒完毕后能直接拿取无菌物品吗?

答:外科手消毒后必须穿无菌手术衣,戴无菌手套后才能抓取无菌物品,在发现手套破损后应立即更换手套。

6. 擦手过程中应注意什么?

答:使用无菌小毛巾或无菌擦手纸应从手至肘上依次擦干,不可再向手部回擦。拿无菌巾的手避免触碰已擦过皮肤的巾面,同时无菌巾应避免擦拭到未经清洗的皮肤。无菌小毛巾应当一用一消毒。

临床操作考点评分

操作内容		分值	测评			
			漏项	错误	颠倒	得分
准备评价(15分)	1. 环境准备	5				
	2. 物品及人员准备	10				
操作评价(70分)	1. 整理衣帽口罩,挽起衣袖	5				
	2. 流水冲洗双手	5				
	3. 七步洗手法洗手	20				
	4. 擦干双手及手臂	10				
	5. 按规范外科手消毒	25				
	6. 外科手消毒毕规范正确放置双手	5				
沟通及服务态度(5分)	1. 按护理程序进行操作	3				
	2. 讲普通话,语言规范,情感表达适当	2				
理论知识评价(10分)	操作速度5分钟内完成	2				
	操作目的、注意事项	8				
总分(合计)		100				

评分依据

准备部分:仪表、用物及环境准备缺一项或不符合要求扣1分。

操作过程部分:操作漏项一处扣5分,操作错误一处扣5分,操作颠倒扣2分。

沟通及服务态度部分:护理程序漏项一次扣0.5分,无沟通不得分。

理论知识评价部分:理论错误不得分。

一般违反原则扣5分,严重违反原则不得分。

第二节　无菌物品灭菌效果检查

（一）操作目的

确保无菌物品灭菌效果，保证患者安全。

（二）物品准备

无菌物品、无菌传物钳、储物弯盘、操作台。

（三）操作流程

1. 环境准备：选择近手术区较宽敞区域，备清洁干燥的操作台。

2. 物品及人员准备：着装规范整洁，口罩帽子佩戴规范；指甲平短清洁，不涂指甲油，不戴首饰；洗手，戴口罩。

3. 备齐所需用物，将无菌物品置于操作台适宜处。

4. 检查无菌物品外包装有无潮湿、破损及污渍。塑封无菌包需对着面颊轻轻挤压包装袋，检查包装袋是否密封完好。

5. 检查无菌物品包的名称、规格、灭菌时间及有效期。

6. 检查包外化学指示胶带，确认合格后撕下胶带，放置在储物盘内。塑封包装类，检查塑封袋外化学指示剂是否变色。

7. 按无菌操作要求打开无菌传物钳，写上开启日期、时间并签名。

8. 打开无菌包。常见无菌包：①棉布或无纺布包裹灭菌包：撕开无菌包外胶带，用手依次打开无菌包外层包布的外、左、右、内角。取无菌传物钳，用无菌传物钳依次打开内层包布的外、左、右、内角。②塑封无菌包：用无菌技术方法撕开无菌物品包装，手不可触及袋子内面。

9. 检查灭菌监测指示卡变色情况：持无菌传物钳夹取内化学指示卡，查看灭菌合格情况，结果应符合WS310.3~2009的要求，各类产品须并根据制造商说明文件执行。环氧乙烷灭菌指示卡灭菌前后为红褐色→绿色（图8-2）；高压蒸汽灭菌指示卡和指示胶带灭菌前后为米白色→黑灰色（图8-3~图8-5）；过氧化氢等离子灭菌指示卡和指示胶带灭菌前后为红色→黄色（图8-6，图8-7）。

10. 整理用物，将检查后的指示卡置于储物弯盘中。

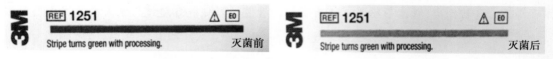

图 8-2　环氧乙烷灭菌化学指示卡灭菌前/后

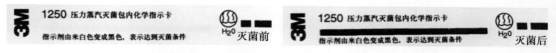

图 8-3　高压灭菌化学指示卡灭菌前/后

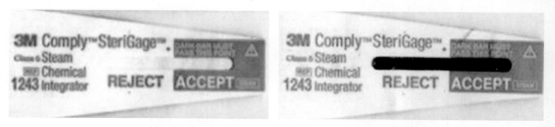

图 8-4　高压灭菌化学指示卡（爬行卡）灭菌前/后

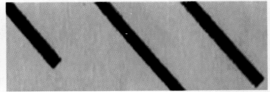

图 8-5　高压灭菌指示胶带灭菌前/后

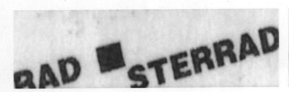
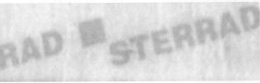

图 8-6　等离子灭菌指示胶带灭菌前/后

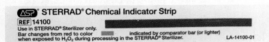
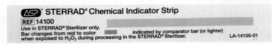

图 8-7　等离子灭菌化学指示卡灭菌前/后

临床应用小贴士

在检查无菌物品的灭菌效果时遇到下列情况怎么处理?

1. 无菌包外化学指示胶带显示灭菌合格,打开包装后未见包内灭菌监测指示卡,可以使用该无菌物品吗?

答:查看无菌包外指示胶带只是初步判断灭菌结果,若未发现内化学指示卡或者化学指示卡变色不均匀、未变色均视为该物品灭菌不合格,不能使用;同时接触过该物品的传物钳也视为污染,应予更换。

2. 不同的灭菌系统分别有哪些不能处理的物品?

答:(1)环氧乙烷气体灭菌不适用于油脂类、粉剂类、液体类、食品类。

(2)过氧化氢等离子灭菌不适用于以下类别物品的灭菌:①植物纤维类,如布、纸张等。②液体类,如水、液体石蜡等。③粉剂类,如滑石粉等。④有盲端的管腔类器械。⑤超过厂家灭菌使用说明范围要求以外的管腔类物品。

临床操作考点评分

操作内容	分值	测评			
		漏项	错误	颠倒	得分
准备评价(15 分) 1. 环境准备	5				
2. 物品及人员准备	10				
操作评价(70 分) 1. 检查无菌物品外包装质量	10				
2. 检查无菌物品灭菌时间、名称、规格、有效期	15				
3. 检查无菌物品外包装化学指示物	15				
4. 打开无菌包规范	10				
5. 查看包内化学指示卡、判断灭菌合格情况	15				
6. 整理用物	5				

操作内容		分值	测评			
			漏项	错误	颠倒	得分
沟通及服务态度 （5分）	1. 按护理程序进行操作	3				
	2. 讲普通话，语言规范，情感表达适当	2				
理论知识评价 （10分）	操作速度5分钟内完成	2				
	操作目的、注意事项	8				
总分（合计）		100				

评分依据

准备部分：仪表、用物及环境准备缺一项或不符合要求扣1分。

操作过程部分：操作漏项一处扣5分，操作错误一处扣5分，操作颠倒扣2分。

沟通及服务态度部分：护理程序漏项一次扣0.5分，无沟通不得分。

理论知识评价部分：理论错误不得分。

一般违反原则扣5分，严重违反原则不得分。

第三节　穿无菌手术衣

（一）操作目的

手术人员穿无菌手术衣，形成无菌区实施手术，避免和预防手术部位感染，同时保障手术人员安全，预防职业暴露。

（二）物品准备

无菌器械台、无菌衣服包（无菌手术衣）、无菌传物钳。

（三）操作流程

1. 环境准备：操作环境符合无菌操作要求，备清洁干燥的治疗台。

2. 物品及人员准备：备齐用物；着装整洁、规范；指甲平短、清洁，不涂指甲油，不戴耳环、手镯和戒指；洗手、戴口罩。

3. 检查无菌手术衣包是否过期、有无破损、潮湿、松散，指示胶带是否变色等。

4. 用手打开无菌手术衣包布，并用无菌传物钳检查包内化学指示卡的变色情况，确保灭菌效果。

5. 手术人员按规范进行外科手消毒，待手上消毒液形成一层保护膜（手干）。

6. 穿无菌衣，取无菌手术衣，选择较宽敞地方，面向无菌台，手提衣领，轻轻抖开，使无菌手术衣的另一端下垂（图8-8，步骤1）。

7. 沿领口两手提住衣领两角，衣袖向前位将手术衣展开，举至与肩同齐水平，使手术衣的内侧面面对自己，将手术衣整体向上10cm高度抛开，两手顺势伸入衣袖内，并向前平行伸展（图8-8，步骤2）。

8. 巡回护士在穿衣者背后抓住衣领内面，协助将袖口后拉，系好领口、左叶背部以及右侧腋下的系带，穿衣者两手向前平行伸直，手不可出袖口（图8-8，步骤3）。

9. 无接触式戴手套将袖口边缘压紧包住。

10. 解开腰间活结（图8-8，步骤4），将右叶腰带递给台上其他手术人员或交由巡回护士用无菌传物钳夹取，旋转后与左手腰带系于胸前，使手术衣右叶严密遮盖住左叶（图8-8，步骤5）。

11. 未手术时，双手交叉放置于胸前（图8-8，步骤6）。

12. 手术结束，由巡回护士协助解开衣领系带，先脱手术衣，再脱手套，洗手。

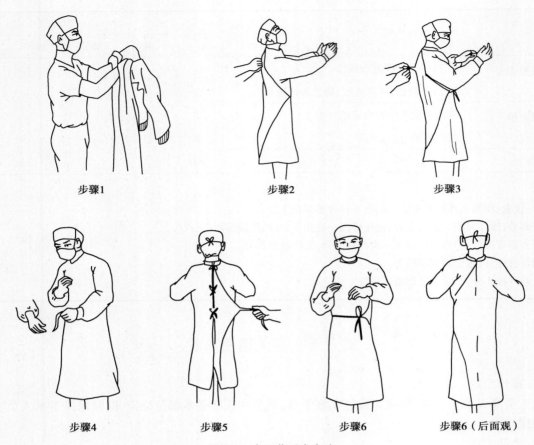

步骤1　　　　　　　　　　　步骤2　　　　　　　　　　　步骤3

步骤4　　　　　　步骤5　　　　　　步骤6　　　　步骤6（后面观）

图 8-8　穿无菌手术衣法

临床应用小贴士

在手术室临床工作中穿无菌手术衣时遇到以下问题，该如何解决呢？

1. 在穿无菌手术衣时发现破损或衣服触及非无菌区域该怎么办呢？

答：遇到无菌手术衣破损、触及有菌区域或有菌物品时应立即更换，手术过程中手术衣保持清洁干燥。

2. 巡回护士在协助穿无菌手术衣时应注意哪些事项？

答：巡回护士协助穿衣时只可向后拉领系带，不可触及手术衣外侧面，如触碰视为污染，需更换手术衣。

3. 手术人员穿好无菌手术衣但未戴无菌手套，能触碰手术衣其他部位吗？

答：穿无菌手术衣人员必须戴好手套，才能解开腰间活结，未戴手套的手不可拉衣袖或触及其他部位。

4. 手术人员穿好无菌手术衣、戴好无菌手套后的无菌活动范围？

答：无菌手术衣的无菌区范围为肩以下、腰以上及两侧腋前线之间。

5. 无菌手术衣敷料包包外指示胶带灭菌合格，包内发现没有指示卡可以拿取手术衣穿吗？

答：不能拿取。先检查外包装是否合格，打开后确保有灭菌指示卡且变色合格方可拿取。

📡 临床操作考点评分

操作内容		分值	测评			
			漏项	错误	颠倒	得分
准备评价（10分）	1. 环境准备	5				
	2. 物品及人员准备	5				
操作评价（70分）	1. 检查无菌手术衣外包装质量	5				
	2. 开无菌手术衣包并检查包内指示卡变色情况	5				
	3. 外科手消毒	10				
	4. 拿取手术衣	5				
	5. 展开手术衣,穿手术衣	15				
	6. 戴无菌手套	10				
	7. 解带、旋转、腰前打结	10				
	8. 穿戴无菌手术衣、手套后双手规范放置	10				
沟通及服务态度（5分）	1. 按护理程序进行操作	3				
	2. 讲普通话,语言规范,情感表达适当	2				
理论知识评价（15分）	操作速度5分钟内完成	5				
	操作目的、注意事项	10				
总分（合计）		100				

评分依据

准备部分:仪表、用物及环境准备缺一项或不符合要求扣1分。

操作过程部分:操作漏项一处扣5分,操作错误一处扣5分,操作颠倒扣2分。

沟通及服务态度部分:护理程序漏项一次扣0.5分,无沟通不得分。

理论知识评价部分:理论错误不得分。

一般违反原则扣5分,严重违反原则不得分。

第四节　洗手护士协助医生穿手术衣及戴无菌手套

（一）操作目的

手术人员穿无菌手术衣,形成无菌区实施手术,避免手术部位感染,同时保障手术人员安全,预防职业暴露;进行严格的无菌操作时戴无菌手套确保无菌效果。

（二）物品准备

无菌器械台、无菌手术衣、无菌传物钳、无菌手套、洗手设备。

（三）操作流程

1. 环境准备:评估操作环境是否符合无菌操作要求,备清洁干燥的治疗台后铺置无菌器械台。

2. 物品及人员准备:备齐用物,着装整洁、规范,指甲平短、清洁,不涂指甲油,不戴首饰,洗手、戴口罩。

3. 检查无菌手术衣包是否过期、有无破损、潮湿、指示胶带是否变色。

4. 检查手套外包装有无潮湿、破损,是否在有效期内。

5. 打开手套外包装,手不可触及包装内侧面,巡回护士用无菌传物钳取出无菌手套(连同手套内层包装),置于无菌器械台上。

6. 巡回护士用手打开无菌手术衣外层包布,用无菌传物钳检查包内化学指示卡是否变色,确认灭菌效果。

7. 手术人员按规范进行外科手消毒,待手上的消毒液形成一层保护膜(手干),洗手护士穿无菌手术衣,无接触式戴无菌手套(图8-9)。

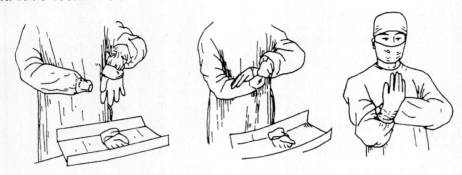

图8-9　自戴无菌手套法

8. 洗手护士持无菌手术衣,选择无菌区域内较宽敞的地方协助手术医生穿衣戴手套:①双手持号码适中的手术衣衣领,内面朝向医生打开,洗手护士的双手套入手术衣肩部的外面(利用手术衣肩部的翻转面将手完全遮盖,保护手的无菌状态)并举至与肩同齐水平。②医生面对护士跨前一步,将双手同时伸入袖管至上臂中部,巡回护士协助系好衣领及背部系带。③洗手护士打开无菌手套内层包装,双手四指插入手套反折部分,根据手术医生习惯调整好手套五指方向,尽可能撑开手套内面,手术医生顺势将手插入手套内。同法戴另一只手,协助手术医生调整手指及腕部,边缘将袖口边缘压紧包住(图8-10)。④洗手护士协助医生将腰带打开拉住,旋转后医生自行系带。

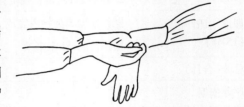

图8-10　协助医生戴手套法

9. 手术结束,由巡回护士协助解开衣领系带,脱手术衣。

10. 摘除手套。戴手套的手抓取另一手套外面,翻转脱下;摘除手套的手插入另一手套内侧面,将其往下翻转摘除。

💡 临床应用小贴士

1. 协助手术医生戴手套时发现方向错误该如何处理?

答:在戴手套过程中发现方向错误应及时退回调整方向后重新操作,洗手护士撑开手套前应根据手术医生习惯和手指的方向调整好手套方向。

2. 洗手护士戴好手套的手能否触碰手套的任何部位?

答:洗手护士在未戴手套之前不可触及手套的外面,而戴了手套的手则不可触及未戴手套的手或另一只手套的里面,在撑开手套协助手术医生过程中不可触碰手套内面及手术医生消毒后的手,在戴手套的过程中发现破损应立即更换。

3. 无接触式戴手套应该注意什么?

答:向近心端拉衣袖时用力不可过猛,袖口拉到拇指关节处即可,双手始终不能露于衣袖外,所有操作双手均在衣袖内。戴手套时,将反折边的手套口翻转过来包裹住袖口,不可将腕部裸露;感染手术及骨科手术时手术人员应戴双层手套(穿孔指示系统),有条件的内层为彩色手套。

临床操作考点评分

操作内容		分值	测评			
			漏项	错误	颠倒	得分
准备评价（10分）	1. 环境准备	3				
	2. 物品及人员准备	7				
操作评价（70分）	1. 检查无菌手术衣包质量	10				
	2. 选择合适的无菌手套并检查质量	10				
	3. 投递一次性无菌手套到无菌器械台	10				
	4. 洗手护士外科手消毒穿手术衣戴无菌手套	15				
	5. 洗手护士协助手术医生穿手术衣	10				
	6. 洗手护士协助手术医生戴无菌手套	10				
	7. 洗手护士协助手术医生旋转手术衣	5				
沟通及服务态度（5分）	1. 按护理程序进行操作	2				
	2. 讲普通话，语言规范，情感表达适当	3				
理论知识评价（15分）	操作速度10分钟内完成	5				
	操作目的、注意事项	10				
总分（合计）		100				

评分依据

准备部分：仪表、用物及环境准备缺一项或不符合要求扣1分。

操作过程部分：操作漏项一处扣5分，操作错误一处扣5分，操作颠倒扣2分。

沟通及服务态度部分：护理程序漏项一次扣0.5分，无沟通不得分。

理论知识评价部分：理论错误不得分。

一般违反原则扣5分，严重违反原则不得分。

第五节 开无菌包（铺置无菌器械台）

（一）操作目的

将无菌器械包铺置在干燥的器械台上，建立无菌区域和屏障，防止无菌手术器械及敷料的再污染，供手术治疗使用。

（二）物品准备

器械桌、无菌器械包、无菌传物钳。

（三）操作流程

1. 环境准备：选择近手术区较宽敞区域，准备功能良好的器械桌，备清洁干燥器械台。

2. 物品及人员准备：备齐所需无菌物品；着装整洁、规范；指甲平短、清洁，不涂指甲油，不戴耳环、手镯和戒指；洗手、戴口罩。

3. 将无菌包放置于器械车中央，检查器械包名称、有效期、签名，包装是否松动、干燥、有无破损，包外化学指示物变色状态（图8-11，步骤1）。

4. 打开无菌传物钳，检查灭菌合格，注明开启日期、时间及签名。

5. 打开无菌器械包（图8-11）：①撕下无菌包外化学指示胶带，用手依次打开无菌器械包外层包布的外、左、右、内角（步骤2）。②取无菌传物钳，用无菌传物钳依次打开内层包布的无菌器械台的铺巾，保证4~6

层,四周无菌单垂于车缘下30cm以上,并保证无菌单下缘在回风口以上(步骤3、步骤4、步骤5)。③检查化学指示物灭菌合格状态(步骤6)。④将无菌器械台面按器械物品使用顺序、频率进行分区、分类摆放。

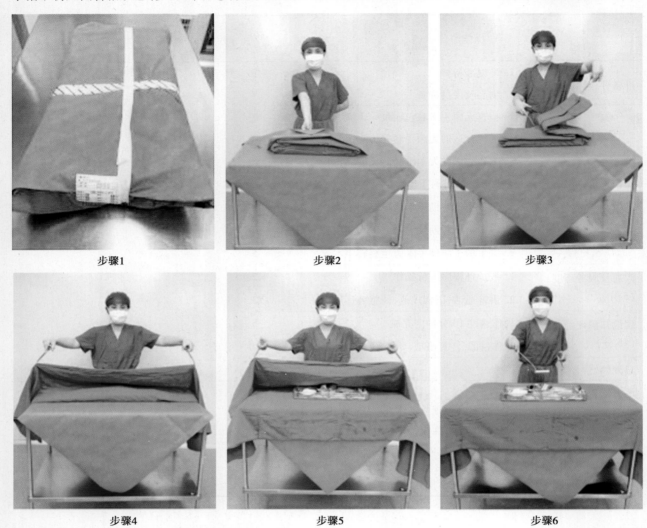

步骤1　　　　　　　　　步骤2　　　　　　　　　步骤3

步骤4　　　　　　　　　步骤5　　　　　　　　　步骤6

图8-11　开无菌器械包

临床应用小贴士

在打开无菌器械包的过程中遇到以下问题该怎么解决呢?

1. 无菌器械包是否只要包装外指示物提示灭菌合格,在有效期内就可以打开?

答:无菌器械包必须无潮湿、无松动、无破损、名称及灭菌日期符合要求,器械台也必须清洁干燥,湿拭台面待干后方可开包。

2. 无菌器械包外化学指示胶带变色提示灭菌合格,开包后未见化学指示卡是否可以使用此无菌包?

答:通过外化学指示胶带可初次判断该无菌包是否灭菌合格,包内若没有指示物或者指示物破损或辨识不清均视为最终灭菌不合格,该器械包不可使用,同时接触过此包的无菌传物钳也视为污染,必须重新更换。

3. 铺置好的无菌器械台操作时应注意哪些事项?

答:手及其他有菌物品不可触及或跨越无菌区域,必须穿无菌手术衣及戴无菌手套后方能拿取包内无菌物品;移动无菌器械台时,洗手护士不能触及台缘平面以下区域。台下人员不可触及下垂的手术布单,无菌器械台应置于无人走动的位置。

4. 铺置好的无菌器械台被消毒液或者无菌盐水溅湿该怎么处理？

答：应保持无菌器械台及手术区整洁、干燥，铺置好的无菌器械台原则上不应进行覆盖，无菌巾如果被盐水或消毒液浸湿，应及时更换或重新加盖无菌单。

临床操作考点评分

操作内容		分值	测评			
			漏项	错误	颠倒	得分
准备评价（10分）	1. 环境准备	5				
	2. 物品及人员准备	5				
操作评价（70分）	1. 检查无菌器械包及无菌传物钳质量	10				
	2. 开无菌传物钳	10				
	3. 撕下无菌包外化学指示胶带	10				
	4. 开无菌器械包外层包布	10				
	5. 开无菌器械包内层包布	15				
	6. 查看无菌器械包灭菌质量（指示卡）	10				
	7. 持传物钳初步分类摆放器械	5				
沟通及服务态度（5分）	1. 按护理程序进行操作	3				
	2. 讲普通话，语言规范，情感表达适当	2				
理论知识评价（15分）	操作速度10分钟内完成	5				
	操作目的、注意事项	10				
总分（合计）		10				

评分依据

准备部分：仪表、用物及环境准备缺一项或不符合要求扣1分。

操作过程部分：操作漏项一处扣5分，操作错误一处扣5分，操作颠倒扣2分。

沟通及服务态度部分：护理程序漏项一次扣0.5分，无沟通不得分。

理论知识评价部分：理论错误不得分。

一般违反原则扣5分，严重违反原则不得分。

第六节　器械台的一次整理与清点（手术物品清点）

（一）操作目的

规范器械整理，以便于按顺序清点器械，为手术医务人员提供手术物品清点的操作规范及器械管理方法，防止手术物品遗留，保障手术患者的安全。

（二）物品准备

器械台、无菌器械包、无菌传物钳、一次性无菌物品、手术护理记录单、蓝黑色水性笔

（三）操作流程

1. 环境准备：近手术区较宽敞区域打开无菌器械包铺置无菌器械台。

2. 物品及人员准备：备齐所需无菌物品，规范外科手消毒后穿无菌手术衣，无接触式戴无菌手套。

3. 洗手护士按规范整理器械台上物品：储物弯盘放于器械台上右下角；治疗杯按大小放于储物盘内；治疗碗放器械台右上角；盆置于器械台右上角，治疗碗置于盆和弯盘之间，三者在一纵轴上，基础器械全部从篮筐内拿出并按清点顺序依次置于器械台的左边。

4. 检查器械包内器械与敷料数目及规格是否与包内明细单上相符,并仔细检查篮筐内有无器械遗留,将篮筐交由巡回护士置于器械台下层。

5. 检查器械包内器械与敷料的完整性,发现问题及时处理。

6. 检查器械包内器械的功能状态,发现问题及时处理。

7. 器械清点从器械台的右侧开始,逆时针方向画圆式清点。清点时,巡回护士与洗手护士两人对点,声音清晰,一唱一和。清点一项记录一项,字迹清晰,数目准确。

8. 第一次清点即术前清点完毕,巡回护士与洗手护士一起核对护理记录单上数目登记情况,准确无误后方可开始手术。

9. 术中追加需清点的无菌物品时,洗手护士应与巡回护士即刻清点,无误后方可使用。

10. 第二次清点即关腔前器械清点,由有资质的手术医生、巡回护士、洗手护士一起核对,准确无误方可关腔。器械清点方法同前。

11. 第三次清点,关腔后器械清点,必须在皮肤缝合开始后进行,清点方法同第二次。

12. 第四次清点,皮肤缝合后,由洗手护士自行对照手术物品清点单清点。

💡 临床应用小贴士

在器械台的整理与清点过程中遇到以下问题怎么解决?

1. 手术物品清点的时机有哪些?

答:第一次清点,即手术开始前;第二次清点,即关闭体腔前;第三次清点,即关闭体腔后;第四次清点,即缝合皮肤后。如术中需巡回护士交接班、手术切口涉及两个及以上部位或腔隙,应增加清点次数,如关闭心包、后腹膜等,关闭每个部位或腔隙时,均需一一清点。

2. 不同类型的手术需要清点的物品有哪些?

答:体腔或深部组织手术应包括手术台上所有物品,如手术器械、缝针、手术敷料及杂项物品等;浅表组织手术应包括但不仅限于手术敷料、缝针、刀片、针头等杂项物品;经尿道、阴道、鼻腔等内镜手术应包括但不仅限于敷料、缝针,并检查器械的完整性。

3. 如果手术台上没有洗手护士该怎么办?

答:没有洗手护士时由巡回护士与有资质的手术医生负责清点。

4. 物品清点过程中有哪些注意事项?

答:①应减少交接环节,手术进行期间若患者病情不稳定、抢救或手术处于紧急时刻物品交接不清时,不得交接班。②严禁用器械或敷料等物品作他用,术中送冰冻切片、病理标本时,严禁用纱布等包裹标本。③手术物品未经巡回护士允许,任何人不应拿进或拿出手术间。④医生不应自行拿取台上用物,暂不用的物品应及时交还洗手护士,不得乱丢或堆在手术区。⑤洗手护士应及时收回暂时不用的器械,监督术者及时将钢丝、克氏针等残端、剪出的引流管碎片等物品归还,丢弃时应与巡回护士确认。⑥台上人员发现物品从手术区域掉落或被污染,应立刻告知巡回护士妥善处理。关闭体腔前,手术医生应配合洗手护士进行清点,确认清点无误后方可关闭体腔;每台手术结束后应将所有物品清理出手术间,更换垃圾袋。⑦术前怀疑或术中发现患者体内有手术遗留异物,取出的物品应由主刀医生、洗手护士和巡回护士共同清点,详细记录数目、名称、规格,按医院规定上报。

5. 清点过程中的意外情况怎么处理?

答:物品数目及完整性清点有误时,立即告知手术医生并暂停手术操作,共同寻找缺失的部分或物品,必要时根据物品的性质采取床边拍片等相应辅助手段查找,确保不遗留于患者体内。若找到缺失的部分或物品时,洗手护士与巡回护士、手术医生共同确认其完整性,并放于指定位置,妥善保存,以备清点时核查;如采取各种手段仍未找到,应立即报告主刀医生及护士长,X线辅助确认物品不在患者体内,需主刀医生、巡回护士和洗手护士签字、存档,按清点意外应急预案处理流程报告,填写清点意外(特殊安全事件)报告表,并向上级领导汇报。

📍 **临床操作考点评分**

操作内容		分值	测评			
			漏项	错误	颠倒	得分
准备评价 （10分）	1. 环境准备	3				
	2. 物品及人员准备	7				
操作评价 （75分）	1. 规范摆台	5				
	2. 检查器械及敷料的数目；完整性；功能状态	15				
	3. 有序清点器械	15				
	4. 术前清点毕与巡回护士共同核对清点数目	5				
	5. 临时添加物品清点	5				
	6. 第二次清点	10				
	7. 第三次清点	10				
	8. 第四次清点	10				
沟通及服务态度 （5分）	1. 按护理程序进行操作	2				
	2. 讲普通话，语言规范，情感表达适当	3				
理论知识评价 （10分）	操作速度10分钟内完成	3				
	操作目的、注意事项	7				
总分（合计）		100				

评分依据
准备部分：仪表、用物及环境准备缺一项或不符合要求扣1分。
操作过程部分：操作漏项一处扣5分，操作错误一处扣5分，操作颠倒扣2分。
沟通及服务态度部分：护理程序漏项一次扣0.5分，无沟通不得分。
理论知识评价部分：理论错误不得分。
一般违反原则扣5分，严重违反原则不得分。

第七节　各专科器械台的二次摆台

（一）操作目的
规范器械整理以便于按顺序清点器械，为手术医务人员提供手术物品清点的操作规范；在无菌区域建立明确隔离区域，分清无菌区、相对无菌区、相对污染区的概念。

（二）物品准备
器械台、无菌器械包、无菌传物钳、一次性无菌物品、无菌手术敷料。

（三）操作流程

1. 环境准备：于近手术区较宽敞区域开无菌器械包铺置无菌器械台。

2. 物品及人员准备：备齐所需无菌物品，规范外科手消毒后穿无菌手术衣，无接触式戴无菌手套。

3. 传统开放手术：

（1）常规手术器械台：

1）术前器械台摆放（图8-12）：碗盆类置于器械桌右上角，弯盘置右下角，拉钩、钳类置左下角，镊子剪刀类置左上角，药杯置于器械台上缘。

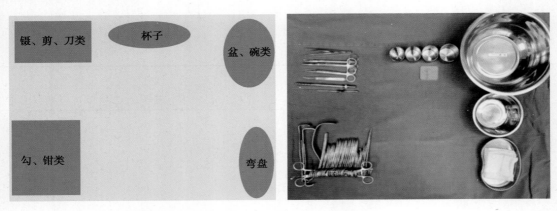

图 8-12　术前器械台及示意图

2）术中器械台摆放（图 8-13）：术中器械管理分两部分，包括原始器械桌和手术床上铺置的无菌器械托盘。器械桌采取洁污分区的方式进行摆放，即未使用器械与使用后器械分开放置；器械托盘上的器械为术中正在使用和即将使用的器械。

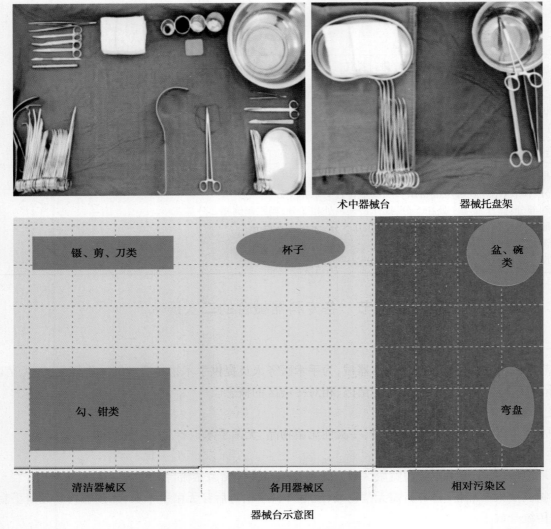

图 8-13　术中器械台及示意图

3）术后器械台摆放（图 8-14）。

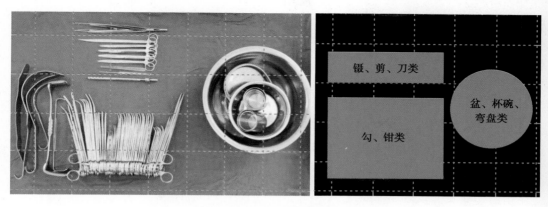

图 8-14　术后器械台及示意图

（2）隔离手术器械台：

1）术前摆放同常规手术同图 8-12。

2）术中摆放（图 8-15）：隔离区域手术操作需巡回护士和洗手护士共同铺置另一个无菌器械台，与原器械桌水平高度一致。将隔离手术部位需使用的器械与原始器械分开放置，操作时不可从隔离区域器械桌转至初始器械桌操作。

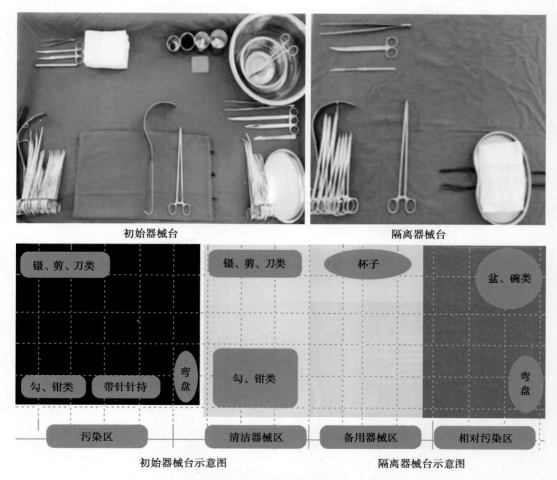

图 8-15　隔离手术术中器械台及示意图

3）术后器械台摆放同常规手术图 8-14。

4. 微创（腔镜）手术：

（1）常规腔镜手术：

1）术前摆放（图8-16）。

2）术中摆放（图8-17）。

3）术后摆放（图8-18）。

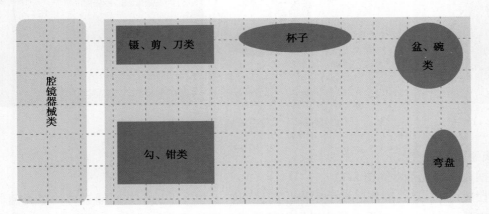

图8-16　微创手术术前器械台示意图

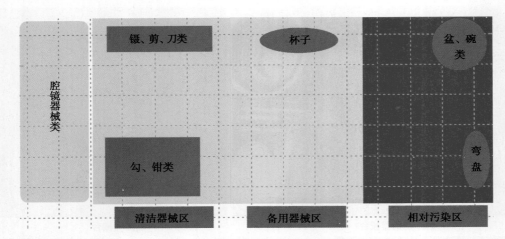

图8-17　微创手术术中摆放示意图

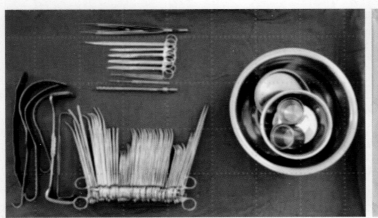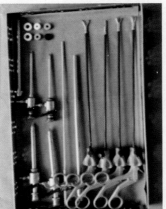

图8-18　微创手术术后器械台

（2）隔离腔镜手术：

1）术前摆放同常规图 8-16。

2）术中摆放（图 8-19）。

3）术后摆放同常规图 8-14

5. 整理用物,医疗垃圾分类放置。

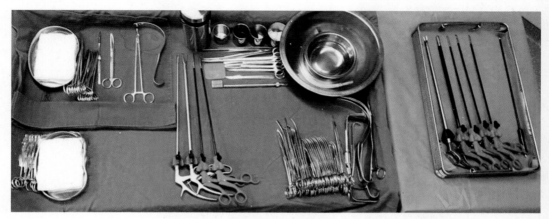

腔镜隔离手术术中器械台

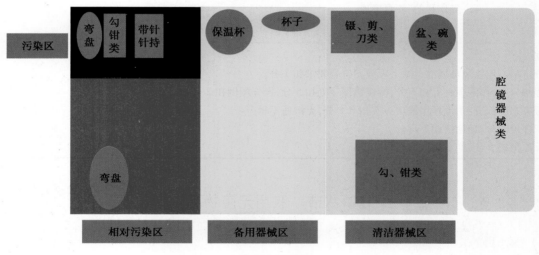

器械台示意图

图 8-19　隔离腔镜手术术中摆放及示意图

💡 **临床应用小贴士**

在器械台摆台与整理过程中遇到以下问题怎么解决?

1. 器械台整理摆放原则是什么?

答:一切以无菌技术为基础,保证器械使用最大化,为手术医生及时准确地提供手术器械,提高手术配合质量。

2. 什么情况下选择隔离手术台摆放?

答:在同时进行不同类别多个手术切口时选择隔离手术台摆放,如进行 Miles 手术(腹会阴联合直肠癌根治术)、腹腔镜下宫颈癌根治术等。

3. 在器械台摆台与整理过程中要注意哪些问题?

答:洗手护士要有严格的无菌观念,明确区分手术台上洁污分区,严格执行隔离技术,降低手术感染率。

临床操作考点评分（以传统开放手术摆台为例）

操作内容		分值	测评			
			漏项	错误	颠倒	得分
准备评价（15分）	1. 环境准备	5				
	2. 物品及人员准备	10				
操作评价（65分）	1. 术前器械台摆放	15				
	2. 术中器械台摆放	15				
	3. 隔离手术术中器械台摆放	15				
	4. 术后器械台摆放	10				
	5. 整理用物	10				
沟通及服务态度（5分）	1. 按护理程序进行操作	2				
	2. 讲普通话，语言规范，情感表达适当	3				
理论知识评价（15分）	操作速度15分钟内完成	5				
	操作目的、注意事项	10				
总分（合计）		100				

评分依据

准备部分：仪表、用物及环境准备缺一项或不符合要求扣1分。

操作过程部分：操作漏项一处扣5分，操作错误一处扣5分，操作颠倒扣2分。

沟通及服务态度部分：护理程序漏项一次扣0.5分，无沟通不得分。

理论知识评价部分：理论错误不得分。

一般违反原则扣5分，严重违反原则不得分。

第八节　取用无菌物品

（一）操作目的

采用无菌技术传递无菌物品，为手术提供方便，确保无菌效果。

（二）物品准备

无菌传物盒、无菌传物钳、无菌器械台、无菌物品、治疗台。

（三）操作流程

1. 环境准备：操作环境符合无菌操作要求，备清洁干燥的治疗台。

2. 物品及人员准备：备齐用物，着装整洁、规范，指甲平短、清洁，不涂指甲油，不戴耳环、手镯和戒指；洗手、戴口罩。

3. 检查无菌传物钳和无菌传物盒外化学指示胶带变色状况，并核对名称、灭菌日期，检查包装有无松散、潮湿、破损等情况。

4. 打开无菌传物钳，检查内化学指示卡灭菌合格情况，将注明开启日期、时间及签名的化学指示胶带写在传物钳罐把手下方。

5. 打开无菌传物盒：①撕下无菌传物盒包外化学指示胶带。②用手依次打开无菌传物盒包布的外层包布，内层包布用无菌传物钳打开。③用无菌传物钳检查化学指示卡变色状态，符合灭菌要求后，取出传物盒，保持盒内无菌状态，盖上盒盖。④将注明开启日期、时间、签名的化学指示胶带贴在传物盒盖上，并整理好包布。

6. 取无菌物品:①打开无菌传物盒和传物钳盖。②用无菌传物钳夹取无菌物品,置于传物盒内。③盖上无菌传物钳和传物盒盖。

7. 传递无菌物品:①将储存无菌物品的传物盒经层流区域携至手术间治疗台。②打开无菌传物盒,确保盒盖内侧不被污染。③用无菌传物钳夹取无菌传物盒内无菌物品,离器械台面10公分置于无菌器械台上。④盖上无菌传物钳和传物盒盖。

8. 整理物品。

💡 临床应用小贴士

在取用无菌物品过程中遇到以下问题该怎么解决呢?

1. 传递无菌物品过程中尤其应该注意的是什么?

答:应注意无菌原则。由传物盒取用无菌物品时,要将盒盖倒置于桌面或用另一只手顺势拿住把手,用无菌传物钳夹取或由穿无菌手术衣戴无菌手套的人员拿取。

2. 若由于手术需要需用传物盒取用贵重器械或物品时该如何处理?

答:在取用贵重物品时应注意保护不要撞击,由传物盒传递至手术台时,由手术人员穿戴好手术衣及无菌手套小心拿取,尽量避免用传物钳传递以防掉落或污染造成损失。

3. 开启的无菌传物钳及无菌传物盒的有效时间是多少?

答:注明无菌传物钳和传物盒的开启日期和时间,有效期不超过4个小时。

📡 临床操作考点评分

操作内容		分值	测评			
			漏项	错误	颠倒	得分
准备评价(15分)	1. 环境准备	5				
	2. 物品及人员准备	10				
操作评价(70分)	1. 检查无菌传物钳及无菌传物盒的质量	15				
	2. 开无菌传物钳,注明日期	10				
	3. 开无菌传物盒,注明日期	10				
	4. 取无菌物品	15				
	5. 传递无菌物品	15				
	6. 整理用物	5				
沟通及服务态度(5分)	1. 按护理程序进行操作	3				
	2. 讲普通话,语言规范,情感表达适当	2				
理论知识评价(10分)	操作速度5分钟内完成	2				
	操作目的、注意事项	8				
总分(合计)		100				

评分依据

准备部分:仪表、用物及环境准备缺一项或不符合要求扣1分。

操作过程部分:操作漏项一处扣5分,操作错误一处扣5分,操作颠倒扣2分。

沟通及服务态度部分:护理程序漏项一次扣0.5分,无沟通不得分。

理论知识评价部分:理论错误不得分。

一般违反原则扣5分,严重违反原则不得分。

第九节　穿针及带线(持针器传递与缝线传递)

（一）操作目的

穿针带线是用于手术中血管及组织的结扎或缝合牵引。穿针带线包括穿针带线法、血管钳带线法、徒手递线法。

（二）物品准备

器械台、无菌手术衣、无菌手套、无菌器械包、缝线、缝针。

（三）操作流程

1. 环境准备:选择近手术区较宽敞区域开无菌器械包铺置无菌器械台。

2. 物品及人员准备:备齐无菌物品,规范外科手消毒后穿无菌手术衣,戴无菌手套。

3. 按规范铺置无菌器械台,检查器械的功能性及完整性。

4. 根据手术需求选择合适规格的缝线及持针器/血管钳。

5. 穿针带线法(图 8-20):①右手拿持针器,用持针器开口端的前 1/3 夹住缝针的后 1/3 处(步骤 1)。

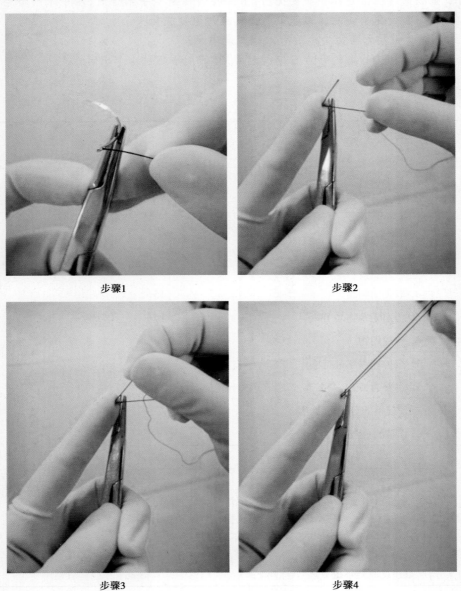

步骤1　　　　　　　　　　步骤2

步骤3　　　　　　　　　　步骤4

图 8-20　穿针带线法

②左手接过持针器,握住中部,右手拇指、示指或中指捏住缝线前端穿入针孔(步骤2)。③线头穿过针孔后,右手拇指顶住针尾孔,示指顺势将线头拉出针孔(步骤3)。④拉线过针孔1/3后,右拇指、示指将线反折,合并缝线后卡入持针器的头部(步骤4)。⑤洗手护士右手捏住持针器的中部,针尖端向手心,针弧朝背,缝线搭在手背上或握在手心中,利用手腕部适当力度将柄环部拍打在术者掌心上。

6. 缝线传递法。

(1)血管钳带线传递法(图8-21):①洗手护士右手握血管钳,左手拇指、示指持缝线一端。②张开钳端,夹住线头约2mm,扣紧,钳端与缝线顺应同一方向。③纵向夹紧结扎线一端2mm,传递时手持轴部,弯曲向上,用柄轻击术者手掌传递。

(2)徒手传递法(图8-22):①洗手护士左手拇指与示指捏住缝线的前1/3处并拉出缝线。②右手持线的中后1/3处,水平递给术者。③术者的手在缝线的中后1/3交界处接线,当术者接线时,双手稍用力绷线,以增加术者的手感。

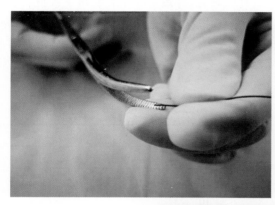
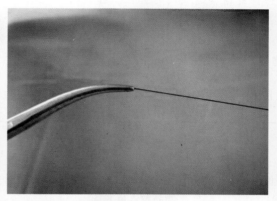
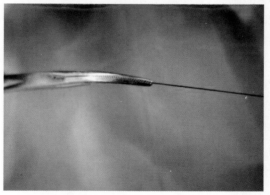

图 8-21 血管钳带线传递法

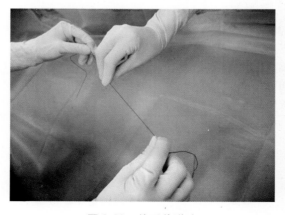

图 8-22 徒手传递法

临床应用小贴士

在穿针带线的过程中遇到以下问题该怎么解决呢？

1. 穿针带线的标准是什么？

答：穿针卡线过程中要求做到 3 个"1/3"，即缝线的返回线占总线长的 1/3；持针器夹持在缝针针尾的后 1/3 处，并稍向外上；持针器开口前端的 1/3 夹持缝针。

2. 穿针时针孔太小穿不进所需缝线怎么办？

答：穿线过程中要选择相应型号的缝针，小针穿粗线可用剪刀斜剪线头后再尝试穿入。

3. 穿好的缝线如何传递？

答：传递时，将缝线绕到手背或用环指、小指将缝线夹住使术者接钳时不致抓住缝线影响操作，并要避免术者将持针钳和缝线同时握住。缝针的尖端朝向手心，针弧朝背，缝线搭在手背或用手夹持。

4. 缝针出现变形时怎么办？

答：洗手护士在手术过程中及时传递缝针，用后立刻检查缝针完整性及针弧，出现缝针变形时停止使用，切勿自行矫正针弧。

临床操作考点评分

操作内容		分值	测评			
			漏项	错误	颠倒	得分
准备评价 （15 分）	1. 环境准备	5				
	2. 物品及人员准备	10				
操作评价 （70 分）	1. 检查器械的功能性及完整性	10				
	2. 取出所需器械及用物	10				
	3. 穿针卡线法	20				
	4. 血管钳带线法	15				
	5. 徒手递线法	15				
沟通及服务态度 （5 分）	1. 按护理程序进行操作	3				
	2. 讲普通话，语言规范，情感表达适当	2				
理论知识评价 （10 分）	操作速度 5 分钟内完成	5				
	操作目的、注意事项	5				
总分（合计）		100				

评分依据

准备部分：仪表、用物及环境准备缺一项或不符合要求扣 1 分。

操作过程部分：操作漏项一处扣 5 分，操作错误一处扣 5 分，操作颠倒扣 2 分。

沟通及服务态度部分：护理程序漏项一次扣 0.5 分，无沟通不得分。

理论知识评价部分：理论错误不得分。

一般违反原则扣 5 分，严重违反原则不得分。

第十节　手术皮肤消毒和铺巾方法

（一）操作目的

清除手术切口处及其周围皮肤上的暂居菌，并抑制常居菌的移动，在手术切口周围铺置无菌治疗巾形成无菌区域,最大限度减少手术部位相关感染。

（二）物品准备

无菌器械台、皮肤消毒剂、无菌手术衣、无菌手套、各种无菌敷料巾。

（三）操作流程

1. 环境准备:评估操作环境是否符合无菌操作要求,备好无菌器械台和无菌巾包。

2. 物品及人员准备:备齐用物;着装整洁规范,指甲平短、清洁,不涂指甲油,不戴首饰,口罩帽子佩戴规范。

3. 巡回护士根据手术部位、患者年龄、医生需求,参照使用说明书选择消毒剂的种类,并检查消毒剂的名称、有效期、浓度、开启时间,同时根据手术部位及切口准备相应的无菌巾包。

4. 消毒前检查消毒区皮肤是否清洁,有无破口或疖肿。

5. 根据手术消毒范围在药杯内倒入适量消毒剂。

6. 手术人员按规范进行外科手消毒。

7. 在麻醉完成(除局部麻醉),体位安置妥当后进行消毒。

8. 消毒棉球上蘸取的消毒剂剂量适度,不滴为宜。

9. 由清洁区向相对不清洁区稍用力消毒,如清洁手术,一般以拟定的切口区为中心向周围涂擦,消毒范围应过手术切口周围15cm的区域。关节手术消毒时,要超过上或下一个关节。如为污染手术或肛门、会阴处则涂擦顺序相反,由手术区周围向切口中心涂擦。

10. 无论消毒顺序由中心向四周或由四周向中心,已接触污染部位的消毒棉球,不得再返擦清洁处,每一次的消毒均不超过前一遍的范围。如切口有延长的可能,应事先相应扩大皮肤消毒范围。

11. 确认消毒质量:范围符合手术部位要求,涂擦均匀无遗漏,皮肤皱褶、脐、腋下处消毒规范,消毒液未渗漏床面。

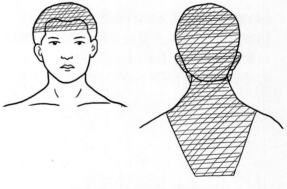

12. 常见手术野皮肤消毒范围。

（1）头颈部手术:头、颈、耳部、眼、面部手术。

1）头部手术（图 8-23）:头部及前额;

图 8-23　头部手术消毒范围

2）颈部/颈椎手术:上至颅顶,下至两腋窝连线;

3）颈前部手术（图 8-24）:上至下唇、下至乳头,两侧至斜方肌前缘;

4）耳部手术（图 8-25）:下至颈部,内侧略过鼻中线。

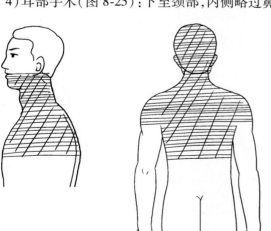

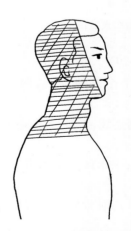

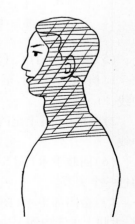

图 8-24　颈部/颈椎手术消毒范围　　　　　　　图 8-25　耳部手术消毒范围

（2）锁骨手术：上至颈部上缘，下至上臂上 1/3 处和乳头上缘、两侧过腋中线。

（3）胸部手术（图 8-26）：食管、肺、心脏、乳腺。

1）侧卧位：食管、肺手术，前后过正中线，上肩及上臂上 1/3，下过肋缘，包括同侧腋窝；

2）仰卧位：前后过腋中线，上至锁骨及上臂，下过脐平行线；

3）乳房手术：前至对侧锁骨中线，后至腋后线、上过锁骨及上臂、下过脐平行线。

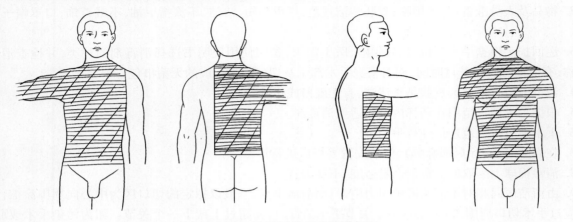

图 8-26 侧/仰卧位手术消毒范围

（4）腹部手术（图 8-27）：腹部、腹股沟区。

1）腹部手术：自乳头至耻骨联合平面，两侧到后线；

2）腹股沟和阴囊手术：上到脐平行线、下至大腿上 1/3，两侧至腋中线；

3）肾脏手术（图 8-28）：前后过正中线、上至腋窝、下至腹股沟；

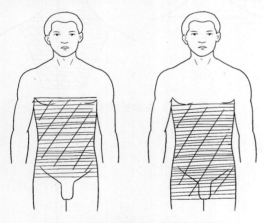

图 8-27 腹部/腹股沟手术消毒范围

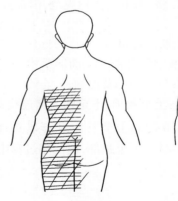

图 8-28 肾脏手术消毒范围

（5）胸/腰椎手术：（图 8-29）

1）胸椎手术：上至肩，下至髂嵴连线，两侧至腋中线；

2）腰椎手术：上至两腋窝连线，下过臀部，两侧至腋中线。

（6）四肢手术（图 8-30）：手术区周围消毒、上下各超过一个关节。

（7）会阴部手术（图 8-31）：耻骨联合、肛门周围及臀、大腿上 1/3 内侧。

13. 洗手护士配合手术医生沿手术切口叠瓦式铺

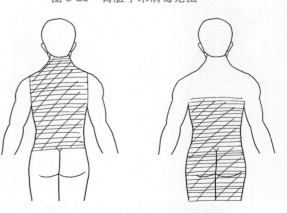

图 8-29 胸/腰椎手术消毒范围

置无菌巾(图 8-32),铺巾前,洗手护士应穿手术衣、戴手套。手术医生操作分两步:未穿手术衣、未戴手套,直接铺第 1 层治疗巾;穿好手术衣,戴手套,方可铺其他层单(图 8-33)。

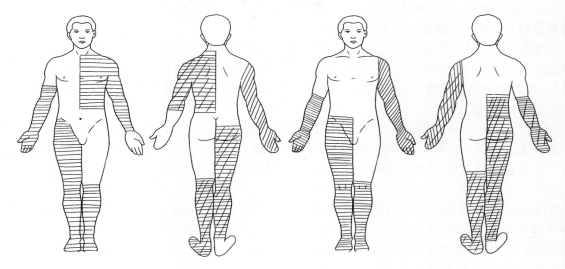

图 8-30 四肢手术消毒范围

14. 铺无菌单时,距离切口 2~3cm,悬垂至床缘 30cm 以上,至少 4 层,从相对干净到较干净、先远侧后近侧的方向进行铺置。

15. 手术医生再次取消毒液进行手消毒,穿手术衣戴无菌手套后,与洗手护士共同铺置最后一层孔巾(图 8-34)。

16. 常见铺巾方法。

(1)头部(额、颞、顶)手术无菌单的铺置:①递对折中单 1 块铺于头、颈下方。②治疗巾 4 块铺盖切口周围。③折合中单一块搭于胸前托盘架上。④铺双层大单 2 块,铺盖头部、胸前托盘及上身,2 把布巾钳固定连接处布单。⑤铺孔巾,显露手术,贴脑科手术膜。

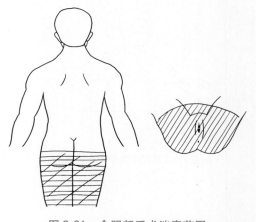

图 8-31 会阴部手术消毒范围

(2)眼部手术无菌单的铺置:①双层治疗巾铺于头下,巡回护士协助患者抬头。②将上层治疗巾包裹头部及健侧眼,1 把巾钳固定。③铺眼部孔巾,盖住头部、胸部及托盘。④托盘上铺对折中单 1 块。

(3)甲状腺手术无菌单的铺置:①将治疗巾 2 块揉成球形,填塞颈部两侧空隙。②铺治疗巾 3 块。③切口上方铺双层大单 1 块遮盖头部及头架。④铺双层大单 1 块,向下外翻遮盖切口以下,身体及托盘,保护双手不被污染。⑤铺置甲状腺孔巾,遮盖全身。⑥对折中单 1 块铺置于托盘上。

(4)胸部(侧卧位)、脊椎(胸段以下)、腰部手术无菌单的铺置:①对折中单 2 块,分别铺盖切口两侧身体下方。②切口铺巾同腹部手术。

(5)乳腺癌根治手术无菌单的铺置:①对折中单 1 块,横铺于患侧腋下及上肢。②双层大单 1 块,铺于患侧腋下、上肢、胸部下方及身侧。③对折中单 1 块,包裹前臂,绷带包扎固定。④治疗巾 4 块,交叉铺盖切口周围 4 把巾钳固定。⑤大单 2 块,分别向上铺盖身体上部、头架,向下铺盖肋缘以下、托盘及下肢。⑥铺孔巾,显露术野。⑦托盘上铺对折中单 1 块。

(6)腹部手术无菌单的铺置:①洗手护士递治疗巾,依次铺盖切口的下方、对侧、上方和己侧,4 把布巾钳钳夹固定。②铺双层大单 1 块,于切口处向上外翻遮盖上身及头架。③铺双层大单 1 块,向下外翻遮盖下身及托盘,保护双手不被污染。④铺孔巾 1 块,切口处的箭头朝上,遮盖全身,头架及托盘。⑤对折中单 1 块铺置于托盘上。若肝、脾、胰、髂窝、肾移植等手术时,宜先在术侧身体下方铺对折中单1块。

（7）会阴部（截石位）手术无菌单的铺置：①递对折双层大单1块，铺于臀下，巡回护士协助抬高患者臀部。②递对折治疗巾4块，铺盖切口周围，4把布巾钳固定。③双下肢各铺置1个双层大单，上至会阴部及耻骨联合以上身体。④铺截石孔巾，显露术野。

（8）四肢手术无菌单的铺置：①双层大单1块，铺于术侧肢体下方（覆盖健侧肢体）。②双层大单1块同①铺盖于大单上。③递治疗巾1块，由下至上覆盖上臂或大腿根部包住止血带，1把巾钳固定。④对折中单1块，包裹术侧肢体末端，无菌绷带包扎固定。⑤双层大单1块，铺盖上身及头架。⑥铺孔巾，显露术野，术侧肢体从孔中穿出。

（9）髋关节手术无菌单的铺置：①对折中单2块，分别铺于术侧髋部两侧。②双层大单1块铺于术侧下肢下方。③递对折治疗巾3块，第1块铺于切口上方，第2块铺于切口对侧，第3块铺于同侧，递3把巾钳固定。④对折中单1块，包裹术侧肢体末端，无菌绷带包扎固定。⑤铺孔巾，同"下肢手术"无菌单铺置方法。

（10）肩部手术无菌单的铺置：①对折中单1块，铺于患侧肩部下方。②双层大单1块，横铺于胸前。③对折治疗巾2块，一块由腋下向上绕至肩，另一块由肩向下之汇合并交叉，2把巾钳固定。④双层大单1块，铺盖中单上。⑤对折中单1块包裹上肢，绷带包扎固定。⑥大单1块，铺盖头部及托盘。⑦铺孔巾，同"下肢手术"无菌单铺置方法。

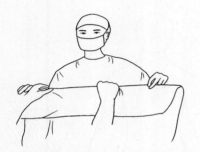
A. 第1-3块治疗巾洗手护士传递法

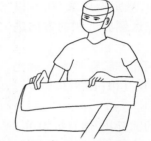
B. 第4块治疗巾洗手护士传递法

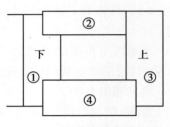
C. 铺巾顺序

图8-32　铺治疗巾法

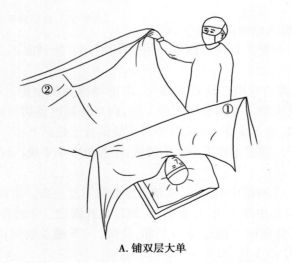
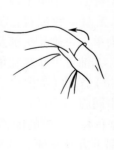

A. 铺双层大单　　　　　　　　B. 铺大单手法

图8-33　铺双层大单法

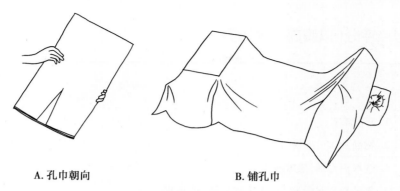

A. 孔巾朝向　　　　　　　　　　　B. 铺孔巾

图 8-34　铺直孔巾法

临床应用小贴士

1. 规范的外科手术消毒方式有哪些？

答：①环形或螺旋形消毒：用于小手术野的消毒。②平行形或叠瓦形消毒：用于大手术野的消毒。③离心形消毒：清洁切口皮肤消毒应从手术野中心部开始向周围涂擦。④向心形消毒：污染手术、感染伤口或肛门、会阴部消毒，应从手术区外周清洁部向感染伤口或肛门会阴部涂擦。以原切口为中心，自上而下，自外而内进行消毒。

2. 常用的消毒剂该如何选择？

答：消毒剂的选择应根据手术部位、患者年龄、医生需求，参照使用说明书选择使用。常见皮肤、黏膜消毒剂有：①碘类消毒剂：0.5%～1%活力碘；2%～3%碘酊。②醇类消毒剂：75%医用酒精。③胍类：0.1%～0.5%氯己定（氯己定）。④过氧化氢类：3%过氧化氢溶液。常用皮肤消毒方法是用2%～3%碘酊涂擦手术区，待其干燥后以75%医用酒精涂擦2～3遍，或用0.5%～1%活力碘直接涂擦手术区3次。

3. 一些特殊患者如造瘘、烧伤患者该如何进行皮肤消毒？

答：清洁手术由清洁区向相对不清洁区稍用力消毒。如为污染手术或肛门、会阴处则涂擦顺序相反，由手术区周围向切口中心涂擦。造瘘口患者：皮肤消毒前应先将造瘘部位用无菌纱布覆盖，使之与手术切口及周围区域相隔离，再进行常规皮肤消毒，最后再消毒造口处。烧伤、腐蚀或皮肤受创伤者：应先用生理盐水进行皮肤冲洗准备。

4. 铺巾过程中，洗手护士该如何传递治疗巾？

答：洗手护士提前洗手上台，穿好手术衣戴好手套后，根据手术部位及切口将无菌巾准备好，传递时应将治疗巾向内侧重叠1/3，将戴好手套的手包在治疗巾内，避免触碰手术医生消毒后的手，手术医生从外侧接过治疗巾沿手术切口铺巾。

5. 已经铺定了的布类可以移动吗？

答：无菌巾一旦放下，不要移动，必须移动时，只能由内向外移动，不得由外向内移动。

6. 铺巾需要的层数以及开始的顺序？

答：铺无菌单时，距离切口2～3cm，悬垂至床缘30cm以上，至少为4层，铺巾的顺序视手术切口而定，原则上第1层治疗巾是从相对干净到较干净、先远侧后近侧的方向进行铺置。如腹部手术铺巾顺序为：下侧、对侧、头侧，最后近侧。

📝 临床操作考点评分（以腹部手术为例）

操作内容		分值	测评			
			漏项	错误	颠倒	得分
准备评价（10分）	1. 环境准备	3				
	2. 物品及人员准备	7				
操作评价（75分）	1. 选择消毒剂,棉球泡蘸	5				
	2. 自乳头至耻骨联合,两侧到后线,消毒皮肤3次	15				
	3. 检查确认消毒质量	5				
	4. 切口处按有序铺巾（下、对、上、近侧）	10				
	5. 巾钳固定切口布巾	5				
	6. 切口上铺盖大单,避免污染双手	10				
	7. 切口下铺盖大单,避免污染双手	10				
	8. 穿手术衣戴无菌手套	5				
	9. 对准切口铺盖孔巾	5				
	10. 托盘架加铺治疗巾	5				
沟通及服务态度（5分）	1. 按护理程序进行操作	2				
	2. 讲普通话,语言规范,情感表达适当	3				
理论知识评价（10分）	操作速度10分钟内完成	3				
	操作目的、注意事项	7				
总分（合计）		100				

评分依据

准备部分:仪表、用物及环境准备缺一项或不符合要求扣1分。

操作过程部分:操作漏项一处扣5分,操作错误一处扣5分,操作颠倒扣2分。

沟通及服务态度部分:护理程序漏项一次扣0.5分,无沟通不得分。

理论知识评价部分:理论错误不得分。

一般违反原则扣5分,严重违反原则不得分。

小　结

　　随着医学人才培养质量和高等医学教育的备受瞩目,医疗改革开始不断深化,人民群众对健康服务需求也不断提高,护理工作在医学领域中扮演着越来越重要的角色。而大量涌现的新业务新技术对手术室护士的技术和专业配合的能力提出了更高要求,但也不可忽视基础操作技术。

　　手术室作为医院重要的技术部门,是医院开展外科诊疗活动的集中地,在外科疾病治疗中起着至关重要的作用。随着外科手术的专业化趋势,高新临床技术的应用、现代化仪器设备的出现,外科手术不断向专科化、精细化、复杂化方向发展,手术室护理也面临着更加严峻的挑战。因此,规范手术室护理技术的培训与管理,提高手术室护理人员的临床服务能力,以新护士规范化培训为切入点,将严谨、规范渗透到手术室护理工作的细枝末节中去,才能切实为患者安全、医护安全、诊疗安全提供强有力的保障。

第三篇

护理基本急、危重症患者的护理技术

第九章

急、危重症患者的急救程序

　　急诊患者因病情变化迅速存在很多不稳定因素,如何让急危重症患者在最短时间内接受最有效的急救治疗和护理,是临床医护人员需要面对的问题。护理人员必须遵照急救程序和规范的护理评估才能保证患者救治护理措施高效、便捷地进行,提高急救成功率。

　　及时、准确判断患者的病情,采取合理的抢救措施是护理人员必须具备的专业能力。护理人员通过专科培训掌握系统的急诊护理评估方法,熟悉各类急危重症急救程序,才能迅速识别急诊患者生命的状况,准确判断疾病或损伤的症状以及决定就诊救治级别。

第一节　急症患者的急救程序

　　对任何急性起病的患者,不论其病情轻重,均应给予接诊,及时诊察并作适当的医疗处置。在急救过程中,护理人员急救意识的强化、准确判断伤情和急救程序的科学应用是提高患者存活率的关键。

一、病情分级

　　急诊患者病情分为"四级",即:Ⅰ级是濒危患者,Ⅱ级是危重患者,Ⅲ级是急症患者,Ⅳ级是非急症患者。分诊护士通过"一看、二问、三查、四分诊"步骤,初步判断急诊患者的病情轻重缓急、所属专科,安排就诊的先后顺序,随时观察和评估等待就诊的急诊患者病情状况,以及时分检急重症患者优先就诊。

二、分区收治

　　急诊就诊分为三大区域:红区、黄区和绿区。其中红区为抢救监护区,适用于Ⅰ级和Ⅱ级患者的处置,快速评估和初始化稳定;黄区为密切观察诊疗区,适用于Ⅲ级患者,原则上按照时间顺序处置患者,当出现病情变化或分诊护士认为有必要时可考虑提前应诊,病情恶化的患者应被立即送入红区;绿区,即Ⅳ级患者诊疗区。

三、急救措施

　　对患者存在的主要问题和重要脏器功能状况有初步的评估,然后根据各部位伤情的轻重缓急按VIPCO急救程序进行急救。V(ventilation,通气):保持呼吸道通畅及充分给氧,及时清理口鼻腔及气道分泌物,必要时备好气管插管及气管切开的用物,准备呼吸机。I(infusion,输液扩容):建立输液通道,如果是循环不稳定的患者,在上肢建立2~3条静脉通道。P(pulsation,心脏泵功能监测):监测血压、心率、中心静脉压等血流动力学指标,以及时发现并纠正心律失常及休克。C(control,控制出血):有明显外出血的必须立即加压包扎,并抬高损伤部位的肢体。O(operation,手术治疗):即需要紧急手术的患者,立即送手术室手术,并保证转运安全。

第二节 危重患者的急救程序

危重患者是指病情严重,随时可能出现生命危险的患者,如大出血、窒息、突发昏迷、心搏骤停、重伤等。危重患者需要医务人员给予密切的观察及时的抢救与精心的护理,根据病情的变化给予出血者的止血、缺氧患者的吸氧、窒息患者的气道吸引、服毒患者的洗胃、心肺功能的复苏等,通过分秒必争的抢救,对患者的预后、转归起着重要的作用。医务人员的职业道德、规范的抢救程序、熟练的抢救技术、急救药品、抢救器材的齐全及良好备用状态是抢救危重患者成功的组织保证。

一、急救物品准备

须配备心电图机、监护仪、心脏除颤仪、起搏器、氧气、喉镜、气管插管、呼吸机、输液泵、吸引器、电动洗胃机及各种急用药品。

二、急救护理评估

1. 呼吸道维护及颈椎保护:检查患者能否说话及发音是否正常;评估呼吸道是否通畅及清除气道异物;保护颈椎。
2. 呼吸和通气:一旦气道通畅得以建立,就应立即评价患者是否有自主呼吸;观察通气和氧合情况。
3. 循环功能:判断意识状态;观察肤色;检查脉搏。
4. 神经系统评估:评估患者意识水平;检查瞳孔大小和反射;神经系统初查。

三、急救处理措施

1. 保持呼吸道通畅:清除口、鼻腔分泌物,备好吸痰装置及气管插管或气管切开用物。
2. 合理氧疗:维持呼吸,呼吸不规则或骤停时,立即行气管插管,使用人工呼吸机辅助呼吸。
3. 生命体征监测:持续心电监护,每30分钟~1小时监测意识、瞳孔、心率及血压变化。
4. 建立静脉通道:选用粗大的静脉,尽量选择口径粗大的导管,妥善固定防止脱落。
5. 采集血标本:根据医嘱及病情进行交叉配血,行血常规、血气分析、肝、肾功能及各项生化检查。
6. 留置导尿管:记录每小时尿量。
7. 协助作好各项检查(X线、CT等),以明确诊断。
8. 妥善处理创伤肢体及伤口。
9. 建立护理记录单,及时、准确、客观记录病情变化及护理措施。

第三节 急危重患者的评估

急危重患者护理评估是一个系统的、连续的、客观准确收集资料、分析判断问题的过程。规范化的护理评估为制订护理计划和治疗方案,实施护理决策与干预提供了科学的依据。

一、意识评估

(一)评估意义

在进行急危重症患者病情评估时,首先要判断患者是否存在意识障碍;如果存在意识障碍,则要鉴别意识障碍的种类及其危险程度。对患者意识状态判断和鉴别,主要是依据病史、诱因、患者体征和神经系统检查等。目前还没有客观评价患者意识水平的可靠手段,临床通常依靠主观评价患者方法。随着对意识障碍临床研究的深入,派生出多种意识评估系统,但最常用的仍是格拉斯哥昏迷量表。

(二)格拉斯哥昏迷量表

1. 量表内容:即睁眼能力、语言能力和运动能力(表9-1)。

表 9-1 格拉斯哥昏迷量表(Glasgowcoma scsle,GCS)

患者反应	功能状态	得分
睁眼反应 (E:eyeopening)	有目的、自发性睁眼	4
	呼唤睁眼	3
	疼痛刺激后睁眼	2
	无睁眼反应	1
语言反应 (V:verbalresponse)	定向正确,可以对答	5
	定向不佳	4
	不恰当的词汇	3
	含糊的发音	2
	无言语反应	1
运动反应 (M:moterresponse)	服从医嘱	6
	对疼痛刺激定位	5
	躲避疼痛刺激	4
	刺激时呈屈曲反应	3
	刺激时呈伸展反应	2
	无运动反应	1

2. 评分方法

(1)观察患者的睁眼反应:用以考察脑干的觉醒机制是否活跃,判断睁眼反应的得分。发生意识障碍时患者眼睑完全闭合,患者的睁眼反应可以由任何语言刺激产生。对痛觉的睁眼反应应采取周围性疼痛刺激,以刺痛肢体为准,疼痛刺激要由轻到重,但不可一次刺激持续时间太长。如无反应,可将患者的眼睑撑开,此举可与睡眠状态的眼睑闭合区别,后者可迅速闭合,意识障碍时则闭眼减慢。

(2)观察患者语言反应:称呼患者的姓名,或呼"醒醒",真正昏迷的患者对此无任何反应。如果患者意识损害程度较轻,可出现呻吟、睁眼甚至言语,患者能认识自身与环境,知道他在哪里,并能说出年、月、季节,说明定向力很好。有合并以下几种情况的患者如言语困难、气管切开、语言不通等可能影响判断。

(3)观察患者运动反应:观察有无自主运动及对语言有无反应,为区别患者不自主地握拳动作,可指令患者松拳。观察患者对疼痛刺激的反应,随着昏迷程度的加深,对疼痛的定位、回避、肢体的屈曲和过伸都可出现不同的异常反应。如果患者已经能拉面罩或鼻饲管,就不必给予疼痛刺激。如仍无反应,可把患者的手掌放在腹部并使肘关节微屈,观察有无去皮质状态和去大脑强直状态。上肢的反应比下肢可靠,如果一侧肢体偏瘫,以健侧肢体记录意识水平。

3. 总分数计算

格拉斯哥昏迷评分的正确记录方式为 E__V__M__,字母中间用数字表示。如 E3V3M5=GCS11。目前认为无论是否报告总分,报告每项的分数更重要。GCS 分值越低,患者病情越重,病死率越高;反之则病情越轻,预后较佳。临床判定患者病情及预后时可分为轻、中、重三型,轻型 GCS 为 13~15 分,中型 GCS 为 9~12 分,重型 GCS 为 3~8 分(重型又将 3~5 分定为特重型)。以颅脑损伤时,进行 GCS 评估为例,当 GCS 评分为 3 分时,则患者实际处于脑死亡状态;3~5 分为急重型颅脑损伤,生还的希望非常渺茫;6~8 分为重型颅脑损伤,病情危重,常常需要急诊手术并置于 ICU 监护治疗;9~12 分为中度颅脑损伤,患者可能需要急诊手术,但是一般无生命危险;13~15 分为轻度颅脑损伤。

4. 评分注意事项

(1)眼睑水肿或面部骨折患者睁眼反应无法测,用 C 代替评分。如 ECV5M6。C 是闭眼(closed)的缩写。

(2)言语障碍患者言语反应无法测,用 D 代替评分。如 E4VDM6。D 是言语障碍(dysphasia)的缩写。也有人用 a 代替评分。如 E4VaM6。a 是失语(aphasia)的缩写。

(3)气管切开或气管插管患者言语反应无法测,用 T 代替评分。如 E4VTM6。T 是气管切开(tracheotomy)或气管插管(tracheal intubation)的缩写。

（4）儿童受言语能力的限制，婴儿受言语能力和自主活动能力的限制，儿童和婴儿的 GCS 是根据成人 GCS 修订而成的。

（5）如果两次刺激后患者的反应不同，或者两侧肢体反应不同，按其最好反应评分。

（6）用 GCS 反映患者的病情变化，一般是做成类似于体温单的表格（chart），连续评定，观察其动态变化。

（7）评分时一定要客观评价，完全遵从量表规定，不要受主观影响；刺激强度要足够。

（8）睁眼反应的局限性，持续性植物状态的人自发睁眼，使评分不能反映其实际病情。但我们只能按看到的评分。

（9）采取周围性疼痛刺激，避免因给予中心性疼痛刺激反而造成患者闭眼；疼痛刺激要由轻到重，避免不必要的痛苦；可以重复刺激，但不可一次刺激持续时间太长。

（10）定向力好的标准是时间、地点、任务定向都完好。

（11）疼痛刺激屈曲是指去皮质屈曲。上肢屈曲，内收内旋；下肢伸直，内收内旋，踝跖屈。

（12）疼痛刺激伸直是指去大脑强直。上肢伸直，内收内旋，腕指屈曲；下肢伸直，内收内旋，踝跖屈。

临床操作考点评分

操作内容		分值	测评			
			漏项	错误	颠倒	得分
准备评价（15分）	1. 患者及环境准备	5				
	2. 解释评分目的，取得配合	5				
	3. 医嘱核对及患者身份确认	5				
操作评价（55分）	1. 评估患者个体情况	8				
	2. 确定评分方法	10				
	3. 从运动语言睁眼三方面正确评估	12				
	4. 正确计算总分，判断意识情况	12				
	5. 正确记录评分结果	5				
	6. 按评分周期动态监测，循环评价	8				
沟通及服务态度（15分）	1. 操作前对患者的解释说明	5				
	2. 操作过程中与患者的沟通配合	5				
	3. 操作完毕健康教育指导	5				
操作速度（5分）		5				
理论知识评价（10分）：操作目的、注意事项		10				
总分（合计）		100				

评分依据

准备部分：漏项一次扣 0.5 分，准备错误不得分。

操作过程部分：颠倒顺序一次扣 1 分，漏项一次扣 1 分，操作错误不得分。

沟通及服务态度部分：知识讲解及健康教育漏项一次扣 0.5 分，理论错误不得分；与患者无沟通不得分。

所有扣分不超过该部分操作的总分。

二、疼痛评估

（一）评估意义

疼痛是伴随现存的或潜在的组织损伤而产生的生理和心理等因素复杂结合的主观感受。疼痛受个体生活经历、以往疼痛体验、精神、情感、环境等因素的影响。疼痛没有客观的评估依据,这就要求医务人员从病史采集、体格检查及辅助检查等方面收集的全部临床资料进行分析,对疼痛的来源、程度、性质等要素做出一个综合的判断。护士必须学习、了解相关知识,掌握基本的疼痛评估与记录方法,以保证及时、正确地掌握疼痛的发生、加重与缓解情况,调整治疗方案,落实治疗护理措施,提高患者疼痛治疗和护理水平。

（二）评估内容

1. 疼痛的部位

了解疼痛发生的部位,是否明确而固定,是否局限于某一部位,疼痛范围有无扩大。

2. 疼痛的持续时间

疼痛是间歇性或持续性,有无周期性或规律性。6个月以内可缓解的疼痛为急性疼痛;持续6个月以上的疼痛为慢性疼痛,慢性疼痛常表现为持续性、顽固性和反复发作性。

3. 疼痛的性质

疼痛性质多表现为内脏痛和深部疼痛。内脏痛的性质表现为刺痛、绞痛、酸痛、放射性疼痛等,并且常伴有牵涉痛,其特点是缓慢、持久对疼痛的定位不清且分辨能力差。深部疼痛的性质表现为钝痛、闷痛、锐痛等不同程度的剧烈疼痛,其特点是与内脏痛相似。

4. 疼痛的程度

疼痛可分为轻度、中度和重度疼痛;了解患者对疼痛是否可忍受。可用疼痛评估工具判定患者疼痛的程度。

5. 疼痛的表达方式

通过观察患者的面部表情,动作语言,可了解患者对疼痛的感受、程度及疼痛的部位等。儿童常用哭泣、面部表情和身体动作来表达疼痛;成人常用语言来表达疼痛。

6. 疼痛的影响因素

生理、心理、社会等因素均可影响患者对疼痛的感受性。

7. 疼痛伴随的症状及对患者的影响

疼痛时患者是否伴有呕吐、便秘、头晕、发热、虚脱等症状;是否影响患者的睡眠、食欲和活动;是否产生愤怒、抑郁等情绪。

（三）常用评估工具

1. Wong-Baker 疼痛强度脸谱评估（face rating scale，FRS）

此方法从1990年开始用于临床评估,是用6种面部表情从左到右依次微笑、悲伤到痛得流泪的图画来描述疼痛程度的,疼痛评估时要求患者选择一张最能表达其疼痛的脸谱（图9-1）。这种评估方法简单、直观、形象易于掌握,不需要任何附加设备,特别适用于3岁及以上的急性疼痛者,尤其是老人、小儿、文化程度较低者、表达能力丧失者及认知功能障碍者。

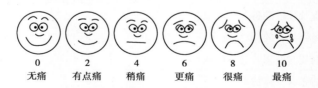

| 0 | 2 | 4 | 6 | 8 | 10 |
| 无痛 | 有点痛 | 稍痛 | 更痛 | 很痛 | 最痛 |

图9-1 脸谱评估图

2. 文字描述分级法（verbal rating scale，VRS）

此种评估方法是我国临床医师常用的评估患者疼痛程度的方法。根据患者的主诉,将疼痛分为四级,0级为无痛;Ⅰ级为轻度疼痛,虽然患者有疼痛,但可忍受;Ⅱ级为中度疼痛,疼痛难以耐受,要求使用镇痛药物,睡眠受到干扰;Ⅲ级为重度疼痛,患者疼痛无法忍受,需要使用镇痛药物,睡眠严重受到干扰,可伴有自主神经功能紊乱或被动体位。

3. 数字分级法(numerical rating scale,NRS)

用0~10的数字代表不同程度的疼痛,0为无痛,10为剧烈疼痛,让患者自己圈出一个能代表其疼痛程度的数字(图9-2)。0为不痛;1~3轻度疼痛:虽有疼痛但可忍受,能正常生活,睡眠不受干扰;4~6中度疼痛:疼痛明显,不能忍受,要求使用止痛剂,睡眠受到干扰;7~10重度疼痛:疼痛剧烈,不能忍受,需要止痛剂,睡眠受到严重干扰,可伴有自主神经紊乱或被动体位。

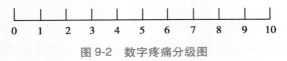

图9-2 数字疼痛分级图

4. 视觉模拟法(visual analogue scale,VAS)

以一条直线为标尺(一般为10cm),一端代表无痛,另一端代表剧痛,让患者在标尺上标出最能反映自己疼痛程度之处(图9-3)。评估者根据患者标记的位置评估患者的疼痛程度。一般采用一条实际为10cm的直线,在最左边标出0,最右边标出10,当中每1cm即画出一条垂直短线,分别标出1,2,3……,向患者解释0代表都不痛,10代表非常的痛,由左到右疼痛程度增加,让患者以笔垂直画出疼痛的感觉在几厘米处,以所测量的cm值记录下来。

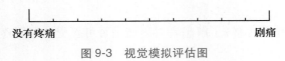

图9-3 视觉模拟评估图

(四)注意事项

1. 疼痛是患者的主观感受,因此对于意识清醒的患者而言,疼痛评估的金标准是患者的主诉。作为护理人员要鼓励患者说出疼痛,要认真询问、耐心观察和了解患者的疼痛状况,为疼痛控制提供依据。而对于儿童和一些无法自我表达疼痛的患者,应该鼓励家属和照顾者汇报疼痛,或通过患者的表情、行为表现来评估疼痛。

2. 当患者在较深镇静、麻醉或接受肌松剂情况下,常常不能主观表达疼痛的强度。在此情况下,患者的疼痛相关行为(运动、面部表情和姿势)与生理指标(心率、血压和呼吸频率)的变化也可反映疼痛的程度,需定时仔细观察来判断疼痛的程度及变化。

3. 对于术后因气管切开或保留气管导管或其他原因暂时不能说话的患者,可在术前训练患者用手指来表示自己对疼痛的表达。

📝 临床操作考点评分

操作内容		分值	测评			
			漏项	错误	颠倒	得分
准备评价(15分)	1. 患者及环境准备	5				
	2. 解释评分目的,取得配合	5				
	3. 医嘱核对及患者身份确认	5				
操作评价(55分)	1. 评估患者个体情况	8				
	2. 确定评分方法	10				
	3. 确定评分周期	10				
	4. 正确评分	10				
	5. 正确记录评分结果	5				
	6. 按评分周期动态监测,循环评价	8				
	7. 评价止痛效果,详细记录	4				

操作内容		分值	测评			
			漏项	错误	颠倒	得分
沟通及服务态度（15分）	1. 操作前对患者的解释说明	5				
	2. 操作过程中与患者的沟通配合	5				
	3. 操作完毕健康教育指导	5				
操作速度（5分）		5				
理论知识评价（10分）：操作目的、注意事项		10				
总分（合计）		100				

评分依据

准备部分：漏项一次扣 0.5 分，准备错误不得分。

操作过程部分：颠倒顺序一次扣 1 分，漏项一次扣 1 分，操作错误不得分。

沟通及服务态度部分：知识讲解及健康教育漏项一次扣 0.5 分，理论错误不得分；与患者无沟通不得分。

所有扣分不超过该部分操作的总分。

三、压疮评估

（一）评估意义

压疮评估，即将压疮危险因素评估表应用于压疮的预防与监控，以最大限度地降低压疮的发生率，并能促进出院前压疮的愈合。积极评估患者情况是预防压疮的关键一步，采用评估工具对压疮发生的相关因素进行量化，预测压疮发生的危险性，筛选出压疮发生的高危人群，实施重点预防护理，合理分配和利用有限的护理资源，提高预防压疮护理的有效性，已被认为是压疮护理最经济的方法。

（二）常用评估工具

国内最常用的压疮危险因素评估表有 Norton 量表、Braden 量表和 Waterlow 量表 3 种。美国的压疮预防指南推荐应用前两种量表。尤其是 Braden 量表认为其敏感性及特异性较为平衡，适用于老年及内外科患者，被认为是适用较广的量表，是较理想的压疮危险因素评估工具。经系统评价分析，目前还没有证据支持应用压疮危险度评估量表能够降低压疮发生率，但量表比护士的临床经验性判断更为准确，且量表的应用增加了预防措施的强度和作用。

1. Braden 评估量表

（1）此表于 1986 年由 Braden 等人设计并进行信效度研究，从 1987 年开始用于临床预测和预防压疮。实践证明，有较好的信度和效度，是目前世界上应用最广泛的评估表。Braden 量表也是在三个量表中具有最好的灵敏度与特异度的平衡及最佳的危险性评估。

（2）评分结果及处理：总分 23 分，分值越少，发生压疮的危险性越大。

1）低度危险（15~18 分）：每周评估一次。经常翻身；最大限度的活动；如果是卧床或依靠轮椅，要使用床面或椅面减压设备。

2）中度危险（13~14 分）：每周评估两次。翻身，每 2 小时一次；使用楔形海绵垫，保证 30°侧卧姿势；使用床面或椅面减压设备；最大限度的活动。

3）高度危险（10~12 分）：每日评估一次。保证翻身频率，每 2 小时一次；增加小幅度的移位；使用楔形海绵垫，保证 30°侧卧姿势；最大限度的活动。

4）极高度危险（≤9 分）：每班评估一次。采取以上所有措施；使用体表压力缓释设备。

2. Norton 评估量表

（1）Norton 量表于 1962 年由诺顿等提出。用来预测老年患者发生压疮的危险度。随着压疮危险度研究的不断进展，Norton 量表也不断地发展改进。对于卧床患者，美国卫生保健政策研究机构推荐使用 Norton 量表来预测压疮发生的可能性。在德国，Norton 量表成为评估压疮危险因素最为广泛的工具之一。

（2）5个指标参数中以大小便失禁评分指标性最好。评分范围5~20分,18~20分为轻度危险,14~18分为中度危险,10~14分为重度危险,10分以下属极度危险。分数越低,预示发生压疮危险性越高,反之则危险性越低。

3. Waterlow 评估量表

（1）Waterlow 量表1984年由 Waterlow 通过对患者皮肤情况的调查而建立的,是欧洲评估老年人压疮危险的主要工具。

（2）Waterlow 评估表包括性别和年龄、体形、皮肤类型、控便能力、运动能力、食欲、大手术/创伤、神经系统病变、营养不良及药物治疗10个方面。累计积分<10分者为无危险,积分≥10分者为危险,其中10~14分为轻度危险,15~19分为高度危险,20分以上为极度危险。如果评分≥10分,则患者有发生压疮的危险,建议采取预防措施。

（三）评估注意事项

1. 根据压疮发生的危险因素进行动态评估,如果患者病情发生变化,随时进行评估。医疗器械接触部位的皮肤每日评估2次。全身水肿患者皮肤评估每日3次。

2. 根据评估结果及时调整护理措施并评估护理措施的有效性。

3. 对高危人群告知患者及家属发生压疮的风险及采取的护理措施。

4. 患者转科时,护理记录单及转科单上记录压疮风险评分、护理措施及皮肤状况。

临床操作考点评分

操作内容		分值	测评			
			漏项	错误	颠倒	得分
准备评价（15分）	1. 患者及环境准备	5				
	2. 解释评分目的,取得配合	5				
	3. 医嘱核对及患者身份确认	5				
操作评价（55分）	1. 评估患者个体情况	8				
	2. 确定评分方法	10				
	3. 确定评分周期	10				
	4. 正确评分	10				
	5. 正确记录评分结果	5				
	6. 按评分周期动态监测,循环评价	8				
	7. 评价压疮预防或治疗效果,详细记录	4				
沟通及服务态度（15分）	1. 操作前对患者的解释说明	5				
	2. 操作过程中与患者的沟通配合	5				
	3. 操作完毕健康教育指导	5				
操作速度（5分）		5				
理论知识评价（10分）:操作目的、注意事项		10				
总分（合计）		100				

评分依据

准备部分:漏项一次扣0.5分,准备错误不得分。

操作过程部分:颠倒顺序一次扣1分,漏项一次扣1分,操作错误不得分。

沟通及服务态度部分:知识讲解及健康教育漏项一次扣0.5分,理论错误不得分;与患者无沟通不得分。

所有扣分不超过该部分操作的总分。

四、转运评估

（一）评估意义

转运的目的是为了寻求或完成更好的诊疗措施以期改善预后，为了使患者及时安全转运至目的地，转运前充分的风险评估十分重要。文献报道高达71%的转运患者在转运中或检查过程中发生轻微至严重的并发症，转运的患者死亡率比平常高9.6%，故必须重视转运前的风险评估，根据病情的评估，制订控制风险的对策。

（二）评估内容

1. 法律问题：转运可能面临较大的生命风险和法律纠纷，医护人员应从法律的角度来尊重患者的知情权，把转运风险告知患者及家属，使他们有思想准备，以减少医患纠纷发生。在未征得患者家属的充分理解及签字同意书，不得强行执行转运任务。

2. 患者病情的评估：评估患者病情是否已相对稳定，是否适合转运，转运中是否会加重病情。

（1）意识状况及气道保护能力：如果患者出现意识障碍或已经昏迷，特别是患者有呕吐的可能时，应当高度关注其气道的保护。转运距离比较近，很快能够到达时，可以采取头侧位或昏迷体位，防止呕吐误吸；如果距离比较远，则应当采取必要的手段，如放置喉罩等。

（2）呼吸、循环功能：转运前要对患者的呼吸循环功能进行评估。如果患者的呼吸过快、过慢或节律不规整，都说明患者随时有可能出现呼吸停止，转运前应备好相关急救物品，如简易呼吸气囊、气管插管和急救箱等。患者出现喘憋、不能平卧，咳白色或粉红色泡沫样痰说明患者有心力衰竭；四肢冷、淡漠、血压低应考虑患者有休克的表现。这些都应当在转运前进行详细评估，并认真记录。

（3）外伤患者出血情况的评估：应当评估是否有内脏破裂出血、开放性损伤的出血情况、骨折是否已经固定、是否还有活动出血等。

3. 转运护送人员：重症患者转运应由接受过专业训练，具备重症患者转运能力的医务人员实施，并根据转运的具体情况选择恰当的转运人员。转运人员应接受基本生命支持、高级生命支持、人工气道建立、机械通气、休克救治、心律失常识别与处理等专业培训，能熟练操作转运设备。

4. 转运方式的选择：转运运输方式的选择需要综合考虑患者的疾病特征、转运距离、转运缓急、转运环境、护送人数、携带设备、准备时间、路况和天气以及患者的经济承受能力等。比如：颈椎和腰椎骨折的患者应选择平车转运；行动不便的患者应选择轮椅转运等。

5. 转运设备及药物：根据患者的病情、路程准备好需要的仪器和药品（表9-2）。一般认为，转运中对患者的支持力度应该不低于转运前的水平，例如，转运前使用氧气的患者，转运时也应该使用面罩或鼻导管吸氧。所有危重患者转运都应该准备急救复苏药品和设备，如肾上腺素、多巴胺、抗心律失常药物、体外除颤仪、简易呼吸器、吸痰器、监护仪、氧源等，并根据患者病情准备相应的特殊药物。常用的转运工具和药品。

表9-2 危重患者转运设备及药物

呼吸支持	开放气道	口咽通气管道、鼻咽通气管道、喉罩、手动（或电动）负压吸引器、吸痰管
	氧疗	面罩、鼻导管、氧气瓶或氧枕、带面罩氧袋的呼吸球囊
循环支持	监护	监护仪、便携式血氧饱和度仪、血压计、听诊器、手电筒
	静脉通路	多种型号穿刺针和输液配套装置、多种型号注射器、推泵、输液泵
备用药品	药品	肾上腺素、去甲肾上腺素、阿托品、多巴胺、利多卡因
	液体	生理盐水、林格液、5%葡萄糖盐水、5%葡萄糖、10%葡萄糖、5%碳酸氢钠、羟乙基淀粉或低分子葡萄糖酐

6. 感染性疾病患者转运：随着 SARS、人感染高致病性禽流感、甲型 H1N1 流感的暴发，传染性疾病重症患者越来越多，对于此类患者转运前应给予充分的评估，还必须遵守传染性疾病的相关法规及原则。比如转运感染甲型 H1N1 的患者，转运工作人员和患者应佩戴外科口罩，防止病毒的传播。

7. 转运中的监测：转运中应作好患者生命体征和病情的监测及记录，不应随意改变已有的治疗支持措施，不降低支持强度，对于所有途中的突发情况以及处理都应该作好记录。转运中，还需要特别关注患者身上所有管道的通畅情况和位置是否正确，定时检查。整个转运过程中应保持信息联络通畅性。

（三）患者转运评估量表

改良早期预警评分（modified early warning score，MEWS）从患者意识、脉搏、血压、呼吸和体温 5 个方面进行评分，用 5 项的总分值来评价患者病情的潜在危险性（表 9-3）。根据评分确定转运时机、转运护送人员和转运用物的准备。MEWS 评分 0~3 分，提示患者病情较稳定，是较安全的转运患者，可由转运专职人员或护理实习生陪检转运；MEWS 评分 4~7 分，应由护理人员全程护送，在转运过程中需密切观察患者的病情，携带好抢救物品和仪器；MEWS 评分 8 分及以上提示该患者死亡的危险性大，患者随时可能发生生命危险，应立即抢救，待病情允许时方可在医师和护士共同陪护下转运到病房。本转运评估仅针对成人患者，对小儿不适用。

表 9-3　早期预警评分量表

项目	3分	2分	1分	0分	1分	2分	3分
心率（/min）		<40	40~50	51~100	101~110	111~129	>130
收缩压（mmHg）	<70	71~80	81~100	101~170	171~199	>200	
呼吸频率（/min）		<7		9~14	19~22	23~29	>30
体温（℃）		<34.9		35.0~38.3		>38.4	
意识水平		意识模糊		清楚	对声音有反应	对疼痛有反应	无反应

⚡ 临床操作考点评分

操作内容		分值	测评			
			漏项	错误	颠倒	得分
准备评价（15分）	1. 患者及环境准备	5				
	2. 解释评分目的，取得配合	5				
	3. 医嘱核对及患者身份确认	5				
操作评价（55分）	1. 正确选用量表	15				
	2. 依据量表正确评估单项得分	15				
	3. 正确计算总分，评估转运风险	20				
	4. 正确填写转运单	5				
沟通及服务态度（15分）	1. 操作前对患者的解释说明	5				
	2. 操作过程中与患者的沟通配合	5				
	3. 操作完毕健康教育指导	5				
操作速度（5分）		5				
理论知识评价（10分）：操作目的、注意事项		10				
总分（合计）		100				

操作内容	分值	测评			
		漏项	错误	颠倒	得分

评分依据

准备部分:漏项一次扣 0.5 分,准备错误不得分。

操作过程部分:颠倒顺序一次扣 1 分,漏项一次扣 1 分,操作错误不得分。

沟通及服务态度部分:知识讲解及健康教育漏项一次扣 0.5 分,理论错误不得分;与患者无沟通不得分。

所有扣分不超过该部分操作的总分。

第十章

心电图机的应用

第一节　心电图机的介绍

心电图机又称心电描记器,是记录心脏电激动过程中影响身体表面不同部位电位差别的精密仪器。

一、心电图机的工作原理

心脏跳动是由于心脏受它本身所产生的电位活动的刺激而起搏,这种电位刺激产生微弱的电流,并能传导到身体表面,如果用两个电极连接在身体表面,构成电路,经放大后加以记录,描成曲线,所描绘的曲线叫心电图。通过心电图可以了解心律及心肌的情况,可以辅助诊断心脏疾患。

心电图机的工作过程是以人体与心电图机导联连接成某一导联(也称导程)所产生的心电电压作为一种信号,通过电极输入到心电放大器,经放大后形成相当强大的输出信号,推动记录工具——描笔,使之在记录纸上作直线的来回运动,同时记录纸以等速沿笔端垂直方向移动。这样,描笔在记录纸上描记出的图形就是人体的心电图波形。

二、心电图机的类型

按机型分:便携式、手提式和台式;按功能分:有普通心电图机和计算机自动测试分析报告存储的多功能心电图机;按电源分:直流式和交流式;按记录方法分:热笔式、墨水喷射式、计算机针式打印和激光打印;按通道分:单通道、多通道和 12 通道。12 导联同步心电图是心电图的发展趋势。

三、常用心电图导联法

目前临床应用的导联体系是由 Einthoven 创设的国际通用的导联体系(图 10-1),即常规导联体系,分

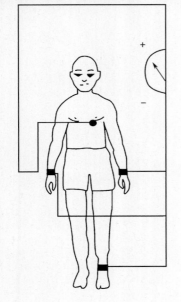
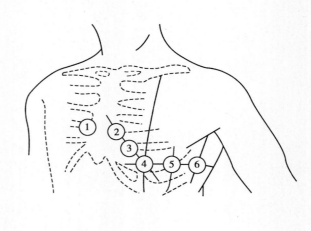

图 10-1　肢导和胸导示意图

为肢体导联和胸导联。

（1）肢体导联包括标准导联，Ⅰ、Ⅱ、Ⅲ（也称双极肢导联）和 aVR、aVL、aVF（也称加压单极肢导联）。

（2）胸导联包括 V_1、V_2、V_3、V_4、V_5 和 V_6，必要时加用胸壁附加导联 V_7、V_8、V_9、V_3R、V_4R 和 V_5R。

四、标准心电图纸

心电图记录纸是一种 1mm×1mm 的方格坐标记录纸，横向距离代表时间，因心电图纸移动的速度一般为 25mm/s，故每小格（1mm）代表 0-04 秒。纵向距离代表电压，如输入的定准电压为 1mV 使曲线移位 10mm 时，则每小格（1mm）等于 0.1mV（图 10-2）。如定准电压减半，即 1mV = 5mm，则每小格 = 0.2mV；如电压增倍，即 1mV = 20mm，则每小格 = 0.05mV。

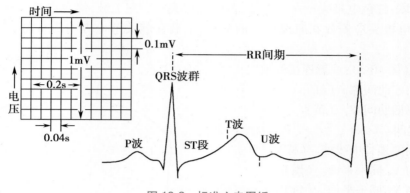

图 10-2　标准心电图纸

适应证

（1）各种心律失常和心力衰竭。

（2）胸痛、心绞痛和心肌梗死及心肌受损患者。

（3）心脏病变，心脏手术和非心脏手术患者。

（4）观察洋地黄和抗心律失常药物疗效及不良反应。

（5）各类休克、电解质紊乱、呼吸衰竭患者。

第二节　心电图机的操作

（一）评估患者

1. 全身情况：了解患者的年龄、性别、生命体征、意识状态、既往心血管病史，就诊原因、服用药物及电解质紊乱的情况，目前的医疗诊断和病情，以及发病前的诱发因素（如情绪激动、劳累、饥饿、寒冷和便秘等）。

2. 局部情况：心前区皮肤状况，服用药物及电解质紊乱的情况，与当前病情是否有关。评估发病前的身体状况，是否有诱因存在，如情绪激动、劳累、饥饿、寒冷和便秘等。

3. 心理状态：患者对治疗的态度、对药物的依赖性、对心电图检查的配合程度。

4. 健康知识：评估患者对疾病的认识及心电图检查的目的、方法、注意事项及配合要点的认知程度。

（二）操作准备

1. 护士准备：衣帽整洁，洗手，戴口罩，取下金属物品。

2. 患者准备：当日禁止服用各种抗心律失常药、兴奋药和镇静药。检查前 30 分钟避免饱餐及剧烈运动，保持情绪稳定。取下活动性义齿、金属饰物、手机和手表，以防电波干扰。

3. 物品准备：心电图机、生理盐水、耦合剂和纱布。使用交流电源的心电图机必须检查电源接地线是否良好，所有的电缆是否正确连接，有无裸露破损等。

4. 环境准备：室内温度保持在 18~22℃ 较为适宜，新生儿及老年患者室温保持在 22~24℃ 为佳，病室的湿度以 50%~60% 为宜,避免因寒冷引起的肌电干扰。提前放置屏风或拉床帘,注意保护患者隐私。

（三）操作流程

1. 核对患者:将心电图机推至病房,核对姓名和住院号。作好心电图操作的解释说明工作,以取得患者合作。

2. 体位:患者平卧于绝缘床上,双臂与躯干平行,暴露前胸、双侧腕部和双侧踝部,注意保暖和屏风遮挡。

3. 固定电极:拭去放置电极部位皮肤上的汗渍和污垢后,用耦合剂涂擦以减少皮肤电阻,将电极板贴好固定:应贴合紧密,皮肤固定处松紧适宜。

4. 连接肢体导联:红色电极夹——右上肢,黄色电极夹——左上肢,绿色电极夹——左下肢,黑色电极夹——右下肢。电极夹应安放在肌肉较少的部位,上肢在腕关节上方约 3cm 处,下肢在脚踝上方约 3cm 处。

5. 连接胸导联(图 10-3):注意连接好地线。

V_1:胸骨右缘第四肋间隙。（红）

V_2:胸骨左缘第四肋间隙。（黄）

V_3:V_2 与 V_4 之间。（绿）

V_4:左第五肋间隙锁骨中线处。（棕）

V_5:左腋前线与 V_4 同一平面。（黑）

V_6:左腋中线与 V_4 同一平面。（紫）

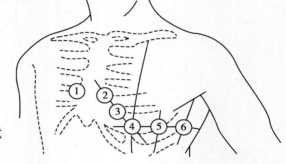

图 10-3　胸导联连接法

6. 打开电源开关,保证性能良好:检查有无电极干扰现象,调节灵敏控制,保证基线平稳,定准电压。

7. 描记各导联:告知患者身体勿移动,调拨导联选择器开关,按 Ⅰ、Ⅱ、Ⅲ、aVR、aVL、aVF、V_1、V_2、V_3、V_4、V_5 和 V_6 顺序描记,每一导联描记 3~4 个完整波形;打印 12 导联心电图。

8. 关机:描记结束,关闭电源,取下电极和导联线,将局部皮肤擦净。

9. 安置患者:协助患者整理衣服,取舒适卧位。

10. 贴图记录:取下心电图记录纸,按描记顺序规范地贴图,标出心电图各导联,注明科室、床号、姓名、住院号、性别、年龄、日期、时间和操作者签名。

11. 将打印出来的心电图及时交当班医生。

💡 临床应用小贴士

在临床工作中,为患者进行心电图机操作时,遇到以下问题,该如何解决呢?

1. 心电图机是否可用于儿童或婴幼儿?

答:可以,只需要根据患者类型,在使用前选用适当的胸导电极吸球和肢导电极夹即可。

2. 没有耦合剂,可否用酒精或生理盐水代替耦合剂,为什么?

答:不可以。使用生理盐水或酒精代替耦合剂,容易造成皮肤和电极之间的阻抗增加,极化电位不稳引起基线漂移或其他伪差。

3. 耦合剂可否直接涂在电极上?

答:不可以,使用耦合剂的目的是减少皮肤电阻,直接涂在电极上,效果不佳,影响心电图质量。

4. 女性患者乳房下垂,胸导应如何安放?

答:女性乳房下垂者,应托起乳房,将 V_3、V_4 和 V_5 电极安放在乳房下缘胸壁上,而不应直接安置在乳房上。

案例与沟通

　　根据临床实际操作进行操作过程中各项情景的设置,包括如何评估、核对及与患者的沟通交流、注意事项的讲解、健康教育的实施,标注★号的为主要扣分项目及重点项目。(案例由老师提供给学生)

　　某病房,李某,女性,48 岁,门诊号 216245397。因胸痛半小时急诊入院,现需急查床边心电图。

场景——病房

　　护士甲:您好! 我是您的管床护士××,由于您感觉胸痛,现在需要做床边心电图辅助诊断。请您配合我一下,可以吗?

　　患者:好的,做心电图需要多久啊,会不会疼痛呢?

　　护士甲:前后总共需要 5 分钟左右,心电图检查是无创伤性检查。

　　患者:我需要提前准备什么吗?

　　护士甲:您需要取下活动性义齿、金属饰物、手机和手表,以防电波干扰。★

　　患者:好的,我明白了。

　　护士甲:现在房间的温湿度都很适宜,光线也很充足,但是为了保护您的隐私,我还是帮您把窗户关上吧!

　　患者:谢谢你的关心!

　　护士甲:那我准备好用物就过来给您做心电图。

场景——治疗室

　　护士乙:患者姓名?

　　护士甲:李某。

　　护士乙:性别?

　　护士甲:女。

　　护士乙:门诊号?

　　护士甲:××。

　　护士乙:临时医嘱:床边心电图。

　　护士甲:立即执行。

场景——病房

　　护士甲:您好,我现在准备给您做心电图了,请问您叫什么名字?

　　患者:李某。

　　护士甲:麻烦您把手腕带给我核对一下好吗?

　　患者:好的。

　　护士甲:现在我来帮您将左右手衣袖往上拉露出手腕,两腿裤脚往上拉露出脚踝,将胸前的衣服解开,暴露胸部。首先我会在您的皮肤上涂抹一些导电糊,这样可以减少做心电图时的干扰。

　　患者:好的。

　　护士甲:现在请不要动,不要讲话,平静呼吸,我要开始采集心电图数据了。★

　　护士甲:好的。心电图已经作好了,我帮您整理下衣物。具体结果稍后可以询问医生。您先好好休息。

　　患者:嗯,好的,谢谢!

📋 **临床操作考点评分**

操作内容		分值	测评			
			漏项	错误	颠倒	得分
准备评价(15分)	1. 患者及环境准备	5				
	2. 物品及人员准备	5				
	3. 医嘱核对及患者身份确认	5				
操作评价(55分)	1. 协助患者摆放体位,保护隐私	8				
	2. 清洁皮肤,涂导电糊,固定电极	10				
	3. 正确连接肢导	10				
	4. 正确连接胸导	10				
	5. 打开电源开关,记录打印心电图	5				
	6. 在心电图上填写患者具体信息	6				
	7. 操作完用物处理及记录结果	6				
沟通及服务态度 (15分)	1. 操作前对患者的解释说明	5				
	2. 操作过程中与患者的沟通配合	5				
	3. 操作完毕健康教育指导	5				
操作速度(5分)		5				
理论知识评价(10分):操作目的、注意事项		10				
总分(合计)		100				

评分依据

准备部分:漏项一次扣0.5分,准备错误不得分。

操作过程部分:颠倒顺序一次扣1分,漏项一次扣1分,操作错误不得分。

沟通及服务态度部分:知识讲解及健康教育漏项一次扣0.5分,理论错误不得分;与患者无沟通不得分。

所有扣分不超过该部分操作的总分。

第十一章

洗胃机的应用

第一节　洗胃机的介绍

一、基本结构及原理

（一）基本结构

全自动洗胃机由三个接口、操作界面及显示屏组成（图 11-1）。三个接口分别为进液接口、排液接口、胃管接口。操作界面上包括启动/停止按钮、复位按钮（归零清洗次数）、液量平衡、卡管中位和强吸按钮。显示屏上可显示进出胃压力值（显示洗胃过程中的进出胃的压力值变化）、洗胃次数显示。洗胃机的后部还设有电源开关、保险丝盒和电源插座。

（二）工作原理

全自动洗胃机的动力是由气泵产生的气体,提供正压和负压作为冲液和吸液的动力源,通过控制电路来控制冲泵、冲阀和吸泵、吸阀,以完成洗胃的冲、吸两步过程,达到高效洗胃的目的。

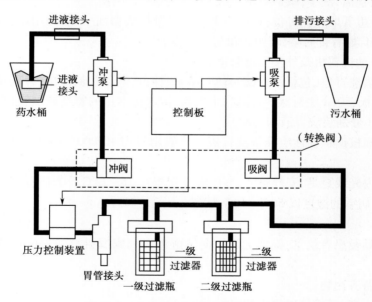

图 11-1　全自动洗胃机工作原理示意图

二、常见洗胃机类型

目前常用的有 SC-Ⅲ 全自动洗胃机（图 11-2）、DFX-XWD 型全自动洗胃机、SMAF 全自动洗胃机、全自动高效洗胃机 QZD-A（箱式）、DXW-2A 型全自动洗胃机、YK-1 全自动自控洗胃机等。本章以 SC-Ⅲ 型全自动洗胃机做重点介绍。

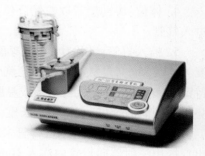

图 11-2　SC-Ⅲ型全自动洗胃机

第二节 洗胃机的操作

（一）适应证

1. 清除胃内毒物或刺激物

2. 幽门梗阻的患者

3. 部分手术或检查前准备

（二）禁忌证

1. 强腐蚀性毒物中毒

2. 肝硬化伴胃底静脉曲张

3. 胸主动脉瘤

4. 近期内有上消化道出血病史

5. 胃穿孔

（三）患者评估

1. 全身情况：了解患者的年龄、性别、生命体征、意识状态，服用药物的名称、时间，目前的医疗诊断和病情，评估肝肾功能和胃肠功能有无异常。

2. 局部情况：评估患者口鼻腔黏膜情况，有无红肿、破溃、出血等。

3. 心理状态：患者对治疗的态度、对洗胃操作的配合程度。

4. 健康知识：评估患者对疾病的认识及洗胃的目的、方法、注意事项及配合要点认知程度。

（四）操作准备

1. 护士准备：衣帽整洁，洗手，戴口罩。

2. 患者准备：清醒患者取左侧卧位；昏迷患者可取平卧位头偏向一侧，并用压舌板、开口器撑开口腔，置牙垫于上下磨牙之间，如有舌后坠，可用舌钳将舌拉出。

3. 物品准备：全自动洗胃机及外接消毒管道一套。

（1）治疗盘内：无菌洗胃包（包括治疗碗、胃管、镊子、纱布、弯盘）、治疗巾、橡胶单、液体石蜡、棉签、胶布、量杯、水温计、压舌板、50ml 注射器、听诊器、手电筒、留取标本用的容器或试管，必要时备牙垫、开口器及舌钳、清洁水桶 2 个（分别装洗胃液和污水）。

（2）洗胃液：按医嘱根据毒物性质准备洗胃液。一般用量为 10 000~20 000ml，将洗胃液温度调节至 25~38℃为宜。

（3）环境准备：室内光线充足，安静整洁，室内温度保持在 18~22℃较为适宜，新生儿及老年患者室温保持在 22~24℃为佳，病室的湿度以 50%~60%为宜。

（五）操作流程

1. 经双人核对医嘱及患者信息，确认无误。向清醒患者和家属讲解洗胃的目的、方法、注意事项，评估患者，取得患者配合。

2. 洗手，戴口罩，备齐用物。

3. 携用物至患者床旁，再次核对患者信息。

4. 体位：协助患者取左侧卧位；昏迷患者，取去枕平卧位，头偏向一侧，保持口低于咽喉部以防止胃液进入气管。

5. 插入胃管：铺治疗巾，置弯盘于接近口角处。戴手套，取出胃管，测量胃管插入长度。成人插入长度为 45~55cm，是从前额发际至胸骨剑突的距离。用液体石蜡润滑胃管前段，左手持纱布托住胃管，右手持镊子夹住胃管前段，自口腔或鼻腔缓缓插入。胃管插入到咽喉部（10~15cm）时，嘱患者作吞咽动作，顺势将胃管向前推进，直至预定长度。检查胃管未盘曲在口中，初步固定胃管。

6. 检查胃管位置：①将胃管末端置于盛水碗内观察，无气泡逸出。②可用注射器试着抽吸，有胃液吸出。③用注射器向胃管内注入 10ml 气，同时用听诊器在胃区听诊，能听到气过水声。

7. 调整固定:确定胃管在胃内后,调整胃管到适当位置,直至负压抽吸能比较容易抽出胃液为止,用胶布固定胃管于鼻翼部和面颊部。如果需要化验胃液,应将首次抽出的胃液作为标本,必要时用注射器抽出胃内容物及时送检。

8. 试机:连接电源,检查洗胃机性能良好,按自检键,对管道进行自动清洗1次。

9. 连接管道:将洗胃机的进液口(进液管)、接胃口(胃管)和排液口(出液管)分别连接相应橡胶管,进液管一端置入放有洗胃液的桶内,排液管的一端放入盛废液的污水桶内,接胃口的一端与已插好的患者胃管相连接。

10. 自动洗胃:按"自动"键,即开始进行自动洗胃。进、出胃一个循环计数一次。并观察洗胃液的出入量,如有水流不畅,进、出液量相差较大时,调节机器操作面板上的"液量平衡"按钮,使其达到平衡。这样反复灌洗,直至洗出液与洗胃液的颜色和澄清度相同为止,即可停止洗胃,关闭洗胃机的电源开关。

11. 拔胃管:先将胃管反折或将其前端夹紧,在口/鼻腔处用纱布包裹住胃管,嘱患者深呼吸,于呼气时快速拔出胃管,置于弯盘中,并擦净患者脸上的胶布痕迹。

12. 观察和记录:观察患者洗胃后的病情变化和全身反应,记录洗胃液的名称和量,洗出液的色、气味、性质和量,患者神志和生命体征变化等,以及洗胃后的进一步治疗措施。

13. 整理:协助患者漱口、洗脸,更换衣服,患者取舒适体位卧床休息,整理床单位。询问患者洗胃后的感受,向患者和家属告知注意事项。洗手,清理用物。垃圾按要求分类处理。

💡 临床应用小贴士

在临床工作中,用全自动洗胃机洗胃时遇到以下问题,应如何处理呢?

1. 所有患者都可以用全自动洗胃机洗胃吗?

答:不能。由于全自动洗胃机进出入液量和压力都已按成人类型预设,并且参数不可调节,故全自动洗胃机只能给成人患者洗胃,不可应用于儿童和婴幼儿。

2. 洗胃前为何指导患者取左侧卧位?

答:左侧卧位时可使胃体处于低位,可减慢胃的排空,延缓毒物进入十二指肠的速度。

3. 洗胃液的温度应如何选择,原因是什么?

答:洗胃液要在25~38℃左右(冰水洗胃止血时除外),温度过低可能导致患者洗胃后体温过低,温度过高会引起血管扩张,促进毒物吸收。

4. 洗胃过程中洗胃机出现故障,应如何应对?

答:应立即关闭洗胃机,分离胃管,流出胃内容物,必要时用空针抽吸胃内容物,向患者或家属作好解释、安慰工作;立即将备用洗胃机推至患者床旁,试机后连接胃管继续洗胃;如无备用洗胃机,应立即用漏斗灌注法或50ml注射器进行灌洗,直至洗出的胃液澄清无味;检查或通知维修组,维修洗胃机。

5. 洗胃结束后,应如何进行消毒处理?

答:(1)洗胃完成后,清洗两个水桶,然后开机循环,用0.1%的含氯消毒液冲洗管路3次以上,再用清水连续冲洗管路5次以上,每次冲液量要在1 000ml以上。

(2)消毒部件应包括进液接头、胃管、外接导管以及机器内部其他管路部分可以用0.1%的含氯消毒液浸泡1小时进行消毒。为防止交叉污染,建议排污导管单独消毒、存贮或一次性使用;建议胃管连接管、胃管接头及胃管一次性使用。

(3)洗胃机外表面用浸过消毒液的微湿抹布来擦拭,防止液体渗入机器缝隙。

📋 案例与沟通

　　根据临床实际操作进行操作过程中各项情景的设置,包括如何评估、核对及与患者的沟通交流、注意事项的讲解、健康教育的实施,标注★号的为主要扣分项目及重点项目。(案例由老师提供给学生)

　　某病房,王某,男性,58岁,门诊号216245397,因半小时前误服敌敌畏150ml,被家人急诊送入我院,入院时神志清楚,主治医师查体后指示中毒药物明确,现立即给予自动洗胃机洗胃。

　　场景——病房

　　护士甲:您好!我是您的管床护士××,由于您误服了有毒物品,管床医生刚下了医嘱需要用全自动洗胃机洗胃。请您配合我一下,可以吗?

　　患者:我已经喝下去半小时了,洗胃效果好吗?

　　护士甲:现在距离您服毒时间不到一小时,而服毒后4~6小时内洗胃最有效,由于您口服毒物的剂量有约150ml,洗胃才能更彻底的清除毒物。★

　　患者:洗胃需要多长时间呢?插管子会很难受吧?

　　护士甲:洗胃整个过程大概需要30分钟左右,但插胃管的时间很短,大概就1~2分钟,在插管的过程中会有一些不适的感觉,但我会指导您进行配合操作以减轻不适。

　　患者:嗯,好的,我明白了,那我需要做什么准备呢?

　　护士甲:有需要的话,您可以提前上个厕所。

　　患者:好的,我知道了。

　　护士甲:那您先准备着,我去准备好用物就过来。

　　场景——治疗室

　　护士乙:患者姓名?

　　护士甲:王某。

　　护士乙:性别?

　　护士甲:男。

　　护士乙:门诊号?

　　护士甲:××。

　　护士乙:临时医嘱:全自动洗胃机洗胃。

　　护士甲:立即执行。

　　场景——病房

　　护士甲:您好,我现在准备给您上胃管洗胃了,请问您叫什么名字?

　　患者:王某。

　　护士甲:麻烦您把手腕带给我核对一下好吗?

　　患者:好的。

　　护士甲:现在我帮您翻一下身,取左侧卧位,这样可以减慢胃的排空,延缓毒物进入十二指肠的速度。★

　　患者:好的。

　　护士甲:等一下我会将这个胃管从您的口腔经食管插入您的胃内,在插管过程中,请你随我的插管动作做吞咽动作,这样会减轻您的不适。如果感觉不适,可以举手示意。可以吗?

　　患者:好的。

　　护士甲:那么现在请张开嘴巴。护士甲:现在胃管已到咽喉部,请做吞咽动作,像吞面条一样,这样会减少您的不适感。

　　护士甲:对,很好,就是这样,已经顺利穿过咽喉部位了,请继续做吞咽动作。如果您有不适,可以举手示意。

　　护士甲:好的,现在胃管已经顺利插入胃内,马上就连接洗胃机了。

　　护士甲:您感觉还好吧? 如果有什么不适可以举手示意。

　　护士甲:好的,洗胃现在已经完成了,我马上准备给您拔胃管了,请您配合我做深呼吸。

　　护士甲:来,请您漱漱口。您现在感觉如何呢?

　　患者:嗯,还能适应。

　　护士甲:好的,如果您有不适可以随时按铃叫我,您好好休息。

　　患者:嗯,好的。谢谢你!

　　护士甲:不客气!

临床操作考点评分

操作内容		分值	测评			
			漏项	错误	颠倒	得分
准备评价(15分)	1. 患者及环境准备	5				
	2. 物品及人员准备	5				
	3. 医嘱核对及患者身份确认	5				
操作评价(55分)	1. 协助患者摆放体位	8				
	2. 插胃管并检查胃管位置	10				
	3. 连接洗胃机管道后试机	10				
	4. 连接胃管和洗胃机,开始洗胃	10				
	5. 洗胃过程中观察	5				
	6. 拔胃管	6				
	7. 操作完用物处理及记录结果	6				
沟通及服务态度(15分)	1. 操作前对患者的解释说明	5				
	2. 操作过程中与患者的沟通配合	5				
	3. 操作完毕健康教育指导	5				
操作速度(5分)		5				
理论知识评价(10分):操作目的、注意事项		10				
总分(合计)		100				

评分依据

准备部分:漏项一次扣0.5分,准备错误不得分。

操作过程部分:颠倒顺序一次扣1分,漏项一次扣1分,操作错误不得分。

沟通及服务态度部分:知识讲解及健康教育漏项一次扣0.5分,理论错误不得分;与患者无沟通不得分。

所有扣分不超过该部分操作的总分。

第十二章

呼吸机的应用

第一节 无创呼吸机的应用

机械通气是借助呼吸机建立气道口与肺泡间的压力差,给呼吸功能不全的患者以呼吸支持,即利用机械装置来代替、控制或改变自主呼吸运动的一种通气方式。机械通气可以根据是否建立人工气道分为"有创正压通气"或"无创正压通气"。无创正压通气(noninvasive positive pressure ventilation,NPPV)是指通过面罩、口鼻面罩或全面罩等无创性方式将患者与呼吸机连接进行正压辅助通气。与有创正压通气(invasive positive pressure ventilation,IPPV)相比,NPPV 的特点是"无创",使用无创的方式连接患者与呼吸机,患者痛苦少,应用灵活,可以间断使用,避免人工气道开放导致的肺部感染。但是,由于 NPPV 是使用面罩等连接患者与呼吸机,虽可起到增加患者的肺容积,改善氧合和通气功能,但存在漏气的缺点,会影响机械通气疗效,且由于无创呼吸机的技术特点,也存在压力支持水平较低,吸入氧浓度较低且不准确等问题,因而疗效不如 IPPV 确切。

一、无创呼吸机的介绍

(一) 无创呼吸机的选择

具有完善监测与报警功能的大型多功能呼吸机以及专用无创呼吸机均可用于 NPPV(图 12-1,图 12-2)。亦有学者提出两种呼吸机的使用可达到相同的效果,但是由于两者的设计特点不同,NPPV 应优先选择无创呼吸机。单纯持续气道内正压(CPAP)型呼吸机虽可降低慢性阻塞性肺疾病急性加重(acute exacerbation of chronic obstructive pulmonary disease,AECOPD)患者吸气功耗,但改善通气的作用有限,AE-COPD 患者应首选兼具有吸气相和呼气相正压功能的呼吸机。

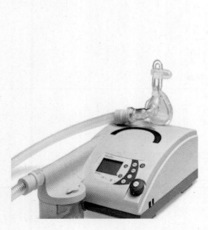

图 12-1 无创呼吸机

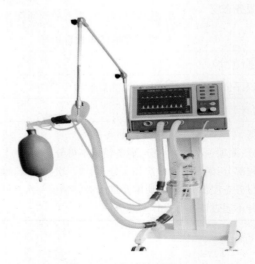

图 12-2 多功能呼吸机

（二）无创正压通气的连接方式

面罩是连接呼吸机与患者之间的重要途径,患者对面罩的耐受性以及面罩的有效性也是决定 NPPV 成败的关键环节。由于不同患者的脸型和对连接方法的偏好不一样,应提供不同大小和形状的面罩供患者试用选择。通常轻症患者可先试用鼻罩,比较严重的呼吸衰竭患者多需用口鼻面罩,老年或无牙齿的患者主张用口鼻面罩,而鼻塞更多应用于新生儿(图12-3~图12-5)。

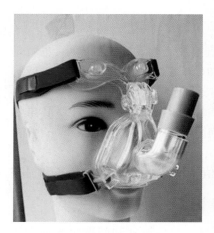 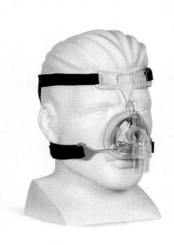 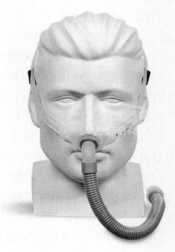

图 12-3　口鼻面罩　　　　图 12-4　鼻罩　　　　图 12-5　鼻塞

（三）无创正压通气应用指征

1. 中至重度的呼吸困难,表现为呼吸急促(COPD 患者的呼吸频率>24 次/分,充血性心力衰竭患者的呼吸频率>30 次/分);

2. 动用辅助呼吸肌或胸腹矛盾运动;

3. 血气分析结果异常(pH 值<7.35,PaCO$_2$>45mmHg,或氧合指数<200mmHg)。

（四）无创正压通气禁忌证

1. 心跳或呼吸停止;

2. 自主呼吸微弱、昏迷;

3. 误吸危险性高、不能清除口咽及上呼吸道分泌物、呼吸道保护能力差;

4. 未经处理的气胸;

5. 颈部和面部创伤、烧伤及畸形;

6. 近期面部、颈部、口腔、咽腔、食管及胃部手术;

7. 上呼吸道梗阻;

8. 明显不合作或极度紧张;

9. 严重低氧血症(PaO$_2$<45mmHg)、严重酸中毒(pH 值≤7.20)。

（五）无创呼吸机的常用模式

1. 持续气道正压(continuous positive airway pressure,CPAP)当吸气相与呼气相的压力始终维持在一个恒定压力时,称为持续气道正压通气。它主要的作用是能够提供一个恒定的压力,对阻塞性呼吸睡眠暂停患者能对抗上气道阻力、改善通气;对 COPD 患者能对抗内源性呼气末正压通气(positive end expiratory pressure,PEEP),改善患者的呼吸做功和气体分布;对 ARDS 患者则能增大功能残气量、保持肺泡开放、减少分流而改善氧合避免肺损伤。

2. S 模式为(spontaneous triggered)的简称,意为同步触发,即呼吸机和患者呼吸同步,患者吸气,呼吸机以高压力送气;患者呼气,则立即切换到较低压力,帮助患者呼气。由于 BiPAP 呼吸机低压(EPAP)都高于零,所以不论调节与否,都存在呼气末正压(PEEP)。S 模式实质为压力支持通气(PSV)+呼气末正压通气(PEEP)。

3. T 模式为(timed safety frequency)的简称,意为时间或节律安全频率,即呼吸机按照预设的压力、呼吸频率及吸呼比,完全控制患者的呼吸,其实质为压力控制通气(PCV)+呼气末正压通气(PEEP)。由于无创通气要与患者较好地进行配合,T 模式在实际运用中往往是较少选用的。

4. S/T 模式为 S 和 T 模式的组合,即患者自主呼吸稳定时以 S 模式和患者呼吸同步,如果患者呼吸停止或不稳定,低于预设安全频率时自动切换到 T 模式;若患者呼吸恢复稳定,自主频率超过预设频率时,则又从 T 模式切换到 S 模式。ST 模式实质为 PCV+PSV+PEEP。由于 S/T 模式有一个后备的频率进行保障,通气安全性要优于 S 模式,故在临床中应用最广。

（六）无创呼吸机的常用参数

1. 吸气相压力(IPAP)、呼气相压力(EPAP)IPAP-EPAP 值的大小直接决定辅助通气的大小,也就是潮气量的大小,压差越大,潮气量越大;反之,潮气量越小。气道阻力增加(如气道水肿、痉挛或狭窄)或胸肺顺应性下降(如肺水肿、ARDS 等)时,要保证一定的潮气量,就必须提高压差。

2. CPAP、EPAP(PEEP)主要用于维持周期性陷闭的肺泡扩张,减少肺泡内液体的渗出。PEEP 虽然有许多益处,但过高的 PEEP(超过 $15cmH_2O$)可加重过度充气,明显影响循环等。

3. 呼吸频率和吸呼比仅在 T 模式或 S/T 模式时需要设置。

4. 吸入氧浓度(FiO_2)选择 FiO_2 需考虑患者的氧合状况、PaO_2 目标值、PEEP 水平、平均气道压和血流动力学状态等。

（七）无创正压通气的不良反应

1. 口鼻咽干燥:多见于使用鼻罩又有经口漏气时,寒冷季节尤为明显。避免漏气和间歇喝水通常能够缓解症状,也可使用加温湿化器。

2. 面罩压迫和鼻面部皮肤损伤:鼻/面罩对患者面部有一定的压迫是难以避免的。在 NPPV 通气之初即在鼻梁贴保护膜可以减少鼻梁皮肤损伤的风险;选用合适形状和大小的面罩、调整好位置和合适的固定张力、间歇松开面罩让患者休息或轮换使用不同类型的面罩(避免同一部位长时间的压迫),均有利于减少压迫感和避免皮肤损伤。

3. 严重胃肠胀气:主要是由于反复的吞气或上气道内压力超过食管贲门括约肌的张力,使气体直接进入胃。预防的方法是在保证疗效的前提下避免吸气压力过高($<25cmH_2O$)。有明显胃胀气者,可放置胃管持续减压。

4. 误吸:口咽部分泌物、反流的胃内容物或呕吐物的误吸可以造成吸入性肺炎和窒息,尽管发生率较低,但后果严重,所以应避免反流、误吸可能性高的患者使用 NPPV。在 NPPV 治疗时,应避免饱餐后使用,适当的头高位或半卧位及应用促进胃动力的药物,有利于降低误吸的风险。

5. 排痰障碍:由于没有人工气道,排痰主要依靠患者咳嗽。咳嗽排痰能力较差的患者,由于痰液阻塞而影响 NPPV 的疗效,也不利于感染的控制。在 NPPV 治疗期间鼓励患者间歇主动咳嗽排痰,必要时给予吸痰。

6. 漏气:漏气可以导致触发困难、人机不同步和气流过大等,使患者感觉不舒服且影响治疗效果,是 NPPV 的常见问题。密切监护,经常检查是否存在漏气并及时调整口面罩的位置和固定带的张力,用鼻罩时使用下颌托协助口腔的封闭,可以避免明显漏气。

7. 恐惧(幽闭症):部分患者对戴面罩,尤其是口鼻面罩有恐惧心理,导致紧张或不接受 NPPV 治疗。合适的健康教育通常能减轻或消除恐惧。观察其他患者成功地应用 NPPV 治疗,有利于增强患者的信心和接受度。

8. 睡眠性上气道阻塞:由于睡眠时上气道肌肉松弛,有可能出现类似阻塞性睡眠呼吸暂停低通气的表现,使送气时间明显缩短,潮气量下降,影响疗效。建议对患者入睡后的呼吸情况进行观察,如有上气道阻塞,可采用侧卧位或增加 PEEP 水平(清醒后需要下调至基础的水平)的方法。

二、无创呼吸机的操作

（一）适应证

1. 轻-中度呼吸衰竭,没有紧急插管指征、生命体征相对稳定且无禁忌证者;

2. 疾病适应证:多种疾病引起的呼吸衰竭;

3. 有需要辅助通气的临床指标:不同程度呼吸困难,血气分析结果异常。

（二）患者评估

1. 病情评估:包括生命体征、SpO_2、意识状态、缺氧的表现、呼吸的状态及动脉血气分析结果等。

2. 咳痰能力及气道保护能力的评估。

3. 脸型评估。

4. 心理状态:包括对疾病的认识、对治疗的态度、对无创通气的认知程度及配合程度。

（三）操作准备

1. 护士准备:掌握所用呼吸机的工作原理、性能特点及常用无创通气模式和参数的认识,对所用呼吸机出现的各种报警故障能进行准确判断并做出相应处理,了解并能够告知患者无创通气常见不良反应与防治。衣帽整洁,修剪指甲,戴口罩。

2. 患者准备:接受健康教育指导,了解无创通气的作用、运作方式,鼻/面罩的安装拆卸方式和无创通气的不良反应及防治措施。

3. 物品准备:呼吸机及呼吸管路、各种型号鼻/面罩、固定头带、湿化器、听诊器、负压吸引装置、简易呼吸器、给氧装置。

4. 环境准备:室内温度湿度适宜,减少人员流动。有稳定的电源和医用氧源(注意用氧安全)。

（四）操作流程

1. 核对医嘱,准备用物。将呼吸机推至患者床旁妥善安置,正确连接电源及气源。

2. 核对患者身份,评估患者,作好无创呼吸机治疗的解释工作,取得患者的合作。

3. 患者健康教育:用 15~30 分钟向患者解释说明,以取得良好的配合。内容包括无创通气的作用和目的,连接和拆除的方法,在治疗中可能出现的各种症状、问题及处置措施,指导患者有规律地放松呼吸,尽量减少张口呼吸,指导患者有效咳嗽。

4. 连接呼吸机管路,正确选择湿化装置,开机进行呼吸机自检程序。

5. 遵医嘱设置呼吸机初始化参数及报警限值。CPAP（4~5cmH_2O）或低压力水平（吸气压 4~8cmH_2O、呼气压 2~4cmH_2O）开始,每次增加 2cmH_2O。

6. 取舒适体位,床头抬高 30°~45°,保持患者气道通畅,防止误吸。

7. 根据患者脸型选择合适大小的面罩和头带,将鼻/面罩正确置于患者面部,鼓励患者扶持鼻/面罩,用头带将面罩固定;调整好鼻/面罩的位置和固定带的松紧度,一般要求头带下可插入 1 或 2 根手指,使之佩戴舒适,漏气量小。

8. 连接患者与呼吸机,在患者床旁观察呼吸机使用情况至少 30 分钟,及时了解患者主诉,严密监测生命体征、意识、呼吸、心率、血压,血氧饱和度,呼吸形态、潮气量、人机同步性、不良反应等。

9. 严密监护,2 小时后复查血气。评估疗效。如患者意识改善,主诉呼吸困难症状较前缓解,心率、血压、呼吸频率、血氧饱和度及动脉血气分析结果均较前好转可继续行无创通气;如意识障碍加重或烦躁不安、不能自主清除分泌物、无法耐受连接方法、血流动力学指标不稳定、二氧化碳潴留无改善或加重出现严重的呼吸性酸中毒（pH<7.20）或严重的低氧血症（$FiO_2 \geqslant 0.5$,$PaO_2 \leqslant 60mmHg$ 或 $PO_2/FiO_2 < 120mmHg$）。应及时告知医生行气管插管、给予有创呼吸机治疗。

10. 处理用物,记录护理记录单。

临床应用小贴士

在临床工作中,为患者进行无创呼吸机操作时,遇到以下问题,该如何解决呢?

1. 患者在无创呼吸机使用过程中不愿配合佩戴面罩怎么办?

答:患者本身因为呼吸困难就存在焦虑情绪,一旦面部被扣上面罩,他们会更加紧张不安,所以宣传、教育、消除患者的上机恐惧心理是必需的。护士可以尝试这么沟通:你看你喘得多费劲,这个是帮助你呼吸顺畅的,不难受,就像戴个口罩一样,来,咱们试试紧闭嘴巴,用鼻子配合气流深吸气,很快就会好起来的。还可以用其他成功病例来鼓励患者配合治疗。

2. 患者在无创通气过程中出现剧烈咳痰并喘憋怎么办?

答:护士应提前指导患者在紧急情况下如何自己脱开面罩,有效排痰。并加强无创通气患者的床旁监护,及时发现患者异常情况,避免不良事件的发生。

3. 患者需要 24 小时一直使用无创呼吸机吗?

答:无创呼吸机使用过程中应密切观察患者呼吸改善的效果,如果患者呼吸困难缓解,氧合状态明显好转,可以间断停用呼吸机,换用其他给氧方式。指导咳痰,适当饮食饮水。如自觉呼吸费力或夜间睡觉时再间断应用无创呼吸机辅助呼吸。

📋 案例与沟通

根据临床实际操作进行操作过程中各项情景的设置,包括如何评估、核对及与患者的沟通交流、注意事项的讲解、健康教育的实施,标注★号的为主要扣分项目及重点项目。(案例由老师提供给学生)

某病房,赵某,女性,49 岁,住院号××。因呼吸困难,低氧血症转入 ICU,现需进行无创呼吸机治疗。

场景——病房

护士甲:您好!我是您的管床护士××,由于您呼吸频率过快,氧合差,管床医生刚下了医嘱需要使用无创呼吸机为您辅助呼吸,能够改善您现在的呼吸困难。请您配合我一下,可以吗?

患者:我呼吸很累,喘不上气,用机器会不会更难受?

护士甲:我马上把呼吸机推过来您先了解一下,它可以协助您一起呼吸,您就不会这么累了,不用太紧张,放松心情。您什么时候吃的早餐啊?

患者:我没有吃东西,还需要作什么准备吗?

护士甲:您稍等一会,可以少量喝一点水,咳一咳痰。

患者:好的,我明白了。

护士甲:那我准备好用物就过来给您进行呼吸机治疗,请稍等。

场景——治疗室

护士乙:患者姓名?

护士甲:赵某。

护士乙:住院号?

护士甲:××。

护士乙:临时医嘱:无创呼吸机辅助通气。

护士甲:立即执行。

场景——病房

护士甲:您好,我现在准备给您连接呼吸机了,请问您叫什么名字?

患者:赵某。

护士甲:麻烦您把手腕带给我核对一下好吗?

患者:好的。

护士甲:现在我先来为您介绍一下呼吸机,它的自检正常,待会它会协助您一起呼吸,您只要在它送气的时候紧闭嘴巴,用鼻子深吸气,然后再用鼻子或者嘴巴缓缓吐气,它会使您的呼吸省力一些的。★

患者:呼吸机怎么和我连接呢?

护士甲:呼吸机是通过面罩和您连接的。我根据您的脸型选择一个适合于您的面罩,然后用头带固定在您的脸上,如果很紧或者很松您都告诉我,可以调整。★

患者:那我如果要咳痰怎么办?

护士甲:我会教你怎么打开面罩,我也会守在您的床旁协助您的。

患者:好的。

护士甲:现在我都您带好面罩,然后将呼吸机和您连接起来,呼吸机就可以辅助您呼吸了,如有不适请示意我知道。

患者点头,表示配合。

护士甲:您顺着呼吸机来呼吸,不用紧张,嘴巴尽量闭合,不要张口呼吸,当呼吸机给你送气的时候您就吸气,呼吸机不送气的时候,您就呼气。我们来锻炼一下,吸气,呼气,吸气,呼气,很好,血氧饱和度正在往上升,放轻松,您做得很好。

护士甲:已经开始呼吸机治疗了,现在请配合呼吸机调整呼吸,尽量不要张嘴呼吸。我已经为您检查过了,呼吸机运转正常,您的各项监测指标也都逐渐好转,您自己觉得有什么不适感吗? ★

患者摇头。

护士甲:好的。我将床头为您升高,这可以有利于改善您的呼吸状况,如果您感觉有痰要及时通知我们帮您,您现在可以休息了。

患者点头示意理解,安静休息。

📋 临床操作考点评分

操作内容		分值	测评			
			漏项	错误	颠倒	得分
准备评价(15分)	1. 患者及环境准备	5				
	2. 物品及人员准备	5				
	3. 医嘱核对及患者身份确认	5				
操作评价(55分)	1. 安置呼吸机,连接呼吸机电源、气源	5				
	2. 连接呼吸机管路,合理选择湿化方式,开机自检	5				
	3. 根据医嘱设置模式、参数和报警限值	10				
	4. 向患者作好解释工作及健康教育,取得配合,提高依从性	10				
	5. 根据脸型选择合适大小的面罩和头带并佩戴,调整好面罩的位置和头带的松紧度	10				
	6. 连接呼吸机,在患者床旁观察呼吸机使用情况,及时了解患者主诉	5				
	7. 无禁忌者抬高床头 30°~45°,指导呼吸训练和有效咳痰	5				
	8. 操作完用物处理及记录结果	5				
沟通及服务态度(15分)	1. 操作前对患者的解释说明	5				
	2. 操作过程中与患者的沟通配合	5				
	3. 操作完毕健康教育指导	5				

操作内容	分值	测评			
		漏项	错误	颠倒	得分
操作速度（5分）	5				
理论知识评价（10分）：操作目的、注意事项	10				
总分（合计）	100				

评分依据

准备部分：漏项一次扣0.5分，准备错误不得分。

操作过程部分：颠倒顺序一次扣1分，漏项一次扣1分，操作错误不得分。

沟通及服务态度部分：知识讲解及健康教育漏项一次扣0.5分，理论错误不得分；与患者无沟通不得分。

所有扣分不超过该部分操作的总分。

第二节　有创呼吸机的应用

有创正压通气（invasive positive pressure ventilation，IPPV）是指通过建立人工气道（经鼻或经口气管插管、气管切开）进行的正压机械通气方式。较无创正压通气而言，有创正压通气的优点主要有管路密闭性能好；人机配合较好；有空氧混合气、可以准确设置吸入氧浓度；气道管理容易保证；通气参数和报警设置完善，能够保证精确通气，并及时发现通气过程中出现的问题。

一、有创呼吸机的介绍

（一）有创呼吸机的工作原理

呼吸机借助于机械的力量把带有一定氧浓度的气体以正压的方式送入肺泡，送气压力超过肺泡压产生压力差，气体进入肺即吸气；释去压力后肺泡压高于大气压，肺泡气排出体外即呼气。临床所用的呼吸机均以这种方式工作。无论如何复杂的呼吸机，大致可分为以下几个功能部分。

1. 基本功能：产生呼吸机驱动力；调节吸气时间及吸入气量；完成吸气向呼气的转化；呼气时间、气流和压力的调节；完成呼气向吸气的转化。

2. 次级功能：调节吸入氧浓度；加温加湿；压力安全阀。

3. 通气方式的调节和实施。

4. 附属功能：报警系统；监测系统；记录系统。

（二）呼吸机的应用目的

1. 改善肺的气体交换：纠正急性呼吸性酸中毒，纠正严重低氧血症以缓解组织缺氧；

2. 缓解呼吸窘迫：降低呼吸氧耗，缓解呼吸肌的疲劳；

3. 预防和改善肺不张；

4. 为使用镇静剂和肌松剂的患者提供呼吸支持保障；

5. 在胸廓的完整性丧失（如胸壁切除术、大面积连枷胸等情况）时，维持胸壁的稳定性。

（三）呼吸机的应用禁忌证

随着现代科技和危重症医学的不断发展，呼吸机功能也日趋完善，配合临床医生丰富的机械通气经验和实践，传统教科书中所规定的种种禁忌证，都已被打破。在积极处理原发病（如低血容量性休克患者积极补充血容量；张力性气胸及纵隔气肿患者尽早行胸腔闭式引流等）的同时，应不失时机地应用机械通气，以避免患者因严重高碳酸血症和低氧血症而死亡。因此，呼吸机应用无绝对禁忌证。

（四）呼吸机应用的并发症

1. 呼吸机相关性肺损伤：由于应用呼吸机时潮气量过大或在肺泡施加的压力过高而造成的不同程度的肺损伤，如间质肺气肿、纵隔气肿和张力气胸等，其中以张力性气胸最为严重。

2. 呼吸机相关性肺炎:是指应用呼吸机超过48小时发生的细菌性肺炎,是ICU医院内感染的重要组成部分,它发病率高,是影响呼吸机治疗成败的重要因素。

3. 与气管插管、气管切开有关的并发症:导管阻塞、导管脱出、肺不张、皮下气肿等。

（五）有创呼吸机的常用模式

分为容量预置通气和压力预置通气。容量预置通气通常应用于成年患者,而新生儿则较普遍应用压力预置通气。应用容量预置通气时,预设以指令呼吸方式来输送潮气量(Vt),然后呼吸机输送预定的Vt而气道压力是变化的。应用压力预置通气时,气道压是固定设置的,当肺阻力和顺应性改变时,气道压保持恒定但Vt是变化的。辅助通气现在也较多应用压力预置而不是容量预置方式。

1. 辅助控制通气(assist-control ventilation,A-CV)是辅助通气(AV)和控制通气(CV)这两种通气模式的结合,既可提供与自主呼吸基本同步的通气,又能保证自主呼吸不稳定患者的通气安全,提供不低于预设水平的通气频率和通气量。

2. 同步间歇指令通气(synchronous intermittent mandatory ventilation,SIMV),呼吸机以预设的频率向患者传送正压通气,在两次机械呼吸周期之间允许患者自由的呼吸。并且在指令呼吸输送方式的基础上增加了同步窗,将其设置为与患者的吸气用力同步。现在,SIMV与PSV联用已成为临床上机械通气支持的主要手段。

3. 压力支持通气(pressure support ventilation,PSV)属于自主通气模式,此模式下的呼吸方式大部分是由患者自主控制的。每次通气均由患者触发,由呼吸机给予吸气压力支持,此压力支持一直维持到呼吸机确认患者的吸气用力结束或发现患者的呼气需要,以吸气流量的减少为依据。

4. 持续气道正压通气(continuous positive airway pressure,CPAP)是在自主呼吸条件下,整个呼吸周期内(无论吸气或呼气期间)气道均保持正压。CPAP属气道正压疗法的一种,没有通气支持的作用。

（六）有创呼吸机的常用参数

应依据患者原发疾病和病情,治疗目标和通气需要进行设置,之后依据通气疗效、动脉血气结果、心肺监测结果及临床病情的进展来动态调节。

1. 呼吸频率(f)是呼吸机治疗最常用的参数。呼吸频率设置的合适与否,关系到患者的呼吸做功和与呼吸机的协调状况。呼吸频率的设置一般仅需按照正常人的呼吸频率进行设置,在12~20次/分。在不同的模式中呼吸频率设置的意义也是不同的,如在A-CV模式中设置的呼吸频率是后备频率;在SIMV模式中设置的呼吸频率是机控呼吸的频率;在PSV模式中是不需要设置呼吸频率的。

2. 潮气量(VT)定容型通气可以直接预设VT,定压型通气需通过预设吸气压力水平来调节VT。VT设置得适当与否,直接关系到患者的通气功能。具体设置时,肺功能正常者VT水平是8~10ml/kg;对肺功能较差患者如:COPD或ARDS患者,应实施肺保护性通气策略,将VT设置在较低的水平(6~8ml/kg)。

3. 吸气时间(Ti)和吸呼比(I∶E)预设吸气时间或吸呼比要考虑通气对血流动力学的影响、氧合状态和自主呼吸水平。一般需要0.8~1.2秒的吸气时间,I∶E大约1∶1.5~1∶2.5。

4. 吸气流速(flow)一般只有容量预设型通气才可直接设置吸气流速,吸气流速的选择需根据患者的吸气用力水平。临床上较常用的预设吸气流速成人设置为40~60L/min。

5. 触发灵敏度(trigger)临床上普遍采用通过流量触发灵敏度监测呼吸回路中基础流量的改变来探知患者的吸气需求,成年人设置为2~4L/min。

6. 吸入氧浓度(FiO_2)选择FiO_2需考虑患者的氧合状况,PaO_2目标值,PEEP水平、平均气道压和血流动力学状态等。

7. 呼气末正压(PEEP)是指呼气末压力高于外界环境压力,在有自主呼吸时称做CPAP。根据PEEP水平的高低临床分为下述三种情况:低水平PEEP:1~5cmH_2O,主要适用于COPD患者。中等水平PEEP:5~20cmH_2O,是临床应用最多的治疗水平,主要用于肺顺应性下降、功能残气量减少和肺内分流增多的ALI/ARDS患者的治疗。高水平PEEP:>20cmH_2O,大约对20%左右的严重ALI/ARDS患者可能有效。当PEEP水平超过10cmH_2O时,就可能对循环功能产生影响。

二、有创呼吸机的操作

（一）适应证

1. 严重的通气不足：各种急性呼吸衰竭，心跳呼吸骤停、内科治疗无效的慢性呼吸衰竭、呼吸肌麻痹及手术后呼吸支持；

2. 严重换气功能障碍：成人呼吸窘迫综合征，内科治疗无效的急性肺水肿等；

3. 严重的呼吸功耗：内科治疗无效的哮喘持续状态，严重的阻塞性支气管、肺疾病等。

（二）相对禁忌证

1. 中等以上的肺咯血；

2. 活动性肺结核；

3. 重度肺囊肿或肺大疱；

4. 未经减压或引流的大量气胸或胸腔积液；

5. 血容量未补足前的低血容量性心排血量降低或休克。

（三）患者评估

1. 病情评估：包括生命体征、SpO_2、意识状态、缺氧的程度、呼吸的状态及动脉血气分析结果等。

2. 人工气道评估：包括人工气道的类型、导管的位置、气囊压力、痰液的性状和量以及肺部呼吸音等。

3. 心理状态评估：包括对疾病的认识、对治疗的态度、对机械通气的认知程度及配合程度。

（四）操作准备

1. 护士准备：掌握所用呼吸机的工作原理、性能特点及常用机械通气模式和参数的设置，对所用呼吸机出现的各类故障报警能准确判断并做出相应处理。衣帽整洁，修指甲，戴口罩。

2. 患者准备：能配合呼吸机治疗，遵医嘱给予镇痛镇静治疗，缓解气管插管和呼吸机治疗带来的不适，躁动不配合治疗者可给予保护性约束。

3. 物品准备：呼吸机及呼吸管路、湿化器、模拟肺、听诊器、气囊测压表、负压吸引装置、简易呼吸器、给氧装置。

4. 环境准备：室内温度湿度适宜，减少人员流动。有稳定的电源和医用氧源（注意用氧安全）。

（五）操作流程

1. 核对医嘱，准备用物。将呼吸机推至患者床旁妥善安置，正确连接电源及气源。核对患者身份，评估患者，作好呼吸机治疗的解释工作，取得患者的合作。

2. 连接呼吸机管路，正确选择湿化装置。开机完成呼吸机自检程序。

3. 根据患者病情和医嘱选择适当的呼吸机模式并调节各项参数，合理设置各种报警限值，连接模拟肺，确认呼吸机正常运转 15~30 分钟。

4. 评估患者人工气道情况，连接呼吸机与患者，保证各接头处连接紧密。立即观察患者胸廓起伏情况，听诊双肺呼吸音清晰对称，观察呼吸机运转情况及患者呼吸氧合状况，观察呼吸机与患者同步情况。

5. 妥善固定呼吸机管路，防止牵拉和滑脱。

6. 严密观察患者的病情变化，包括生命体征、SpO_2、意识状态、呼吸机的各项监测指标（呼吸频率、潮气量、分钟通气量、气道压力等）和动脉血气分析结果等，并及时、准确的报告医生，适时调整呼吸机模式与参数。

7. 为患者取舒适体位，如无禁忌床头抬高 30°~45°，指导患者呼吸训练及有效咳嗽。

8. 询问需要，给予健康指导。

9. 处理用物，记录护理记录单。

10. 采取集束化管理措施预防呼吸机相关并发症的发生。

💡 临床应用小贴士

1. 在临床工作中,为患者进行有创呼吸机操作时,遇到以下问题,该如何解决呢? 呼吸机出现故障报警处理不了怎么办?

答:床旁应备有简易呼吸器及氧气吸入装置,若突发意外情况,应立即用简易呼吸器为患者进行辅助呼吸,更换其他呼吸机使用。发生故障呼吸机报工程师维修。

2. 呼吸机管路里面喷进了患者痰液需要换吗?

答:长期使用呼吸机患者的呼吸管路每周更换 1 次,有分泌物或其他污染时需及时更换。

3. 呼吸机治疗期间患者需要一直镇静吗?

答:为缓解气管插管带来的不适、人机对抗,在呼吸机治疗期间可适当给予镇静镇痛治疗。但是为了减少呼吸机的相关并发症,应对患者实行每日唤醒,积极评估呼吸机及气管插管的必要性,尽早脱机或拔管。

📋 案例与沟通

根据临床实际操作进行操作过程中各项情景的设置,包括如何评估、核对及与患者的沟通交流、注意事项的讲解、健康教育的实施,标注★号的为主要扣分项目及重点项目。(案例由老师提供给学生)

某病房,患者,张某,女性,62 岁,住院号××。因呼吸衰竭行气管插管转入 ICU,现需进行有创呼吸机治疗。

场景——病房

护士甲:您好! 我是您的管床护士××,由于您呼吸频率过快,缺氧,管床医生刚下了医嘱需要使用呼吸机为您辅助呼吸,能够改善您现在的呼吸困难。请您配合我一下,可以吗?

患者点头,神情表示焦虑和痛苦。

护士甲:我会很快给您接上呼吸机,它可以协助您一起呼吸,您呼吸就不会这么费劲了,如果您特别不适应,我们还会给您适当使用镇静镇痛治疗,您会非常安全和舒适的,不用太紧张,放松心情。

患者点头示意表示理解,焦虑状态有所缓解。

护士甲:您感觉气道里有痰吗? 需要我帮您吸引出来吗?

患者点头,护士甲执行无菌吸痰操作。

护士甲:那我准备好用物就过来给您进行呼吸机治疗,请稍等。

场景——治疗室

护士乙:患者姓名?

护士甲:张某。

护士乙:住院号?

护士甲:××。

护士乙:临时医嘱:呼吸机辅助通气。

护士甲:立即执行。

场景——ICU 病房

护士甲:您好,我现在准备给您连接呼吸机了,请问您是叫张某吗?

患者点头

护士甲:麻烦您把手腕带给我核对一下好吗?

患者伸出手臂。

护士甲:现在我将工作正常的呼吸机和您的气管插管连接起来,呼吸机就可以辅助您呼吸了,如有不适请示意我知道。

患者点头,表示配合。

护士甲:已经开始呼吸机治疗了,现在请配合呼吸机调整呼吸,我已经为您检查过了,呼吸机运转正常,您的各项监测指标也都逐渐好转,您自己觉得有什么不适感吗?

患者摇头。

护士甲:呼吸机给您送气的时候,您就吸气,不送气的时候,您就呼气,我们来锻炼一下,吸气,呼气,吸气,呼气,很好,您做得很好。

患者点头,表示可以配合

护士甲:在使用呼吸机的过程中,可能会有一些并发症,譬如有气道的损伤,导管堵塞,气道黏膜溃疡,气管插管的移位等,这些并发症的发生率都很低,我们会严格无菌操作,认真检查导管刻度,监测气囊压,监测您两侧呼吸音是否一致,固定导管的胶布我们也会及时更换,所以,您不用担心。

患者点头,表示明白。

护士甲:好的。我将床头为您升高,这可以减少呼吸机治疗的感染并发症,如果您感觉有痰要用力咳痰,及时通知我们帮你吸引,您现在可以休息了。

患者点头示意理解,安静休息。

临床操作考点评分

操作内容		分值	测评			
			漏项	错误	颠倒	得分
准备评价(15分)	1. 患者及环境准备	5				
	2. 物品及人员准备	5				
	3. 医嘱核对及患者身份确认	5				
操作评价(55分)	1. 安置呼吸机,连接呼吸机电源、气源	5				
	2. 连接呼吸机管路,合理选择湿化方式,开机自检	5				
	3. 根据医嘱设置模式、参数和报警限值,连接模拟肺运转15~30分钟	10				
	4. 连接患者,观察胸廓起伏和听诊双肺呼吸音,观察呼吸机运转及患者氧合	10				
	5. 评估人工气道,固定管路,使积水杯处于最低位	5				
	6. 观察监护仪和呼吸机监测指标、动脉血气指标并报告处理	10				
	7. 无禁忌者抬高床头30°~45°,指导呼吸训练和有效咳痰	5				
	8. 操作完用物处理及记录结果	5				
沟通及服务态度(15分)	1. 操作前对患者的解释说明	5				
	2. 操作过程中与患者的沟通配合	5				
	3. 操作完毕健康教育指导	5				

续表

操作内容	分值	测评			
		漏项	错误	颠倒	得分
操作速度(5分)	5				
理论知识评价(10分):操作目的、注意事项	10				
总分(合计)	100				

评分依据

准备部分:漏项一次扣0.5分,准备错误不得分。

操作过程部分:颠倒顺序一次扣1分,漏项一次扣1分,操作错误不得分。

沟通及服务态度部分:知识讲解及健康教育漏项一次扣0.5分,理论错误不得分;与患者无沟通不得分。

所有扣分不超过该部分操作的总分。

第十三章

气管插管的配合技术

第一节　动脉血标本采集技术

一、动脉血标本采集的介绍

(一) 操作目的

从动脉抽取动脉血标本,用于血气分析。

(二) 常用采血部位

1. 桡动脉:桡动脉的体表投影是从肘窝中点远侧2cm处,至桡骨茎突前方的连线。在手腕部,此动脉位置表浅,易于触及。穿刺点定位一般是在距腕横纹一横指(约1~2cm)、距手臂外侧0.5~1cm处;或以桡骨茎突为基点,向尺侧移动1cm,再向肘的方向移动0.5cm,以动脉搏动最强处为准。桡动脉有下方韧带的固定,压迫止血比较容易,局部出现血肿的发生率较低,因此桡动脉成为最常用和首选穿刺的动脉。

2. 股动脉:在腹股沟韧带稍下方,股动脉位置表浅,穿刺点在腹股沟韧带中点下方1~2cm或耻骨结节与髂前上棘连线的中点股动脉搏动最明显处。当下肢出血时,可在该处将股动脉压向耻骨下支进行压迫止血。

3. 足背动脉:足背动脉的体表投影是足背内、外踝中点,至第1跖骨间隙近侧部的连线。穿刺定位一般在足背内、外踝连线中点动脉搏动最强处。足背出血时,可于内、外踝连线中点处将足背动脉压向踝关节,进行压迫止血。

二、动脉血标本采集的操作

(一) 操作目的

采集动脉血标本,进行血气分析,用于监测有无酸碱平衡失调、缺氧和二氧化碳潴留,判断急、慢性呼吸衰竭的程度,为诊断和治疗呼吸衰竭提供可靠依据。

(二) 适应证

1. 各种疾病、创伤、手术所导致的呼吸功能障碍者;

2. 呼吸衰竭的患者,使用机械辅助通气治疗时;

3. 心肺复苏术后,对患者的进一步监测。

(三) 注意事项

1. 严格执行"三查七对"和无菌技术操作原则。

2. 凝血功能异常或使用抗凝药的患者,应适当延长压迫止血时间,并尽量避免进行股动脉穿刺,以免形成血肿。

3. 动脉血标本必须与空气隔绝,取血后不可抽拉注射器,以免空气混入。

4. 回套专用凝胶针帽或刺入橡皮塞时应单手操作,避免针刺伤的发生,避免医源性感染,注意自身防护。

5. 填写血气分析申请单时,申请单上注明采血时间、患者体温、吸入氧浓度等,并在30分钟内送检。

6. 如果呼吸机参数发生改变(如吸入氧气浓度、呼气末正压通气等),建议20~30分钟后再进行动脉采血。

（四）评估患者

1. 患者病情：包括生命体征、SpO$_2$、意识状态、呼吸的状态、吸氧状况或呼吸机参数等。

2. 穿刺部位：评估穿刺部位的皮肤（无瘢痕、红肿、伤口、结节）及动脉搏动情况。理想的采血部位应是表浅易触及、穿刺方便、创伤小、侧支循环丰富处。桡动脉是最理想的选择，如果桡动脉无法穿刺，肱动脉、股动脉、足背动脉都能用于穿刺采血。有下肢静脉血栓患者，应避免从股动脉及下肢动脉采血。

3. 心理状态：包括对治疗的态度、对动脉血标本采集的认知程度及配合程度等。

（五）操作准备

1. 护士准备：衣帽整洁，洗手，戴口罩。

2. 患者准备：为患者测量体温，向清醒患者讲解动脉血标本采集的目的、方法、注意事项，取得患者配合。如患者无法配合，则需要在他人的协助下进行操作。

3. 物品准备：检验申请单、治疗盘：聚维酮碘、棉签、一次性血气针、治疗巾、棉垫、体温表、快速手消毒剂、弯盘。

4. 环境准备：室内光线充足，安静整洁，温度湿度适宜。

（六）操作流程

1. 经双人核对医嘱及患者信息，确认无误。向清醒患者讲解动脉血标本采集的目的、方法、注意事项，评估患者，取得患者配合。

2. 洗手，戴口罩，备齐用物。

3. 携用物至患者床旁，再次核对患者信息，根据患者情况选取穿刺部位（以右侧桡动脉为例）。

4. 协助患者外展右上肢，掌心朝上，暴露穿刺部位，于患者手腕下方垫治疗巾和棉垫。

5. 检查一次性血气针的质量与有效期，先把动脉血气针的针栓推到底然后再拉回到预设位置（1ml 刻度处）（图 13-1）。

6. 穿刺点定位一般是在距腕横纹一横指（约 1~2cm）、手臂外侧 0.5~1cm 处。常规消毒手腕部皮肤（以穿刺点为中心直径大于 5cm）及操作者左手的中指和示指。

7. 用消毒的手指触摸桡动脉搏动最明显的位置，使动脉恰在手指的下方，将该处固定于左手示指与中指间。右手持血气针，针尖斜面向上与皮肤之间呈 30°~45°，在搏动最强点远端 0.5~1cm 处逆动脉血流方向刺入。见鲜红回血后固定针头，血液自动流入针筒至 1ml 后迅速拔针，压迫穿刺部位 5~10 分钟。

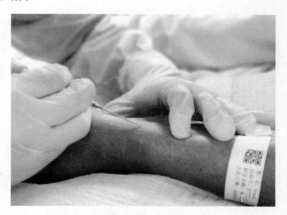

8. 立即将针头刺入专用凝胶针帽（或橡皮塞）中，双手轻轻搓动针筒使血液与抗凝剂充分混匀，防止红细胞凝集。

9. 申请单上注明采血时间、患者体温、吸入氧浓度等，将标本立即送检。

10. 询问患者需要，整理床单位。

11. 清理用物，洗手，完善相关护理文件。

图 13-1　动脉血气采集

💡 临床应用小贴士

在临床工作中，为患者采集动脉血标本遇到以下问题，该如何解决呢？

1. 采血前为什么要把动脉血气针的针栓推到底再拉回到预设位置呢？

答：这样做有两个目的：①确认针栓的功能状态。②帮助抗凝剂在针筒内侧管壁上均匀分布。

2. 可以使用普通注射器采集动脉血标本吗？

答：可以。使用普通注射器时，必须先抽取少量肝素，以湿润、肝素化注射器管内壁，然后排尽。其目的在于：①防止送检过程中血液凝集。②填充注射器内的死腔。

3. 为什么采血后要立即将针头刺入专用凝胶针帽(或橡皮塞)中?

答:是为了隔绝空气,避免动脉血与空气进行气体交换,影响血气分析的结果。

📋 案例与沟通

根据临床实际操作进行操作过程中各项情景的设置,包括如何评估、核对及与患者的沟通交流、注意事项的讲解、健康教育的实施,标注★号的为主要扣分项目及重点项目。(案例由老师提供给学生)

某病房,张某,男性,60 岁,因 AC-COPD、Ⅱ型呼衰入院,无创机械通气 4 小时后需检查动脉血气。

场景——治疗室

护士甲:患者姓名?

护士乙:张某。

护士甲:住院号?

护士乙:××。

护士甲:临时医嘱:动脉血气分析一次。

护士乙:立即执行。

场景——病房

护士甲:您好!我是您的管床护士××,负责您所有的治疗和护理工作。请问您叫什么名字?

患者:张某。

护士甲:麻烦您把手腕带给我核对一下好吗?

患者:好的。

护士甲:管床医生刚开了医嘱需要为您检查动脉血气。我现在要为您留取动脉血标本,您能配合我一下吗?

患者:为什么要检查这个?

护士甲:您已经接受机械通气治疗达 4 个小时了,动脉血气分析可以帮助我们评估您的氧合、酸中毒、二氧化碳潴留等情况有没有得到改善,以此评估通气治疗效果及是否需要调整参数,为您的治疗提供依据。您看可以吗? ★

患者:可以。

护士甲:请您伸出您的右手,让我查看一下您右侧桡动脉的搏动以及腕部皮肤的情况。好的,桡动脉搏动明显,血管弹性良好,局部皮肤完好无红肿、瘢痕、硬结,待会儿就在您的右手腕进行采血,可以吗? ★

患者:可以。

护士甲:那您好好休息,我准备好用物就马上过来。

患者:好的。

护士甲:您准备好了吧,那我要开始给您采集动脉血标本了,请让我核对一下您的腕带,张某,住院号××。

患者:我准备好了。

护士甲:现在开始用 0.5% 活力碘给您消毒,不会对您的皮肤有任何刺激。

患者:好的。

护士甲:消毒液已经干了,我开始给您采血了,您不要紧张,手腕不动,采血的时候会有一点点疼痛,您稍微忍受一下。

患者点头同意。

护士甲：血已经抽好了，我现在为您压迫止血。

患者：怎么要压这么长时间呢？

护士甲：因为这是从动脉内采血，动脉压力比静脉高很多，如果按压止血不彻底，局部会出血形成血肿。为了避免这个问题，一般需要压迫 5~10 分钟呢。★

患者：是这么回事啊，我知道了。

护士甲：现在已经按压 10 分钟了，没有血肿，我用无菌纱布及弹力绷带加压包扎，您好好休息，这只手活动的时候要注意了，防止再次出血，我们也会随时关注的。

患者：谢谢你，我会注意的。

护士甲：谢谢你的配合，请安心休息。

临床操作考点评分

操作内容		分值	测评			
			漏项	错误	颠倒	得分
准备评价（15 分）	1. 患者及环境准备	5				
	2. 物品及人员准备	5				
	3. 医嘱核对及患者身份确认	5				
操作评价（55 分）	1. 协助患者摆放体位	5				
	2. 检查一次性血气针并回抽活塞	5				
	3. 皮肤消毒	5				
	4. 穿刺、采血、拔针，协助按压	12				
	5. 密封针头、混匀血液	10				
	6. 标注申请单及时送检	10				
	7. 操作完用物处理及记录结果	8				
沟通及服务态度（15 分）	1. 操作前对患者的解释说明	5				
	2. 操作过程中与患者的沟通配合	5				
	3. 操作完毕健康教育指导	5				
操作速度（5 分）		5				
理论知识评价（10 分）：操作目的、注意事项		10				
总分（合计）		100				

评分依据

准备部分：漏项一次扣 0.5 分，准备错误不得分。

操作过程部分：颠倒顺序一次扣 1 分，漏项一次扣 1 分，操作错误不得分。

沟通及服务态度部分：知识讲解及健康教育漏项一次扣 0.5 分，理论错误不得分；与患者无沟通不得分。

所有扣分不超过该部分操作的总分。

第二节　中心静脉压的测定技术

一、中心静脉压

（一）介绍

中心静脉压（central venous pressure，CVP）是指上、下腔静脉与右心房交界处的压力，正常值为 5~12cmH$_2$O，是反映右心收缩前负荷的指标之一。CVP 受循环血容量、体循环静脉系统血管紧张度和右心泵血功能的影响，是临床观察血流动力学的重要指标之一。

监测目的

测定 CVP 对了解有效循环血容量和右心功能有重要意义，但 CVP 不能确切反映血容量与心功能等状况。CVP 变化趋势的意义要大于数值上的绝对变化，临床实践中，通常进行连续测定，动态观察其变化趋势。

（二）适应证

1. 心功能不全；

2. 需要大量补液、输血者；

3. 拟行大手术的危重患者；

4. 各类重症休克、脱水、失血和容量不足患者。

（三）监测方法及原理

经锁骨下静脉或颈内静脉穿刺置管至上腔静脉，将中心静脉导管的主管与一次性压力传感器相连，传感器将压力信号转化成电信号，经有创压力监测导线放大显示在多功能监护仪上，得到中心静脉压力波形，以腋中线第四肋间为零点测量中心静脉压（图 13-2）。

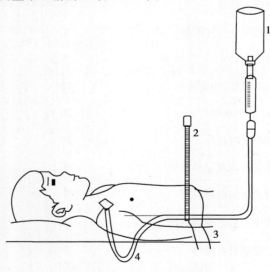

图 13-2　中心静脉压测定

（四）临床意义

中心静脉压与血压结合的临床意义

中心静脉压	血压	意义	处理原则
低	偏低	血容量不足	充分补液
低	正常	血容量轻度不足	适当补液
高	偏低	心功不全	强心
高	偏高	血管收缩，循环阻力增加	适当选用血管扩张剂

（五）注意事项

1. 严格无菌操作,操作过程中密切观察患者病情变化。

2. 排尽压力传感器中的气泡,避免影响 CVP 值的准确性或气体进入静脉内造成空气栓塞。

3. 定期评估压力包的压力,维持在 300mmHg 左右,确保肝素盐水持续冲洗通路,保持中心静脉导管的通畅性。

4. 使用多腔中心静脉导管测压时,压力传感器应与主管相连,确保每个接口都连接紧密。

5. 每班交接班或患者体位改变时应重新归零,保持压力传感器始终与右心房在同一水平线上。

6. CVP 的测量应在患者平静状态下进行,若患者烦躁、咳嗽,应安静 10~15 分钟后再测压。

7. 每班评估中心静脉导管置入深度,每日评估穿刺点的皮肤状况,按要求更换肝素盐水、导管贴膜及压力传感器。

二、中心静脉压测定的操作

（一）评估患者

1. 患者病情:包括意识状态、生命体征等。

2. 中心静脉导管的情况:包括置管部位、置管深度、穿刺点的状况、贴膜的状况以及导管的通畅性。

3. 心理状态:包括对治疗的态度、对 CVP 测定的认知程度及配合程度等。

（二）操作准备

1. 护士准备:衣帽整洁,洗手,戴口罩。

2. 患者准备:患者已留置好中心静脉导管,平卧或半卧于病床上,安静配合。躁动不安无法配合的患者可遵医嘱给予镇痛镇静治疗。

3. 物品准备:多功能监护仪、有创压力监测模块、有创压力监测导线、治疗盘:10ml 注射器、一次性压力传感器、肝素盐水袋(5U/ml)、压力包、一次性无菌治疗巾、活力碘、棉签、快速手消毒剂、胶布、弯盘。

4. 环境准备:室内安静整洁,温度湿度适宜。

（三）操作流程

1. 经双人核对医嘱及患者信息,确认无误。评估患者,向清醒患者讲解 CVP 测定的目的、方法及注意事项,取得患者配合。

2. 洗手,戴口罩,备齐用物。

3. 携用物至患者床旁,再次核对患者信息,摆好体位。

4. 铺一次性无菌治疗巾于患者中心静脉导管处,消毒主管管口,用 10ml 注射器抽回血,确认主管双向通畅。

5. 检查一次性压力传感器的质量及有效期,将冲洗管路与肝素盐水连接,排尽传感器内的空气。

6. 将肝素盐水装入压力包中,压力包充气至 300mmHg。再次消毒主管管口,与传感器的测压管路相连,确保每个接口都连接紧密。

7. 安装有创压力监测模块及导线,导线与压力传感器紧密相连。

8. 开启监护仪有创压力监测功能,选择压力标名 CVP,设置 CVP 显示界面。

9. 将压力传感器置于患者右心房水平(腋中线第四肋间)并妥善固定,调节传感器三通,关闭静脉端,让压力传感器与大气相通,监护仪上选择 CVP 归零。

10. 监护仪上显示归零完成后,调节传感器三通,关闭大气端,让压力传感器与中心静脉相通。监护仪上显示出中心静脉压的数值与波形,为波形设置合适的标尺,当波形清晰规则、患者安静配合时读取 CVP 数值。

11. 告知患者测量结果及意义,询问需要,整理床单位。

12. 清理用物,洗手,完善相关护理文件。

临床应用小贴士

在临床工作中,为患者监测中心静脉压遇到以下问题,该如何解决呢?

1. 评估患者的置管深度,多少是合适的呢?

答:测定中心静脉压导管尖端必须位于右心房或近右心房的上、下腔静脉内,所以右侧锁骨下静脉或颈内静脉置管深度应达到 12~15cm,左侧锁骨下静脉或颈内静脉置管深度应达到15~19cm。

2. 为什么压力传感器要与中心静脉导管的主管相连呢?

答:因为中心静脉导管的侧管管腔偏细,且开口于侧孔,距离导管尖端有一定距离。主管管腔较侧管粗,且开口于导管尖端,测压结果更准确。

3. 为什么监护仪上的压力波形有时波动幅度小、看不清,有时又波动幅度太大、看不到完整的波形?

答:是因为压力波形的标尺选择不合适,标尺选择过大会导致压力波形波动幅度偏小,反之则会导致压力波形波动幅度偏大。所以应根据患者的中心静脉压力水平动态调整设置合适的标尺,让压力波形清晰完整地显示在监护仪上。

4. 肝素盐水和一次性压力传感器可以使用多长时间?

答:肝素盐水每 24 小时更换,一次性压力传感器每 96 小时更换。

5. 压力传感器始终都要与右心房在同一水平线上吗?

答:是的,压力传感器的位置偏高或偏低会导致患者中心静脉压的测量值出现偏差。在护理患者的过程中应关注这个问题,避免失真的测量值为患者的治疗提供错误的信息。

案例与沟通

某病房,李某,男性,36 岁,因胸部外伤、血胸、失血性休克入院,医生行右侧颈内静脉穿刺置管术,快速补液,现需监测中心静脉压。

场景——病房

护士甲:您好! 我是您的管床护士××,负责您所有的治疗和护理工作。请问您叫什么名字?

患者:李某。

护士甲:麻烦您把手腕带给我核对一下好吗?

患者:好的。

护士甲:管床医生刚开了医嘱需要监测您的中心静脉压。请您配合我一下,可以吗?

患者:为什么要监测这个?

护士甲:由于您外伤失血较多、血压偏低,现在需要快速补液。监测中心静脉压可以观察补液的效果,评估您血容量的状况。★

患者:好的,会不会疼呢?

护士甲:直接用医生刚给您留置的中心静脉导管进行监测,不会痛,您不用紧张。

患者:我需要准备什么吗?

护士甲:您放松心情,安静休息就好了。

患者:好的,我明白了。

护士甲:那我准备好用物就马上来给您测量中心静脉压。

场景——治疗室

护士甲:患者姓名?

护士乙:李某。

护士甲:住院号?

护士乙:××。

护士甲:临时医嘱:持续中心静脉压监测

护士乙:立即执行。

场景——病房

患者:怎么监测呢?

护士甲:医生已经给您穿刺了锁骨下静脉(颈内静脉),这种静脉就是插管至上腔静脉,我们会用心电监护仪,通过压力传感器,来显示压力波形与数据。

患者:好的。

护士甲:首先用肝素盐水冲洗导管,排气完毕,应用了加压包使肝素液持续滴注,压力在300mmHg滴速在3ml/h。校正压力零点,调节压力换能器于第四肋间同腋中线连线的中点。

患者点头同意。

护士甲:您现在的中心静脉压是3mmHg,血压偏低,提示血容量不足。您放心,我们正为您快速补液、输血,血容量不足的情况将很快得到改善。★

患者:好的。

护士甲:中心静脉压需要持续监测,这个测压的装置(压力传感器)已为您妥善固定好。它的位置偏高或偏低会导致您中心静脉压的测量值出现偏差,所以您的右上肢在活动的时候注意不要将它移位了,我们也会随时关注的。★

患者:知道了,我会注意的。

护士甲:谢谢你的配合,请安心休息。

患者:谢谢。

临床操作考点评分

操作内容		分值	测评			
			漏项	错误	颠倒	得分
准备评价(15分)	1. 患者及环境准备	5				
	2. 物品及人员准备	5				
	3. 医嘱核对及患者身份确认	5				
操作评价(60分)	1. 协助患者摆放体位	5				
	2. 评估中心静脉导管通畅性	8				
	3. 检查一次性压力传感器并排气	8				
	4. 安装压力包,连接压力传感器与主管	8				
	5. 安装有创压力监测模块及导线	5				
	6. 设置监护仪	5				
	7. 压力传感器归零	8				
	8. 设置波形的最佳刻度,读取 CVP 数值	8				
	9. 操作完用物处理及记录结果	5				
沟通及服务态度(12分)	1. 操作前对患者的解释说明	4				
	2. 操作过程中与患者的沟通配合	4				
	3. 操作完毕健康教育指导	4				

操作内容	分值	测评			
		漏项	错误	颠倒	得分
操作速度（3分）	3				
理论知识评价（10分）：操作目的、注意事项	10				
总分（合计）	100				

评分依据

准备部分：漏项一次扣0.5分，准备错误不得分。

操作过程部分：颠倒顺序一次扣1分，漏项一次扣1分，操作错误不得分。

沟通及服务态度部分：知识讲解及健康教育漏项一次扣0.5分，理论错误不得分；与患者无沟通不得分。

所有扣分不超过该部分操作的总分。

第三节　有创动脉血压监测技术

一、有创动脉血压监测

（一）介绍

有创血压监测是一种经动脉穿刺置管后通过压力测量仪进行实时动脉内测压的方法，能够反映每一个心动周期的血压变化情况。监护仪上可直接显示收缩压、舒张压和平均动脉压，并可根据动脉压波形初步判断心脏功能，是临床观察血流动力学的重要指标之一。

（二）监测目的

评估心血管功能最常用的方法，连续、准确及时的监测血压，对于了解病情、指导心血管药物治疗和保障术后患者安全具有重要意义。

（三）适应证

1. 各类休克患者；

2. 心血管的大手术；

3. 需反复采取动脉血样者：呼吸机治疗者；

4. 循环不稳定需连续监测血压者：嗜铬细胞瘤手术、脑膜瘤等；

5. 无法使用无创血压监测者：四肢外伤、烧伤者；

6. 大剂量使用血管活性药物者。

（四）监测方法及原理

经动脉穿刺置管直接测压，常用的穿刺部位有桡动脉、股动脉和足背动脉。将留置好的动脉导管与一次性压力传感器相连，传感器将压力信号转化成电信号，经有创压力监测导线放大显示在多功能监护仪上，得到动脉压力波形，以腋中线第四肋间为零点，测量实时动脉血压。

（五）临床意义

心室收缩中期，动脉内侧压力的最高值为收缩压（SBP），正常值为90~139mmHg；心室舒张末期，动脉内侧压力的最低值为舒张压（DBP），正常值为60~89mmHg；两者之差为脉压，正常值为30~40mmHg；心动周期的平均血压为平均动脉压（MAP），正常值为60~100mmHg。有创监测与无创监测的血压值之间存在一定的差异，一般认为有创测压的收缩压比无创法高5~20mmHg。不同部位的动脉存在压差，从主动脉到远心端的周围动脉，收缩压依次升高，而舒张压逐渐降低。

1. 血压高于正常，常提示高血压、容量负荷过重、疼痛刺激等。

2. 血压低于正常，常提示血容量不足、休克、心功能衰竭等。

3. 脉压增大常见于主动脉瓣关闭不全、主动脉硬化等。

4. 脉压减小常见于主动脉瓣狭窄、休克、心功能衰竭等。

5. 平均动脉压是反映脏器组织灌注情况的指标之一。

（六）注意事项

1. 严格无菌操作，操作过程中密切观察患者病情变化。

2. 排尽压力传感器中的气泡，避免影响动脉血压值的准确性或气体进入动脉内造成空气栓塞。

3. 定期评估压力包的压力，维持在 300mmHg 左右，确保肝素盐水持续冲洗通路，保持动脉导管的通畅性。

4. 妥善固定动脉导管，防止导管扭曲、打折、脱落，确保测压通路上每个接口都连接紧密。

5. 每班交接班或患者体位改变时应重新归零，保持压力传感器始终与右心房在同一水平线上。

6. 每日评估穿刺点的皮肤状况，按要求更换肝素盐水、导管贴膜及压力传感器。

7. 严密观察穿刺侧远端肢体的皮肤颜色、温度、血液循环情况，如发现皮肤颜色苍白、温度降低、感觉麻木等缺血征象应立即拔出导管。

二、有创动脉血压监测的操作

（一）评估患者

1. 患者病情：包括意识状态、生命体征等。

2. 动脉导管的情况：包括置管部位、穿刺点的状况、贴膜的状况以及导管的通畅性。

3. 心理状态：包括对治疗的态度、对有创血压监测的认知程度及配合程度等。

（二）操作准备

1. 护士准备：衣帽整洁，修指甲，戴口罩。

2. 患者准备：患者已留置好动脉导管，平卧或半卧于病床上，安静配合。躁动不配合的患者可遵医嘱给予镇痛镇静治疗。

3. 物品准备：多功能监护仪、有创压力监测模块、有创压力监测导线、治疗盘：10ml 注射器、一次性压力传感器、肝素盐水袋（5U/ml）、压力包、一次性无菌治疗巾、活力碘、棉签、快速手消毒剂、胶布、弯盘。

4. 环境准备：室内安静整洁，温度湿度适宜。

（三）操作流程

1. 经双人核对医嘱及患者信息，确认无误。评估患者，向清醒患者讲解有创血压监测的目的、方法、注意事项，取得患者配合。

2. 洗手，戴口罩，备齐用物。

3. 携用物至患者床旁，再次核对患者信息，摆好体位。

4. 铺一次性无菌治疗巾于患者动脉导管处，消毒导管管口，用 10ml 注射器抽回血，确认导管通畅。

5. 检查一次性压力传感器的质量及有效期，将冲洗管路与肝素盐水连接，排尽传感器内的空气。

6. 将肝素盐水装入压力包中，压力包充气至 300mmHg。再次消毒导管管口，与传感器的测压管路相连，确保每个接口都连接紧密。

7. 安装有创压力监测模块及导线，导线与压力传感器紧密相连。

8. 开启监护仪有创压力监测功能，选择压力标名 ABP，设置 ABP 显示界面。

9. 将压力传感器置于患者右心房水平（腋中线第四肋间）并妥善固定，调节传感器三通，关闭动脉端，让压力传感器与大气相通，监护仪上选择 ABP 归零。

10. 监护仪上显示归零完成后，调节传感器三通，关闭大气端，让压力传感器与动脉相通。监护仪上显示出动脉血压的数值与波形，为波形设置合适的标尺，当波形清晰规则、患者安静配合时读取 ABP 数值。

11. 告知患者测量结果及意义，询问需要，整理床单位。

12. 清理用物，洗手，完善相关护理文件。

💡 临床应用小贴士

在临床工作中,为患者监测有创动脉血压遇到以下问题,该如何解决呢?

1. 为什么监护仪上的压力波形有时波动幅度小、看不清,有时又波动幅度太大、看不到完整的波形?

答:是因为压力波形的标尺选择不合适,标尺选择过大会导致压力波形波动幅度偏小,反之则会导致压力波形波动幅度偏大。所以应根据患者的动脉血压水平动态设置合适的标尺,让压力波形清晰完整地显示在监护仪上。

2. 肝素盐水和一次性压力传感器可以使用多长时间?

答:肝素盐水每 24 小时更换,一次性压力传感器每 96 小时更换。

3. 压力传感器始终都要与右心房在同一水平线上吗?

答:是的。压力传感器的位置偏高或偏低会导致患者动脉血压的测量值出现偏差。在护理患者的过程中应关注这个问题,避免失真的测量值为患者的治疗提供错误的信息。

4. 为什么要观察穿刺侧远端肢体的状况呢?

答:因为动脉置管后会影响其远端肢体的血供,需严密观察远端肢体的皮肤颜色、温度、血液循环情况,如发现皮肤颜色苍白、温度降低、感觉麻木等缺血征象应立即拔出导管。

📋 案例与沟通

　　某病房,李某,女性,48 岁,因脚部外伤、感染性休克入院,需快速补液、大剂量升压药维持血压。现需要行有创动脉血压监测,医生给予右侧桡动脉穿刺置管。

场景——病房

护士甲:您好! 我是您的管床护士××,负责您所有的治疗和护理工作。请问您叫什么名字?

患者:李某。

护士甲:麻烦您把手腕带给我核对一下好吗?

患者:好的。

护士甲:管床医生刚开了医嘱需要为您行有创动脉血压监测。请您配合我一下,可以吗?

患者:为什么要监测这个?

护士甲:由于您感染性休克、血压偏低,现在需要快速补液、泵注大剂量升压药。无创血压监测无法准确评估您现在的血压水平。有创动脉血压监测则可以帮助我们连续、准确及时地了解您的血压,对升压药物的治疗具有重要指导作用。★

患者:好的,会不会疼呢?

护士甲:直接用医生刚给您留置的动脉导管进行监测,不会痛,您不用紧张。

患者:我需要准备什么吗?

护士甲:您放松心情,安静休息就好了。

患者:好的,我明白了。

护士甲:那我准备好用物就马上来为您监测有创血压。

场景——治疗室

护士甲:患者姓名?

护士乙:李某。

护士甲:住院号?

护士乙:××。

护士甲:临时医嘱:有创动脉血压监测。

护士乙:立即执行。

场景——ICU 病房

护士甲：医生已经给您穿刺了桡动脉，我们会用心电监护仪，通过压力传感器，来显示压力波形与数据。首次测压前要先调试监测仪零点，首先用肝素盐水冲洗导管，排气完毕。应用加压包使肝素液持续滴注，压力应在 300mmHg 滴速在 3ml/h。校正压力零点，调节压力换能器于第四肋间同腋中线连线的中点。

患者：好的，我明白了，谢谢你。

护士甲：您现在的血压是 80/48mmHg，低于正常水平。您放心，我们正为您快速补液、泵注大剂量升压药，低血压的情况将很快得到改善。★

患者：好的。

护士甲：有创动脉血压需要持续监测，这个测压的装置(压力传感器)已为您妥善固定好。它的位置偏高或偏低会导致您血压的测量值出现偏差，所以您的右上肢在活动的时候要注意不要将它移位了，我们也会随时关注的。★

患者：知道了，我会注意的。

护士甲：谢谢你的配合，请安心休息。

患者：谢谢。

临床操作考点评分

操作内容		分值	测评			
			漏项	错误	颠倒	得分
准备评价(15分)	1. 患者及环境准备	5				
	2. 物品及人员准备	5				
	3. 医嘱核对及患者身份确认	5				
操作评价(60分)	1. 协助患者摆放体位	5				
	2. 评估动脉导管通畅性	8				
	3. 检查一次性压力传感器并排气	8				
	4. 安装压力包，压力传感器连接动脉导管	8				
	5. 安装有创压力监测模块及导线	5				
	6. 设置监护仪	5				
	7. 压力传感器归零	8				
	8. 设置波形的最佳刻度，读取 ABP 数值	8				
	9. 操作完用物处理及记录结果	5				
沟通及服务态度(12分)	1. 操作前对患者的解释说明	4				
	2. 操作过程中与患者的沟通配合	4				
	3. 操作完毕健康教育指导	4				
操作速度(3分)		3				
理论知识评价(10分)：操作目的、注意事项		10				
总分(合计)		100				

操作内容	分值	测评			
		漏项	错误	颠倒	得分

评分依据

准备部分:漏项一次扣 0.5 分,准备错误不得分。

操作过程部分:颠倒顺序一次扣 1 分,漏项一次扣 1 分,操作错误不得分。

沟通及服务态度部分:知识讲解及健康教育漏项一次扣 0.5 分,理论错误不得分;与患者无沟通不得分。

所有扣分不超过该部分操作的总分。

小 结

本章节介绍了急危重症患者监护治疗过程中常用的专科操作技术。立足临床,突出实用,遵循以人为本的护理理念,用案例将护理技能和操作技术贯穿融合,为护士在学习重症患者监护技术时提供有效的帮助。

第四篇

DOPS在新护士考核中的应用

2016年1月国家卫生计生委办公厅印发了关于《新入职护士培训大纲（试行）》的通知，对新入职护士（以下简称"新护士"）培训的方法、方式、内容、考核等有了明确的规定。规范化培训和考核的最终目的是培养和判断新护士的临床实践能力，培养具有岗位胜任力的新护士。而通过传统培训和考核的新护士在临床实际工作中的临床实践能力整体水平并不高，有待进一步加强，临床实践能力反应在知识、技能、态度等方面，传统的考核模式一般是将理论和操作进行单独考核，并未对护士护理患者的整体过程进行综合考评，考核的结果仅能体现个人能力的某个方面，不能够反映新护士的综合应用能力。随着多年来医学领域的不断改革和创新，考核的形式也越来越多样化，例如：标准化患者（standardized patients，SP）、客观结构化临床考试（objective structured clinical examination，OSCE）、迷你临床演练评估（mini-clinical evaluation exercise，Mini-CEX）、操作技能直接观察评估（directly observed procedural skills，DOPS）等，其中DOPS是在临床真实环境下进行，是一种基于工作场所的临床技能评价工具，自面世以来已被多国逐渐广泛应用在医学各科领域，得到较高的认可，本篇即是对DOPS做详细阐述。

第十四章

DOPS 的概述

第一节　DOPS 的来源

　　DOPS 是 direct observation of procedural skills 的简称,直译为:操作技能直接观察评估法。是由英国皇家内科医师协会(Royal College of Physicians,RCP)原创设计和发展而成的,主要用于评估住院医师的临床操作技能,属于医患互动的直接观察,通常每年评估 4~6 次,每次约 20 分钟,包括 15 分钟评估和 5 分钟反馈,由住院医师自己选择评估的时间、考核的内容以及考官,但要求每次的考官尽量不同。评估时,由考官直接观察住院医师在真实患者身上执行一至两种临床技术操作并给予即时反馈,考官按评分标准进行评分,根据 4~6 次的分数汇总,基本可以确定该住院医师目前的操作技能处于何种水平。由于该种考核评估法具有实时反馈、全面、客观、有效的评估被考核者的临床综合实践能力等诸多优势,后被推广扩展至全科医学培训考核领域使用。而护理学科具有自己独特的学科特点,近年来,我们将其应用在新护士的临床综合实境考核中,取得了良好的效果。

第二节　DOPS 的对象

　　DOPS 所针对的对象不仅仅是新入职护士,还可以扩大至医学生、住院医生、专科医生、专科护士、五年内低年资护士、护理实习生等,利用 DOPS 来判断考生的临床技能是否达到相应的标准。DOPS 是一种客观、真实、有效、可靠的新型考核方法,它实现了考生和考官的实时、互动反馈;DOPS 并非是以考核为目的,它的最终目标是评估、培养并提高考生的临床实际技能操作水平,真正达到教学相长的目的。

第三节　DOPS 的意义

　　新入职护士规范化培训是学校教育的延续、继续教育的起始阶段。我们传统的培训考核方式是先培训,形式可能多样化,比如现场演示、播放操作视频等等,然后在科室由临床培训老师进行考核,最后集中到护理教研室进行抽考,这种考核模式往往仅考核单个操作本身,体现了某些方面,“患者”也多为模型,临床场景可能模拟的居多,这些考核并不能观察到新护士实际护理患者的整个动态化的过程,不能体现出该护士真正的操作的技能水平或护理患者的水平。这就很可能出现新护士在理论、操作考核中成绩不错,但在临床工作中遇到实际问题,特别是突发或紧急事件,新护士往往不知所措甚至慌乱不堪,不能将所掌握的理论和操作知识与实际很好地融合应用,不能迅速做出正确的处理。

　　DOPS 着重考核新护士的实际临床操作能力,将考核与实际的临床工作紧密联合,解决临床中面临的实际问题。具体来说,其在新护士培训考核中具有如下意义:

　　一、能真实、客观、有效的测评新护士的临床实践技能,DOPS 是在临床真实的环境下进行,能有效的避免传统的考核环境的封闭,缺乏问题教学思维的弊病。

　　二、有助于新护士规范化培训的开展,具有针对性。考官将观察到的新护士存在的问题、不足之处进行点评、建议,将结果最终进行集中汇总分析,再反馈给科室,有助于护理管理者及临床培训老师针对新护士的实际存在问题而调整培训方向和重点,避免传统考核中缺乏对考核结果的分析评价。

　　三、有利于新护士加强自身沟通能力，注重人文关怀护理。传统的考核注重操作程序的完成度，而对患者的人文关怀细节权重不够，DOPS 则弥补的这一缺点，不仅要做到很好地完成操作，还要将人文关怀渗透到操作中去，比如"解释操作的目的"这一项，不是生硬的解释即可，而是根据患者的文化程度等，将书面化的语言转换成患者能理解的语言，取得患者良好的配合度。

　　四、有利于新护士临床实践能力的提高。考官在对新护士进行 DOPS 考核评估后，进行双向沟通和反馈，新护士可以从考官的评价中发现自身存在的问题和不足之处，在今后的工作中可以对自身的薄弱点有针对性地进行改善和强化。

　　五、可操作性强，方便易行，经济。在临床实境下进行考核，不耗费额外的医疗用品，对工作秩序影响不大。

第十五章

DOPS 的实施

第一节 评分标准

任何一项考核都离不开统一的考核标准,DOPS 也不例外。通过参考国内外 DOPS 的考核细则,结合护理学的学科特点,咨询专家等过程,根据我们的考核侧重点制订了考核的一级指标,并在一级指标的基础上制订二级指标。在考核老师不能够相同,或不能够完全达到标准化的情况下,建议将考评方法及评分标准细则附于二级指标之后,以便于达到评判标准的一致性。按照每级指标的重要性不同赋予不同的分值权重。评判结果分为四级标准,可以分为未评估、未达到预期标准、接近或达到目标、高于预期标准四大层级,按照每层级的达标情况赋予分值。以某医院的 DOPS 考评标准表为例:

一级指标分为六大方面:精神面貌、服务态度;知识性问题;技术操作实际能力;沟通技巧、知情同意;护理工作中解决问题的能力;护理文书等。二级指标再在一级指标的基础上细化为十一项方面的内容,参见表 15-1。

表 15-1　DOPS 考核表

一级指标	二级指标	考评方法及标准	未评估	未达到预期标准				接近或达到目标			高于预期标准			建议
			0	1	2	3	4	5	6	7	8	9	10	
精神面貌、服务态度(5%)	精神面貌、服务态度(5%)	现场查看:上班时服装规范、精神饱满,微笑服务,使用普通话,服务热情、有礼貌、责任心强												
知识性问题(30%)	与操作相关的知识性问题(10%)	现场考核 1~2 题												
	患者病情及相关知识(10%)	现场提问 2 题												
	操作中意外事件应急预案(10%)	现场考核常见预案、操作意外情况的处理												
技术操作实际能力(40%)	操作技术完成(20%)	①操作前各项用物是否准备齐全及正确②操作流程清晰、准确③操作中注意观察病情及采取有效的安全防护措施④操作质量												
	与操作相关法律法规、行业标准及规章制度执行情况(5%)	①操作全过程遵守无菌原则②操作全过程做到有效核对③遵守相应法律法规及行业标准												

续表

一级指标	二级指标	考评方法及标准	未评估	未达到预期标准				接近或达到目标			高于预期标准			建议
			0	1	2	3	4	5	6	7	8	9	10	
技术操作实际能力(40%)	操作后的处置(5%)	①正确分类处理医疗垃圾②作好洗手等自我防护措施③安全妥善处理各种仪器设备④整理周围环境,环境整洁、整齐												
	操作中的专业素养(10%)	①尊重患者,关心患者②注意保护患者隐私③能适时进行人文关怀,让患者感觉温馨												
沟通技巧、知情同意(10%)	沟通技巧、知情同意(10%)	①礼貌向患者自我介绍,使用患者喜欢的称呼②治疗前能对患者清晰解释治疗目的、方法及配合要点,获得患者明确的知情同意③沟通使用的语言通俗易懂④对患者问话能及时准确恰当的回应												
护理工作中解决问题的能力(10%)	完成操作过程中对异常问题的处理能力(6%)及寻求帮助的能力(4%)	现场考核:考核 1 题,重点考察实际处理能力、寻求帮助的能力												
护理文书(5%)	护理记录(5%)	新护士完成操作后的护理记录单进行实评												
总评:亮点														
建议(有待改进的意见)														

第二节　考核者的要求

考核老师从临床护理管理者和(或)临床培训教师中遴选,考核者必须精通护理专业的基础理论、基本技能,具备良好的沟通能力,责任心强、教学能力强、教学经验丰富,具有高度责任感和敬业精神,且长期从事教学工作的具有主管护师及以上职称的注册护士。以某大型三甲医院为例,该院考核老师从事临床护理工作均 8 年以上,担任临床培训负责老师 3 年以上或者护理教研室专职脱产教师 1 年以上,主考老师均两两组合,一名来自手术科室,另一名来自非手术科室,实现专业互补。对参加考核的所有教师进行集中培训,具体讲解 DOPS 的考核细则,可采取模拟考核法等方法,设置考核场景,由培训者示范考核的过程,评分的结果以及依据,力求训练所有的考核教师掌握统一的评价标准。

第三节　实 施 步 骤

首先各级医院应按照本院不同的要求和特点,制订考核路径图和考核常见问题及回答题集。在 DOPS 考核实施前,为了考查新护士真实的工作状态,考评出真实的临床护理实践能力,在保密的前提下,考核小

组需提前了解被考核新护士工作的班次情况,随机抽取时间到被考核者病区进行 DOPS 考核。具体实施路径如下:

一、在该名新护士正常工作状态下,了解该班次的工作职责及内容,分管患者的护理情况以及正在进行的工作内容。查阅交班报告及患者病历,查看护理记录单,了解分管患者中是否有危重患者,病情观察的重点是什么,有无正在进行或准备进行的临床护理操作。

二、以被考核者工作中某点开始作为考试起点,进行形成性评价,从技能执行中观察"综合能力",如评估、沟通,临床应变等能力。如该新护士正在或准备进行护理操作,则对该项操作按操作规范进行实时考核,观察操作是否规范,与患者的沟通是否到位,是否对患者实施人文关怀,能否解决患者即时提出的需求或疑问,对患者的健康宣教是否有针对性等。考核老师还可就现场情况提 1~2 个问题,对新护士的回答进行实时评价。

三、患者病情突然发生变化或者意外情况出现,或者考核老师模拟患者病情变化或某突发情境,考核新护士解决问题的能力,包括寻求帮助的能力。考核老师可在该新护士所分管患者中挑选一位,设置患者突然发生病情变化模拟情景,新护士是否能马上通知医生,如何通知,汇报的内容是否清晰、简洁、明了,能否快速有效的采取急救措施,急救车等急救设备是否熟练准备并迅速到位;在其不能够充分应对的情况下,观察其有无寻求帮助的意识,以及如何寻求帮助等。

四、评分及书面评价。考核结束后,转移至安静的区域,例如会议室、办公室等,先由新护士进行自评,包括工作中的困惑、自我感受、收获,或者需改进提高的地方,考核老师再围绕考核各项指标的考核结果进行评价反馈。

五、所有新护士考核结束后,考核老师将成绩、结果分析进行汇总,上报护理部。护理部进行分析反馈。

小　　结

DOPS 是一种基于工作场所的临床技能评价工具,将其融入进对新护士的考核中,不仅能使新护士自觉地规范执行各项护理操作,落实对患者的健康教育,重视人文关怀及对患者安全的管理,更能培养及锻炼其整体的评判思维能力,在面对突发事件时能沉着并快速地进行处理。在考核中,考核老师可以根据患者病情或临床特点提出专科性问题,引导和培养了新护士主动查询相关文献,学习专科理论知识的习惯,提高了专科理论水平,促进了整体护理内涵质量的提升,使患者得到了更加专业的照护,安全得到更好的保障。

参考文献

[1] 孙玉梅,张立力.健康评估.北京:人民卫生出版社,2017

[2] 殷磊.护理学基础.北京:人民卫生出版社,2002

[3] 尤黎明,吴瑛.内科护理学.北京:人民卫生出版社,2017

[4] 刘原,曾学军.临床技能培训与实践.北京:人民卫生出版社,2015

[5] 成翼娟.整体护理实践.北京:人民卫生出版社,2001

[6] 金义兵.临床基础护理精要.西安:西安交通大学出版社,2014

[7] 王爱莲,汤清波.护士观察技巧.长沙:湖南科技出版社,2009

[8] 丁淑珍,姜秋红.心血管内科临床护理.北京:中国协和医科大学出版社,2016

[9] 丁淑珍,姜秋红.心内科护理学.北京:中国协和医科大学出版社,2015

[10] 文红艳,张天成.临床技能实训教程.北京:人民卫生出版社,2008

[11] 中华人民共和国卫生部.临床护理实践指南.北京:人民军医出版社,2011

[12] 徐丽华,钱培芬.重症护理学.北京:人民卫生出版社,2007

[13] 温贤秀,张义辉.优质护理临床实践.上海:上海科学技术出版社,2012

[14] 戴光强.医学继续教育系列丛书.合肥:安徽科学技术出版社,2001

[15] 绳宇.护理学基础.北京:中国协和医科大学出版社,2014

[16] 何国平.实用护理学.北京:人民卫生出版社,2002

[17] 胡东芳.精编护理学基础与临床.西安:西安交通大学出版社,2015

[18] 杨靓,谢红珍,谢玉茹.最新护理文书书写基本规范.沈阳:辽宁科学技术出版社,2017

[19] 张利岩,王英,马洪杰.电子护理文书规范手册.北京:人民军医出版社,2013

[20] 李小寒,尚少梅.基础护理学.4 版.北京:人民卫生出版社,2006

[21] 李小寒,尚少梅.基础护理学.6 版.北京:人民卫生出版社,2018

[22] 李小寒,尚少梅.基础护理学实践与学习指导.北京:人民卫生出版社,2018

[23] 赵佛容,温贤秀,邓立梅.临床护理技术操作难点及对策.北京:人民卫生出版社,2015

[24] 丁炎明,张大双.临床基础护理技术操作规范.北京:人民卫生出版社,2015

[25] 钟冬秀,谢红英.护理操作与护患沟通情景一体化操作流程.北京:人民卫生出版社,2015

[26] 李冰,陆柳雪,李丹.护理技能操作标准与语言沟通.2 版.北京:人民军医出版社,2015

[27] 刘义兰,罗健,熊莉娟.基础护理操作规范及评分标准.武汉:湖北科学技术出版社,2015

[28] 张玲娟,席惠君.新入职护士规范化培训.上海:上海科学技术出版社,2018

[29] 李少寒,尚少梅.基础护理学.北京:人民卫生出版社,2017

[30] 吴惠平,罗伟香.护理技术操作并发症预防及处理.北京:人民卫生出版社,2014

[31] 吴汉妮,孔维佳.临床医学基本技能训练教程.北京:人民卫生出版社,2012

[32] 张振建,操传斌.基础护理技术操作规范.武汉:华中科技大学出版社,2017

[33] 钱晓路,桑未心.临床护理技术操作规范.北京:人民卫生出版社,2011

[34] 蔡学联,周彩华.新编护理技术操作规范与评价标准.杭州:浙江大学出版社,2015

[35] 尤黎明.内科护理学.4 版.北京:人民卫生出版社,2007

[36] 葛均波,徐永健.内科护理学.北京:人民卫生出版社,2013

[37] 李小寒,尚小梅.基础护理学.北京:人民卫生出版社,2012

[38] 李冰,朱江.护理技能操作与语言沟通.北京:人民军医出版社,2009

[39] 廖二元,超楚生.内分泌学.北京:人民卫生出版社,2001

[40] 母义明,尹士男,记力农.胰岛素泵规范治疗教程.北京:人民军医出版社,2011

[41] 黄金,李乐之.常用临床护理技术操作并发症的预防及处理.北京:人民卫生出版社,2013

[42] 李秀云,邹碧荣.护理技术操作规程及评分标准.武汉:湖北科学技术出版社,2005

[43] 熊莉娟,杨慧敏,罗健.内科护理操作规程及评分标准.武汉:湖北科学技术出版社,2015

[44] 黄行芝,刘义兰,杨春.关怀护理学.北京:人民军医出版社,2009

[45] 中华人民共和国卫生和计划生育委员会 WS/T.静脉治疗护理技术操作规范,2014

［46］阮满真,黄海燕.危重症护理监护技术.北京:人民军医出版社,2013

［47］杨期东.神经病学.北京:人民卫生出版社,2002

［48］李凤鸣.中华眼科学.2 版.北京:人民卫生出版社,2005

［49］李素云,熊莉娟,史雯嘉.外科护理操作规程及评分标准.武汉:湖北科学技术出版社,2015

［50］杨晓霞,赵光红.临床管道护理学.北京:人民卫生出版社,2006

［51］李乐之,路潜.外科护理学.北京:人民卫生出版社,2012

［52］成守珍.呼吸内科临床护理思维与实践.北京:人民卫生出版社,2012

［53］向晶,马志芳,肖光辉.血液透析用血管通路护理操作指南.北京:人民卫生出版社,2015

［54］林惠风.实用血液净化护理.上海:上海科学技术出版社,2016

［55］黄金,姜冬九.新编临床护理常规.北京:人民卫生出版社,2008

［56］杨莘.神经疾病特色护理技术.北京:科学技术文献出版社,2008

［57］张爱珍.临床营养学.北京:人民卫生出版社,2012

［58］中华医学会.临床技术操作规范肠内肠外营养学分册.北京:人民军医出版社,2008

［59］王建荣,蔡虹,呼滨.输液治疗护理实践指南与实施细则.北京:人民军医出版社,2009

［60］吴在德,吴肇汉.外科学.6 版.北京:人民卫生出版社,2003

［61］张美芬,王昆华.外科护理手册.北京:人民卫生出版社,2016

［62］胡德英,田坤.血管外科护理学.北京:中国协和医科大学出版社,2008

［63］崔焱.儿科护理学.北京:人民卫生出版社,2012

［64］王卫平.儿科学.北京:人民卫生出版社,2013

［65］姜安丽.新编护理学基础.北京:人民卫生出版社,2016

［66］熊丽娟,吴丽芬,李力.儿科护理操作规程及评分标准.武汉:湖北科学技术出版社,2015

［67］罗小平,刘铜林.儿科疾病诊疗指南.北京:科学出版社,2014

［68］以循证医学为基础的静脉输液实践指南.2016 年 INS 指南解读

［69］王培红,耿力,邓六六.妇产科护理操作规程及评分标准.武汉:湖北科学技术出版社,2015

［70］谢幸,苟文丽.妇产科学.北京:人民卫生出版社,2013

［71］倪鑫.儿科临床操作手册.北京:人民卫生出版社,2016

［72］郭莉.手术室护理实践指南.北京:人民卫生出版社,2017

［73］高兴莲,吴荷玉.手术室护理技术操作规范及评分标准.西安:第四军医大学出版社,2012

［74］孙育红.手术室护理操作指南.北京:人民军医出版社,2012

［75］楼鲁萍,王小芳.手术室专科护士实践手册.北京:化学工业出版社,2013

［76］魏革,刘苏君,王芳.手术室护理学.北京:人民军医出版社,2014

［77］郭莉.手术室护理实践指南.北京:人民卫生出版社,2018

［78］申坤玲.儿科临床操作技能.北京:人民卫生出版社,2016

［79］张安勇,刘云.临床实习手册.北京:人民卫生出版社,2007

［80］元月琴.临床外科护理细节.北京:人民卫生出版社,2008

［81］孟庆义.急诊护理学.北京:人民卫生出版社,2009

［82］黄刚,金中杰.基础护理技术操作指南.北京:人民卫生出版社,2009

［83］丁淑贞.临床护理工作规范管理流程手册.北京:人民卫生出版社,2009

［84］李玉洁,曹秉振,马壮.实用内科危重症监护学.北京:人民卫生出版社,2009

［85］谢灿茂,陈升汶.危重症加强监护治疗学.北京:人民卫生出版社,2010

［86］兰华,李小鹏.常用护理技术.北京:人民卫生出版社,2010

［87］尼春萍.基础护理技术.北京:人民卫生出版社,2011

［88］丛玉隆,王前.实用临床实验室管理学.北京:人民卫生出版社,2011

［89］邢凤梅.基础护理学.北京:人民卫生出版社,2011

［90］成守珍.ICU 临床护理思维与实践.北京:人民卫生出版社,2012

［91］姜小鹰.护理学综合实验.北京:人民卫生出版社,2012

［92］方芳.危重症监护.北京:人民卫生出版社,2012

［93］府伟灵.中国临床实验室血液标本分析前标准共识.北京:人民卫生出版社,2014

［94］曹相原.重症医学教程.北京:人民卫生出版社,2014

［95］刘原,曹学军.临床技能培训与实践.北京:人民卫生出版社,2015

［96］黄俊辉.临床常用技术操作规程与医疗事故鉴定要点.北京:人民卫生出版社,2000

［97］童朝辉,周荣慧.SARS护理手册.北京:人民卫生出版社,2003

［98］王保国,周建新.实用呼吸机治疗学.北京:人民卫生出版社,2005

［99］巫向前.护理技能操作指南.北京:人民卫生出版社,2007

［100］朱玉芹,朱丽萍.实用护理技术操作与考评指南.北京:人民卫生出版社,2009

［101］关广聚.临床实践技能培训指南.北京:人民卫生出版社,2009

［102］唐家荣,陈义发,章汉旺.临床基本技能与操作.北京:人民卫生出版社,2010

［103］王祥瑞,于布为.重症监测与治疗技术.北京:人民卫生出版社,2011

［104］诸葛启训,余震.医学生临床技能实训手册.北京:人民卫生出版社,2011

［105］冯起校.专科医师培训指南-呼吸与危重病医学科.北京:人民卫生出版社,2012

［106］成守珍.呼吸内科临床护理思维与实践.北京:人民卫生出版社,2012

［107］张翔宇.机械通气手册.北京:人民卫生出版社,2013

［108］温韬雪.危重症临床护理指南.北京:人民卫生出版社,2013

［109］张在其.灾难与急救.北京:人民卫生出版社,2017:97

［110］桂永浩,薛辛东.儿科学.3版.北京:人民卫生出版社,2016:544

［111］江载芳,申昆玲,沈颖.诸福棠实用儿科学.8版.北京:人民卫生出版社,2015:2683

［112］Metheny NA,Davis-Jackson J,Stewart BJ. Effectiveness of an aspiration risk-reduction protocol［J］. Nursing Research,2010,59(1):18-25

［113］王丽娟,程云.鼻饲患者胃潴留研究进展［J］.护理学杂志,2013,28(10):94-97

［114］中华医学会肠外肠内营养学分会神经疾病营养支持学组.神经系统疾病营养支持适应证共识(2011版)［J］.中华神经科学杂志,2011,44(11):785-794

［115］王小玲,蒋雪梅,戴垚.鼻饲护理研究进展［J］.护士进修杂志,2014,29(11):1945-1947

［116］张和妹,向茉.自制瞳孔测量尺提高瞳孔测量准确率［J］.海南医学,2014,(2):276

［117］陈循萍.观察瞳孔变化的临床意义［J］.中国伤残医学,2014,(5):294-294

［118］纪玉桂,刘红英,陈宇乐,等.神经外科重症患者的瞳孔观察［J］.中华护理杂志,2001,(3):180-181

［119］罗春霞,刘妙秋,曾丽云,等.集束化护理在老年危重患者人工气道管理中的应用［J］.护理实践与研究,2017,14(16):128-129

［120］祝海香,沈丽华,蓝莹,等.腹腔引流管连接引流袋方法的改良［J］.护士进修杂志,2015,30(12):1078

［121］Rosalyn SJ,Judith LB. Understanding stoma complications［J］. Wound Care Advisor,2014,3(5):43-47

［122］谭翠莲,刘漱,喻姣花.全程连续性护理对永久性结肠造口患者生活质量的影响［J］.护理学杂志,2013,28(12):25-26

［123］洪小芳,谢玲女,陈亚萍.泌尿造口袋使用时间影响因素及护理［J］.护理学报,2010,17(4A):57-58

［124］王俊荣,牛清.半月板损伤关节镜手术后两种冷敷方法的效果观察［J］.齐鲁护理学杂志,2005,11(12):1751-1752

［125］杨旭红,黄素群.减压技术在成人压疮预防中应用的研究进展［J］.护士进修杂志,2017,32(24):2230-2233

［126］唐静萍,皮红英.压疮评估研究进展［J］.护理研究,2016,30(9C):3340-3342

［127］卢亚运,胡爱玲.压疮相关性疼痛的护理研究进展［J］.护理研究,2017,31(23):2831-2834

［128］杨程显,李戈,张立颖.压疮营养支持研究进展［J］.护理研究,2014,28(9):3075-3077

［129］程荣,秦泽红,王晶心.膀胱冲洗液温度对前列腺电切术后膀胱痉挛和出血影响的研究［J］.解放军预防医学杂志,2017,35(7):818-819

［130］林碧芳,张振香.膀胱冲洗速度对患者生命体征的影响［J］.护理学杂志,2002,17(1):6-7

［131］胡玲.5%碳酸氢钠在回肠代膀胱术后膀胱冲洗中的应用［J］.齐鲁护理杂志,2011,17(2):123-124

［132］邱守芳.长期留置导尿管患者膀胱冲洗频率与细菌定植、尿路感染的相关性研究［J］.护理研究,2013,27(27):2967-2969

［133］洪小芳,谢玲女,陈亚萍.泌尿造口袋使用时间影响因素及护理［J］.护理学报,2010,17(4A):57-58

［134］陈雪梅.改良胸腔闭式引流瓶提手设计与应用［J］.齐鲁护理杂志,2016,22(9):17

［135］曾娟琴,周艳红,高露,等.实施集束化护理对降低胸腔闭式引流并发症的效果观察［J］.护理研究,2017,31(7):861-863

［136］刘英,杨莉莉,潘楚梅,等.心脏围术期患者肺功能锻炼的方法与效果［J］.护理管理杂志,2013,13(8):582-584

［137］孙燕.围术期行呼吸功能锻炼对食管癌患者咳嗽排痰及预后转归的影响［J］.临床护理杂志,2017,16(1):26-28

［138］神经外科脑脊液外引流中国专家共识［J］.中华医学杂志,2018,98(21)

［139］罗健,杨柳,杨丹,等.技能直接观察考核法在新护士规范化培训技能考核中的应用实践［J］.中国护理管理,2017,17(1):75-78

［140］罗健,杨柳,钱英,等.两种考核方法在新入职护士规范化培训技能考核中的应用效果比较［J］.中华现代护理杂志,2017,23(10):1430-1433

［141］罗健,王培红,杨柳,等.现场追踪与mini-CEX考核在新护士独立上岗前考核中的应用［J］.护理学杂志,2017,32(6):55-58

［142］孙有利,辛庆锋.DOPS在PICC术教学中的应用与评价［J］.中国继续医学教育,2015,7(5):10-11

［143］刘彤崴,马艳梅,路燕燕,等.技能训练师培训制度与实境考核对保持护士操作规范化的作用［J］.中国实用护理杂志,2015,31(8):613-614

［144］孙晋洁.临床模拟情境演练法在新护士培训中的应用［J］.齐鲁护理杂志,2013,19(3):118-119

［145］匡晓红,李丽娟,蒋玉华.实境考核培训法提高年轻护士临床护理能力探讨［J］.护理学杂志,2013,28(21):7-8

［146］方萍,郑华如,岳明,等.应用口咽通气道的脑卒中患者进行氧驱湿化速度不同的效果观察［J］.护理研究,2016,30(11A):3902-3904

［147］徐大燕.普通型金属开口器、压舌板、舌钳的改良设计［J］.护理学杂志,2013,28(13):93

［148］杨琳.一次性吸痰管在小儿灌肠中的巧用［J］.齐鲁护理杂志,2016,22(23):25

［149］邹世月.一次性吸痰管在肝性脑病患者中的巧用［J］.护理实践与研究,2015,12(10):127

［150］郭艳艳,张琴,黄亮亮,等.自制多孔吸痰管连接输液器应用于西药保留灌肠的疗效观察［J］.全科护理,2014,12(33):3094-3095